纸上悬壶

100种中医药好书执手策编记

张钢钢　华中健　著

全国百佳图书出版单位
中国中医药出版社
·北京·

图书在版编目（CIP）数据

纸上悬壶：100 种中医药好书执手策编记 / 张钢钢，华中健著．-- 北京：中国中医药出版社，2025. 6.
ISBN 978-7-5132-9503-1

Ⅰ．R2-5

中国国家版本馆 CIP 数据核字第 2025PF1584 号

中国中医药出版社出版
北京经济技术开发区科创十三街 31 号院二区 8 号楼
邮政编码　100176
传真　010-64405721
山东临沂新华印刷物流集团有限责任公司印刷
各地新华书店经销

开本 710×1000　1/16　印张 26.25　字数 438 千字
2025 年 6 月第 1 版　2025 年 6 月第 1 次印刷
书号　ISBN 978-7-5132-9503-1

定价　198.00 元
网址　www.cptcm.com

服务热线　010-64405510
购书热线　010-89535836
维权打假　010-64405753

微信服务号　zgzyycbs
微商城网址　https://kdt.im/LIdUGr
官方微博　http://e.weibo.com/cptcm
天猫旗舰店网址　https://zgzyycbs.tmall.com

如有印装质量问题请与本社出版部联系（010-64405510）

黄煌序

这些年来，我出书喜欢找中国中医药出版社合作，因为张钢钢、华中健这两位编辑的思想观念和处事风格与我十分相合。他们能理解我推广经方的目的，也懂得我诠释经方的底层逻辑，还能满足我对书籍装帧的审美要求。无论是《黄煌经方沙龙》系列，还是后来多次获奖的《黄煌经方使用手册》，都是这个风格。文字力求质朴，干货满满；外观素净简洁，表里如一。这些书籍拿着有质感，读着有温度，我喜欢，当然读者也喜欢。经他们两人编辑出版的经方书籍，大都多次印刷或再版，受到广大临床工作者和年轻人的欢迎。可以说，在当今经方推广的事业中，他俩是功臣！

张钢钢、华中健两人都是南京中医药大学毕业的高材生。我研究生毕业后留校任教，系统讲授中医各家学说，就是从他们那一届开始的。后来，他俩研究生毕业后成为我的同事，一个教中药，一个教方剂。后来，他俩下海去北京了，后来又听说去中国中医药出版社了，我很理解他俩的选择。人生短暂，能干自己喜欢的事情，就是最大的成功。这些年，他俩一头扎进中医出版界，沉潜内敛，执着奋发。张钢钢有市场头脑，擅长出版策划；华中健有科学头脑，心细如发，两人是完美的出版夫妻档！这些年来，两人默默无闻的工作，做出了令人瞩目的成果，经他俩编辑出版的好书连连！可以说，在人生旅途上，他俩是赢家！

中医药编辑是一个特殊的职业，不仅需要有扎实的中医药专业理论基础和中国传统文化功底，还应有一定的临床工作经验，更需要有对中医药发展的眼光和责任感与使命感。在张钢钢、华中健这次出版的百余种著作中，有发掘整理的遗著珍本，有来自临床的发挥心得；有总结老中医专家经验的专著，有年轻中医人的佳作；有严谨的学术专著，也有活泼的人文作品。这一本本凝聚着他俩心血的作品，就是当今中医药事业传承创新主旋律中的一串串清新悦耳的音符！可以说，在中医编辑的岗位上，他俩是翘楚！

值此《纸上悬壶：100种中医药好书执手策编记》一书出版之际，乐为之序。

黄煌

2025年3月15日

黄煌，全国名中医，教授，博士生导师，南京中医药大学国际经方学院院长。

王国辰序

匠心三十载 书卷写春秋

时值初春，案头叠放着张钢钢、华中健伉俪的《纸上悬壶：100种中医药好书执手策编记》书稿。窗外，嫩芽初发，恍惚间仿佛看见30多年前南京中医药大学那对青涩教师，抱着讲义穿过银杏大道的背影。那时的他们或许未曾想到，一场始于理想主义的"出走"，竟在中医药出版领域拓出一片繁花似锦的天地。

作为曾与他们并肩同行的出版人，我常常惊叹于这对"黄金搭档"的默契：钢钢似火，总能在纷繁书海中捕捉到学术星火；中健如水，润物无声地将灵感的火种淬炼成传世典籍。他们的办公室总堆着半人高的书稿，空气里浮动着油墨香与咖啡香——那是属于编辑匠人的独特气息。在这里，我见证过他们为《问中医几度秋凉》书名推敲至深夜的执着，亲历过《王琦医书十八种》付梓前通宵审校的鏖战，更感动于他们将青年作者稚嫩书稿视若珍宝的温柔。

真正的出版家，当如他们这般既有"为往圣继绝学"的襟怀，又有"替后学开新天"的担当。在《中国中医药名家经典实用文库》的编纂中，他们像中医典籍的"脉诊师"，从浩如烟海的医籍里精准捕捉学术精要；在"青年佳作"系列策划时，又化身"育苗人"，用出版人的慧眼在青萍之末识得长风。黄煌先生曾感慨："这对伉俪编辑，是把每本书都当作亲生骨肉来养育。"此言不虚，当《黄煌经方使用手册·汉英双语版》《邹云翔手录张简斋孤本医案赏析》捧得装帧设计大奖时，他们抚摸着凹凸有致的封面，眼中闪烁的分明是父母见证子女加冕时的欣慰。

在这本凝结30年心得的策编手记里，我读到的不仅是百部佳作的诞生密码，更是一部当代中医药出版的“活人书”。从《易学助考口袋丛书》开创的教辅新范式，到《黄煌经方使用手册·汉英双语版》架起的中医国际桥梁；从抢救名医遗珍的“文化苦旅”，到培育青年学者的“薪火工程”——字里行间跃动着出版人对学术的敬畏、对文化的赤诚。那些泛黄的选题会议记录、密密麻麻的审稿批注、与设计师往来的信息截图，恰似一剂剂配伍精当的“出版方剂”，将编辑这门“为他人作嫁衣”的手艺，淬炼成传承文明的千秋功业。

而今展卷，那些共同经历的出版往事历历在目：记得钢钢在书店撤销时抚摸着书架依依不舍，转身却将半生策划营销智慧倾囊相授年轻编辑；难忘中健在亲人病榻前仍坚持终审《中医妇科水血学说》书稿，把孝心与匠心都熬成了灯下霜。这对把办公室过成家的出版伉俪，用30年光阴诠释了何谓“择一事终一生”——当同龄人开始含饴弄孙，他们仍执着地在校样上勾画批注；当行业热议数字化转型，他们坚持为每部典籍保留油墨的温度。这种近乎执拗的坚守，恰似中医传承千年的“守正”之道。

值此新书付梓之际，作为老友，我欣慰于他们终于将编辑书桌上的吉光片羽汇成星河；作为曾经的领导，我骄傲于出版社能有如此赤诚的“文化摆渡人”；作为同行，我更深深懂得这百部典籍背后，藏着多少不为人知的晨昏星月。愿这部凝结双心之智的策编手记，能成为照亮后来者的明灯，让更多出版人读懂：所谓好书，原是编辑用生命年轮刻写的文化史诗；所谓传承，不过是将前人薪火化作满天星辰的永恒守望。

王国辰

2025年3月10日

王国辰，中华中医药学会副会长，中国中医药出版社原社长。

府强序

那些年，那些事

年初收到钢钢发来的《纸上悬壶：100种中医药好书执手策编记》书稿，两项嘱托沉甸甸地压在心头：一是要我提修改意见，二是命我作序。翻开书稿，那些熟悉的书名如老友重逢般跃入眼帘——整整25年了！自2000年钢钢和中健正式转入中国中医药出版社，我与医药图书的缘分便渐渐淡了。此刻重见这些凝聚着两位挚友心血的著作，那些年的点点滴滴顿时如潮水般涌来，在眼前翻涌不息……

大学时代，我与钢钢同窗五载，同住一室。他长我几岁，在南京有家，却总像兄长般照顾我这个异乡学子。记得我生病时，他二话不说就把我接回家中调养；清晨天未亮，我俩就翻墙出校，跟着师父一招一式地学打太极拳；课余时间，我们常在一起畅谈理想，他踏实勤勉，我天马行空，却总能碰撞出思想的火花。最难忘我们一起打排球，一起入选校排球队的日子，我们的情谊在汗水中愈发醇厚。

毕业那年，品学兼优的钢钢和中健双双留校任教，我则北上天津攻读研究生。虽然相隔千里，但我们的联系从未间断。1987年，我来到北京《中国中西医结合杂志》社做了一名编辑，在恩师们的栽培下，渐渐摸清了医药图书出版的脉络。1992年那个躁动的春天，我毅然辞职创办“北京中西医药新技术研究所”，当业务扩张急需帮手时，第一个想到的就是钢钢。

那时的钢钢已是深受学生爱戴的讲师，孩子还不到3岁，父母都在身边。我本不抱希望，却没想到他竟真的辞去教职，义无反顾地只身赴京。这份情谊，让我既感动又忐忑。事实证明，钢钢的到来彻底改变了我们的创业轨迹——他敏锐的专业嗅觉、精准的文字表达，让我们的邮购广告在《健康报》《中医杂志》上大放异彩。记得推广《传世藏书·子库·医部》时，他精心设计的宣传单页，硬是把预订量从400套提升到1000套。每次广告排版，他都像雕琢艺术品般字斟句酌，连一个标点的位置都要反复推敲。

最难忘在劳动人民文化宫的图书展销会上，钢钢总能用专业的讲解让读者满载而归。有次，经他提议在北京中医药大学做特惠展销，单日销售额突破六万元的场景至今历历在目。5年创业路，我们像当年打排球时那样默契配合，在市场的大潮中劈波斩浪。直到2000年，当中国中医药出版社向这对“黄金搭档”抛出橄榄枝时，我才恍然大悟：原来所有的历练，都是为今日的厚积薄发做准备。

钢钢的微信名叫“单驱双缸”，我最近才参透其中玄机——就像他们夫妇二人，既是独立运转的“单驱”，又是协同增效的“双缸”。正如ChatGPT解读的那样：“两个气缸各司其职、配合得恰到好处，推动整体更高效运作。”这个比喻，不正是对他俩编辑生涯最生动的写照吗？

此刻凝视着《纸上悬壶：100种中医药好书执手策编记》书稿，往事如宣纸上的墨迹层层晕染。40年前那个待我如兄长的学子，如今已是中国中医药出版界的标杆；当年并肩创业的伙伴，用半生心血浇灌出这一片学术绿洲。如果说人生如书，钢钢和中健这对“双缸引擎”，不仅成就了自己的华章，更推动着整个中医药出版事业的车轮。他们用编辑的匠心、学者的执着、出版人的担当，在每一页纸上悬起济世之壶，让千年医道薪火相传。作为这段传奇最早的见证者，我何其有幸！惟愿这份凝结着青春、理想与智慧的情谊，能像他们编纂的经典一样，历久弥新，永续流传。

府强

2025年4月23日

府强，曾经的书虫，又沉浸于古物，转身在灵性探索途中……

自序

做书三十年

我和华中健是大学同窗，后来成为同事、夫妻，再后来又成了做书搭档。

说到做书，我俩都算是误打误撞，半路出家。

1984年，我俩从南京中医学院（现南京中医药大学，简称南中医）中医系本科毕业留校，我被分到基础部中药学教研室，她先做辅导员，后转到方剂学教研室。其间，读了研究生，结婚生子，教学顺遂，按时晋升讲师，一切按部就班，日子安稳。可时间久了，我总觉得少了点什么，仿佛人生已看到了尽头。

1995年，教了近10年《中药学》的我，在北京早已下海、自己创办研究所的大学挚友府强的极力鼓动下，不顾院系领导的再三挽留，毅然辞职，抛下妻女，只身北上，一头扎进了“下海”大潮。学校老师都惊讶，向来循规蹈矩的我，竟会如此“出格”，有的老师甚至说：“全校老师都下海了，张钢钢也应该是最后一个！”现在想想，当时确实有点冲动，书生意气。可人生转折，往往就在一念之间。

府强的研究所在北京丰台大井村，租的是农家院，五六个人，除了举办一些学术活动外，主要就是编书、卖书。研究所下面有一个中西医药书店，专做邮购，销售自己编的书，以及其他中医药图书。我主要负责书店邮购的广告宣传，同时也参与一些图书的策划和编写。虽然条件简陋，但干劲十足，做书紧盯医药图书市场，什么书好卖，什么书读者喜欢就编什么书，而且都是短平快，颇为畅销；广告宣传则动足脑筋，反复推敲，精准提炼卖点。两项主业竟都做得风生水起，有声有色，在当时业界小有名气。

1997年，考虑到女儿（刚5岁）的教育，华中健也毅然辞职，带着孩子来京。她在书店负责机关服务，而我继续琢磨图书市场。那几年，我们像在激流中行船，虽颠簸，却练就了对医药图书市场的敏锐嗅觉。

2000年，随着国家出版政策的收紧，以及图书邮购恶性竞争的愈演愈烈，研究所经营变得艰难，府强萌生退意，恰好中国中医药出版社有意收购书店，我俩便随之一同“上岸”，成为出版社的正式职工。我留在书店，华中健则转做编辑——这对最怕文字工作的她来说，是个不小的挑战。

好在她属牛，有股子肯吃苦、不服输的“牛劲”，无论做什么，只要做就要做好。她先去的是教材编辑室，对编辑的要求很高，也最锻炼人。她就从最基本的校看稿子做起，边干边学，不懂就问，虚心请教，潜心修炼编辑内功，很快就熟悉了整个编辑流程及要求，并且借助之前在南中医教书的底子，自主策划了第一个选题——《易学助考口袋丛书》，并获得成功，成了社里一套畅销的教辅读物。这极大地增强了她的自信心，也有了底气，遂开始走出去，主动找作者约稿、组稿，先后策编了《问中医几度秋凉》《黄煌经方沙龙》《颜德馨临床医学丛书》等好选题。《问中医几度秋凉》先后18次印刷，发行近8万册，长销不衰，在社会上产生了广泛影响。2005年，社里成立学术编辑室，她担任室主任，自此就专心做学术图书的策划和编辑。

做编辑少不了要和人打交道，而我俩都不擅长，但她有一大优点，就是待人真诚、友善，凡事总是先替别人着想，而且做事认真、细致，任劳任怨，正是靠着这种优秀品质，以及一本一本扎实做出的好书，赢得了作者的尊重和信任，由此逐渐积累起了一批优质作者资源，不少作者后来都成了忘年交或好朋友；同时也得到社里领导和同事的认可，工作上大力支持，积极配合，因此做起来越来越顺手，虽然非常辛苦，但也苦中有乐。

书店转到出版社后就更名为北京全科中西医药书店，我在书店还是做老本行，负责广告宣传，以及专业方面的指导把关，书店杨日华经理给了我很大的包容和自由度。得益于前些年一直都在医药图书销售一线摸爬滚打，我对专业图书市场比较熟悉，什么样的书读者喜欢，比较好销，一看就八九不离十。因此，除了书店的工作外，我还发挥自己的优势，参加社里选题会，分析书店图书销售情况及各出版社医药新书出版动态，并提出选题建议；同时也策划了一些选题，如《中医经典文库》《中医药畅销书选粹》等，后者是将出版社早期出版的一批图书重新整合、包装出版，即“老书新做”，首批问世的六七十个品种，当年总销售码洋就超过1000万元，成为当年出版社图书出版发行的一大亮点。当然也少不了给华中健出谋划策，渐渐地就形成了我重点策划、出点子，她负责具体落实、实施的搭档模式，做起来更加得心应手，游刃有余，《中国中医药名家经典实用文库》《陆拯临床医学丛书》《王琦医书十八种》等一批颇具分量的学术著作，以及《中医人生》《黄煌经方使用手册》等畅销好书相继问世。《中国中医药名家经典文库》中的《周仲瑛实用中医内科学》获得第二届中国出版政府图书奖提名奖和第五届中华优秀出版物图书奖；《黄煌经方使用手册》3次再版，18次印刷，累计销售24万多册，成为名副其实的畅销书。每当策划出一个好选题，做成一本好书，都打心底里高兴，也越发喜爱这项工作。

2016年书店撤销，我也进入学术编辑室，全身心地做策划编辑。正所谓厚积薄发，几年间策划出不少好选题,其中经方选题成了社里迅速增长、充满活力的特色新版块，并且发现、扶持了一批优秀年轻作者，给中医出版吹进了一缕清风。2018年，我通过公开竞聘成为出版社首席策划编辑。而她已于2010年晋升为编审，成为独当一面的业务骨干。在她的带领下，学术编辑室策划和承担了不少国家重点出版项目及国家出版基金项目，并完成了很多看上去不可能完成的急活、要活、大活。如用半个月时间完成平时需要2～3个月才能完成的45万字的《经方梦》的出版，用两个多月时间完成近900万字的《王琦医书十八种》的编校、排版、印装，充分展现了团队协作精神。学术编辑室随着出版社一起不断成长壮大，年年迈上新台阶，成为出版社一个重要的业务主干部门。前几年我俩先后退休，被出版社返聘留用，学术编辑室秋华主任热情支持、帮助，张燕、聪敏等编辑更是不辞辛劳，认真细致地帮我俩做着审核把关、统筹协调等大量繁琐而具体的工作，使我俩能够继续做书。

或许是遗传了父亲学美术的审美基因，我对书籍装帧情有独钟，平时经常关注有关书籍设计方面的信息、动态，逛书店也爱选看内容好、装帧美的图书，每年评出的“最美的书”，我都会买上几本，一直希望自己所做的书不仅内容好，形式也美，与内容很好地契合，让读者读起来赏心悦目。因此，每做一本书，都会根据图书内容和作者愿望，详细写出设计想法和要求，供设计师参考。2012年，我们幸运地遇到了优秀的书籍设计师——周伟伟老师。他带来了书籍设计的全新理念，从版式到封面，乃至工艺、纸张、印装等都根据书籍内容和设计要求进行整体设计，力求与内容匹配，与作者气质相符，使我们做出的图书面貌一新，逐渐形成了简约大气、文雅脱俗的风格。2023年，我们策编、周伟伟老师设计的《黄煌经方使用手册·汉英双语版》和《邹云翔手录张简斋孤本医案赏析》分别获得颇具分量的第十届全国书籍设计艺术展·科技类佳作A（金奖）和佳作C（铜奖）。

回顾我俩30年的做书经历，之所以能够稍有建树，首先得益于在南中医读书和任教的经历，给我俩打下了扎实的中医学专业基础，而10多年在书店的磨练，则培养了我对医药图书的一种敏锐直觉。

其次得益于中国中医药出版社为我俩提供了一个良好、宽阔的平台，历任领导关心、包容、支持，各部门同事理解、配合、协作，更有学术编辑室坚强团队的齐心合力、互助互爱，使我俩能在一个宽松、和谐的环境里自由发挥，施展才能。

得益于无数专家、作者的信任、支持，使我俩能有丰富的优质作者资源。特别是黄煌老师，是他的激励和支持，以及高标准、严要求，鞭策我俩更加努力，用心做好每一本书，力求完美。

还得益于优秀的书籍设计师——周伟伟老师与我们长期、真诚、默契的合作，帮我俩实现了做美书的愿望。

也得益于我俩独一无二的搭档模式。我感性，她理性；我粗放，她细致；我喜欢策划，她擅长实施；我追求形式，她注重内容。俩人优势互补，配合默契。虽然有时也有意见不合，甚至争吵，但最终都能相互理解、包容，取得一致，碰出火花；虽然也常会遇到各种困难，但都能相互鼓励、帮助，迎难而上，坚持到底。

更得益于我们双方开明、包容、仁爱的父母，他们明知我俩都不是“下海”的料，也希望我们能留在他们身边，但都没有阻拦，完全尊重我俩的选择，并默默地在背后关爱、支持和帮助。

记得当年我在辞职报告中写的理由是“热爱文字工作，喜欢与书打交道”，尽管这只是为了辞职而下意识写的，但冥冥之中似乎就是老天爷的有意安排，让我入了做书这一行，从事了一项自己非常喜欢又比较擅长的工作。从这点上讲，应该庆幸我30年前的那次冲动。

三十载书页翻动间，我们不仅见证了中医药出版的变迁，更在字里行间找到了比当年讲台更广阔的传承之道——那些经由我们之手诞生的书籍，正以另一种形式延续着“悬壶济世”的医者本心。

张钢钢

2025年3月7日

目 录

壹 获奖图书

Ⅰ

贰 系列丛书

叁 学术专著

Ⅲ

肆 名医经验

Ⅳ

伍 经方专题

Ⅴ

陆 青年佳作

Ⅵ

柒 人文科普

Ⅶ

壹

获奖图书

用心做好每一本书，无论是自主策划还是作者投稿，从内容到形式都不敷衍马虎，力求完美，对得起作者和读者，也对得起自己的付出。获奖则是顺其自然，水到渠成。

周仲瑛实用中医内科学

（中国中医药名家经典实用文库）

1

主　　编：周仲瑛　薛博瑜
开本装帧：16开精装
出版日期：2013年4月第1版第1次印刷
　　　　　2023年1月第1版第6次印刷
印　　数：10,000
策划编辑：华中健　张钢钢
责任编辑：华中健
特约编辑：岑　聪

- 『十一五』国家重点图书
- 国家出版基金资助项目（2010）
- 第二届中国出版政府图书奖提名奖
- 第五届中华优秀出版物图书奖

2009年我们策划了《中国中医药名家经典实用文库》，其初衷就是想打造一套能够反映当今中医药最高水平的原创学术经典，无愧于国家级中医药专业社称号。为此，我们对中医学科专著及名医学术专著等相关图书的出版现状和市场情况做了深入细致的调查、分析。综合比较分析下来，我们觉得沪科技版的“实用系列”（共7种）是比较好的一套学术专著，其作者皆为老一辈德高望重的各科著名中医药专家，具有权威性，且内容经典，贴近临床，精炼实用，在读者中享有较高的声誉，影响广泛，已具品牌效应。如《实用中医内科学》（黄文东主审），先后10次印刷，印数达127,000册。但这套书都是20世纪八九十年代出版的，早已过了修订再版周期，从内容到形式都略显陈旧。于是，我们就确立了借助沪科技版“实用系列”的品牌效应，趁其尚未再版修订之际，编著、出版一套《中国中医药名家经典实用文库》，其基本思路是以中医药某学科或专病领域德高望重、学验俱丰、卓有建树的名医专家冠名，彰显专著的权威性和名医特色。在具体框架结构上则力求遵从中医辨证论

周仲瑛

实用中医内科学

周仲瑛 薛博瑜 主编

“十一五”国家重点图书

中国中医药名家经典实用文库

总主编◎王国辰

中国中医药出版社

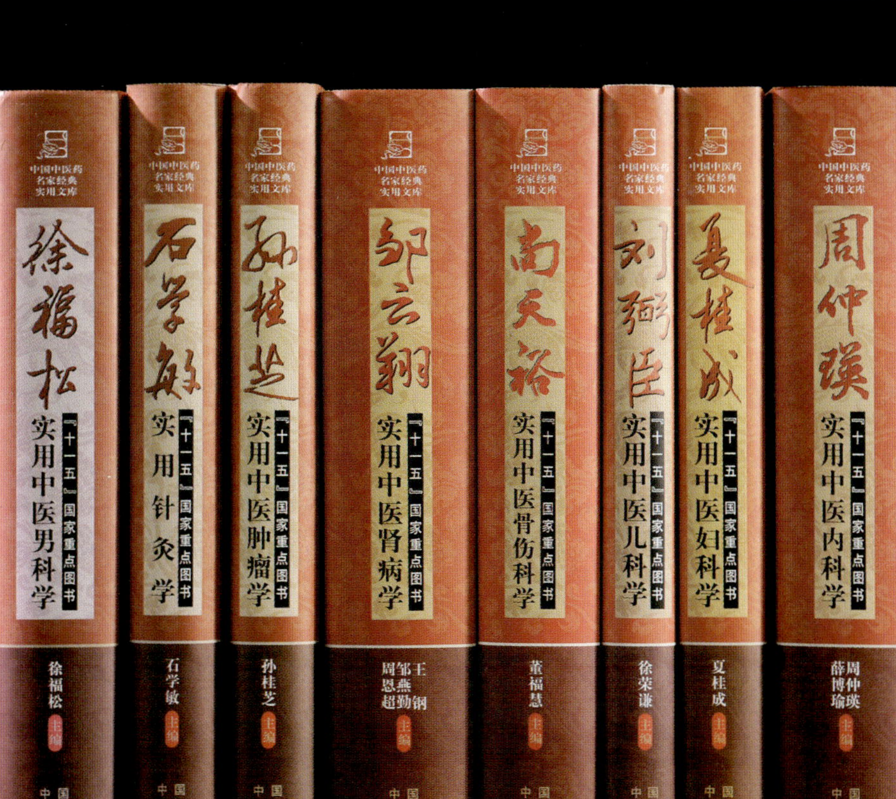

出版者的话

21世纪的今天，随着现代医学模式由生物模式向生物、心理、社会和环境相结合模式的转变，现代的医学理念由治愈疾病向预防疾病和提高健康水平方向做出调整，以中医药为代表的传统医药的理论思维和辨证论治方法的生命力正在、并将进一步凸显出来，中医药继承创新和发挥特色优势比任何时候都显得更为紧迫和重要。与此同时，党和国家更加关心和支持中医药工作，反复强调"要大力扶持中医药和民族医药发展，充分发挥祖国传统医药在防病治病中的重要作用"，并采取了一系列重大措施，中医药事业迎来了前所未有的发展战略机遇期。正是在这样的大背景下，我们不失时机地推出了《中国中医药名家经典实用文库》（简称《文库》）大型系列丛书，被国家新闻出版总署列为"十一五"国家重点图书出版项目。

突出传统中医特色，吸收现代研究成果，浓缩名医大家经验，贴近当前临床实际，为读者提供一套特色鲜明、质量上乘、规范实用的中医临床参考书籍，打造出具有时代特征和典范作用的中医临床学术精品，这是策划、编写此套大型《文库》的宗旨。

整套《文库》既有中医临床学科，也有中医临床专科疾病，第一批将出版《周仲瑛实用中医内科学》、《夏桂成实用中医妇科学》、《徐福松实用中医男科学》、《石学敏实用针灸学》、《孙桂芝实用中医肿瘤学》、《邵长荣实用中医肺病学》等。每册均以该学科或专病领域德高望重、学验俱丰、卓有建树的名医专家冠名，意在彰显专著的权威性和名医特色。主编则由该名家或本领域一流权威专家领衔担纲，以确保专著质量，做到名副其实。《文库》的编写框架，从基本体例到具体内容都力求遵从中医辨证论治规律，尽可能符合当代中医临床医师的临证思维和实际操作过程，并充分吸收现代研究成果，严谨规范，切于实用，较好地反映出当代中医临床学科水平。

【诊断与病证鉴别】

一、诊断依据

1. 体温在39℃以上，但热势可有波动。

2. 有各种外感热病的临床特点，如发病急，热势高，病程短，传变快，全身症状多重。

3. 常有感受六淫、疫毒之邪，或饮食不节等病史。

4. 易于继发变证，如耗伤津液，并发痉、厥、闭、脱等。

二、病证鉴别

外感高热与内伤发热：外感高热发病急，病程短，热势重而无休止，多有传变，有感受六淫、疫毒之邪的病史，可有外感热病的临床特点和其他兼症。内伤发热起病缓慢，病程较长，热势可高可低，时作时止，发无定时，全身症状一般不重，常继发于他病之后，如癌症、结核等，多兼有其他内伤杂病的各种见症。

三、相关检查

周围血液白细胞计数和分类对外感高热的鉴别诊断有重要参考价值。严重的细菌性感染血中白细胞计数可显著增高，如全身情况差，抗病力显著下降，白细胞计数常不增多，而中性粒细胞仍显著增多。伤寒、副伤寒及病毒性疾病早期，白细胞计数常下降或正常。尿检有蛋白尿伴血尿、管型，多见于泌尿系统炎症或流行性出血热、败血症。大便常规对痢疾的诊断有重要的参考价值。取血、脓、痰、脑脊液等涂片，检查细菌、真菌、寄生虫、狼疮细胞等，以明确病原体。常规进行血液培养，必要时进行骨髓培养，进行细菌学检查，对伤寒、败血症等有重要的诊断意义。此外，应针对病原进行痰、尿、脓液等细菌培养。血清学检查，对某些疾病的诊断具有特殊价值，如诊断伤寒的肥达试验、诊断乙脑的补体结合试验、诊断风湿病的抗"O"试验等。必要时做血沉、黏蛋白、抗核抗体等检查，有选择地行X线、超声波、CT、心电图等检查。

【辨证】

一、辨证思路

外感高热的辨证首先要通过观察发热特点，辨病之表里和病位。发热恶寒，恶寒与发热同时出现者，提示外感高热初起，邪热在表；寒热往来，身热起伏，恶寒与高热交替出现者，提示邪热由卫表而入里，热郁少阳；身热不重，午后较高，迁延难解者，多属湿热郁蒸；壮热、潮热、高热稽留不退，但热不寒，为邪热在里、邪正交争剧烈，气分热盛的标志；发热昼减夜甚，提示邪热深伏营分。

其次是通过审查兼夹证候，辨病邪属性。外感高热本当有汗，若但热无汗，多属风寒

袭表，也可为里热兼感外寒；虽出汗，但汗出不畅，热却随汗而减者，多属湿热遏表；汗出蒸蒸，热却不能随汗而减者，提示里热鸱张；汗随战栗而出（战汗），提示邪热欲解或正气欲脱；渴欲引饮者多属里热炽盛；咽干便燥而口渴欲饮者，提示热邪伤津；渴不欲饮多属湿热郁蒸；腹满胀痛，大便秘结或溏垢，提示燥热内结；伴见神志见症或体表九窍出血见症，为营血热盛；兼见盗汗、颧红、手足心热等，表示热伤真阴。

二、类证鉴别

辨实热和虚热：一般而言，外感高热总属实热病证。故在初中期或极期，症见热势较高，病情较急，变化较速，脉洪而数等实热征候。发热后期，表现为不规则性发热，缠绵难愈，脉细数，兼见其他阴伤现象者，则属虚热。

三、证候

（一）表热证

1. 风热犯表证

症状：发热，身热较著，微恶风，汗少，头胀痛，鼻塞流浊涕，咳嗽，痰黏或黄，咽干，口微渴，胸痛，或咽喉乳蛾红肿疼痛，舌边尖红，苔薄黄，脉浮数。

病机分析：本证病机为风热犯表，热郁肌腠，卫表失和，肺失宣肃。风热之邪侵袭卫表，卫气被郁，开合失司，故见发热，身热较著，汗少；卫气郁阻，经脉不利，故见头胀痛；风热邪气侵袭肺卫，肺气失于宣发肃降，则见鼻塞流浊涕，咳痰黏或黄，咽喉乳蛾红肿疼痛；温热之邪易伤津液，故见口渴咽干；舌边尖红，苔薄黄，脉浮数为风热犯表之象。

2. 热郁少阳证（半表半里证）

症状：寒热往来，身热起伏，先有恶寒或寒战，继则发热，汗出热退，头痛，口苦，咽干，胁痛，胸满，呕恶，耳聋，目眩，舌苔微黄腻，脉弦数。

病机分析：热郁卫气，邪在少阳半表半里，枢机不利，正邪分争，故见寒热往来，身热起伏，先有恶寒或寒战，继则发热；枢机不利，胆火上炎，灼伤津液，故见口苦，咽干；少阳风火上扰，清窍壅滞，故见头痛，耳聋，目眩；邪结胸胁，经气不利，故胁痛，胸满，呕恶；舌苔微黄腻，脉弦数为热郁卫气之象。

（二）里热证

1. 肺胃热盛证

症状：发热或壮热，不恶寒，面赤气粗，汗多热不解，烦渴喜饮，或有喘咳气粗，痰黄浓或白稠，口中秽臭，舌质红，苔黄或黄燥，脉洪数或滑数。

病机分析：本证病机为外邪由表入里化热，热壅肺气，顺传阳明，热炽气分，无形里热亢盛。外邪入里，里热亢盛，蒸腾于外，故见不恶寒，发热或壮热，面赤气粗；里热炽

治规律，尽可能符合当代中医临床医师的临证思维和实际操作过程，并充分吸收现代研究成果，严谨规范，切于实用，较好地反映出当代中医临床学科水平，特别设立了“辨证思路”“治疗思路”“临证勾要”等特色实用栏目。同时，注重融入名医成熟的辨治经验，除在各部分内容中有机结合，很好体现外，还专设“名医特色经验”栏目，集中选介名医诊查辨治的心得体会、处方用药的技巧要诀及典型验案范例等，从而更加符合中医临床实际，更好地体现中医特色。

社选题会上，大家一致认为这个选题创意好，起点高，学术价值大，实用性强，而且市场调研、分析非常到位。但也有专家提出这是一个大工程，目前时机还不成熟，建议先搁置不做，因此没获通过。之后不久，社里要申报“十一五”国家重点图书，没有合适的项目，就报了我们这个选题，非常顺利就通过了，也顺理成章地正式立项启动，恰好又赶上国庆60周年和社庆20周年，故也就权当献礼图书。

可没有想到的是，实际操作起来却异常的艰难，其中最大的困难就是确定专家、落实作者。我们先后用发约稿函、电话沟通、登门邀请等多种方式联系了不少计划中的专家，都因种种原因而被婉言拒绝；一些落实好的作者也由于各种原因一拖再拖，迟迟不能按计划实施。细想想也是，在当今的大环境下，名医专家自己都非常忙，能够腾出时间、沉下心来，踏踏实实撰写这种大部头学术专著的真是太难得了，加上当时出版社的实力还不够强大，也很难吸引到顶尖专家。6年多来，我们费尽周折，也才勉强出了8本，与当初的规划相去甚远。

聊以欣慰的是，所出的8部专著以其原创性和学术、实用价值都得到了业界的肯定及读者的欢迎，不仅《周仲瑛实用中医内科学》和《尚天裕实用中医骨伤科学》获得“国家出版基金项目”的资助，前者还获得国家图书大奖，而且已出版的品种都先后多次重印。其中《夏桂成实用中医妇科学》重印13次，销售25,600多册；《石学敏实用针灸学》重印11次，销售近20,000册；《徐福松实用中医男科学》重印8次，销售10,000多册；《周仲瑛实用中医内科学》重印6次，销售近9,000册；《孙桂芝实用中医肿瘤学》重印4次，销售8,000多册；《邹云翔实用中医肾病学》重印3次，销售近6,000册。这套书都取得了很好的社会效益和经济效益，在业界和学术界产生了广泛影响，成为社里学术版块的一个龙头、权威产品。这也说明，真正优秀的学术著作还是具有生命力和市场号召力的。

黄煌经方使用手册·汉英双语版

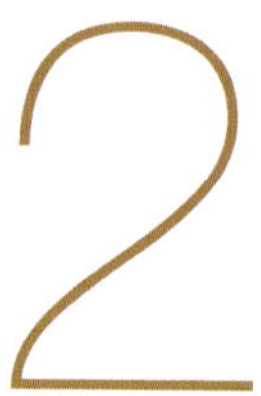

作　　者：黄　煌　编著　（美）曹净伦　朱　敏　主译
开本装帧：大32开精装
出版日期：2021年10月第1版第1次印刷
印　　数：3,000
策划编辑：张钢钢　华中健
责任编辑：张　燕
书籍设计：TIMES DESIGN

● 世中联首届（同仁堂杯）中医药国际贡献奖-著作奖二等奖
● 第十届全国书籍设计艺术展·科技类佳作A（金奖）

Ⅰ ②

2018年上半年，黄煌老师发来微信，大意是："一批经方爱好者正在英译《黄煌经方使用手册》，届时准备出汉英对照本，你们能做吗？"我第一反应就是：这是一本特别的书，值得去做，便毫不犹豫地就答应了下来。其底气应该就来自于这些年做书的积累，尽管我们还从未做过中英文对照类图书。黄老师随即就把牵头组织这项工作的朱敏老师的微信推给了我。2020年年初，翻译基本完成后，我和朱老师就开始了近两年密切的隔海沟通联系（朱老师此时正旅居美国纽约），正式进入编辑阶段。

我们向社里争取到了朱老师推荐的中英文俱佳，且中医知识深厚的美籍曹净伦博士担任社外特约英文编辑，从而解决了英文质量审核把关的大问题。我们和朱老师则集中精力抓中文质量，除了正常的三审三校及质检外，朱老师花费了大量时间，十多遍地仔细阅读全文，反复查找错漏处和疑问点，并及时进行沟通、修正。那段时间几乎天天都有微信往来，朱老师形容为"人歇稿不歇"（和美国纽约有13小时时差），直到最后下厂前仍有一些小的修改、调整，其勤勉、努力、严谨、较真的工作态度让人钦佩。

黄煌经方使用手册

汉英双语版

Huang Huang's Guide to Clinical Application of Jingfang

The Chinese-English Bilingual Edition

黄煌 编著

by Huang Huang （美）曹净伦 朱敏 主译 Translated *by* Allen Tsaur (USA), Min Zhu, Et Al.

中国中医药出版社

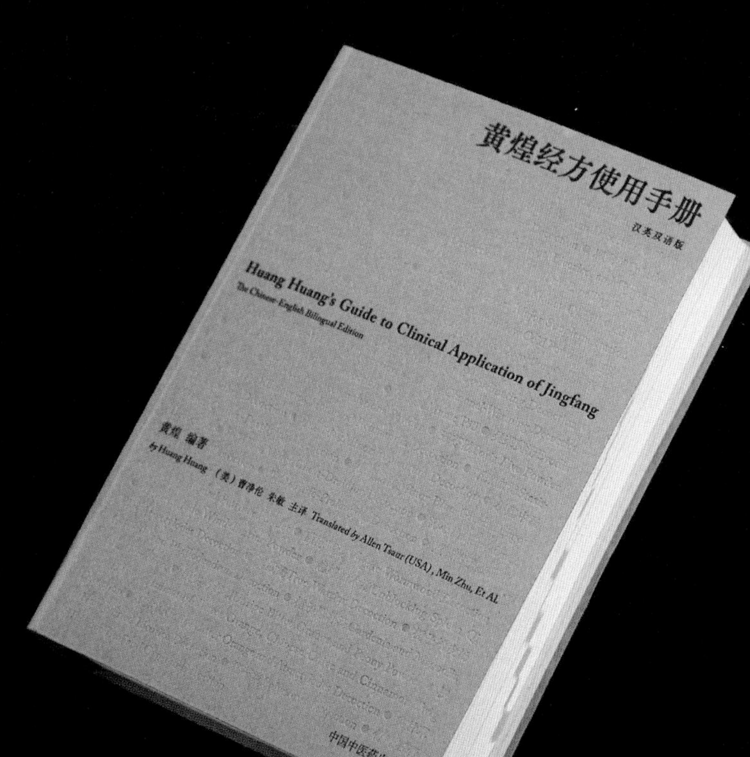

[449] Ohnishi, Shunsuke, et al. *Journal of Gynecologic Oncology*, vol. 28, no. 5, 2017.
[450] Murata, Isamu, et al. *Journal of the Pharmaceutical Society of Japan*, vol. 138, no. 9, 2018, pp. 1169-1179.
[451] Seike, Junichi, et al. *International Journal of Surgical Oncology*, vol. 2011, pp. 1-7.
[452] Hamai, Yoichi, et al. *Journal of Thoracic Disease*, vol. 11, no. 6, 2019, pp. 2470-2478.
[453] Ohno, Tetsuro, et al. *Clinical and Experimental Gastroenterology*, vol. 4, 2011, pp. 291-296.
[454] Chiou, Chun-Tang, et al. *International Journal of Molecular Sciences*, vol. 19, no. 4, 2018.
[455] Cheng, Huihua, et al. *Chinese Journal of Integrated Traditional and Western Medicine (English)*, vol. 3, no. 4, 1998, pp. 209-211.
[456] Kimura, Yoko, et al. *Kampo Medicine*, vol. 61, no. 5, 2010, pp. 690-698.
[457] Nahata, Miwa, et al. *Neurogastroenterology & Motility*, vol. 30, no. 2, 2017.
[458] Moriyama, Yoshishige, et al. *Japanese Journal of Thoracic Diseases*, vol. 32, no. 1, 1994, pp. [illegible]

L

M

G

肤色暗，发黑，膝盖以下发凉，易生冻疮，足底皲裂，鸡眼；腹部大体充实，尤其是小腹部，脐周尤其是脐左下部充实而有力，有明显抵抗感，位置固定，大多主诉有压痛，有时压痛处可触及凝结或瘀块；易有便秘、腰痛、腿痛、痔疮、阑尾炎、盆腔炎、前列腺肥大等；易潮热、头痛、失眠、烦躁、发怒、情绪激动，易头昏，记忆力下降，思维迟钝，语言謇涩等。这种体质不分男女，成年人多见，中老年人更多见。

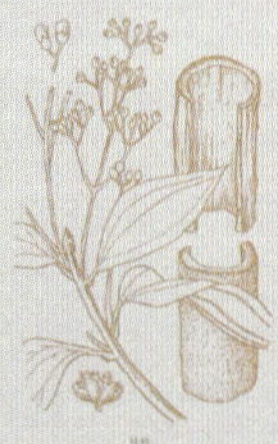

桂枝
Gui Zhi (Ramulus Cinnamomi)

dry skin that flakes easily, especially [in] lower limbs; frequent cramps in calf, varicose veins, inability to walk for a long period of time; puffy swelling in lower limbs, swelling on only one leg; tense and tight muscles of lower limbs; dull discoloring and darkening of skin in lower limbs, and cold sensation below the knees; often with chilblain, skin fissure and callus on the soles; generally with substantial fullness of the abdomen, especially in the lower abdomen, with substantial fullness, strength, and significant resistance around the navel at a fixed location, particularly at the lower left abdomen; predominantly with chief complaint of tenderness[illegible] and sometimes with congealed blood and concretion lumps at the tender spot; tendency to have constipation, lumbar pain, leg pain, hemorrhoids, appendicitis, pelvic inflammatory disease, and prostatic hyperplasia; frequently with tidal heat, headache, insomnia, vexation, agitation, anger, emotional temperament, dizzy headedness, memory deterioration, slow thinking, and dysphasia.

This type of constitution is seen in both males and females; common in adults and especially prevalent in middle-aged and elderly people.

【适用病症】

[illegible]以下病症符合上述人群特征[illegible]本方，亦可基于循证医学证据辨[illegible]本方。

❶[illegible]淋漓不尽为表现的妇科疾病，[illegible]恶露不尽、胎盘残留、子宫内膜[illegible]。

❷[illegible]为表现的妇科疾病，如月经[illegible](B)、痛经、子宫内膜异位[illegible]、子宫腺肌病(A)、慢性盆腔炎、慢[illegible]。

❸[illegible]、闭经为表现的妇科疾病，[illegible]增生症(B)、卵巢囊肿(B)、纳[illegible]、子宫肌瘤(A)、多囊卵巢综合[illegible](B)等，亦有将其用于[illegible]。

❹[illegible]为表现的疾病，如支气[illegible]、慢性阻塞性肺疾病、肺动脉[illegible]、胸膜炎、胸腔积液等。

❺[illegible]为特征的疾病，如糖尿[illegible]、高脂血症、脑梗死(A)、[illegible]、下肢深静脉血栓(A)、[illegible]，预防肿瘤患者血栓形成[illegible]。

[Suitable Diseases and Conditions]

This formula is particularly recommended for those who have both the disease conditions below as well as the characteristics of suitable population above. This formula can also be selected according to the evidence-based findings.

❶ Gynecological diseases characterized by incessant menstrual dribbling, such as incessant postpartum lochia, postpartum retained placenta, and endometrial hyperplasia.

❷ Gynecological diseases characterized by abdominal pain, such as premenstrual syndrome (B),[illegible] dysmenorrhea, endometriosis, adenomyosis (A),[illegible] chronic pelvic inflammatory disease, and chronic adnexitis.

❸ Gynecological diseases characterized by lumps and amenorrhea, such as fibrocystic breasts (B),[illegible] ovarian cysts (B),[illegible] nabothian cysts, uterine fibroids (A),[illegible] polycystic ovary syndrome, and ovarian cancer (B);[illegible] it is also used

G

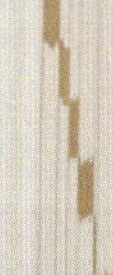

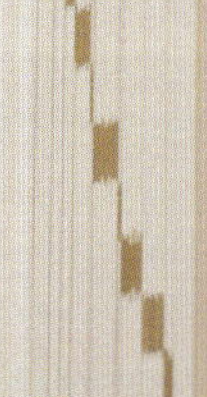

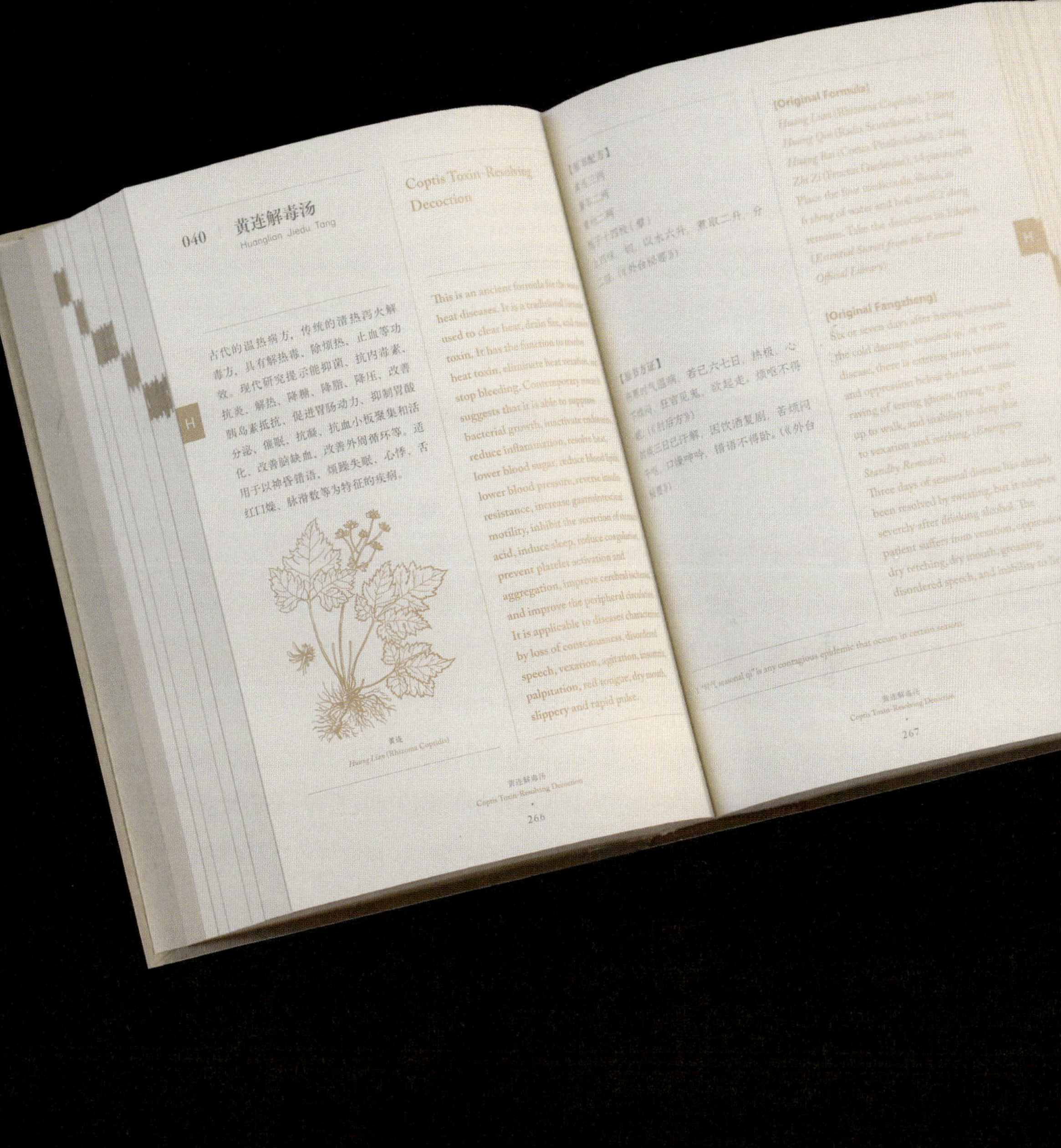

040 黄连解毒汤

Huanglian Jiedu Tang

古代的温热病方，传统的清热泻火解毒方，具有解热毒、除烦热、止血等功效。现代研究提示能抑菌、抗内毒素、抗炎、解热、降糖、降脂、降压、改善胰岛素抵抗、促进胃肠动力、抑制胃酸分泌、催眠、抗凝、抗血小板聚集和活化、改善脑缺血、改善外周循环等。适用于以神昏错语、烦躁失眠、心悸、舌红口燥、脉滑数等为特征的疾病。

黄连

Huang Lian (Rhizoma Coptidis)

Coptis Toxin-Resolving Decoction

This is an ancient formula for the warm heat diseases. It is a traditional formula used to clear heat, drain fire, and ... toxin. It has the function to resolve heat toxin, eliminate heat vexation, and stop bleeding. Contemporary research suggests that it is able to suppress bacterial growth, inactivate endotoxin, reduce inflammation, resolve heat, lower blood sugar, reduce blood lipids, lower blood pressure, reverse insulin resistance, increase gastrointestinal motility, inhibit the secretion of ... acid, induce sleep, reduce coagulation, prevent platelet activation and aggregation, improve cerebral ischemia, and improve the peripheral circulation. It is applicable to diseases characterized by loss of consciousness, disordered speech, vexation, agitation, insomnia, palpitation, red tongue, dry mouth, slippery and rapid pulse.

[Original Formula]

[Original Fangzheng]

1 "seasonal qi" is any contagious epidemic that occurs in certain seasons.

书籍设计也在同步紧张进行。我们请的还是熟悉的周伟伟老师，所提出的设计要求就是简约、大气，具有国际范，并能体现中医传统文化，便于携带、翻阅。周老师综合考虑后，最终确定了32开软精装加函盒的总体方案，并建议内文除了现有的面诊图外，最好还能加上一些草药线描图。我们马上想到了黄煌老师的《张仲景50味药证》，就选用50味药中的草药画图，并加上药名，这样既美观又实用，契合经方主题。经黄煌老师推荐，我们联系上了给第四版《黄煌经方使用手册》绘制面诊图的插画师小舟老师，她也是一位经方爱好者，听说是给黄煌老师的书画插图，欣然答应义务帮忙绘制，为此书增色不少，让我们再次感受到黄煌经方的魅力！

内文版式设计稿出来后，马上就发给了朱老师，请她给美国当地的中医爱好者都看看，征求意见。朱老师的反馈主要集中在两点：一是中文这边的空白太多，是不是可以加大英文宽度，两边尽量一致；二是英文字能否改为蓝色。周老师非常重视，尝试做了调整、对比，还特别征求了其他设计师的意见，最终还是觉得，如果中英文行数一样，就显得太满、太挤，既不美观，也不利于阅读，容易疲劳，适当地留白，疏密有致，正是中国传统书画的审美特色；蓝黑字对比，一般适用于商业科技类文本，而本书还是偏向传统文化，颜色应该文雅、温润一点。真不愧是有经验的优秀设计师。内文排完后，周老师又从设计师的角度逐页、逐段、逐行地仔细审看、调整，不放过任何一个细节。在纸张的选择、印制工艺、装订方式等环节，周老师也是动足了脑筋，都力求做到最好，与内容完美结合。尤其是印制环节，为了确保质量，周老师都是直接与印厂师傅随时沟通，监督把关。

正因为本书的设计要求高，纸张、工艺、印制都比较复杂，不少都是社里以前从未接触过的，因此在实施过程中难免遇到这样那样的问题和困难。为此，张燕编辑除了严格审稿把关外，还不辞辛劳、不厌其烦地与相关部门反复沟通，做了大量认真细致的协调统筹工作。秋华主任也随时为我们排忧解难，以取得各部门的理解、配合、支持，从而确保了此书的顺利出版。

书出来后，非常精美，超乎我们的想象，也得到大家一致的赞许，黄煌老师给予了很高的评价。尽管没能赶上当年“最美的书”的评选，但我们自认为已经做成了一本心仪已久的美书，相当满足。

2023年10月中旬，从设计师周老师那里获悉我们做的这本书和另一本《邹云翔手录张简斋孤本医案赏析》在第十届全国书籍设计艺术展览中获奖，有点喜出望外，这可是国内出版界最具权威性和影响力的书籍设计艺术展和评奖活动啊，能获奖太不容易了。更意外的是，一个月后去上海参加此展的开幕式及颁奖典礼时才知道这两本书分别获得了科技类图书的金奖和铜奖，幸福真是来得太突然。仔细端详着展台上展出的精美样书，激动不已，百感交集，脑子里不由地蹦出了那句流行语：“人一定要有梦想，万一实现了呢？！”

癌毒

中医病机创新理论研究与应用

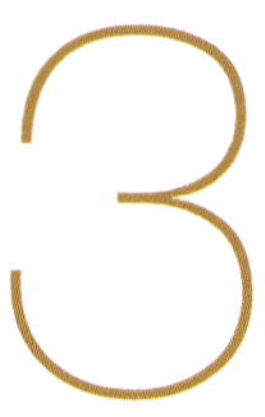

主　　编：程海波
开本装帧：小16开平装
出版日期：2019年9月第1版第1次印刷
印　　数：3,000
策划编辑：华中健
责任编辑：张　燕
封面设计：陈　金

● 2022年度中华中医药学会科学技术奖·学术著作奖一等奖

一本优秀学术著作的重要特征之一就是创新性，而这本书的核心恰恰就是创新，这从书名上就可以看出。我们所敬仰的国医大师周仲瑛教授在20世纪80年代首倡"癌毒"概念，之后周老的弟子团队在传承周老"癌毒"学术思想的基础上，创新发展了中医辨治肿瘤的"理法方药"，创建形成了一整套完善的新的病机理论体系，取得了丰硕的研究成果。并在临床中运用癌毒病机理论辨治肿瘤，明显提高了临床疗效，还创制了消癌解毒方、癌痛平等有效中药复方制剂，取得了较好的社会和经济效益。作为校友，为母校取得这样骄人的成绩而自豪，也为能亲手编辑这样一部高水平的学术专著而荣幸。

癌毒

中医病机创新理论研究与应用

程海波　主编

全国百佳图书出版单位
中国中医药出版社

周序

随着肿瘤发病率的不断上升，从少见病衍变为多发病、常见病，成为健康的首要杀手之一。中医药面临患者的客观需求显示出不可低估的作用，从单一的扶正补虚，姑息治疗甘当配角，进展到全方位对应、在多个方面发挥了独特的优势，彰显了自身的价值。但从学术层面来说，中医肿瘤学的理论体系构建尚需加强，辨证论治的经验还需整理总结，还要进一步研究如何提高疗效。

中医学是一门实践性很强的自然科学，它的理论体系，构建在临床实效的基础之上。20世纪80～90年代以来，随着肿瘤患者的大量增加，我在临床中体会到，肿瘤的发生、发展存在着一种特异性的致病因子，遂提出“癌毒”的概念。20多年来，我的弟子团队在传承“癌毒”学术思想的基础上，开展了系统深入的理论、临床和现代生物学基础研究，取得了丰硕的研究成果，这是非常值得骄以及基于癌毒病机理论创制的消癌解毒方的临床与实验系列研究成果。

全书旨在推广应用癌毒病机理论，为中医药防治肿瘤提供新的临床辨治思路，进一步提高中医药防治肿瘤的临床疗效。

本书的编写分工见于各章节后的编者署名。本书在统稿中，感谢顾勤教授以及张林落、陶李蕙苹、李维志、魏小曼、任明名等研究生的参与。由于编者水平有限，若有疏漏不足之处，恳请提出宝贵建议，以便再版时修订提高。

编者

2018年9月

目录

理论篇 001

临床篇 065

危害较重。

4. 顽固性

毒邪致病，毒根深藏，导致病情顽固，时作时止，易于反复，难以根治，胶着难解。毒邪内伏，营卫失和，气血亏损，脏腑败伤，其病多深重难愈，后遗变证蜂起，治疗难度较大。

5. 多发性

毒邪致病范围较广。一指毒邪致病，临床表现多样，可累及多部位、多脏腑，如系统性红斑狼疮中的“热毒”“瘀毒”致病，可导致心、肾、脾等多脏器实质损害；二指毒邪可兼夹其他病邪，侵犯不同的脏腑、经络，导致多种疾病的发生。由于风、热致病常暴戾，痰、瘀为患多顽痼，故毒邪每与风、火、痰、瘀等相兼致病。

（四）毒邪所致的病证

传统毒邪所致病证主要涉及传染性疾病及外科疾病，以疫疠之疾、痈疽疔疮等为代表，随着临床实践的发展及现代病理机制研究结果的启示，近几年内毒在内科病证发生、发展中的作用逐渐得到重视，毒邪与某些内科疾病的相关性研究日渐增多，涉及中风、眩晕、血证、消渴、痴呆、尿毒症等多个病种。

比如中风毒邪学说认为，中风后产生的瘀毒、热毒、痰毒等毒邪损伤脑络是中风病发病和损害的最直接病机。考希良从毒邪角度探讨痛风性关节炎中医病因病机，将急性期病机概括为：脏腑积热，内伏毒邪，遇因触动，毒攻骨节以及热毒煎熬，津液停滞，血凝为瘀，酿生痰瘀；间歇期病机概括为：伏毒内蕴，伺机待发和毒伏日久，伤人正气。王建芳等认为，肝病主要是“毒邪”导致，毒邪是肝病传染性、慢性化、影响预后的重要因素，应该重视毒邪在肝病病因病机中的重要地位。李运伦等提出热毒证是原发性高血压的重要病理类型，认为体质是其形成的内在基础，五志过极、饮食失节是其主要促成因素。近年来也有许多学者认为毒邪是恶性肿瘤的主要病因，并从中医毒邪理论入手，研究其在恶性肿瘤治疗中的应用。随着中医肿瘤理论体系的不断完善和临床实践的深入，“癌毒”作为肿瘤的特殊病机概念被提出，并逐渐得到广泛认同。

二、“癌毒”学说的提出

癌病的发生与毒邪有关，古今医家有类似的认识。早在《诸病源候论》中就认为“恶疮”是因为体虚受“风热夹湿毒之气”所致。《中藏经》也说：“夫痈疽疮肿之所作也，皆五脏六腑蓄毒不流则生矣，非独荣卫壅塞而发也。”当代许多医家也认为“热毒内蕴”是癌病的一大病因。但前人所论述的“毒”，常常和一些分泌物臭秽、肿块破溃、脓血淋漓等症状联系在一起，与传统“毒”邪的概念混淆在一起，没有能够明确地把癌病的“毒”作为特异性致病因素提出来专门论述。

国医大师周仲瑛教授在继承前人经验的基础上，将毒邪学说广泛运用于内伤杂病的治疗中，尤其是在恶性肿瘤的辨治中。在几十年的临床实践中体会到，引起癌病的“毒”与中医学传统所说的“毒”邪不尽相同。传统的“毒”邪的概念较为宽泛，凡邪之酷烈、伤人较甚或者疮疡之焮热肿胀、溃水浸淫者，皆可以称之为“毒”，如热毒、湿毒、疮毒等。而引起肿瘤的癌毒，则是一种特异性致病因素，和“疠气是引起温疫的一种特异性致病因素”一样，“癌毒”是致成癌病的一种特异性致病因素。其主要立论依据如下：

1. 邪气猖顽，正气难御

癌邪一旦伤人，则病情常呈进行性发展，虽体质强健者，也难免病情恶化。如肝癌，癌毒内结，气滞血瘀，积于胁下，日渐增大。继之血瘀水停，脾失转输，水聚大腹，发为鼓胀。瘀结水停，日久蕴热，湿热相蒸，外溢肌肤，则为黄疸。内扰营血，迫血妄行，则吐血、衄血、皮肤赤缕隐隐等。

2. 易传损途，伤五脏六腑，耗气血阴阳

癌毒一旦蕴结，不仅阻隔经络气血，且掠夺水谷精微以自养，导致五脏六腑失却气血津液濡润，机能低下或失调。肺虚则短气、咳嗽；脾虚则消瘦、体乏；肝虚则目涩、爪甲不荣、月事不调；心虚则心悸、怔忡；肾虚则水肿、小便不利等。五脏之衰，终致大骨枯槁，大肉下陷，面色萎黄，发枯神惫之恶候。

平乐正骨系列丛书（18种）

4

主　　编：郭艳幸　杜天信

开本装帧：16开精装

出版日期：2019年9月第1版第1次印刷

策划编辑：华中健

书籍设计：周伟伟

- 国家出版基金资助项目（2017）
- 2021年度中华中医药学会科学技术奖·学术著作奖一等奖

❶ ④

平乐正骨是我国著名的骨伤学科流派，遐迩闻名，该套丛书共18种，涵盖该学术流派的方方面面，可谓是集大成之作。能接到这样一个分量极重的选题，是对出版社综合实力的认可，也是对我们策编能力的肯定。在确定好整套丛书的基本框架结构及编校要求后，我们继续发挥团队协作的优势，举学术编辑室全体编辑之力，严格按照编辑程序，分工合作，进行紧张而认真的编校。同时，请设计师根据作者的要求及丛书的风格特点进行书籍设计。经过一年多时间的努力，顺利保质保量地完成了这项重点工程。能够获得中医药学会学术著作最高奖，就是对我们辛勤付出的最好褒奖。

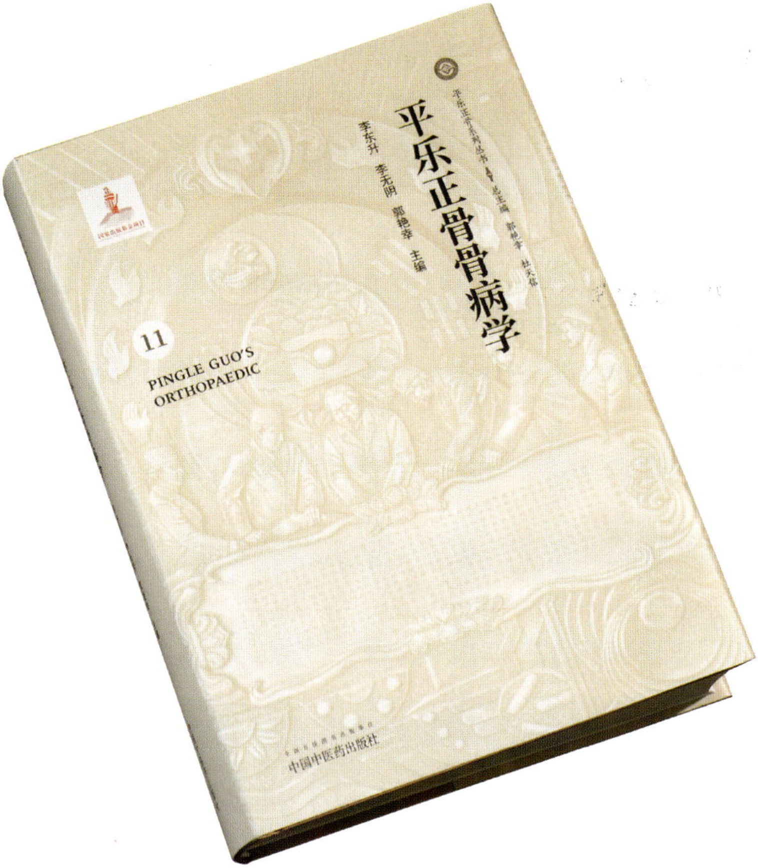

平乐正骨骨病学

总主编 郭艳幸 杜天信

李东升 李无阴 郭艳幸 主编

11

PINGLE GUO'S ORTHOPAEDIC

中国中医药出版社

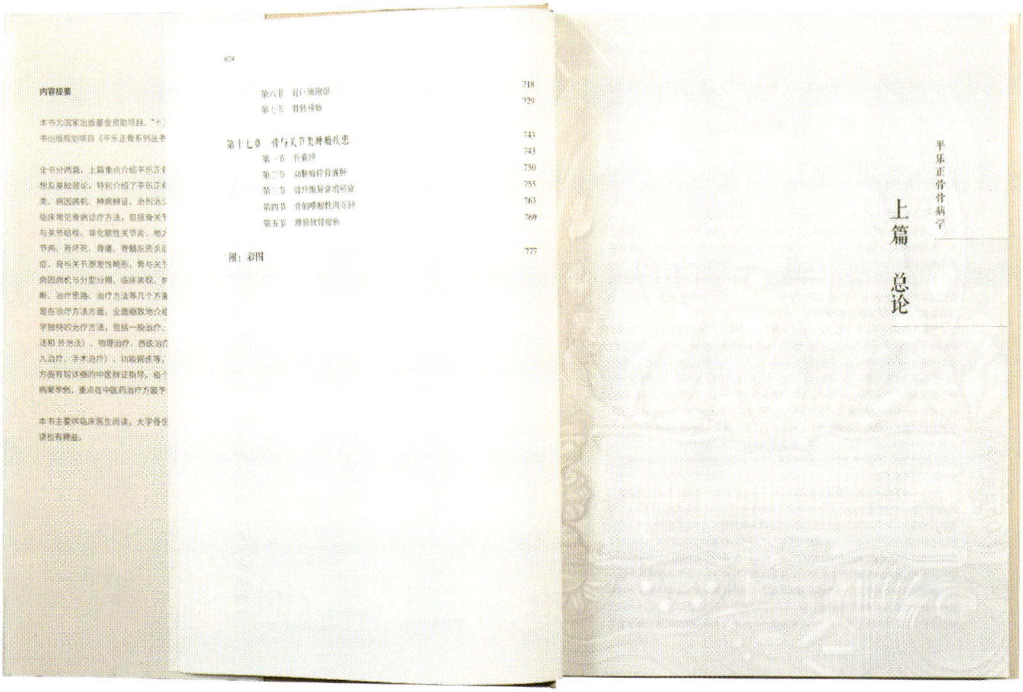

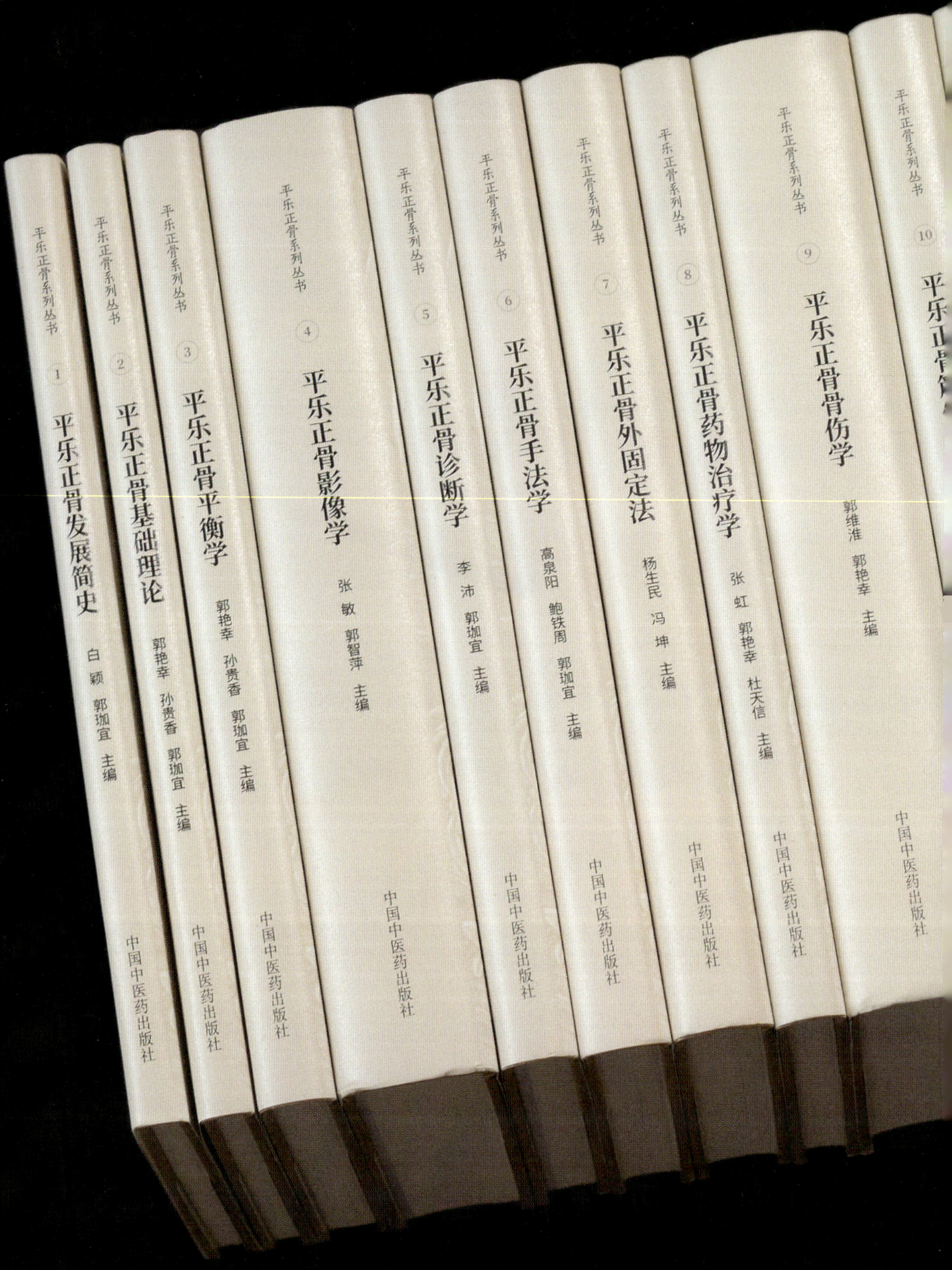

平乐正骨系列丛书 1
平乐正骨发展简史
白颖 郭珈宜 主编
中国中医药出版社

平乐正骨系列丛书 2
平乐正骨基础理论
郭艳幸 孙贵香 郭珈宜 主编
中国中医药出版社

平乐正骨系列丛书 3
平乐正骨平衡学
郭艳幸 孙贵香 郭珈宜 主编
中国中医药出版社

平乐正骨系列丛书 4
平乐正骨影像学
张敏 郭智萍 主编
中国中医药出版社

平乐正骨系列丛书 5
平乐正骨诊断学
李沛 郭珈宜 主编
中国中医药出版社

平乐正骨系列丛书 6
平乐正骨手法学
高泉阳 鲍铁周 郭珈宜 主编
中国中医药出版社

平乐正骨系列丛书 7
平乐正骨外固定法
杨生民 冯坤 主编
中国中医药出版社

平乐正骨系列丛书 8
平乐正骨药物治疗学
张虹 郭艳幸 杜天信 主编
中国中医药出版社

平乐正骨系列丛书 9
平乐正骨骨伤学
郭维淮 郭艳幸 主编
中国中医药出版社

平乐正骨系列丛书 10
平乐正骨

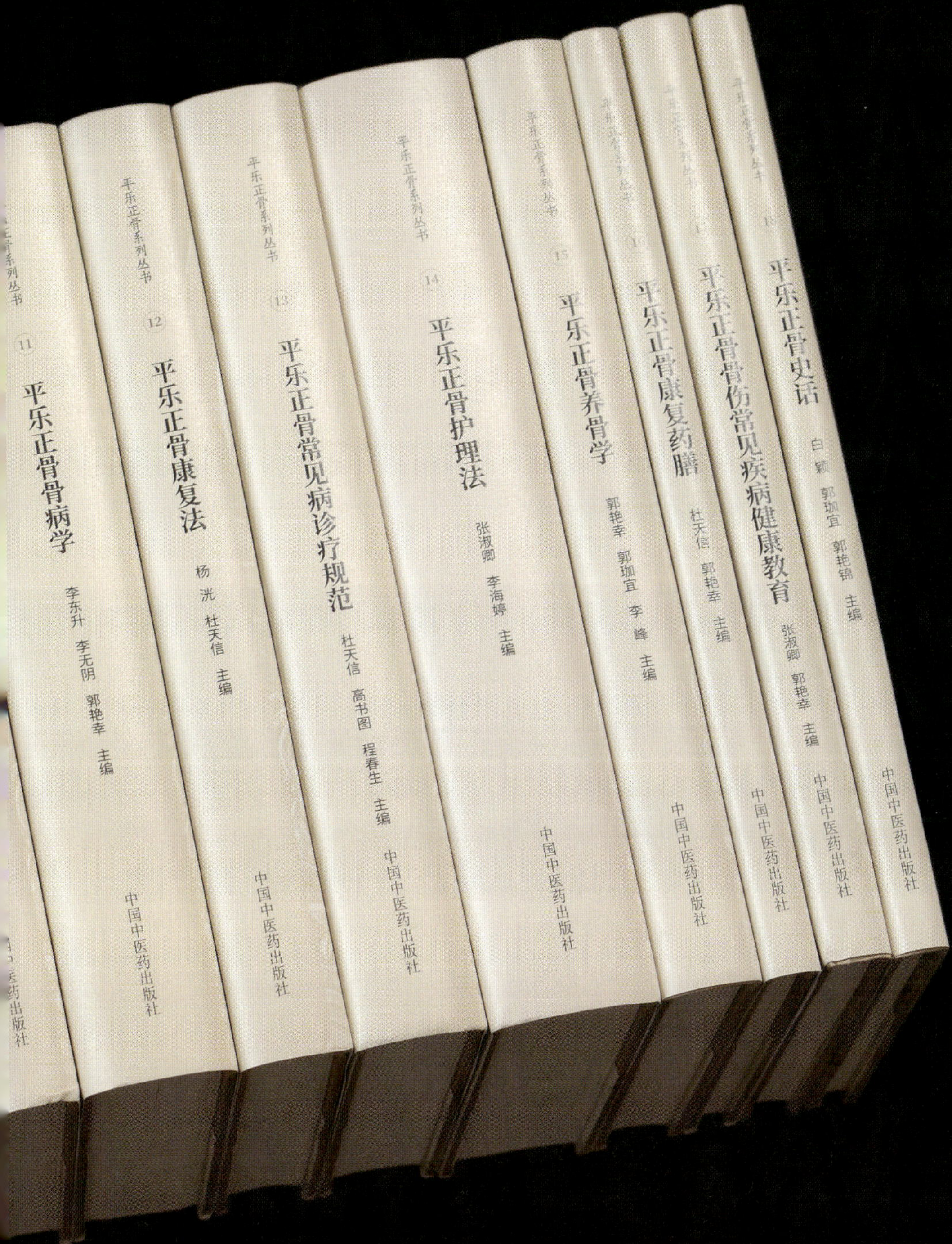

平乐正骨系列丛书 11
平乐正骨骨病学
李东升 李无阴 郭艳幸 主编
中国中医药出版社

平乐正骨系列丛书 12
平乐正骨康复法
杨 洸 杜天信 主编
中国中医药出版社

平乐正骨系列丛书 13
平乐正骨常见病诊疗规范
杜天信 高书图 程春生 主编
中国中医药出版社

平乐正骨系列丛书 14
平乐正骨护理法
张淑卿 李海婷 主编
中国中医药出版社

平乐正骨系列丛书 15
平乐正骨养骨学
郭艳幸 郭珈宜 李 峰 主编
中国中医药出版社

平乐正骨系列丛书 16
平乐正骨康复药膳
杜天信 郭艳幸 主编
中国中医药出版社

平乐正骨系列丛书 17
平乐正骨骨伤常见疾病健康教育
张淑卿 郭艳幸 主编
中国中医药出版社

平乐正骨系列丛书 18
平乐正骨史话
白 颖 郭珈宜 郭艳锦 主编
中国中医药出版社

邹云翔手录张简斋孤本医案赏析

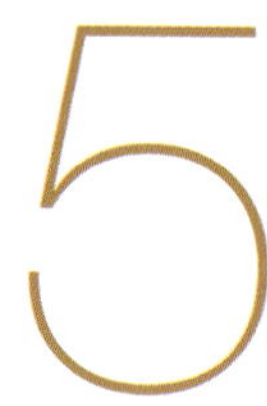

作　　者：王　钢　孔　薇　曾安平　主编　邹燕勤　主审

开本装帧：16开精装

出版日期：2022年10月第1版第1次印刷

2023年3月第1版第2次印刷

印　　数：4,000

策划编辑：张钢钢　华中健

责任编辑：张　燕

书籍设计：周伟伟

● 第十届全国书籍设计艺术展·科技类佳作C（铜奖）

1-5

2018年刚接到《邹云翔手录张简斋孤本医案赏析》这个选题时，我们既高兴又忐忑。高兴的是，这是一个极其难得的好选题。张简斋、邹云翔两位赫赫有名的中医大家，亦师亦友，精妙医案和优美书法珠联璧合，既有很高的学术实用价值，又具有很好的艺术欣赏和收藏价值，而德高望重的邹燕勤国医大师能把这寄托了她一生心愿的重要选题交给我们，是对我们莫大的信任和鼓励，倍感荣幸；忐忑的是，邹老师对此书提出了"做成传世精品"的极高要求，能否完成好这项艰巨任务，当时真是心里没底。唯有全身心投入，尽自己最大的努力。

我们根据这么多年的策划编辑经验，从框架结构的搭建、体例格式的制定，到概述、赏析内容的编写，手迹图片的呈现等，每个方面都与邹老师及王钢教授领衔的编写团队充分沟通，反复磋商，不断改进、完善。尤其让人感佩的是，编写团队的每位老师都是在非常繁忙的临床工作中挤出宝贵的时间，细心揣摩每一则医案，认真剖析，精心提炼，反复修改；王钢、孔薇、曾安平三位主编不辞辛苦，亲力亲为，不

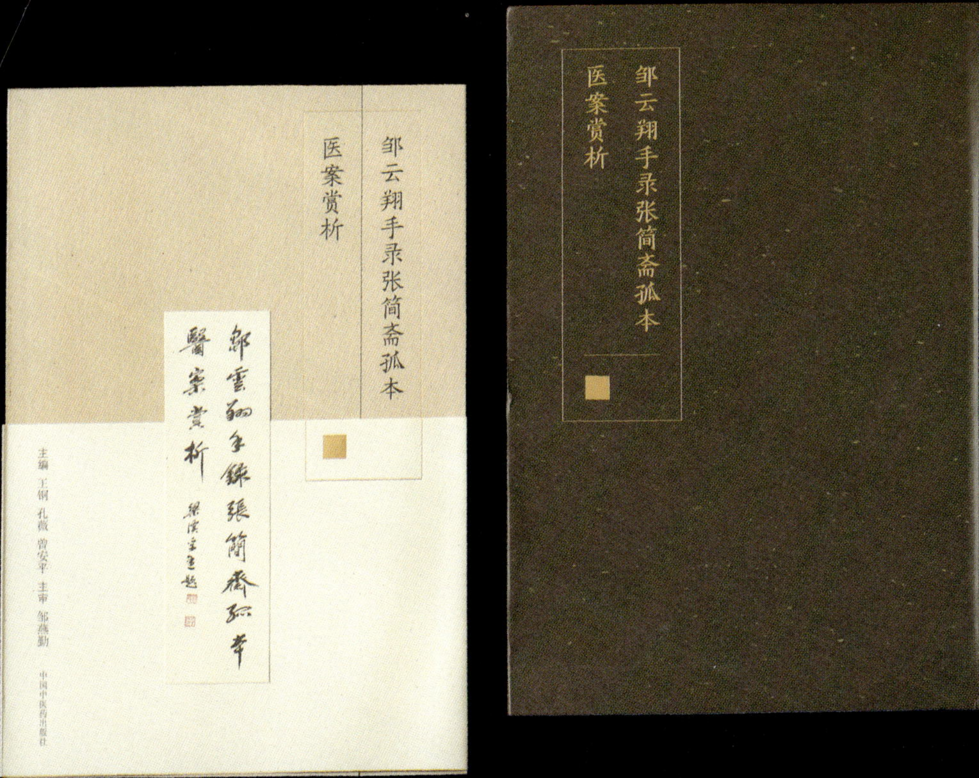

邹云翔手录张简斋孤本医案赏析

鄒雲翔手錄張簡齋孤本醫案賞析

主编 王钢 孔薇 曾安平 主审 邹燕勤

中国中医药出版社

邹云翔手录张简斋孤本医案赏析

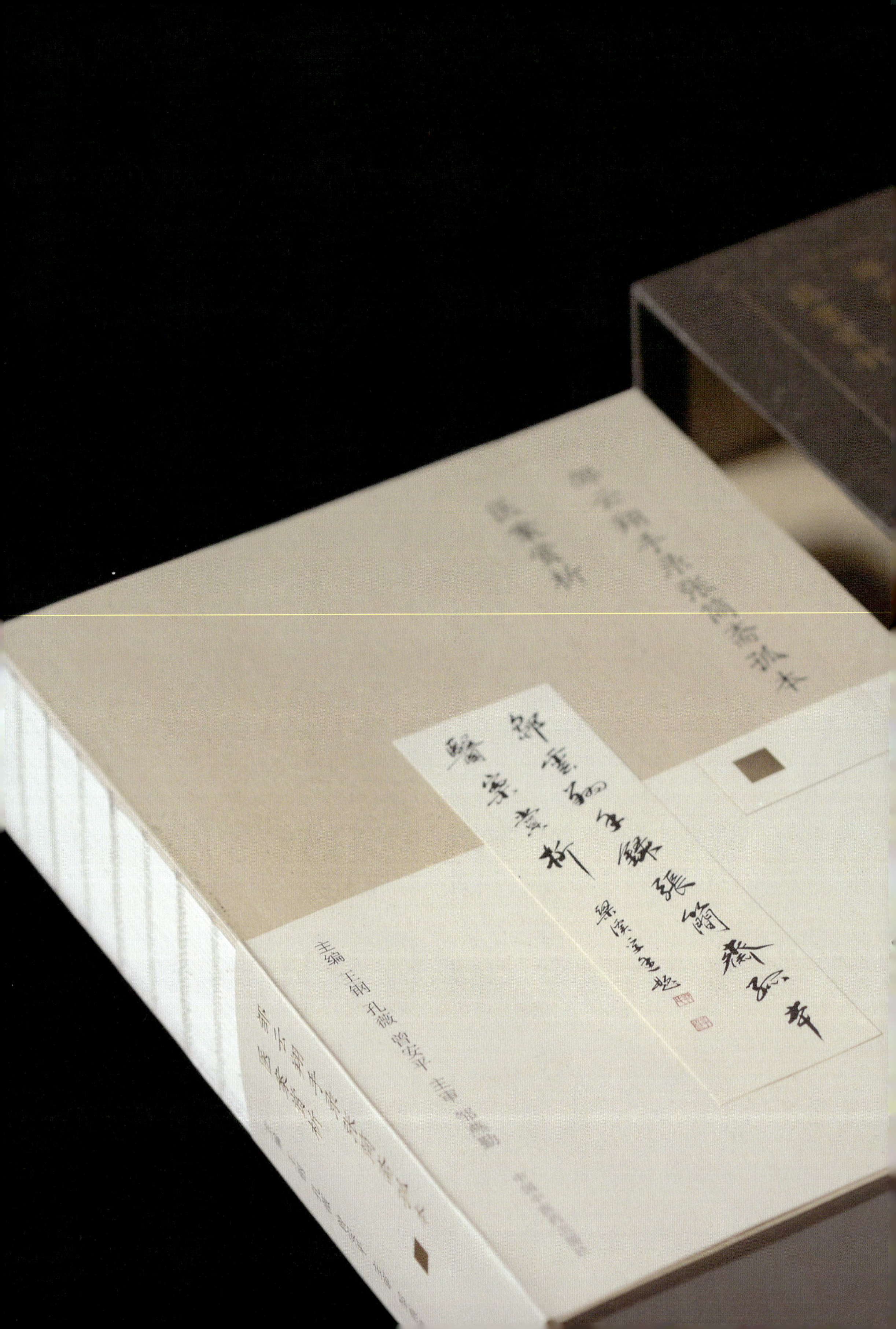
宗云龍全錄張簡齋醫案賞析
梁佩宜書題
主编 王钢 孔薇 曾安平 主审 邹燕勤

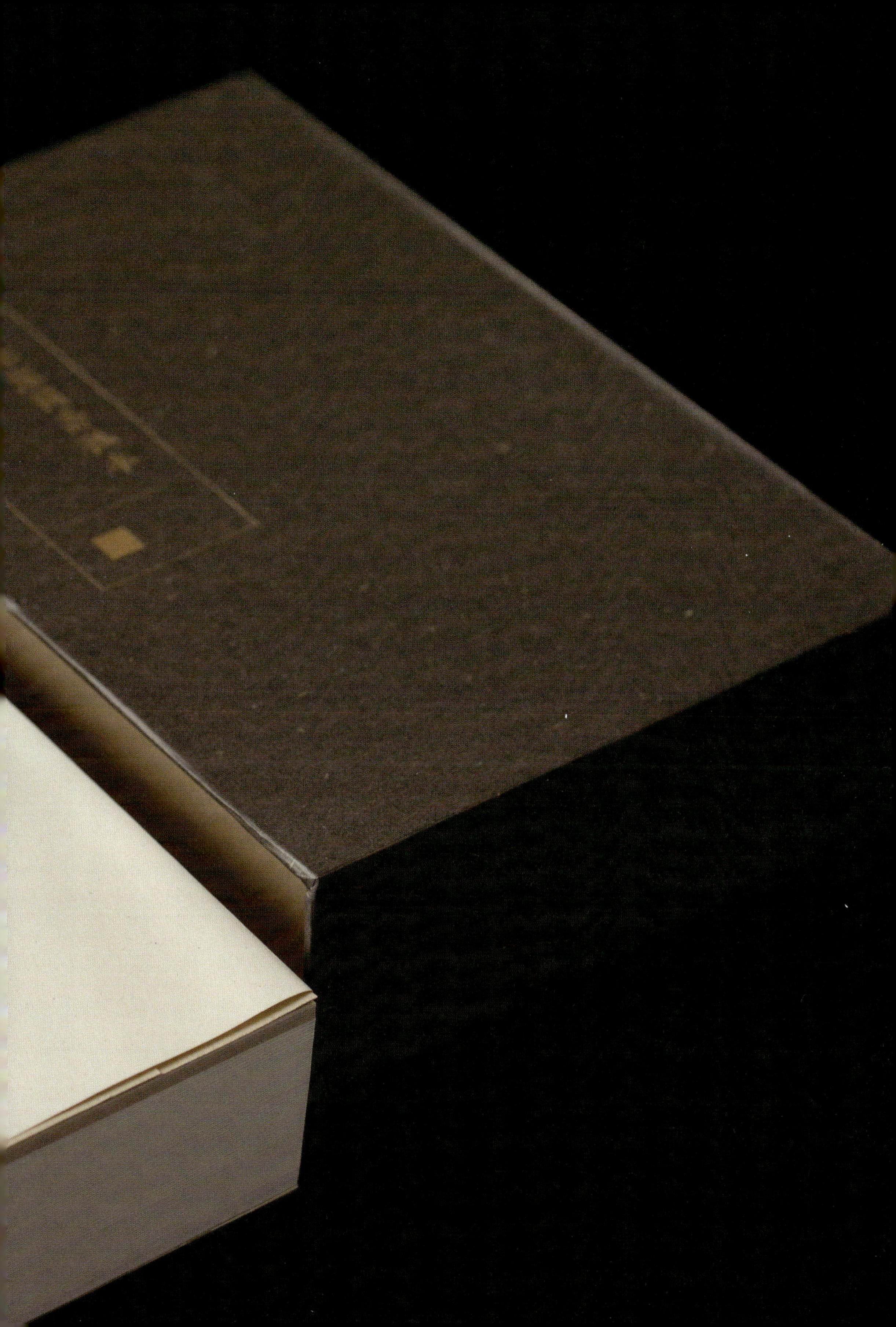

三三七 癃闭（阴虚水结）案

翁右，病经四月，脘次膜胀，自觉如水荡漾，口干渴饮，小溲不利（服某医肝胃并治之方，忽而呕血，忽而自利），头昏不纳，脉弦小，苔淡薄。拟从猪苓汤加味，培水而不伤阴。

猪苓　泽泻　白术　滑石　阿胶　鳖甲　牡蛎

甘草　白芍　青陈皮　川楝　戊己丸

另清水桂。

赏析：本案病名"癃闭"，乃因痰饮病误治而致。患者病经四月，脾胃运化功能失调，脾不升清，胃不降浊，水湿运化不利则内停而成痰饮。饮停胃中则脘次膜胀，自觉如水荡漾；误治后出现呕血、自利，则津液大伤。饮停中焦，津不上承，复阴津受损而不足，故口干渴饮；阴伤而湿阻，气化不行，故小便不利；痰饮中阻，清气不升，清窍失养，故头昏；脾胃运化失健，故不纳；脉弦小、苔黄薄为气阴不足兼痰湿之象。方选猪苓汤加减。处方中猪苓利水渗湿，兼能清热；泽泻利水益阴，助猪苓以加强利水之力；白术健脾燥湿，促进运化，既可化饮为津，又可输津四布；滑石清热而利水通淋；阿胶滋阴补血而润燥，兼防利水伤阴，并能止血；鳖甲滋阴清热；牡蛎益阴清热，与泽泻相配，可化痰利水；甘草健脾而调和诸药；白芍养阴柔肝；青皮疏肝理气消胀；陈皮理气燥湿，健脾化痰；川楝子疏肝理气；戊己丸疏肝和脾，针对患者"忽而自利"；清水桂通阳化气。诸药相伍，共奏养阴利水、疏肝和脾之功。

从本案处方所用药物看，似乎是五苓散加减，但简斋先生在案中特意提到"拟从猪苓汤加味"。分析其原因，恐是患者经前医误治后，出现口干渴饮、呕血自利，应属于脾胃阴伤，故虽有小便不利，但胃脘有痰饮停留，也不宜以五苓散方利水祛饮，以免伤阴，即简斋先生强调的"培水而不伤阴"。故选用养阴利水之猪苓汤为主方，并且配伍了阿胶、鳖甲、白芍等养阴之品。针对痰饮停留胃脘，则配用白术、陈皮、清水桂温脾化饮。其中清水桂合白术、甘草，可视作苓桂术甘汤之组配。泽泻配牡蛎，则为牡蛎泽泻散之意，治疗水蓄于下、上焦之气不能为之化所致水肿、痰饮之癃证。纵观全方，所用药物也寓肝胃并治之意，但案中已指明前医肝胃并治为误治，两相对照，应是前医因见"脘次膜胀"而使用辛香消胀、通腑导滞之治法。而简斋先生则在猪苓汤养阴利水的基础上，配以平肝健脾，并无攻逐耗气伤阴之品，水平之高下立判。

三三八 痿证（肾虚受风）案

朱君，本质素弱，始因下虚受风，督脉被病，病起腰部，气结如束；继又上及巅顶，昏眩且痛，牵及胸背，此愈彼复，循环无定，甚至昏仆而神智甚清，自觉病自足心而上，两足即觉歧之，不能站立。早岁曾患遗精，肾关不固。拟疏和托化主治。

羌活　独活　防风　当归　熟地黄　大角麻　白芍　鳖甲　牛膝　鹿霜　寄生　补骨脂　川柏皮

橘皮络　茯神　生草

赏析：本案为痿证之肾虚受风证。患者本质虚弱，早岁曾患遗精，肾精不足，感受风邪，督脉气血失和，筋脉失养，本虚标实，虚实夹杂。督脉沿脊上行，经络失养，感受风邪，络脉失和则气结如束，胸背疼痛；风性轻扬，循经而上，达于颠顶，不通则痛，故头痛；肾虚于下，风盛于上，清空受扰，则见头昏目眩；风善行而数变，故此愈彼复，循环无定；风中经络，未中脏腑，脉络瘀滞，可致昏仆而神志甚清；足心涌泉属少阴肾经，肾虚不能主骨生髓，筋脉失养，则自觉病自足心，两足虚软无力，无法站立。"拟疏和托化主治"，即治以疏风和络，补肾养血，托化外邪。方选独活寄生汤加减。处方中独活祛风除湿，通痹止痛；桑寄生祛风湿，益肝肾，强筋骨；防风与独活合用，去少阴伏风；牛膝补肝肾，强筋骨，逐瘀通经，引血下行，与桑寄生合用以增强补肾填精之功效；当归、熟地、白芍养血和血，寓"血行风自灭"之意；茯苓、茯神、甘草健脾和中；羌活与独活配伍，上下兼治，引清阳上升和祛风之力更强；黄柏作为足太阳经引经药，且苦寒可监制本方温燥；鹿角霜益肾填精，补督脉气血，鳖甲滋补肝肾，育阴潜阳，二者同为血肉为有情之品，大补肾中精血；大角麻（黑芝麻）入肾经，通任督而又补肾；补骨脂补肾壮阳，固精缩尿；橘皮化湿，橘络通经络滞气。

简斋先生临证处方擅长应用风药。所谓风药，是指味薄气轻，具有轻扬上升发散之性的药品，如羌活、独活、藁本、柴胡、防风等。简斋先生在本案中应用风药作用有三：一则为引经药，引药物归于少阴、太阳、督脉，使补益之品直达其所；二则祛风散邪，风邪伤及督脉，经气不利，变证丛出，而风药轻清辛散，可疏散外风；三则风药升阳，具有升发清阳的功效，清阳升腾，浊阴自除。简斋先生以羌防入督脉，升督阳以慌阳经，实为对风药升阳适应证的扩充；四则风药擅行，应于肝木条达气机，鼓舞气血运行，调和阴阳。同时，简斋先生在处方中还稍佐苦寒之川柏皮，以防风药辛燥伤阴动血之弊，重视升降法度。

四一六 梅核气（气郁痰阻）案

王右，卅，病经数月，咽嗌室塞，气自下而上，常泛冷痰，脉沉弦，治以疏利降气。

旋覆梗　苏桔梗　杏仁　橘皮　法夏　云苓　枳壳　大贝　枇杷叶　苏叶　刀豆壳

赏析：本案病名"梅核气"，该病虽发于咽喉，却与肝脾失调有关。肝脾为气机中枢，司气机升降，肝脾失调为发病之本，气滞痰凝咽喉为其病机关键。病因多见情志所伤或饮食劳倦，致肝气郁结，横逆于胃，胃失和降，脾失健运，聚湿生痰，肝胃之气失其疏泄和降而上逆，痰随气升，痰凝气滞于咽喉而发病。治疗当理气开郁，燥湿化痰为主。本案方选半夏厚朴汤合旋覆花汤加减。处方中旋覆梗易旋覆花消痰导饮，散结利气；另采桔梗之升、杏仁之降、枳壳之导而宣降肺气，利咽散结，行气导滞，宽胸除满，气行、痰消、结散则郁开。《金匮要略·妇人杂病脉证并治》云："妇人咽中如有炙脔，半夏厚朴汤主之。"处方中用半夏降逆和胃，化痰散结。枳壳辛开苦降，破气、化痰、化积；配陈皮理气健脾，燥湿化痰；助半夏化痰结、通气滞。茯苓能健脾渗湿，脾健湿去，以杜生痰之源，增强半夏化痰的功效。另加苏叶芳香开郁，可宣肺疏肝；助半夏、枳壳以宽胸理气，宣通郁结，且质轻而上行，引药直达病位。刀豆壳和中，交心肾，止呃逆，为理气和中之品；大贝母化痰清热散结；枇杷叶清降肺胃之气，降逆止呕化痰。诸药合用，共奏降逆化痰、行气开郁之功。

旋覆花乃花中降气者，《本草新编》曰："此物有旋转乾坤之象，凡气逆者，可使之重安。""凡逆气而不能旋转者，必须用之，下喉而气即转矣。"其非单纯降气，而为转气，使得气机条畅，"旋覆善转气，非走气也，故气逆者，得之而顺"（《本草新编》）。旋覆梗乃旋覆花的干燥地上茎叶部分，其性能、主治同旋覆花，但偏于疏利降气。气失顺逆，痰气互结为梅核气的基本病理，《医学衷中参西录》中提出："此证注疏家谓系痰气阻塞咽喉之中，然此证实兼有冲气之冲也。"故此处用旋覆梗可降上冲之气，有助于化痰散结。

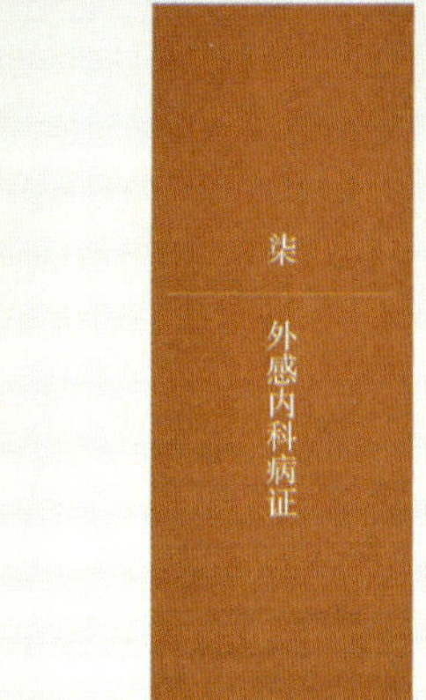

厌其烦，仔细审改，严格把关，充分展现了临床专家极高的专业素质和敬业精神；而邹老师更是不顾年高体迈，鼎力支持，宏观把舵，悉心指导，体现了国医大师的风范。他们四易寒暑的辛勤努力，给后面的编辑加工奠定了扎实的文本基础。

由于邹云翔老的小楷行草手迹飘逸飞扬，其中有不少字很难辨认，虽经邹燕勤、邹孚庭二老审定把关，但仍然有个别疑难字吃不准，为此我们又多方请教有关专家进行辨析，力争准确无误。

在确保文本高水平、高质量的基础上，我们还是请设计师周伟伟老师按“最美的书”的标准进行整体书籍设计。从开本到装帧，从版式到封面，从纸张到印装，每一个环节都精心设计，并充分尊重作者意见，反复修改，不断完善，在现有条件下力求做到形式与内容的完美结合。

社里将此书列入重点出版项目，予以大力支持。社长特别关注，亲自过问，积极帮助排忧解难；编、审、校、检环环相扣，层层把关；出版部门全力配合，打破常规，特事特办。正是作者、美工、编辑、出版等多方面的密切配合、不懈努力，依靠集体的智慧与力量，此书才得以按时保质出版。可以说，《邹云翔手录张简斋孤本医案赏析》是我们这些年来所做的最难、最复杂，也是最满意的一本书，是我们心目中“最美的书”。

黄煌经方使用手册（第4版）

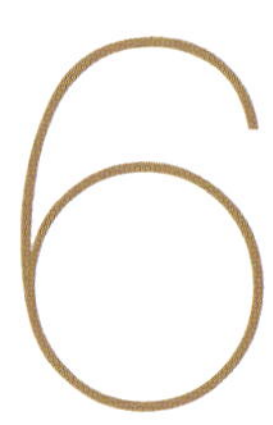

作　　者：黄　煌
开本装帧：大32开精装
出版日期：2020年4月第4版第1次印刷
　　　　　2023年9月第4版第7次印刷
印　　数：220,000
策划编辑：张钢钢　华中健
责任编辑：张　燕
书籍设计：周伟伟

● 2020年度中华中医药学会科学技术奖·学术著作奖二等奖

1 6

黄煌老师为普及、推广经方真可谓殚尽竭虑、不遗余力。这本小手册就是供读者临床使用经方检索查考的简便工具书，是黄老师近20年来实践、研究经方的经验积累和提炼，简明、规范、实用，深受读者喜爱。2010年第1版问世，迄今已3次再版22次印刷，累计发行20多万册，内容不断完善，影响愈加广泛。特别是第4版，新增了840项循证研究的成果，可以说这本手册一直伴随着经方普及、推广事业的成长、发展。

第1版手册的装帧设计，沿袭了《黄煌经方沙龙》简约、时尚的风格，白色与金色搭配，较好体现了黄师“经方医学，大道至简”的理念。可惜，原来设计的软精装，却在塑封和装订技术环节上始终解决不好，大大影响了图书质量。第2次修订再版，改为了精装，质量有了提高。第3、4版又请设计师重新做了书籍设计，版式疏朗、干净、文气，封面简约、稳重、大气，纸张、工艺、印制也更加考究，受到读者的喜爱，尤其是第4版，被读者喜称为“小红书”，仅2023年一年就发行了近80,000册，不得不说是一个小奇迹。

黄煌

经方使用手册

黄煌 ◎ 编著

第4版

中国中医药出版社

黄煌

经方使用手册

黄煌 ◎ 编著

第3版

中国中医药出版社

第二版

黄煌

经·方·使·用·手·册

HUANGHUANG JINGFANG SHIYONG SHOUCE

黄煌 ◎ 编著

全国百佳图书出版单位

中国中医药出版社

黄煌

经·方·使·用·手·册

HUANGHUANG JINGFANG SHIYONG SHOUCE

黄煌 ◎ 编著

中国中医药出版社

老医真言

7

作　　者：王辉武
开本装帧：大32开精装
出版日期：2014年5月第1版第1次印刷
　　　　　2021年12月第1版第5次印刷
印　　数：11,000
策划编辑：华中健　张钢钢
责任编辑：华中健　张钢钢

● 2020年度中华中医药学会科学技术奖·学术著作奖三等奖

大约是2013年，因为想要再版《伤寒论使用手册》，我特地去重庆登门拜访了该书作者王辉武老师。王老师儒雅温厚、博学多才，让人感到十分亲切，虽是初次见面，却毫无陌生感，相谈甚欢。王老师除了高兴地应允《伤寒论使用手册》的再版，还谈到了他的另一本书稿，是他本人的医话医论集，不过已经交给了其他出版社，且通过了选题。王老师风趣地说："你来晚了一步！"确实，颇有点遗憾。

回来后不久，王老师来电，说那本书稿出版社要他必须改书名，他不同意，于是就把书稿拿了回来，问我们要不要。我正求之不得呢！马上答应，如获至宝。

王老师的文章一如其人，虽没有什么华丽的辞藻，但率真直白，言简意赅，精炼老到，显示出极深的文化素养；话题虽多涉医，且见解独特，水准颇高，然字里行间还透视出社会万象，人生真谛，展示其了得的医外功夫。读来轻松惬意，津津有味。再加上点缀其间的王老师自己的精美书法、篆刻和绘画，艺文并茂，真是不可多得的好稿子啊！但也觉得原来的书名的确不是很贴切，没能体现书稿的韵味。我们很快想到了"老医真言"这个书名。

◎中医是一种技艺，更是一门学问。学医有如盛粥，一大桶粥，干货必然沉底，隐而不见，浮在上面的清汤寡水怎能充饥饱肚呢？悠着点，饭勺不能急躁搅动！在热闹的环境中做学问，一定要深度下潜，真正的高手在相对平静的基层！

◎中医临证，犹将帅临阵，审时度势，用药如兵，增损出入，运筹帷幄，全凭智慧，神游其间，深燊妙心！

◎只靠"生产队"分给的那点口粮，肯定是会挨饿的，还是用些心思，种好"自留地"，温饱或许多些保障。科技创新，似可从中获得启示！

◎中医文献中有大量的"禁忌"记载，包括严禁、禁、忌、慎、戒、不可、不宜、勿、莫等，是受《周易》"忧患"意识的影响，"作《易》者，其有忧患乎？"（《易传·系辞》）形成了以"居安思危""防患于未然"为核心的宝贵智慧，是保障医疗安全，提高养生防治水平的有效方法，大众多有要求。虽然当今还未受到学界重视，但随着社会的进步，科技的发展，"中医禁忌学"这一新兴学科，必将引起极大关注。

策划编辑　华中健　张钢钢
责任编辑　华中健　张钢钢

封面题字
正文插图　王辉武
印　　章

ISBN 978-7-5132-1647-0

上架建议：中医临床　中医文化

定价：68.00元

老医真言

王辉武　著

中国中医药出版社

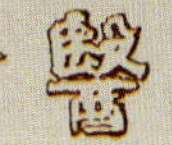
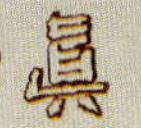
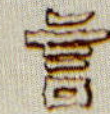

王辉武　著

全国百佳图书出版单位
中国中医药出版社

是借其辛，能散能行，胜湿以升脾阳。对于气分湿热，久痢入血分而无积滞者，用断下渗湿汤主之（樗根皮、生茅术、生黄柏、地榆、楂肉、银花、赤苓、猪苓）。此方重用樗根之苦燥湿为君，是吴氏的用药经验。

《温病条辨》中除论久痢之外，对湿热痢、寒湿痢、噤口痢、休息痢等方治各有独到之处，若能互参，可使久痢的辨治更臻完善。

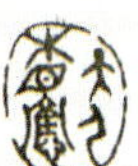

天人相应

闲话《儒门事亲》"药邪"说

在一次学术讨论中论及中医之邪时，我说中医之邪是一个广义的病因概念，除人体正气之外，皆可为邪，立即就有老中医当场驳斥。用药不当称"药邪"，饮食不当称"食邪"，我还当场把《金匮要略》所称的"槃饪之邪"四个字翻出来以示说明。

近些年来，课堂只讲六淫、七情及痰、饮、瘀之邪。其实，早在金元时期，张子和的《儒门事亲》一书就明确提出"药邪"之说："宛丘营军校三人，皆病痿，积年不瘥，腰以下肿痛不举，遍身疮赤，两目昏暗，唇干舌燥，求疗于戴人。戴人欲投泻剂，二人不从，为他医温补之药所惑，皆死。其同病有宋子玉者，俄省曰'彼已热死，我其改之'，敬邀戴人。戴人曰："公之疾，服热药久矣，先去其药邪，然后及病邪，可下三百行。子玉曰：敬从教。先以舟车丸、浚川散，大下一盆许，明日减三分，两足旧不仁，是日觉痛痒，累至三百行始安。"此误用、过用药物而成邪致疾者。

我是一个"禁忌"推销者。学中药，在知其宜的同时，必须掌握其忌，否则在很多时候，你会有意无意地犯错，导致"药邪"之害。中药为啥能治病？唯用其偏性者也。任何药物有药性，是它的"性格"，这种"性"，是顺之者昌，逆之者亡，不顺其性，用反了，这药不仅不能疗病，反而会成为害人之邪，这邪甚至成为毒，故有"是药皆毒"之说。

图书在版编目（CIP）数据

老医真言/王辉武著. —北京：中国中医药出版社，2014.7
（2021.12 重印）
ISBN 978-7-5132-1647-0

Ⅰ.①老… Ⅱ.①王… Ⅲ.①中医学 Ⅳ.①R2

中国版本图书馆 CIP 数据核字（2013）第 286061 号

中国中医药出版社出版
北京经济技术开发区科创十三街 31 号院二区 8 号楼
邮政编码 100176
传真 010 64405721
三河市同力彩印有限公司印刷
各地新华书店经销
*
开本 880×1230 1/32 印张 15.75 字数 335 千字
2014 年 7 月第 1 版 2021 年 12 月第 5 次印刷
书 号 ISBN 978-7-5132-1647-0
*
定价 68.00 元
网址 www.cptcm.com

如有印装质量问题请与本社出版部调换（010-64405510）

服务热线 010 64405510
购书热线 010 64065415 010 64065413
微信服务号 zgzyycbs
书店网址 csln.net/qksd/
官方微博 http://e.weibo.com/cptcm
淘宝天猫网址 http://zgzyycbs.tmall.com

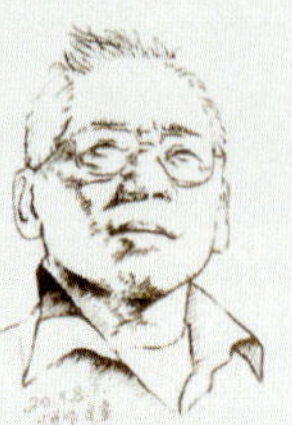

王辉武自画像

诗学百日通未通，
字与二王总不同。
平生好弄纸和笔，
多在望闻问切中。

重庆医科大学附属第二医院 教授、主任中医师；

全国中医药传承博士后流动站导师，全国第三、四、五批老中医药专家，学术经验继承工作指导教师，重庆市名中医；

历任：中华中医药学会科普分会主任委员，重庆市中医药学会副会长兼秘书长；

著有：《实用中医禁忌学》《伤寒论使用手册》《中药临床新用》《中医百家药论荟萃》等。

的，然而在老师看来却是快乐地享受，因为“乐”是一种境界，正是这种境界，才有老师今日学术上的成就。

有幸跟随老师学习，老师的这种境界是我们追求的目标，老师的这种精神更是我们要传承的。遇此良师，吾生幸也！

全国第五批老中医药专家学术经验继承人 唐军
重庆市九龙坡区中医院 主任中医师

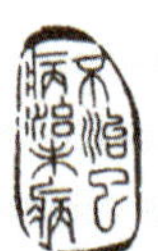

不治已病治未病

后 记

《老医真言》统稿业已完成，通读这些小文短章，越读越有那么一点点“自我陶醉”。

带着这感觉，我登上了历代帝王祭天之地——泰山。

孟子曰：“孔子登东山而小鲁，登泰山而小天下。”（《孟子·尽心上》）从小鲁到小天下，孟子超越性地阐释了孔子的登山之旅，将泰山形而上了。那是一座留有不朽文字和精神的圣山，中医学虽是百科之一粟，但通过它，可以窥见宇宙之奥秘，生命之伟大，赋予人们无尽的遐想！

今生何以与中医结缘呢？对于我来说，选择中医，不过是困境中所需要的心理暗示，乃朦胧中一种天真与直觉，说不出多少道理。理由也有，当时齐白石一幅价值连城的国画，不如一个玉米窝窝头，因为后者能充饥救命，中医拥有救死扶伤的绝招！

学中医让我有了一个稳定的职业，自己不挨饿，还能养家活口。除了那些形而下的方药之外，更重要的是，让我眼界洞开，懂得了自然与人生的许多道理，给了我一个永远追索的精神殿堂，头脑里增添了许多倍感兴趣的谜团，这些闪烁的星火，我虽暂不能燎原，但经过传承，可实现学术的发展，这就是生命的延续。人生的价值，酷似一尊尊超越物质的泰山刻石！

我并不成功，一辈子没体会过做官升迁那种前呼后拥、之所以称王老师为“老医”，并不仅仅因为他已年逾七旬，从医50多年，医验俱丰，更是由于他博学多才，国学功底深厚，诗书画印皆通，言谈举止无不透着“老先生”“老中医”的范儿，乃真老医也。起初，王老师也不大满意这个书名，尤其是对“老医”这个词有点抵触，可听了我们的解释、分析之后，最终欣然接受。

这本书出版后，受到读者喜爱，先后5次重印，累计发行10,000多册，并在第二届全国悦读中医活动中被评为“最受欢迎的十大中医药好书”，装帧也由最初的平装改为精装，更加精致美观。也因为编辑这本书，我们和王老师成了忘年交，经常微信互动，从中学到王老师身上不少珍贵的东西。

常见病外治疗法丛书（5种）

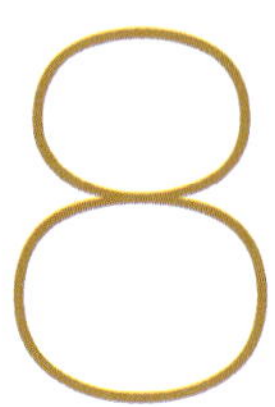

主　　编：刘万里
开本装帧：小16开平装
出版日期：2017年9月第1版第1次印刷
策划编辑：华中健　张钢钢
书籍设计：周伟伟

● 2020年度中华中医药学会科学技术奖·学术著作奖三等奖

Ⅰ ⑧

南京中西医结合医院最早叫钟山医院，以治疗“瘰疬”“骨痨”而闻名，之后一直保持着这个传统特色，在外治法的临床应用方面积累了丰富的经验，有着较广泛的基础。2016年，刘万里院长找到我们，想做一套外治疗法的丛书。我们觉得分专科全面介绍外治疗法的临床应用，思路不错，颇具新意，也很实用，对规范、推广中医临床适宜技术颇有价值。

因为外治法应用性很强，且每种疗法各有其特点及适用范围，故在看了作者的基本框架结构和样稿后，我们重点提出了以下需求：操作方法一定要具体、详尽，让读者一看就明白，容易操作；并且每个疗法要有其特点介绍，客观、中肯地介绍该疗法的作用特点、适用范围，实事求是，不随意夸大，让读者真正了解其作用，以便在临床上合理选择使用。应该说最终书稿基本达到了这个要求，较好体现了这套丛书的特色与价值。书出版后，市场反应也不错，《儿科常见病外治疗法》和《妇科常见病外治疗法》都先后重印。

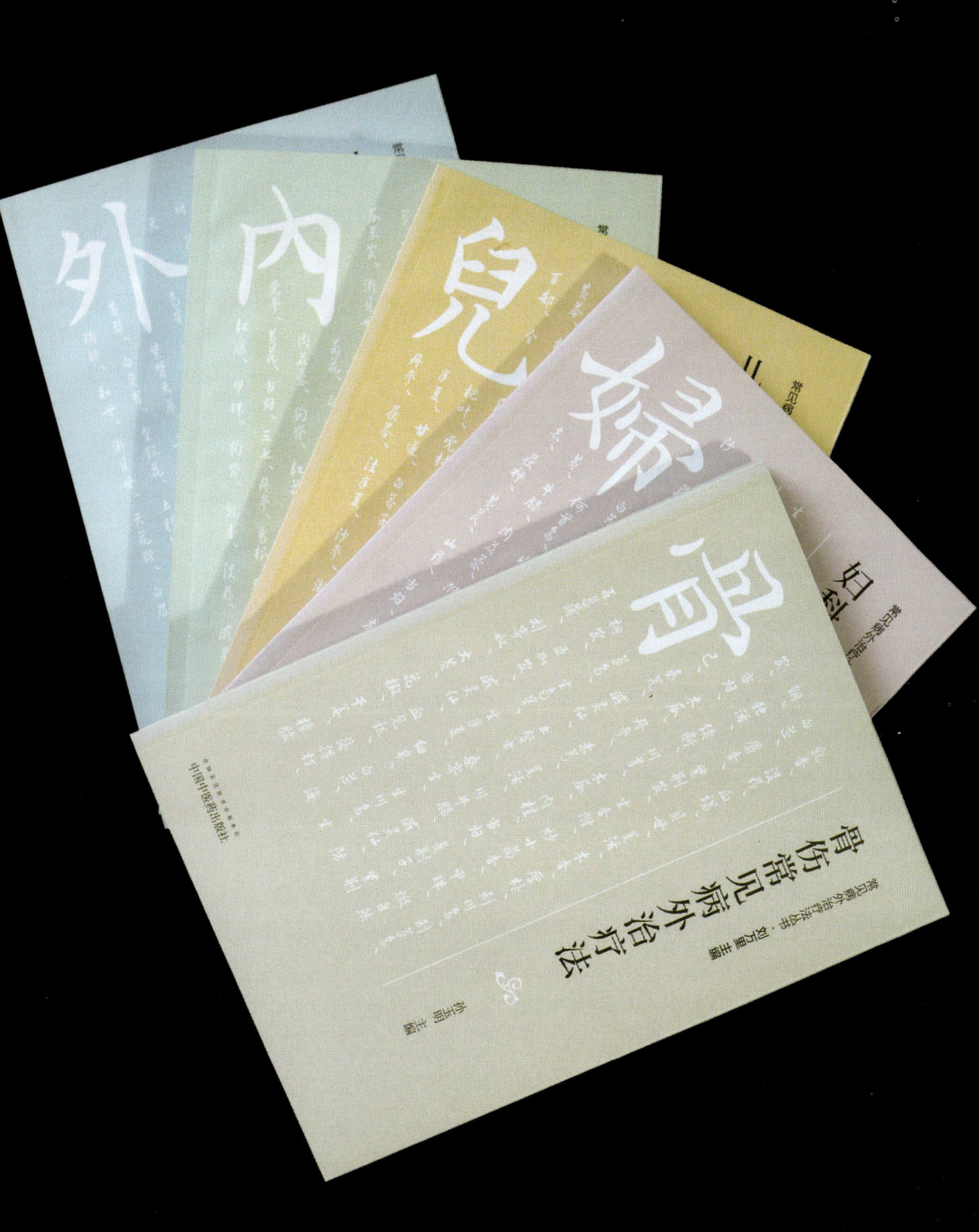

骨伤常见病外治疗法
常见病外治疗法丛书·刘方重 主编
孙玉明 主编
中国中医药出版社

常见病外治疗法丛书·刘万里 主编

外科常见病外治疗法

钮晓红 主编

全国百佳图书出版单位
中国中医药出版社

常见病外治疗法丛书·刘万里 主编

内科常见病外治疗法

颜延凤 主编

全国百佳图书出版单位
中国中医药出版社

常见病外治疗法丛书·刘万里 主编

儿科常见病外治疗法

叶进 主编

全国百佳图书出版单位
中国中医药出版社

何晓晖论治脾胃病

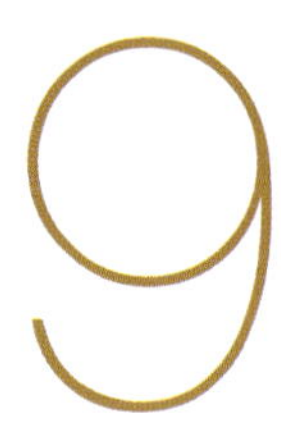

主　　编：何晓晖　葛来安
开本装帧：16开精装
出版日期：2018年4月第1版第1次印刷
　　　　　2018年7月第1版第2次印刷
印　　数：5,000
策划编辑：华中健　张钢钢
责任编辑：华中健
书籍设计：周伟伟

● 2021年度中华中医药学会科学技术奖·学术著作奖三等奖

2016年，我们应邀去江西参加一个学术年会，其间认识了江西中医药大学何晓晖教授。交谈中，得知何教授是知名的脾胃病专家，最近还在致力于盱江医学研究，想要出版自己的著作，这引起了我们的兴趣。我们如实介绍了近些年策划、组稿、编辑的一些图书，以及基本的思路和做法。或许是被我们的真诚所打动，或许是一种缘分，何教授当时就拍板："我的书就交给你华老师了！"真是无心插柳啊！

这本何教授的脾胃病学术专著，无论是学术思想还是临床诊治都有自己的真东西，"干货"满满。他创立"胃质学说""脾营学说""胃主五窍"等新理论，创建"辨病-辨证-辨体-辨时"四位一体的脾胃病治疗新模式和"脾胃病治疗衡法"，效法经方，汲取时方，融入新识，创制系列脾胃病治疗新方，学术和临床价值都很高，而且文稿质量也很好，非常难得。但其框架结构却还是一般学术书的章节安排，重点不突出，与书名也不匹配。对此，我们做了比较大的调整，取消章节，把其中最核心的十个论述提出来作为正篇集中放到前面，而其他内容则置后作为附篇，这样整个书稿特点突出，主次分明，很好契合了"论脾胃病"这个主题，也凸显了这本书的价值。

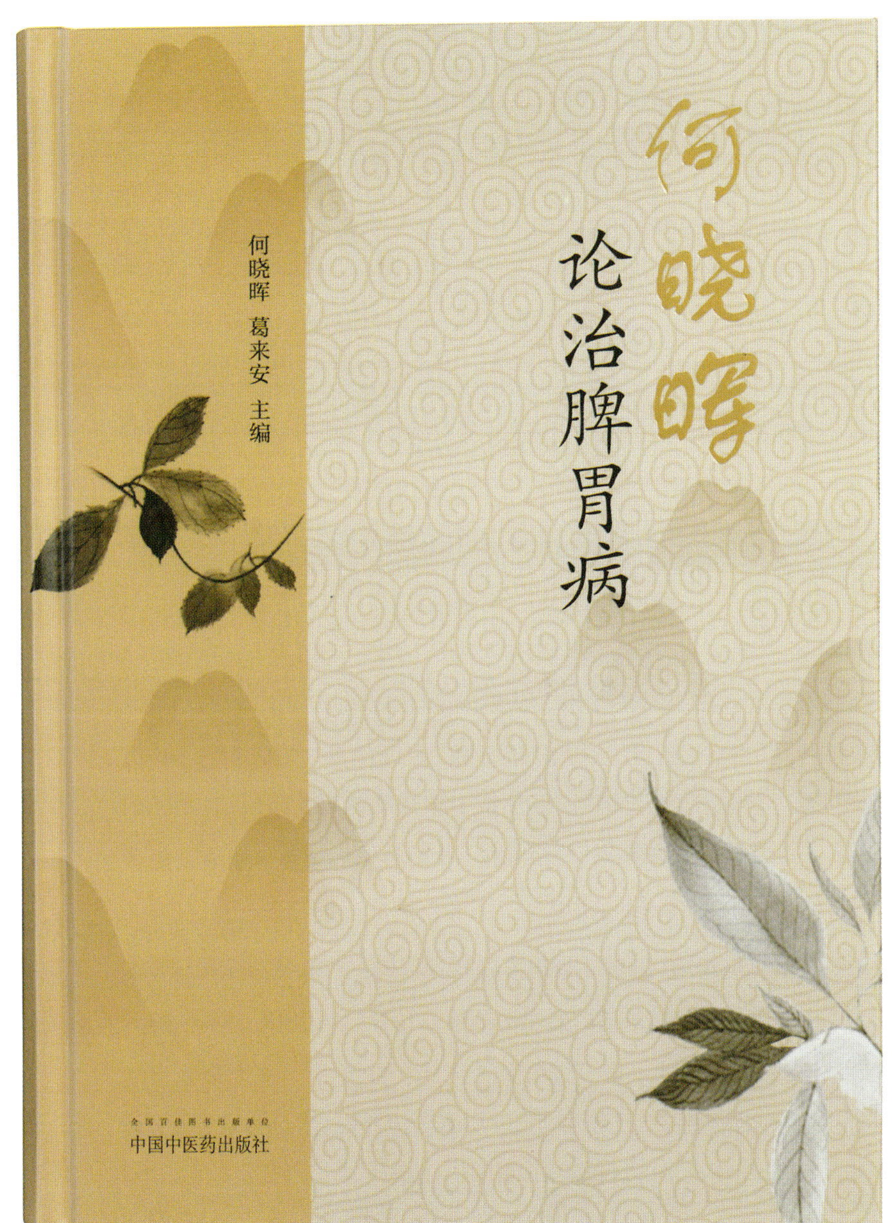
何晓晖
论治脾胃病
何晓晖 葛来安 主编
全国百佳图书出版单位
中国中医药出版社

阳痿论评注

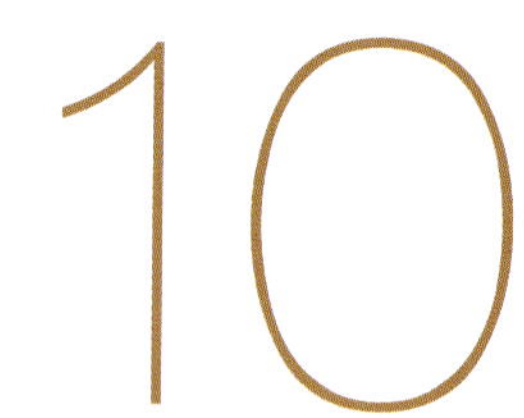

主　　编：金保方
开本装帧：16开精装
出版日期：2019年9月第1版第1次印刷
　　　　　2021年1月第1版第2次印刷
印　　数：7,000
策划编辑：华中健　张钢钢
责任编辑：张　燕
书籍设计：周伟伟

● 2022年度中华中医药学会科学技术奖·学术著作奖三等奖

Ⅰ ⑩

作者金保方教授是我俩熟悉的校友，这是他主动找到我们投的稿，也是他的第一部学术专著，“七步堂医书系列”的开篇之作。我们初览后的第一印象就是很有特色，也很有价值。一则《阳痿论》是中医史上首部男科学专病专著，目前仅存一份清代手抄孤本，学术价值很高；二则作者从传统和现代医学两部分对原著做了水平较高的专业评注；三则作者自己在宣纸上用毛笔精心抄写，以还原手抄本原貌，并加句读和释文，颇具新意。因此，我们欣然接受这个书稿，并做了精心策划和编辑。对书籍设计，我们特别提出了“既要有古意，又要有现代气息”的要求。书出来后，非常精美，应该说基本达到了设计要求，作者也很满意。

2022年，我们又帮金教授编辑、出版了由他主编的《生殖微循环学》。该书首次提出“生殖微循环学”概念，是一本原创性中西医结合学术专著，分量很重，再次展现了金保方教授较强的创新能力和较高的学术水平。

阳痿论评注

主审 徐福松
黄宇烽 主编 金保方

全国百佳图书出版单位
中国中医药出版社

本书系"七步堂医书系列"之一，共分17章，系统介绍生殖微循环的概念、形态结构、生理功能及病理机制，重点介绍微循环障碍导致的生殖系统常见男女疾病的诊断及治疗方法，以及中医药通过改善微循环对辅助生殖技术的干预；列举了大量临床案例，包括历代大医及近现代名医的案例分析，特别是金保方团队近些年来关于生殖微循环的临床、科研的积累与思考。选取近年来生殖微循环的研究热点加以综述，以及改善微循环的代表药物胰激肽原酶、低分子肝素和补肾活血中药（养精胶囊）的研究进展。本书首次提出"生殖微循环学"概念，属原创性中西医结合专著。本书内容新颖，资料翔实，重点突出，理论联系实际，临床实用性强，可作为生殖医学科医师、中西医男科医师、中西医妇科医师及在校研究生的学习参考资料。

上架建议：生殖医学、中西医结合
定价：385.00元

生殖微循环学

七步堂医书系列

主审 徐福松
黄宇烽 主编 金保方

中国中医药出版社

生殖微循环学

主审 徐福松
黄宇烽 主编 金保方

全国百佳图书出版单位
中国中医药出版社

上第一本专病专著，学术价值非常高。保方教授手书全论，并对其逐条评注，在还原前贤原文的基础上，加之以现代医学观点和切身临床经验、理解感悟。从《阳痿论评注》的前言部分——"寻找韩善徵"即可看出，保方教授对该书用心雕琢，用情至深，体现了一位中青年男科专家的执着初心和使命担当。《阳痿论评注》一书，语言流畅，重点突出，从深度和广度方面充实完善了中医男科学在阳痿诊治方面的理论内涵，该书的出版对 ED 中西医结合诊治领域的不断拓展必将起到重要推动作用。

有鉴于此，我十分乐意将此书推荐给广大读者。

黄宇烽

2019 年 7 月于沪上

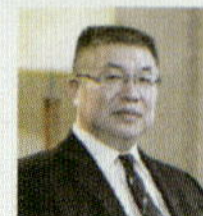

寻找韩善徵（代前言）

金保方，博士，博士后，博士研究生导师，东南大学附属中大医院中西医结合男科主任，江苏省人民医院生殖中心特聘专家。
学术上主张男女同治，中西并举，对不育症、性功能障碍及前列腺病的诊治及 ART 的中医药干预有开拓性研究；对生殖与微循环、精索与性功能、膝蠡间盘突出与男科疾病相关性进行了深入研究。率领团队承获国家自然科学基金 11 项，发表论文 200 余篇，其中 SCI 收录 10 余篇。曾获"中国中西医结合学会科技进步三等奖""江苏省中医药科技进步二等奖"各 1 项。
书画爱好者，曾应邀赴欧洲举办个人书画展。
现为：
中华中医药学会男科学分会副主任委员、中国医师协会中西医结合男科专家委员会副主任委员、中国性学会中医性学专业委员会副主任委员、中国中药协会男科药物研究专业委员会副会长、海峡两岸医学会不孕不育分会副会长、中国中西医结合学会男科学分会常务委员、江苏省医学会男科学分会副主任委员、江苏省中医药学会男科学分会副主任委员、《中华男科学杂志》副主编、全国高等中医药院校教材《中医男科学》副主编、中华中医药学会科学技术奖励评审专家、中国中药协会药物临床评价研究专业委员会常务委员、国家自然科学基金评审专家、北京市自然科学基金评审专家、浙江省自然科学基金评审专家、湖南省自然科学基金评审专家。

黑夜给了我黑色的眼睛，我却用它来寻找光明……

第一次听说韩善徵和他的《阳痿论》是在 2003 年。2001 年我是在懵懵懂懂的状态下进入男科领域，并投到自求斋门下的，但真正接触中医男科并随徐福松教授侍诊是在 2003 年春天。对于一个年届不惑的中年医生来说，为了读博士改行（专业），其实充满了无奈、困惑和茫然，因此，恶补专业基础知识是最紧要的事情。在浩如瀚海的中医历史和汗牛充栋的中医古籍中，韩善徵和《阳痿论》仅仅是一个概念而已，我是分不清其地位和分量的，更无从了解和知晓其内容。

第二次关注韩善徵是因为自己独立临诊以后，用徐福松教授的二地鳖甲煎治好了部分阳痿。而这些阳痿患者都是在糖尿病的基础上发展而成，也正因为此，其临床表现都带有糖尿病的特点，这从八纲辨证和脏腑辨证角度来说，多属于肾阴虚，需要从滋阴补肾角度入手，二地鳖甲煎便顺手拈来。其结果是不仅治好了阳痿，还改善甚至治愈了一部分患者的基础疾病——糖尿病。尽管说中医讲究的是辨证论治，但是有些疾病还是有套路的，有些约定俗成的观点，其中"男人肾虚，女人宫寒"是最深入人心的观点，普通老百姓都懂。而这里的肾虚，当然都是指肾阳虚，男人泡点鹿茸海马酒，平时炖点驴鞭、牛鞭似乎是生活小常识，早已深入人心，中年妇女、小媳妇都有秘制法。平时提溜个玻璃茶杯，里面漂一层红色枸杞子，似乎成了乡镇企业家中的成功男人的标志，犹如 20 年前的梦特娇。但是这些案例却让我明白了男人阳痿除了肾阳虚还有肾阴虚一说。于是乎，上网查阅相关资料，

目录

《阳痿论》原文手书及释文

【译文】

如《内经》所述人体精气来源于谷物（粮食），又说粮食所含的精微，先由胃输出于上中两焦，以灌注、滋养五脏。又谓饮食入胃，其所化生的精微之气散布于血脉，血气流行在经脉之中，到达于肺，肺又将血气输送到全身百脉中去，最后把精气输送到皮毛。皮毛和经脉的精气汇合，行于各脏腑等，都不外乎是说经脉中精化为气。

【注释】

①五味：《灵枢》云："谷气有五味，其入五脏。五味各走其所喜，谷味酸，先走肝；谷味苦，先走心；谷味甘，先走脾；谷味辛，先走肺；谷味咸，先走肾。"此处五味指五谷，泛指食物。

②胃之两焦：出自《灵枢·五味》："谷始入于胃，其精微者，先出于胃之两焦，以溉五脏，别出两行，营卫之道。"之，即到，由胃到上中两焦。

③淫：输注、布散。

④脉气流经：出自《素问·经脉别论》："脉气流经，经气归于肺，肺朝百脉，输精于皮毛。"血气流行在经脉之中。

⑤毛脉合精：出自《素问·经脉别论》："毛脉合精，行气于腑，腑精神明，留于四藏。"皮毛和经脉的精气汇合。

【原文】

五常正大论[①]曰：阴精所奉其人寿。阴之于人顾不重哉[②]？古圣言不惮烦[③]，率重夫阴[④]，而阴之易见不足，又不言而可喻矣。吾故曰阳痿一病，因于阳虚者少，因于阴虚者多，非臆说也。夫痿者非不欲举之谓，乃不能举之谓。欲火虽动，而精气已虚，不能随其火以煦之濡之，故阴茎无由自主耳。

【译文】

《素问·五常政大论》论述阴精上承的地方，阳气坚固，故其人长寿。阴精对人体来说不重要么？古圣人不厌其烦地强调阴精的重要性，遵循重视阴精。而阴精容易出现损耗，自然是不言而喻的。因此，我说阳痿一病，因阳虚发病者少，因阴虚发病者多，并非毫无根据。阳痿患者并不是不欲勃起，而是不能勃起。情欲之火虽然启动，但精气已虚，不能随欲火以温煦濡养阴茎，故阴茎没有办法自主勃起。

【注释】

①正：通"政"，指《素问·五常政大论》。

②顾不重哉：顾，为而，表示转折。顾不重哉，反而不重要么？为反问句式。

③不惮烦：惮，畏惧。不惮烦，不畏惧麻烦。

④率重夫阴：率，遵行、遵循。率重夫阴，遵循重视阴精的规律。

【述评】

《内经》有云："前阴者，宗筋之所聚，太阴、阳明之所合也。"宗筋为众筋之所聚，如足之三阴、阳明、少阳及冲、任、督、跷，筋脉皆聚于此，故曰"宗筋"。此独言太阴、阳明之合者，重水谷之脏也。盖胃为水谷气血之海，主润宗筋，又阴阳总宗筋之会，会于气街，而阳明为之长，故特言之。且后天之精可补先天之精，胃气可助肾气。胃气充足，生化有源，补养先天，则肾精充盛，作强可施；胃气不足，生化乏源，先天失养，则肾精亏虚，输泄无本，阳痿不起。韩氏在本条重点强调了脾胃的受纳与消化功能对阳痿的影响，主张治疗阳痿要从多思路、多角度入手，切忌一味地补肾壮阳。应根据临床接诊的真实个人，寻求病因，辨证施治，制订个体化治疗方案。临床上，阳痿患者表现出脾胃功能异常，包括胃脘隐痛、腹胀纳少、头身困重、面色晦黄、大便异常、舌苔白腻等症状。治疗上须

贰

系列丛书

系列丛书，具有集群效应，影响较大，不仅考验编辑的策划能力和编辑水平，还需要有很强的管理能力、团队意识和奉献精神，是一个编辑综合能力的体现。

易学助考口袋丛书（24种）

11

开本装帧：小32开平装

出版日期：2004年1月第1版第1次印刷

策划编辑：华中健

责任编辑：华中健

在南中医任教时，每到复习考试，学生们就整天围着你，嚷着要划重点。我说平时上课都讲了啊？！可学生还是说那么多东西根本记不住，每当这时我也头疼。当时就想，要是能有一本随身携带的小册子，把教学大纲要求重点掌握的内容归纳、提炼出来，给学生们课外学习和复习迎考时用，以减轻他们的负担，也可减少一点老师的压力。

到了出版社后不久，社里启动了“新世纪全国高等中医药院校规划教材”的编写。这时多年前的想法又冒了出来，是不是可以借新教材出版之际，编写配套的辅助读物，以帮助学生学习和考试。为此，我做了深入的市场调研，发现目前中医药类教辅基本都是习题集、学习指导之类，除与教材相配套的学生不得不买之外，很少有真正受学生欢迎的。同时又专门向母校的有关任课老师请教，他们也觉得眼下的中医学生普遍对学习中医兴趣不大，觉得中医枯燥乏味，死记的东西太多，因而害怕考试，懒做笔记，最好能有帮助他们轻松学习和复习考试的辅导参考书。这更坚定了我做这套书的信心。

于是，我写了详细的选题报告，先从中医专业的12门主干课程做起，适应面广，是大部分专业的必修课。将每门课程必须掌握的核心、重点内容提炼出来，用类似老师上课板书和学生课堂笔记的形式进行编排，来帮助学生归纳、复习、备考。

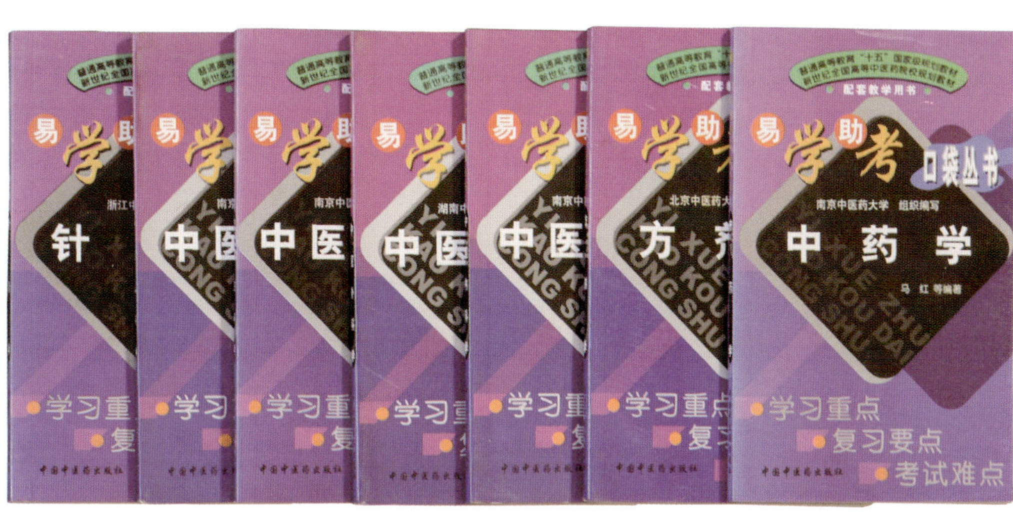
普通高等教育"十五"国家级规划教材
新世纪全国高等中医药院校规划教材
配套教学用书
易学助考
口袋丛书
南京中医药大学 组织编写
中药学
马红 等编著
学习重点
复习要点
考试难点

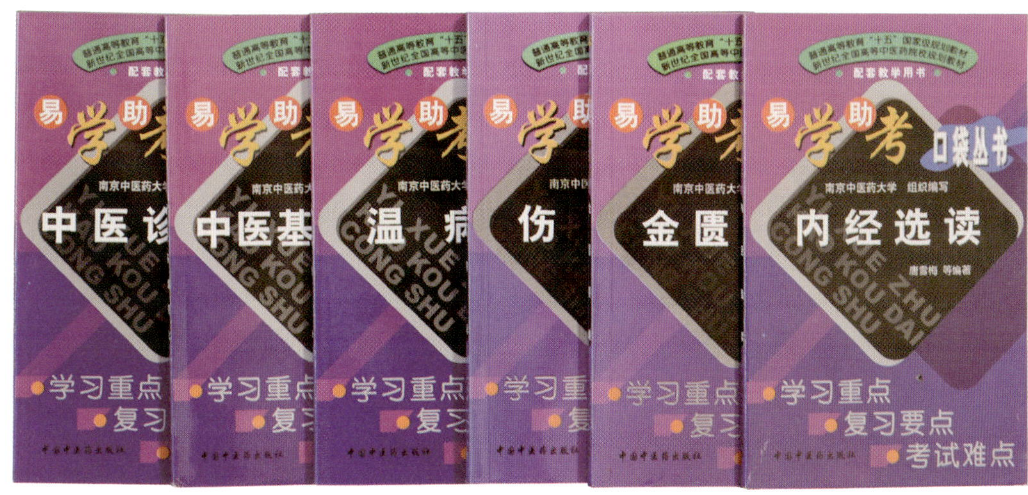
普通高等教育"十五"国家级规划教材
新世纪全国高等中医药院校规划教材
配套教学用书
易学助考
口袋丛书
南京中医药大学 组织编写
内经选读
唐雪梅 等编著
学习重点
复习要点
考试难点

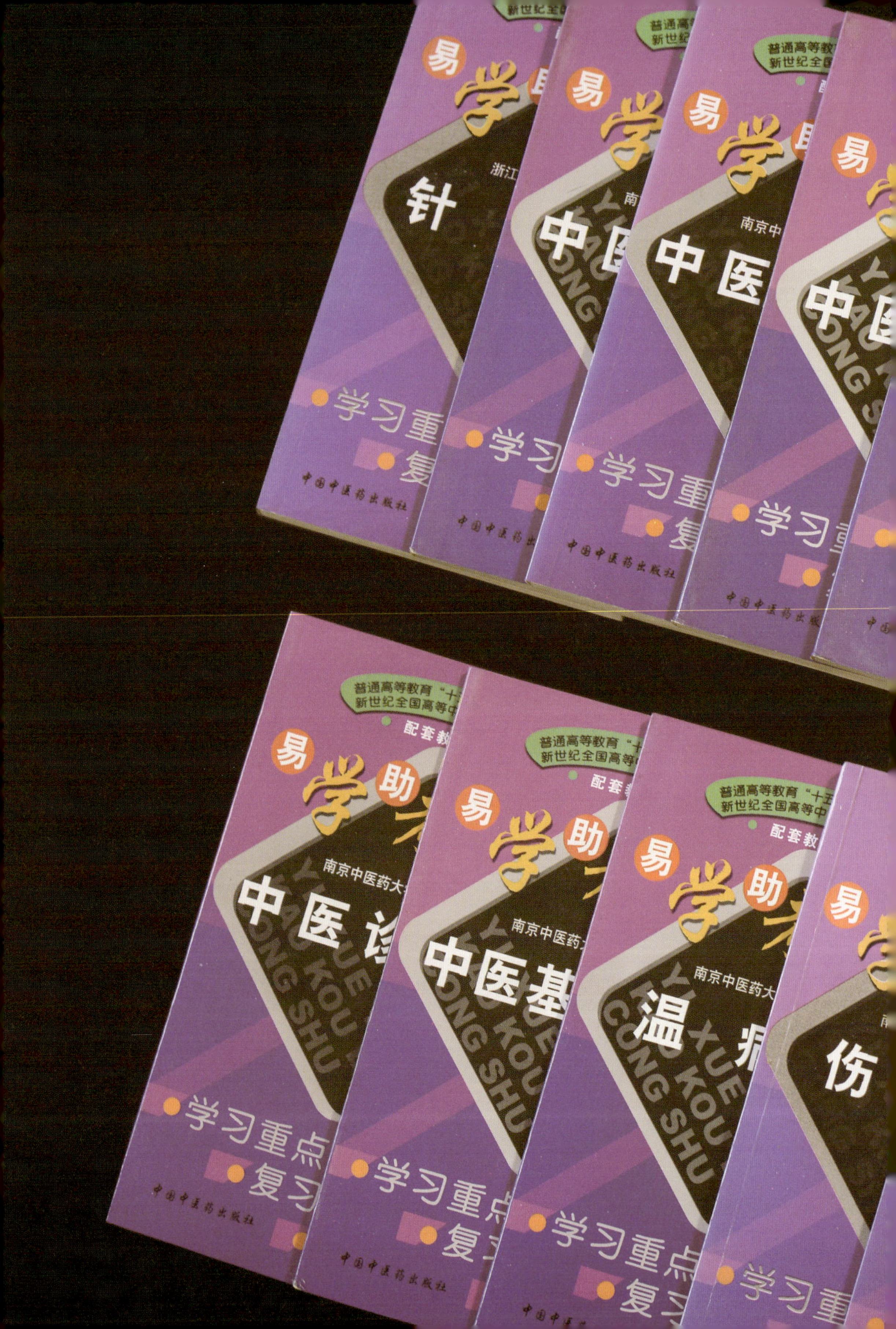

普通高等教育“十
新世纪全国高等中
配套教
易
学
助
南京中医药大
中医诊
学习重点
复习
中国中医药出版社
普通高等教育“十
新世纪全国高等
配套教
易
学
助
南京中医药大
中医基
学习重点
复习
中国中医药出版社
普通高等教育“十五
新世纪全国高等中
配套教
易
学
助
南京中医药大
温
学习重点
复习
易
伤
学习重
浙江
针
学习重
复
中国中医药出版社
南京中
中医
学习重
复
中国中医药出版社

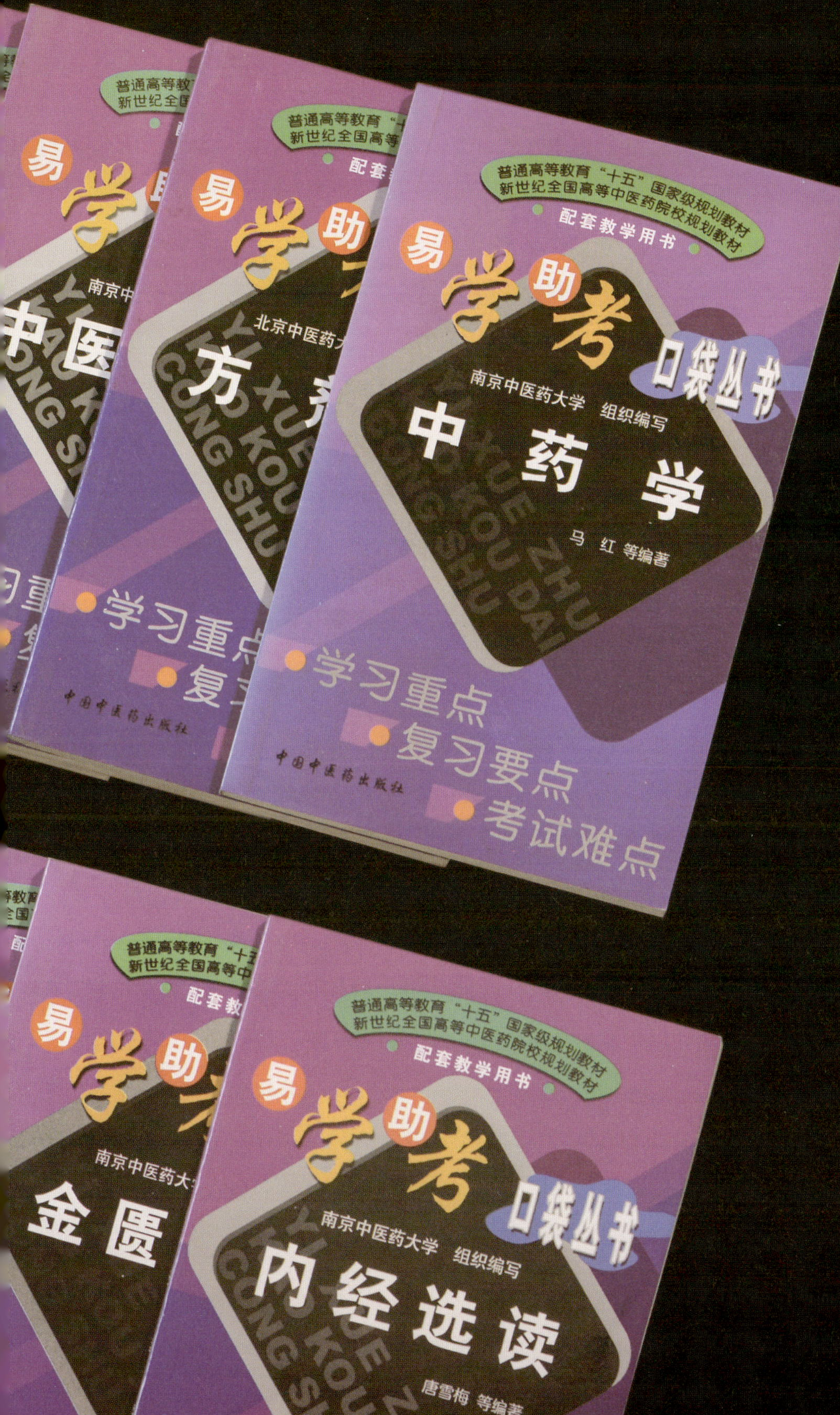

普通高等教育“十五”国家级规划教材
新世纪全国高等中医药院校规划教材
配套教学用书
易学助考
口袋丛书
南京中医药大学 组织编写
中药学
马 红 等编著
YI XUE ZHU KAO KOU DAI CONG SHU
学习重点
复习要点
考试难点
中国中医药出版社
北京中医药大学
方
中医
中国中医药出版社
学习重点
普通高等教育“十五”国家级规划教材
新世纪全国高等中医药院校规划教材
配套教学用书
易学助考
口袋丛书
南京中医药大学 组织编写
内经选读
唐雪梅 等编著
南京中医药大学
金匮

重点提示

概论

▲太阳生理功能及与其他经络脏腑关系

1. **生理功能及特点**

(1)生理功能

手足太阳：
- 小肠——分清别浊
- 膀胱——气化而贮排尿液

共同维持人体尿液排出正常；经络循行体表，经气敷布肌表，统摄营卫

(2)生理特点
- 阳气较多，正气旺盛
- 职司卫外，统摄营卫
- 六经藩篱，受邪首当
- 参与气化，主司排水
- 内应少阴，表里互通

2. **与其他经络脏腑关系**
- 内应少阴，表里互通
- 因太阳主外，肺主皮毛，故太阳与手太阴肺经关系密切
- 太阳居六经之首，为六经之藩篱

★太阳病概念、证候类型、诊断与治则

1. **概念**

太阳病是病邪侵袭人体，正邪交争于肌表，营卫功能失调而发生的疾病。

2. **诊断**

(1)诊断要点——脉浮，头项强痛而恶寒

(2)鉴别诊断

- 兼证
  - 是表病不解又兼他候
  - 在发病之初其人素有宿疾，复感外邪
- 类似证——某些杂病在病变过程中出现与太阳病类似的表现，如十枣汤证、瓜蒂散证

3. **证候类型**
- 太阳中风
- 太阳伤寒
- 太阳温病

4. **治则**——解表祛邪

《内经》："其在皮者，汗而发之。"

●太阳病的转归

1. **痊愈**——汗之得法，表解而愈

2. **传经**

太阳病—传→
- 阳明——阳明病
- 少阳——少阳病
- 三阴——三阴病(与少阴关系尤为密切)

3. **变证**

太阳病发生变化，出现不具备六经病性质和特点的新证候。

第一节 太阳病辨证纲要

★太阳病提纲(太阳病诊断标准)

1. **原文**

太阳之为病，脉浮，头项强痛[1]而恶寒[2]。(1)

2. **词解**

[1]头项强痛：强，不柔和，有拘紧感。头项强痛即头痛项背拘急，转动不柔顺貌。

[2]恶寒：即怕冷。

3. **精析** 太阳病诊断标准

证候——脉浮，头痛，项背拘急，恶寒(恶风)，发热(或初无发热)

病机——邪袭太阳，经气不利，正邪交争，营卫失和

4. **难点**

太阳病以项背疼痛拘急为主，其部位在项而不在颈，为太阳经循行项背的缘故。

★太阳病分类

1. **原文**

太阳病，发热，汗出，恶风[1]，脉缓[2]者，名为中风[3]。(2)

太阳病，或已发热，或未发热，必恶寒，体痛，呕逆，脉阴阳俱紧[4]者，名为伤寒[5]。(3)

太阳病，发热而渴，不恶寒者为温病[6]。若发汗已，身灼热[7]者，名风温[8]。风温为病，脉阴阳俱浮[9]，自汗出，身重，多眠睡，鼻息必鼾，语言难出。若被下者，小便不利，直视失溲[10]。若被火[11]者，微发黄色，剧则如惊痫，时瘛疭[12]，若火熏之[13]。一逆尚引日，再逆促命期。(6)

2. **词解**

[1]恶风：为风寒之轻者，即遇风则恶之，无风则坦然。

[2]脉缓：指脉象柔缓而不紧急，非怠慢迟缓之意。

[3]中(zhòng，音仲)风：中医证名，指外感风邪引起的一种表证，与内伤杂病的中风病不同。

[4]脉阴阳俱紧：阴阳指部位，即寸关尺三部。紧与缓相对，乃脉来紧束、紧张之象。阴阳俱紧，指三部脉都见紧象。

[5]伤寒：证名，属狭义伤寒。

[6]温病：外感病中的一种病证。属广义伤寒的范畴。

[7]身灼热：扪之灼手，形容发热很高。

[8]风温：指温病误用辛温发汗后的一种变证，与后世温病学的"风温"不同。

[9]脉阴阳俱紧浮：浮代表阳脉，此处有洪大之意。

[10]失溲：溲，一般指小便。本条之失溲，指二便失禁。

[11]被火：火，指灸、熏、熨、温针等治法。被火，指误用火法治疗。

[12]时瘛疭(chì zòng，音赤纵)：瘛，指收缩；疭，松弛之意。时瘛疭，指阵发性手足抽搐。

[13]若火熏之：像烟火熏过一样，用来描述患者肤色晦暗。

3. **精析**(表2-1)

表2-1 太阳病证候分类及鉴别

<table>
<tr><th rowspan="2">证候分类</th><th colspan="2">脉象</th><th colspan="3">症状</th><th colspan="2">病机</th><th colspan="2">治法</th></tr>
<tr><th>相同</th><th>鉴别</th><th>相同</th><th colspan="2">鉴别</th><th>相同</th><th>区别</th><th>相同</th><th>区别</th></tr>
<tr><td>中风</td><td rowspan="3">浮</td><td>缓</td><td rowspan="3">恶风寒
发热
头痛
项背拘急</td><td rowspan="2">口不渴</td><td>汗出</td><td rowspan="3">外邪袭表
肌表失和
营卫失调</td><td>风寒外袭
卫失外固
营不内守</td><td rowspan="3">解散表邪
调和营卫</td><td>解肌
祛风</td></tr>
<tr><td>伤寒</td><td>紧</td><td>无汗</td><td>风寒外束
卫郁营闭</td><td>辛温
发汗
宣肺
平喘</td></tr>
<tr><td>温病</td><td>数</td><td>口渴</td><td>微恶寒</td><td>温邪犯表
化热伤津</td><td>辛凉
宣散</td></tr>
</table>

4. **难点**

原文第6条提到的"风温"与现在温病学的概念不同，它是太阳温病误用汗法后的变证。

▲辨病发于阳与病发于阴

1. **原文**

病[1]有发热恶寒者，发于阳也；无热恶寒者，发于阴也。发于阳，七日愈。发于阴，六日愈。以阳数七，阴数六故也。(7)

没想到在选题会上，大多数专家都不看好这个选题，有位专家更是质疑：“现在学校里都有教材、教参和习题集，对学生来讲已经足够了，这套书编出来之后给谁看？”最后还是胡国臣社长拍板：“这是华中健来社里后申报的第一个选题，是她根据多年的教学经验提出的，字数不多，而且只用一个书号，可以尝试。”这才算选题通过，我也获得了一次宝贵的策编实战锻炼机会。

南中医的教学水平是业界公认的，为了保证编写质量，达到预期目标，每本书的作者都是邀请南中医参与过教材编写的一线骨干任课教师，他们熟悉教材及教学要求，熟悉教学环节，熟悉学生的需求，既有丰富的教学经验，又有较高的文字水平，丛书出版后还是最好的宣传、推销员。初稿上来，我又根据编写思路和编辑要求，一门一门课程优化、调整，直到满意为止。

考虑到此套书是为了帮助学生复习、备考之用，具有一定的课堂笔记功能，应该小巧轻便，易于携带，可以随时翻阅温习，因此开本选择了窄小的32开，版式设计也尽量疏朗大方，给学生留出随意补注加释的空间。当时给丛书起名颇费心思，起初想了一些，但都不满意，最后还是求教谙熟图书市场的社发行部的同事们，大家集思广益，确定了现在这个非常贴切、明白的名字——《易学助考口袋丛书》。

由于形式新颖独特，内容颇合读者口味，加上贴切醒目的名字，丛书第一辑12本一问世就受到了读者的热烈追捧，很快售罄重印，发行之好大大超出预料。后续出的也同样受欢迎，三辑共24册，大部分都已多次印刷，并多数已修订出第二版，总发行册数达到30多万册，码洋近400万，成为出版社的畅销、长销书之一。不过第一辑出版后不久，就出现了不少同类跟风图书。当初对这套书提出质疑的专家碰到我时，也由衷地说：“真没想到你策划的这套书发的这么好！我爱人所教的学生几乎人手一册。”

第一个选题的策划成功，给了我很大的自信，我深切体会到：一个好的选题，一定要深入市场调研，充分了解目标读者的真正需求，不能想当然，拍脑袋，这对我后面做策划帮助巨大。

中医经典文库（100余种）

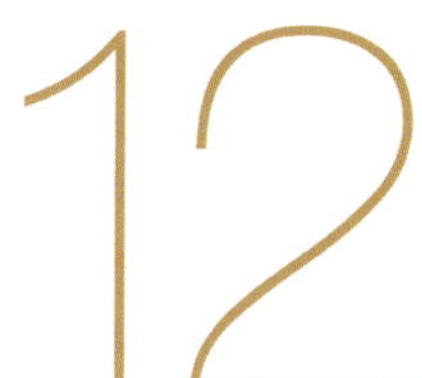

开本装帧：大32开平装

出版日期：2007年第1版第1次印刷

策划编辑：华中健　张钢钢

封面设计：程　华

Ⅱ 12

针对眼下习中医者很少系统学习、接触中医古籍原著，中医底子薄，专业素养弱的现状，为广大中医学子提供一套系统、精良、权威，经得起时代考验的中医古籍阅读范本，以倡导研读中医经典之风气，引领学中医者读经典，用经典。经过深入细致的市场调研，2005年我们策划了《中医经典文库》。社里高度重视，社长亲自挂帅，专门成立了编委会，并且聘请全国中医各学科带头人、一流专家组成专家指导委员会负责论证、筛选书目、版本，再经邓铁涛、朱良春、李经纬、余瀛鳌等著名老中医药专家组成的顾问委员会审核、确定，以确保书目的权威性及版本的精善。同时，聘请具有深厚中医药理论功底、熟谙中医古籍文献整理的专家、学者精校细勘，以求点校的高质量。编校、印装则举全社之力，分工合作，统筹协调，保质保量完成。整套丛书出版后，产生了广泛的影响，双效明显，100多个品种，累计发行100多万册，近2,000万码洋，成为社里中医古籍版块的一个重要长销品种，中医药版“蓝皮古籍小书”也逐渐在读者中形成了品牌。

责任编辑 王淑珍
封面设计 程 华

中醫經典文庫

定价：21.00元

中医经典文库

三因极一病证方论

中国中医药出版社

宋·陈无择 著

中医经典文库

三因极一病证方论

读经典 做临床
把自己培养成铁杆中医
——中医泰斗真言

中国中医药出版社

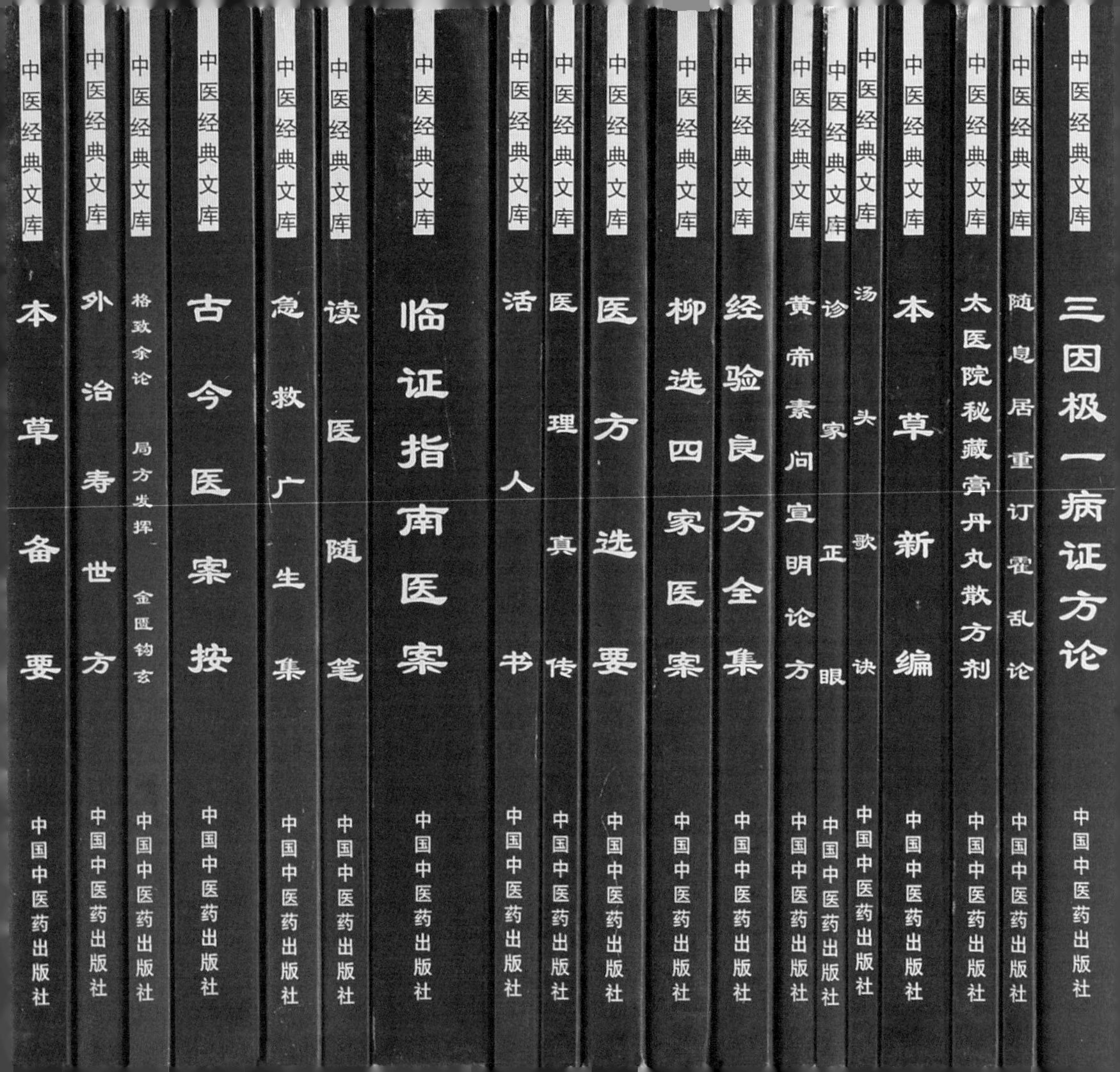

中医经典文库 本草备要 中国中医药出版社

中医经典文库 外治寿世方 中国中医药出版社

中医经典文库 格致余论 局方发挥 金匮钩玄 中国中医药出版社

中医经典文库 古今医案按 中国中医药出版社

中医经典文库 急救广生集 中国中医药出版社

中医经典文库 读医随笔 中国中医药出版社

中医经典文库 临证指南医案 中国中医药出版社

中医经典文库 活人书 中国中医药出版社

中医经典文库 医理真传 中国中医药出版社

中医经典文库 医方选要 中国中医药出版社

中医经典文库 柳选四家医案 中国中医药出版社

中医经典文库 经验良方全集 中国中医药出版社

中医经典文库 黄帝素问宣明论方 中国中医药出版社

中医经典文库 诊家正眼 中国中医药出版社

中医经典文库 汤头歌诀 中国中医药出版社

中医经典文库 本草新编 中国中医药出版社

中医经典文库 太医院秘藏膏丹丸散方剂 中国中医药出版社

中医经典文库 随息居重订霍乱论 中国中医药出版社

中医经典文库 三因极一病证方论 中国中医药出版社

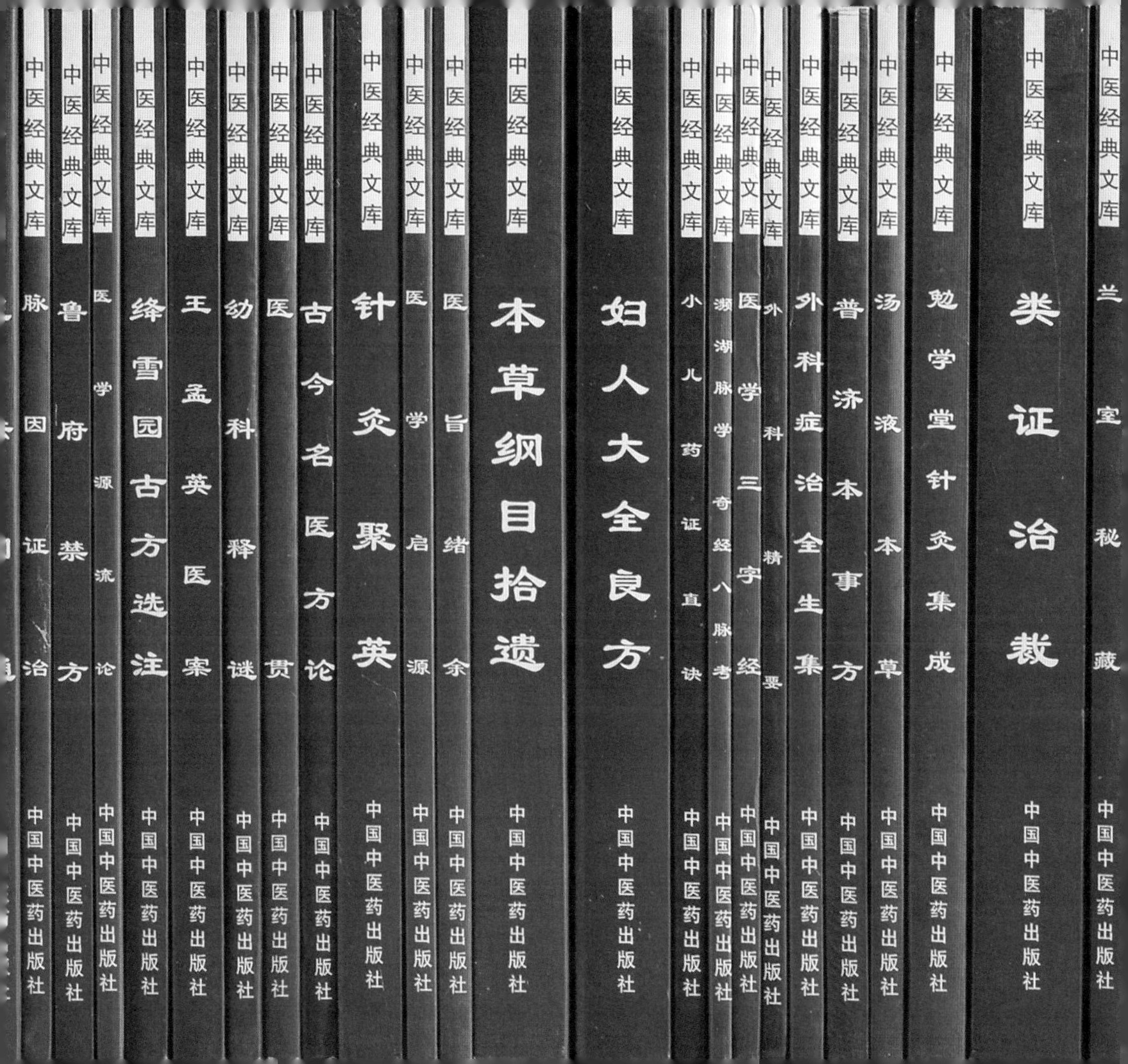

中医经典文库 脉因证治 中国中医药出版社

中医经典文库 鲁府禁方 中国中医药出版社

中医经典文库 医学源流论 中国中医药出版社

中医经典文库 绛雪园古方选注 中国中医药出版社

中医经典文库 王孟英医案 中国中医药出版社

中医经典文库 幼科释谜 中国中医药出版社

中医经典文库 医贯 中国中医药出版社

中医经典文库 古今名医方论 中国中医药出版社

中医经典文库 针灸聚英 中国中医药出版社

中医经典文库 医学启源 中国中医药出版社

中医经典文库 医旨绪余 中国中医药出版社

中医经典文库 本草纲目拾遗 中国中医药出版社

中医经典文库 妇人大全良方 中国中医药出版社

中医经典文库 小儿药证直诀 中国中医药出版社

中医经典文库 濒湖脉学 奇经八脉考 中国中医药出版社

中医经典文库 医学三字经 中国中医药出版社

中医经典文库 外科精要 中国中医药出版社

中医经典文库 外科症治全生集 中国中医药出版社

中医经典文库 普济本事方 中国中医药出版社

中医经典文库 汤液本草 中国中医药出版社

中医经典文库 勉学堂针灸集成 中国中医药出版社

中医经典文库 类证治裁 中国中医药出版社

中医经典文库 兰室秘藏 中国中医药出版社

中医药畅销书选粹（100余种）

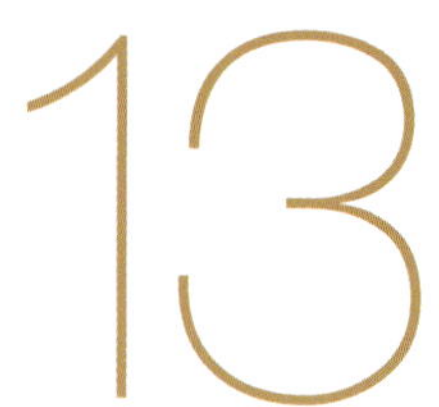

开本装帧：大32开平装

出版日期：2012年2月第1版第1次印刷

策划编辑：张钢钢　杨日华

封面设计：赵　静

Ⅱ-⑬

重印书、再版书在一定程度上反映一个出版社的出版实力和水平。

2011年，我们策划了一套《中医药畅销书选粹》系列丛书，将出版社早期出版的一批图书重新整合、包装、出版，即“老书新做”。首批问世的六七十个品种，销售都很好，不少品种半年内又加印，当年总销售码洋就超过1,000万，不仅盘活了一批早期出版的旧书、老书，充分有效地利用了社里宝贵的出版资源和老书价值，给社里带来了较好的经济效益；而且给医药图书市场形成一个不小的冲击波，扩大了出版社的影响，产生了很好的社会效益，成为当年出版社图书出版发行的一大亮点。回顾这套“老书新做”的策划过程，值得总结的东西很多，而尤其在下面两个“重新”上用力最多，体会也最深。

一是“重新组合”。当对出版社早期出版的图书进行地毯式搜索、扫描式浏览后发现，其品种庞杂零散，体裁多种多样，内容参差不齐，不仅缺少本来就畅销、重印即可大卖的单品种，而且其关联性也差，没有现成的配套系列可推。如果图省事，仅仅挑几本还算可以的品种重印一下，则毫无意义。如何“新做”，确实比较困难。经过反复思考，我们想到了“化零为整”、重新组合的方法，从数百种老书中筛选出一批字数不多、读者喜爱、有学术和实用价值的小书，根据其内容，大致分成七个专辑，以“中医药畅销书选粹”的形式重新包装、整体推出。由于不少老书都是出

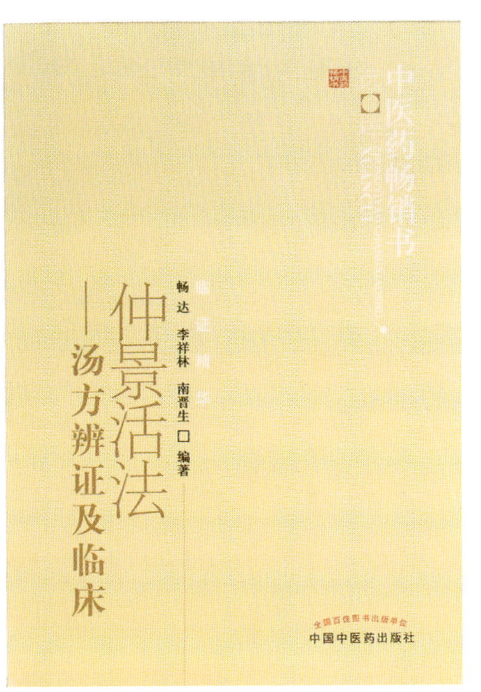
中医药畅销书
选粹
临证精华
仲景活法
——汤方辨证及临床
畅达 李祥林 南晋生 编著
全国百佳图书出版单位
中国中医药出版社

中医药畅销书
选粹
医经索微
伤寒论新解
——《伤寒论》的科学反思
赵洪钧 马堪温 著
全国百佳图书出版单位
中国中医药出版社

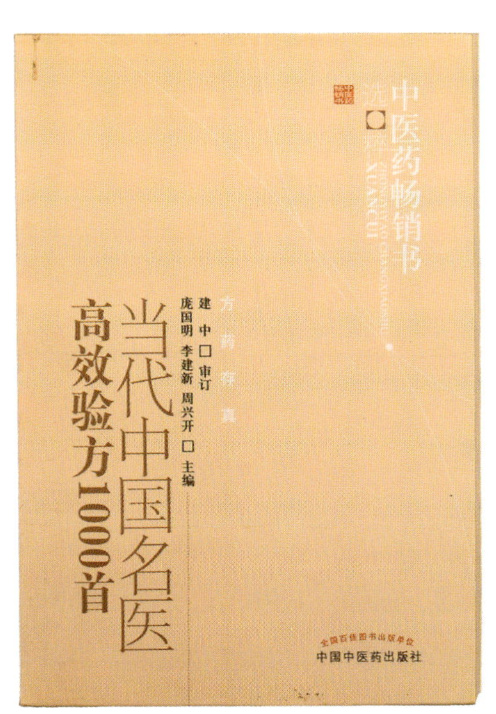
中医药畅销书
选粹
方药存真
当代中国名医
高效验方1000首
建中 审订
庞国明 李建新 周兴开 主编
全国百佳图书出版单位
中国中医药出版社

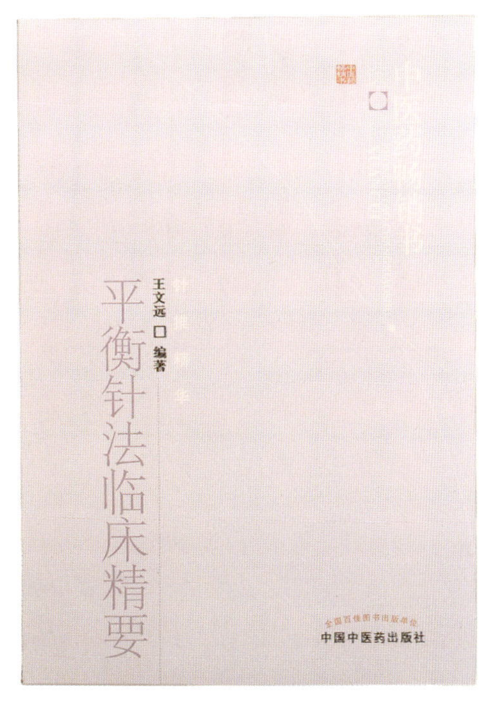
中医药畅销书
平衡针法临床精要
王文远 编著
全国百佳图书出版单位
中国中医药出版社

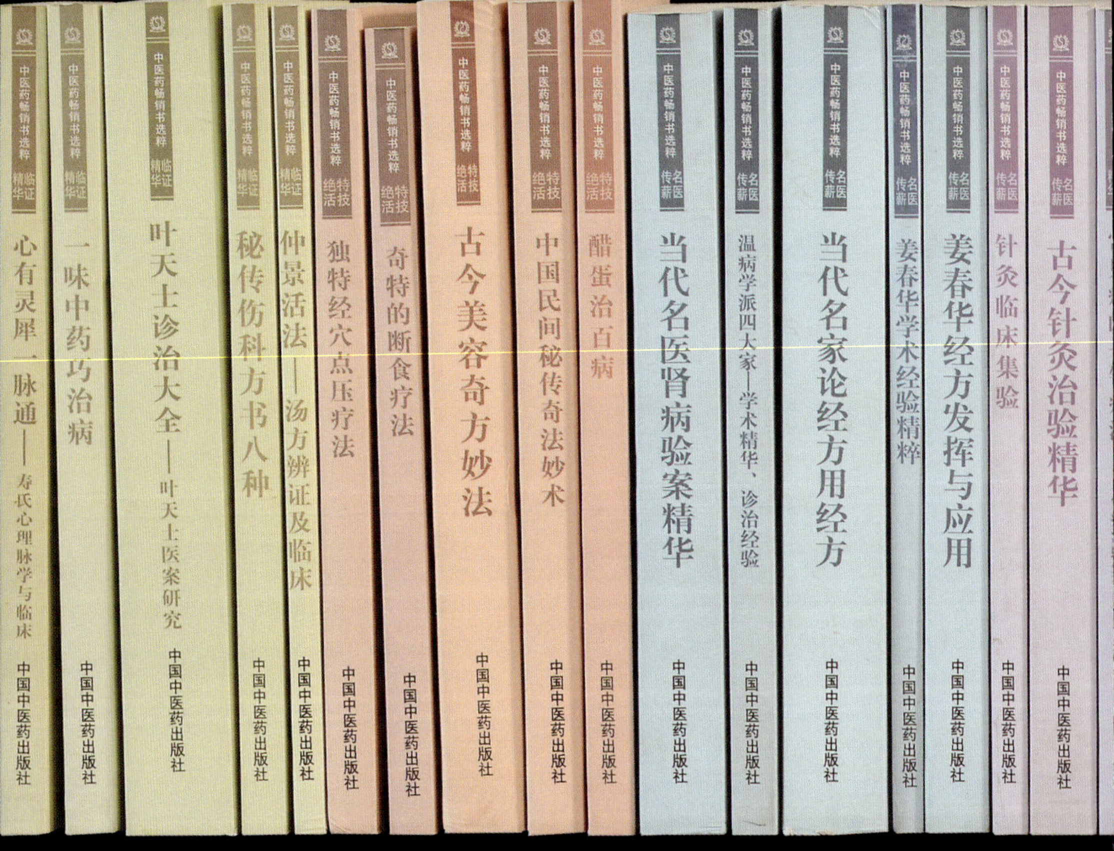

中医药畅销书选粹 临证精华
心有灵犀一脉通——寿氏心理脉学与临床
中国中医药出版社

中医药畅销书选粹 临证精华
一味中药巧治病
中国中医药出版社

中医药畅销书选粹 临证精华
叶天士诊治大全——叶天士医案研究
中国中医药出版社

中医药畅销书选粹 临证精华
秘传伤科方书八种
中国中医药出版社

中医药畅销书选粹 临证精华
仲景活法——汤方辨证及临床
中国中医药出版社

中医药畅销书选粹 特技绝活
独特经穴点压疗法
中国中医药出版社

中医药畅销书选粹 特技绝活
奇特的断食疗法
中国中医药出版社

中医药畅销书选粹 特技绝活
古今美容奇方妙法
中国中医药出版社

中医药畅销书选粹 特技绝活
中国民间秘传奇法妙术
中国中医药出版社

中医药畅销书选粹 特技绝活
醋蛋治百病
中国中医药出版社

中医药畅销书选粹 名医传薪
当代名医肾病验案精华
中国中医药出版社

中医药畅销书选粹 名医传薪
温病学派四大家——学术精华、诊治经验
中国中医药出版社

中医药畅销书选粹 名医传薪
当代名家论经方用经方
中国中医药出版社

中医药畅销书选粹 名医传薪
姜春华学术经验精粹
中国中医药出版社

中医药畅销书选粹 名医传薪
姜春华经方发挥与应用
中国中医药出版社

中医药畅销书选粹 名医传薪
针灸临床集验
中国中医药出版社

中医药畅销书选粹 名医传薪
古今针灸治验精华
中国中医药出版社

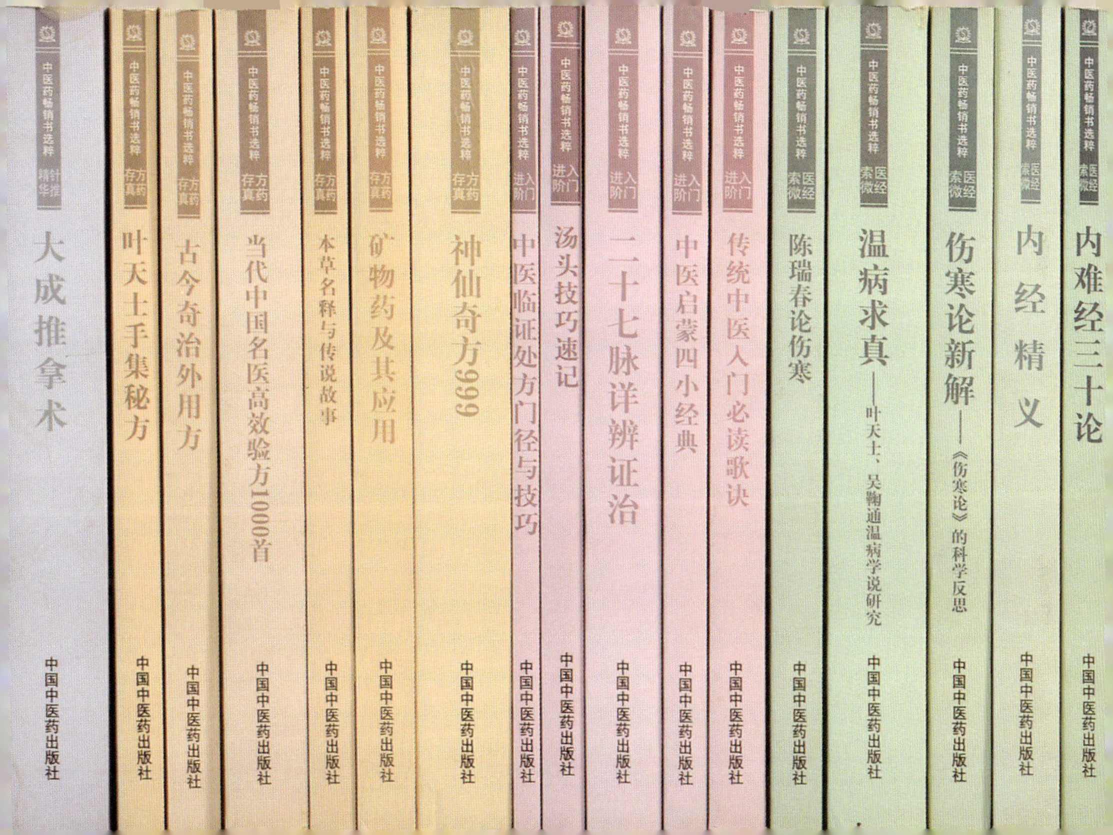

中医药畅销书选粹 针推精华 大成推拿术 中国中医药出版社

中医药畅销书选粹 方药存真 叶天士手集秘方 中国中医药出版社

中医药畅销书选粹 方药存真 古今奇治外用方 中国中医药出版社

中医药畅销书选粹 方药存真 当代中国名医高效验方1000首 中国中医药出版社

中医药畅销书选粹 方药存真 本草名释与传说故事 中国中医药出版社

中医药畅销书选粹 方药存真 矿物药及其应用 中国中医药出版社

中医药畅销书选粹 方药存真 神仙奇方999 中国中医药出版社

中医药畅销书选粹 入门进阶 中医临证处方门径与技巧 中国中医药出版社

中医药畅销书选粹 入门进阶 汤头技巧速记 中国中医药出版社

中医药畅销书选粹 入门进阶 二十七脉详辨证治 中国中医药出版社

中医药畅销书选粹 入门进阶 中医启蒙四小经典 中国中医药出版社

中医药畅销书选粹 入门进阶 传统中医入门必读歌诀 中国中医药出版社

中医药畅销书选粹 医经索微 陈瑞春论伤寒 中国中医药出版社

中医药畅销书选粹 医经索微 温病求真——叶天士、吴鞠通温病学说研究 中国中医药出版社

中医药畅销书选粹 医经索微 伤寒论新解——《伤寒论》的科学反思 中国中医药出版社

中医药畅销书选粹 医经索微 内经精义 中国中医药出版社

中医药畅销书选粹 医经索微 内难经三十论 中国中医药出版社

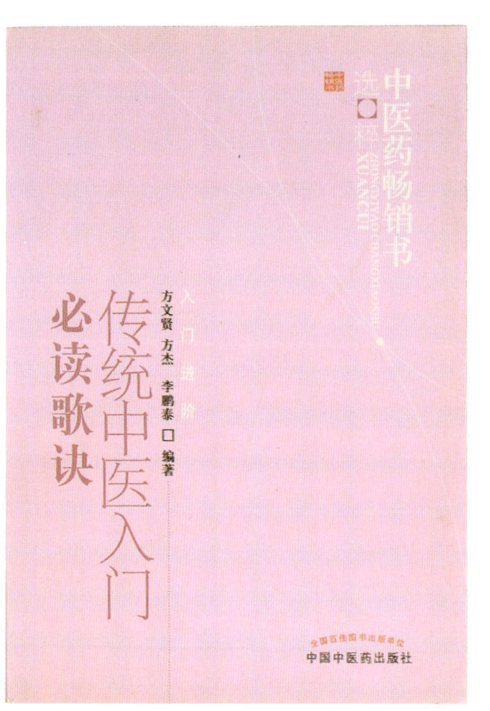
中医药畅销书
选粹
XUANCUI
入门进阶
传统中医入门
必读歌诀
方文贤 方杰 李鹏泰 编著
全国百佳图书出版单位
中国中医药出版社

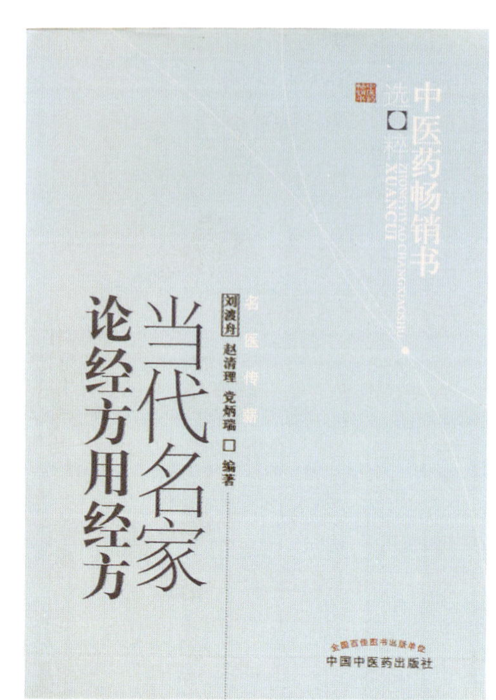
中医药畅销书
选粹
XUANCUI
名医传薪
当代名家
论经方用经方
刘渡舟 赵清理 党炳瑞 编著
全国百佳图书出版单位
中国中医药出版社

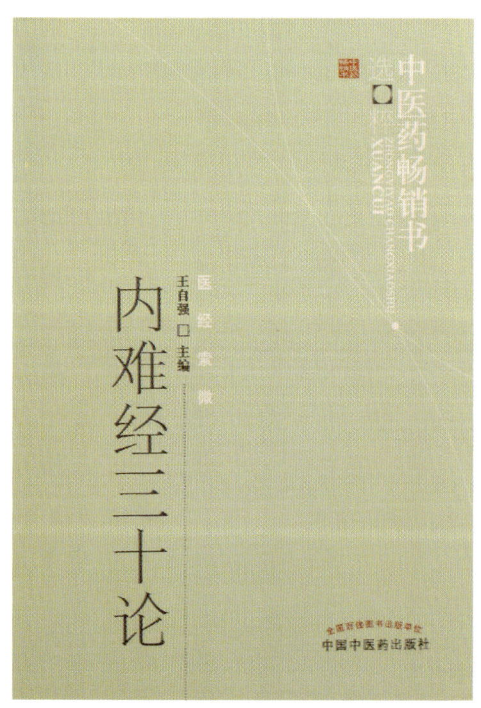
中医药畅销书
选粹
XUANCUI
医经索微
内难经三十论
王自强 主编
全国百佳图书出版单位
中国中医药出版社

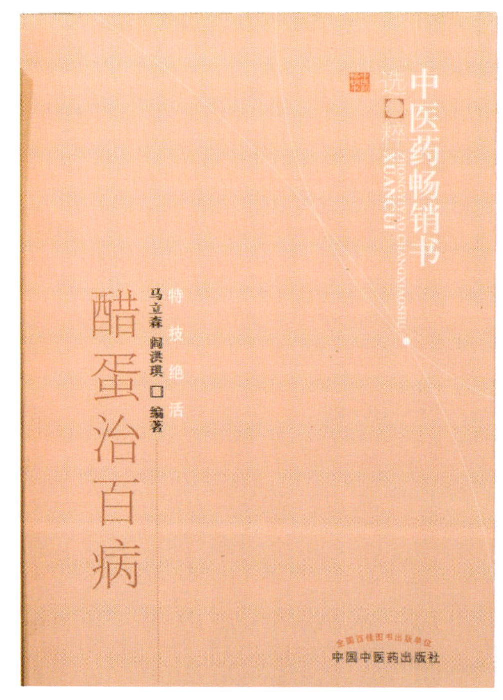
中医药畅销书
选粹
XUANCUI
特技绝活
醋蛋治百病
马立森 阎洪琪 编著
全国百佳图书出版单位
中国中医药出版社

版社成立初期的产品，其中一些社里样书都找不到了，甚至有的书名连社里的元老都没印象了，我们不得不上旧书网去淘来凑齐。

二是“重新命名”。这批老书的原书名往往简单、笼统、陈旧，并且程式化，缺乏个性，没能很好地反映图书的特点和价值，凸显其精华，很难引起读者的兴趣。因此，在仔细阅读原书内容的基础上，下大力气对大部分原书名做了认真的修改、润色。如《李辅仁治疗老年病经验》不仅介绍了国医大师李辅仁诊治老年病的独特体会和经验，还特别收载了李老16首家传药方和祖传秘方七坛药酒的制作及功用，非常珍贵。于是，除将书名改为《李辅仁老年病独特治验》，强调了李老诊治老年病经验的独到、特殊性，还特别增加了“附李氏家传验方和祖传七坛药酒秘方”这个副标题，把书中最精髓的东西也提了出来。此书受到读者追捧，累计发行近20,000册，成为这套书中畅销的品种之一。《小楼妇科》总结了作者祖传十一世秘而不传的妇科诊治经验，非常难得而珍贵，但因为受地域限制，“小楼妇科”的知名度并不高，故读者仅从原书名上无法知道图书的真正价值。因此，给原书名加了一个副标题“十一世祖传妇科经验”，画龙点睛地提示了该书的精华所在，因而也非常好销。又比如《寿氏心理脉学与临床》是作者在多年研究基础上形成的新的脉学理论，力图在人类心理情感活动与脉诊之间建立起一座沟通的桥梁，正因为是创新，读者并不了解。为了更形象、贴切地揭示这一新脉法的特点，让读者能够一目了然，产生兴趣，于是借用了“心有灵犀一点通”这个熟语，把“点”改为“脉”，即用“心有灵犀一脉通”作为主标题，而将“寿氏心理脉学与临床”作为副标题，起到了很好的点题、宣传作用。

除了书名的反复斟酌、修改外，还花了很大精力对每本书的特色、精华进行了提炼、概括，拟放在封面或封底上，意在进一步增加宣传、推广的效果和力度，但非常遗憾，由于种种原因，最终未能实现。而出版社书店的书目广告和宣传单页则采用了这些宣传、介绍的内容，效果非常好。

《中医药畅销书选粹》系列丛书的成功策划，得益于十几年来在书店图书销售一线的摸爬滚打，对医药图书出版、宣传、营销经验的积累，对医药图书市场及读者口味的把握，可谓“厚积薄发”。

颜德馨临床医学丛书（8种）

14

主　　编：颜乾麟
开本装帧：小16开平装
出版日期：2009年12月第1版第1次印刷
策划编辑：华中健
责任编辑：华中健
封面设计：赵　静

Ⅱ ⑭

2007年，我去上海向从未谋面的国医大师颜德馨教授约稿，为此，事先花了很多时间做大量细致认真的功课。

颜老不仅临床功底深厚，医术精湛，经验丰富，特色鲜明，而且学术造诣很高，不断创新，著书立说，硕果累累。通过梳理，初步形成了以颜老已出版专著为主，用《颜德馨临床医学丛书》的形式，尽可能全方位地展现、反映颜老的学术思想和独特临证经验的编辑思路，并拟定了非常详细的策划方案和实施计划。

可到了上海才知道，为了照顾高寿的颜老，其家人采取了严格的保护措施，常人很难见到。在碰了几次钉子后，费尽周折，最终在网上查到了颜老的儿子颜乾麟教授的工作单位和电话。晚上试着去电说明来意，希望能见面聊聊。颜教授爽快答应，让我第二天去他门诊面谈。一见面，我就直奔主题，将策划方案和盘托出。颜教授非常认可，还夸奖工作做得细，且透露他们家人为了两年后颜老的90大寿也在打算出专集，可谓不谋而合。但颜教授并未点头答应，说要回去和颜老商量，让我回去等候消息。我觉得可能性不大，颜老德高望重，著述等身，不知有多少出版社在盯着呢，凭什么把这么重要的大项目交给一个素昧平生的编辑呢。当我带着一丝遗憾乘火车离开上海去南京时，途中竟意外地接到了颜老亲自打来的电话，问我在什么地方，能不能去他家具体商谈出书事宜。我真是喜出望外，像是在做梦，到了南京一

【颜德馨临床医学丛书】

颜乾麟◎总主编

颜德馨【膏方精华】

屠执中◎主编

颜德馨【临证实录】

颜德馨【方药心解】

颜德馨【医案医话集】

颜德馨【内科学术经验薪传】

颜德馨【急性热病诊治从新】

颜德馨【谈养生抗衰】

颜德馨【论衡法】

颜乾麟 刘小雨◎主编

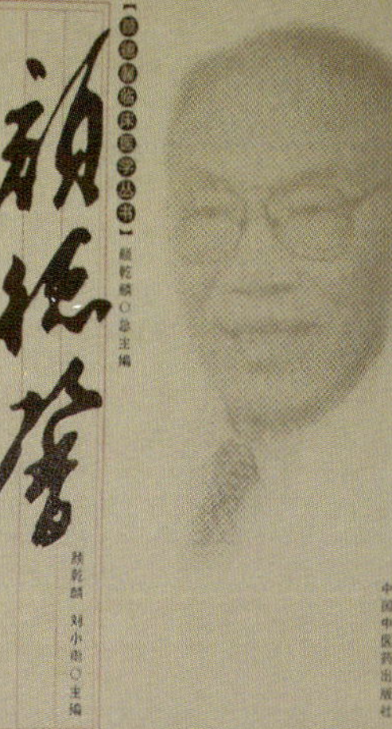

中国中医药出版社

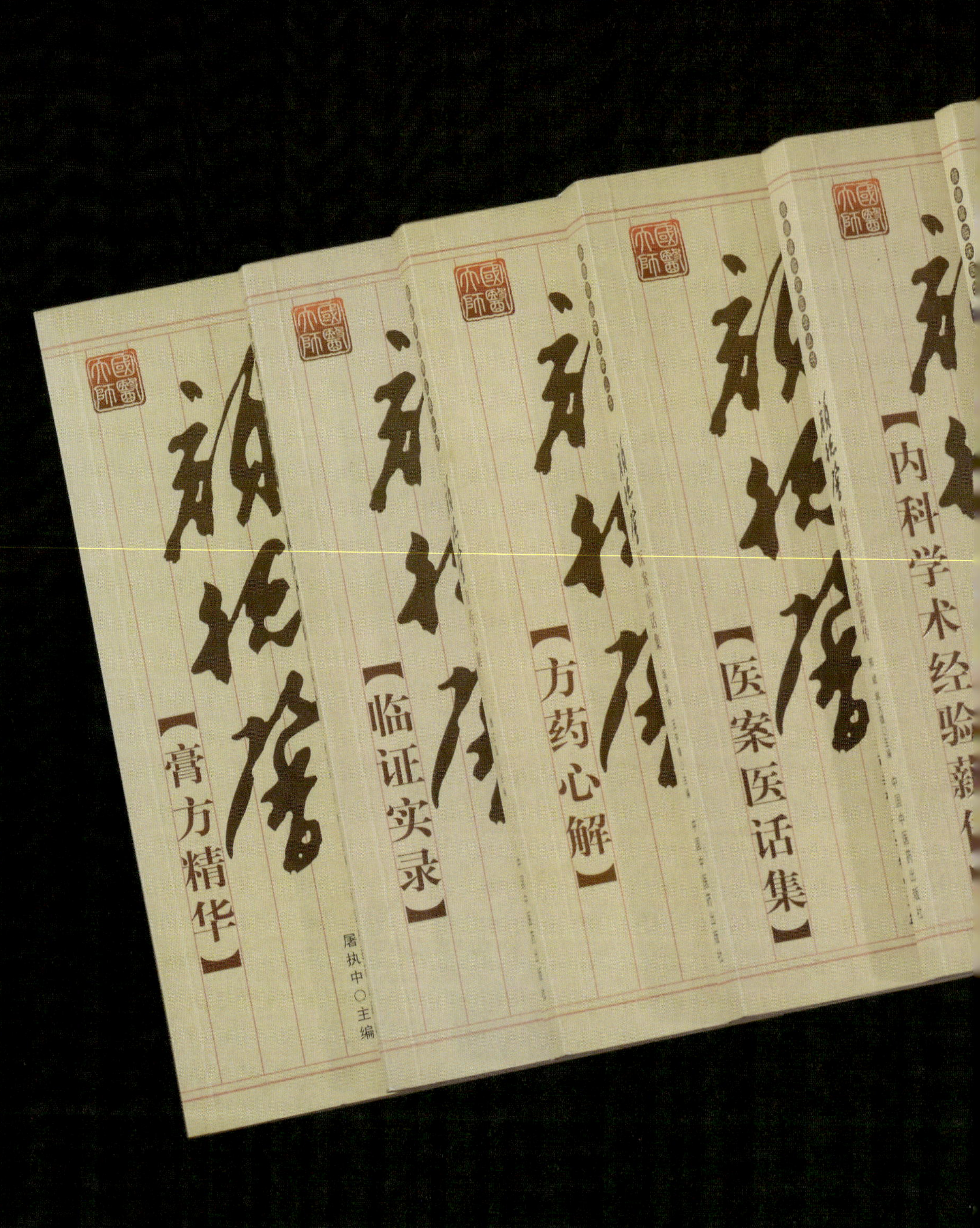

国医大师
颜德馨
【膏方精华】
屠执中○主编
【临证实录】
【方药心解】
【医案医话集】
【内科学术经验薪传】

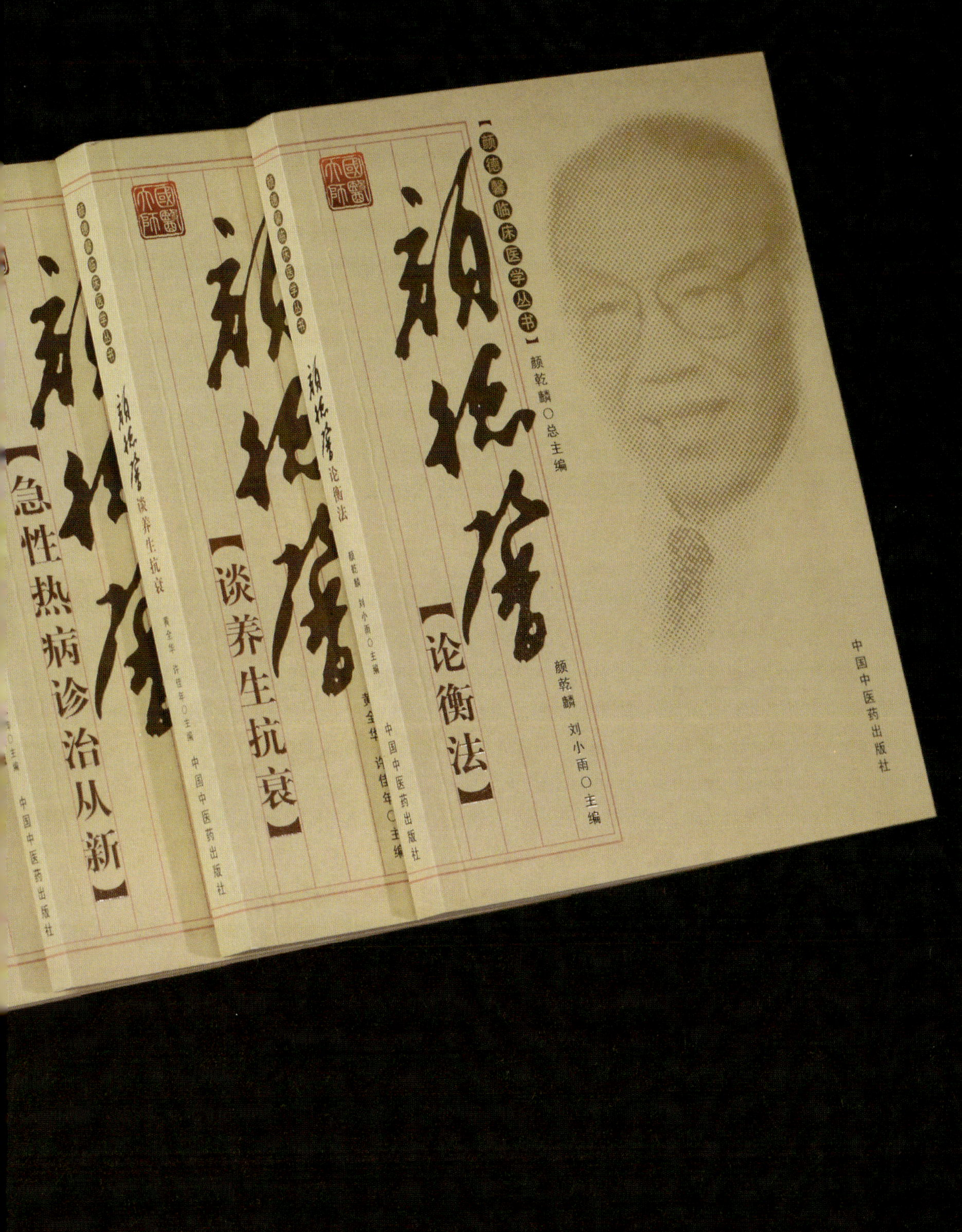

【颜德馨临床医学丛书】
颜乾麟○总主编
颜德馨
【论衡法】
颜乾麟 刘小雨○主编
中国中医药出版社
颜德馨
【谈养生抗衰】
颜德馨
【急性热病诊治从新】

出版者弁言

国医大师颜德馨教授系先贤亚圣颜回之后裔，书香门第，家风醇厚。其父颜亦鲁先生为江南著名中医，颜老幼承庭训，随父学医，复入上海中国医学院深造，毕业后悬壶于沪上，屡起沉疴，不坠家声。在七十余年的医学生涯中，颜老不仅临床功底深厚，医术精湛，积累了非常丰富的临床经验，形成了独树一帜的诊疗特色，尤其是诊治疑难杂病、老年病疗效显著，名扬四海；而且学术造诣颇深，勇探未知，不断创新，著书立说，硕果累累。他倡导“久病必有瘀”、“怪病必有瘀”理论，创立“衡法”治则，主持“瘀血与衰老”科研项目，提出瘀血实邪乃人体衰老之主因的观点，并以“气为百病之长”、“血为百病之胎”为纲，从事疑难病症的研究，将其运用于心脑血管病领域颇有成效。先后发表学术论文200余篇，著述20余部。

为了更好地总结、传承颜老独特的学术思想和临证经验，颜老传人和弟子历时两年将颜老的众多著述、学术成就和研究成果进行了重新整理、编辑，结集为《颜德馨临床医学丛书》出版。其中既有精辟阐述颜老“衡法”治则的《颜德馨论衡法》，又有完整体现颜老临床独特诊治体系的《颜德馨急性热病诊治从新》、《颜德馨内科学术经验薪传》；既有真实记录颜老精湛医术和临证经验的《颜德馨医案医话集》、《颜德馨临证实录》，又有深入解析颜老处方用药技巧、心得的《颜德馨方药心解》；既有生动介绍颜老养生抗衰观点、方法的《颜德馨谈养生抗衰》，又有专门载录颜老珍贵膏方经验的《颜德馨膏方精华》，可以说比较全面展示了颜老七十余年的临床医学成就，内容丰富，分量颇重，价值很高。

明年恰逢颜老的九十大寿，这套《颜德馨临床医学丛书》的出版无疑是献给颜老的最好寿礼。衷心地祝愿颜老健康幸福，医学之树常青！

作为肩负传播中医药文化重任的出版人，我们将以此套《颜德馨临床医学丛书》的出版为契机，陆续整理出版其他国医大师和中医大家的著述、文献，并形成系列，从而给中医药宝库再添加一笔珍贵的财富。

中国中医药出版社

2009年10月

景岳所谓：“暴吐暴衄，失血如涌，多致血脱气亦脱，危在顷刻者，此其内伤败剧而然。”血脱气脱证与气不摄血证均有气血双亏之象，但前者是在大量出血时，随即出现气脱之证；而后者气虽虚弱尚无气脱亡阳之虞，其出血多为慢性出血，两者易于鉴别。

血脱气脱证多因突然出血所致，如跌仆损伤、出血不止，或妇女血崩、失血过多，或暴怒伤肝、大量呕血，或素有便血、久治不愈。由于血液大量丢失，以致元气无所依附，随之外脱，导致气随血脱。

血脱气脱证临床的主要表现为面色苍白、四肢厥冷、大量出血、大汗淋漓，甚至晕厥等。元气外脱的症状常与出血症状同时出现，或见于出血之后。本证主要见于失血性休克。

第三章　衡法——八法之外的治疗原则

一、衡法溯源

20世纪50年代后期颜德馨教授致力于血液病中医疗法的研究，主攻方向为白血病、血小板减少症的治疗，并首创白血病的中医分型证治，将白血病辨证分为5型：阴虚型、阳虚型、温热型、阴阳两虚型、瘀血型，同时大胆使用雄黄，施治得法，每获捷效。而后总结发表《白血病的辨证论治》、《白血病的综合治疗》、《白血病发病机制试探》、《白血病证治》等论文，提出了中医对白血病诊断治疗的总体思路。基于临床疗效的支撑，颜老开始从血液病深入到对中医气血理论的研讨，提出“气为百病之长，百病皆生于气”，认为各种疾病都与“气”有关。通过钻研王清任的《医林改错》并结合血液病临床实践，颜老发现，凡是那些久病、怪病患者，都有舌质发紫、角膜有瘀丝、眼底有色素沉淀，病人主诉夜间多梦、思维不集中。为了寻找科学的理论依据，他又对那些病人进行了“甲皱微循环”、“血液流变性”等实验，结果证实这些病人都有瘀血的表现。而“瘀血”形成之根本乃是“阴阳失调”，即“气血不平衡”，而通过平衡气血，便可达到治病的目的。此外，通过观察病人血液的变化情况，尤其是老年血液病患者，其血液黏度普遍较大，认为瘀血有可能是人体衰老和疾病的根源，并在20世纪60年代提出活血化瘀法延缓衰老，与以往习用的补肾、健脾方法截然不同。这种方法首创以泄代补，从排除致衰老的因子入手，用黄芪、苍术、当归、赤芍、红花等中药为主组成方剂，用以消除体内积瘀，纠正脏腑虚衰，使气血由失衡达到平衡。在此理论基础上还发明了寿宝、调气活血颗粒等药投放市场，用于延缓衰老。并在《内经》所述“气血正平，长有天命”；“疏其血气，令其调达而致和平”；“阴平阳秘，精神乃治”等观点启发下而初步萌发了“衡”的思想。此即调气活血，扶正祛邪，固本清源，从而达致平衡。

缘于丰富的临床实践基础以及确切的疗效，颜老提出“气为百病之长，血为百病之胎”；“久病必有瘀，怪病必有瘀”的学术观点及调气活血为主的“衡法”治则。通过治气疗血来疏通脏腑气血，平衡阴阳，从而祛除各种致病因子。以气血为纲，调气活血，而臻平衡的祛病养生思想逐步形成了一套完整的理论体系。

出站就立刻买了车票又折回上海。

我琢磨，应该是自己一颗真诚的心和充分细致的选题策划方案打动了颜老，赢得了颜老的信任，争取到了作为颜老90寿辰礼物的《颜德馨临床医学丛书》（共8种）这一重要选题项目。丛书出来后，得到了颜老及其家人的赞许，产生了很好反响。以后又编辑、出版了颜乾麟教授主编的《中医气血证治学》。

有了这套丛书的策编经验，我们又陆续策划了《陆拯临床医学丛书》《王伯岳医学全集》《王琦医书十八种》等项目，初步形成了系列品牌。

王琦医书十八种

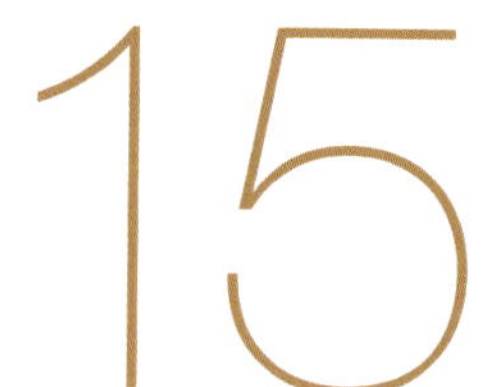

作　　者：王　琦
开本装帧：16开平装
出版日期：2012年8月第1版第1次印刷
策划编辑：张钢钢　华中健
书籍设计：瀚清堂

Ⅱ-⑮

因为我俩的大学好友倪诚是王琦教授的得意弟子和学术继承人，有机会接触到王老师，所以对王老师比较熟悉，知道他理论功底深厚，临床经验丰富，思维敏捷，精力过人，笔耕不辍，在中医体质、男科、腹诊、藏象等学科领域都卓有建树，著述颇丰，具有较高的学术影响力和威望。

大概是2012年的四五月份，听说王琦教授为纪念自己从医50周年，准备出一套自己的医学丛书，全面反映他的学术成就，我们立刻意识到这是一个难得的重要选题，对于提高出版社学术地位和影响力具有战略意义。于是，马上就跟王国辰社长建议，争取拿下这个项目。王社长听了我们的想法，完全赞同，并表示全力支持。为此，我们做了比较充分的功课。王老师高度重视这个项目，专门召开了一次编写、出版会议，除了拟参加整理编写的他的学生、弟子外，还请了我们及另外一家大型出版社的编辑参加，显然那家出版社也看中了这个项目。因为有备而来，我们对整个丛书的框架，以及丛书名、分册名等都谈了想法，提出了建设性意见，得到了王老师的首肯。加之社长的全力公关，最终王老师把这个项目给了我们社。

可万万没想到，我们给自己揽下的竟然是一个几乎不可能完成的急难活儿。

王老师的纪念活动定在了当年的8月中旬，是不能更改的，本来时间就很紧张，而这边的稿件却迟迟交不上来，加上王老师对稿件的质量要求非常高，反复修改，

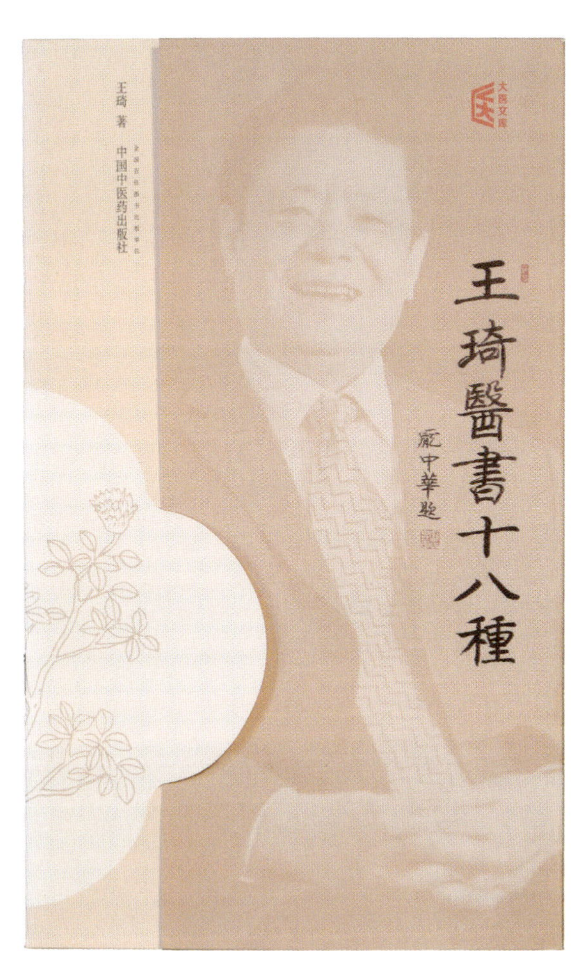

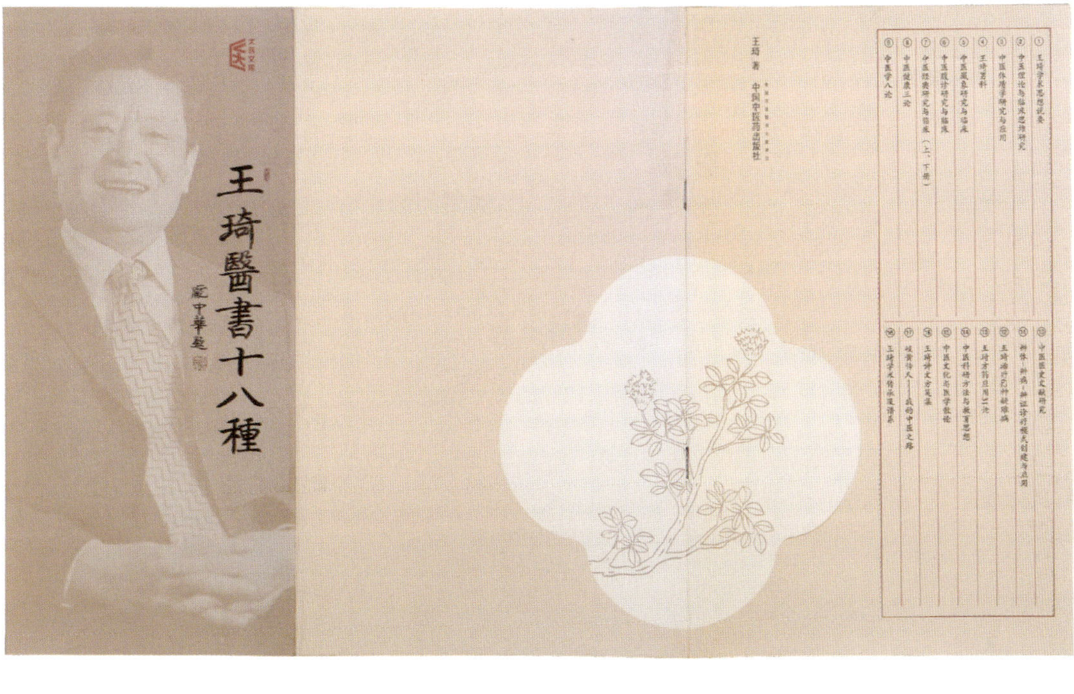

大医文库

王琦醫書十八種

龐中華題

王琦 著

全国百佳图书出版单位
中国中医药出版社

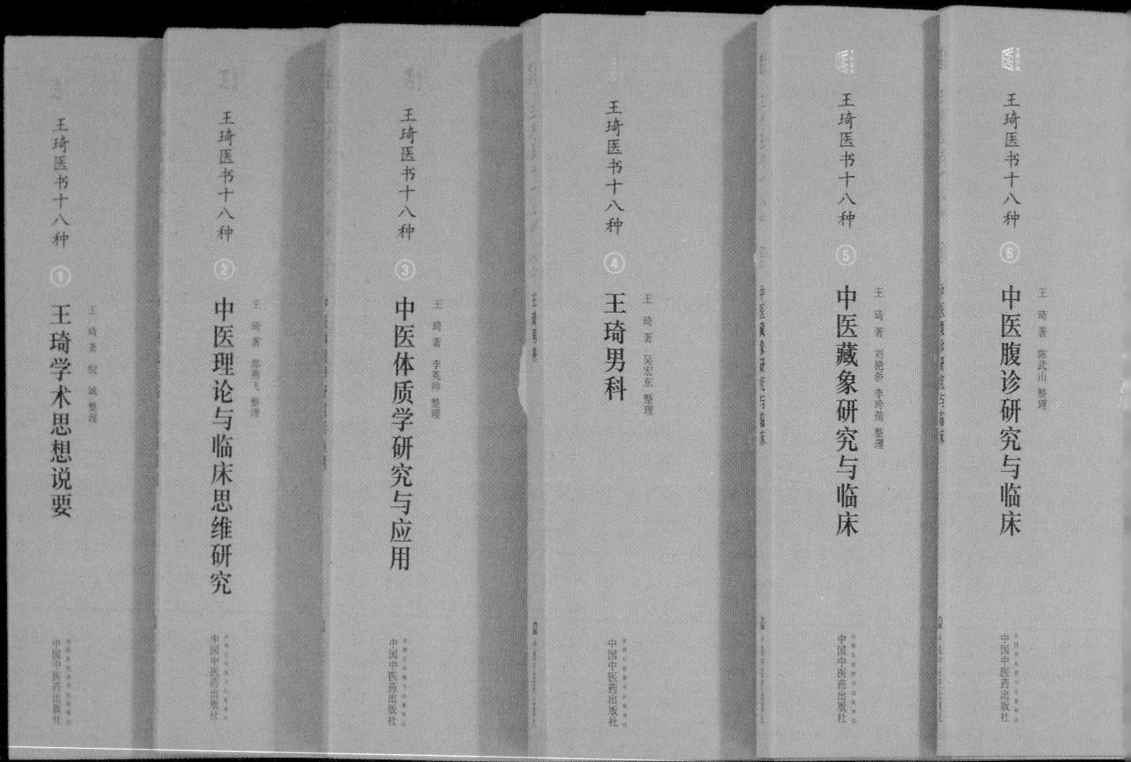

王琦医书十八种 ① 王琦学术思想说要 王琦 著 倪诚 整理 中国中医药出版社

王琦医书十八种 ② 中医理论与临床思维研究 王琦 著 郑燕飞 整理 中国中医药出版社

王琦医书十八种 ③ 中医体质学研究与应用 王琦 著 李英帅 整理 中国中医药出版社

王琦医书十八种 ④ 王琦男科 王琦 著 吴宏东 整理 中国中医药出版社

王琦医书十八种 ⑤ 中医藏象研究与临床 王琦 著 刘艳骄 李玲孺 整理 中国中医药出版社

王琦医书十八种 ⑥ 中医腹诊研究与临床 王琦 著 陈武山 整理 中国中医药出版社

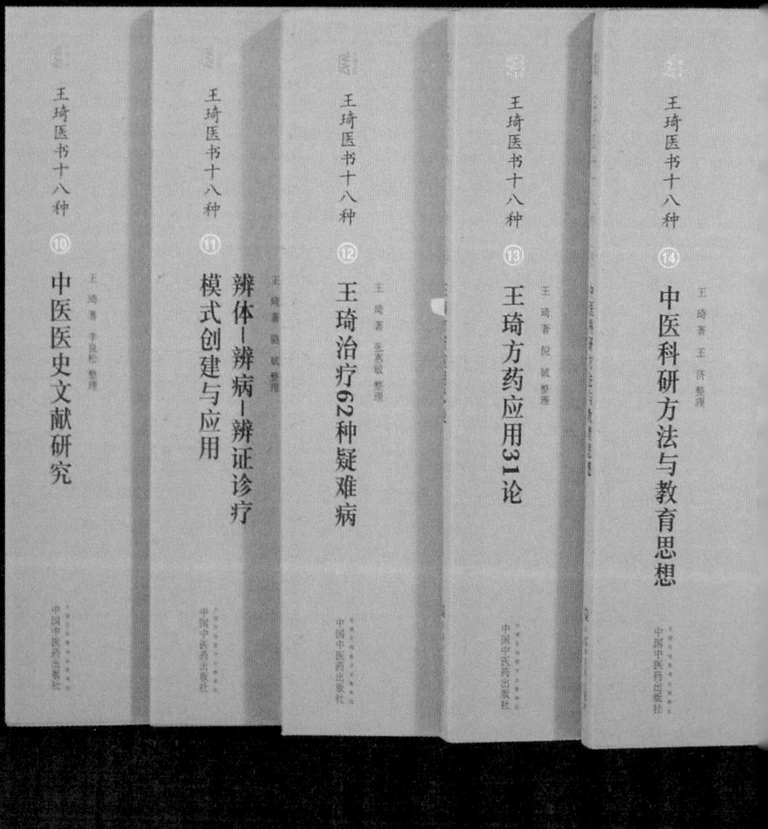

王琦医书十八种 ⑩ 中医医史文献研究 王琦 著 李良松 整理 中国中医药出版社

王琦医书十八种 ⑪ 辨体-辨病-辨证诊疗模式创建与应用 王琦 著 倪诚 整理 中国中医药出版社

王琦医书十八种 ⑫ 王琦治疗62种疑难病 王琦 著 张惠敏 整理 中国中医药出版社

王琦医书十八种 ⑬ 王琦方药应用31论 王琦 著 倪诚 整理 中国中医药出版社

王琦医书十八种 ⑭ 中医科研方法与教育思想 王琦 著 王济 整理 中国中医药出版社

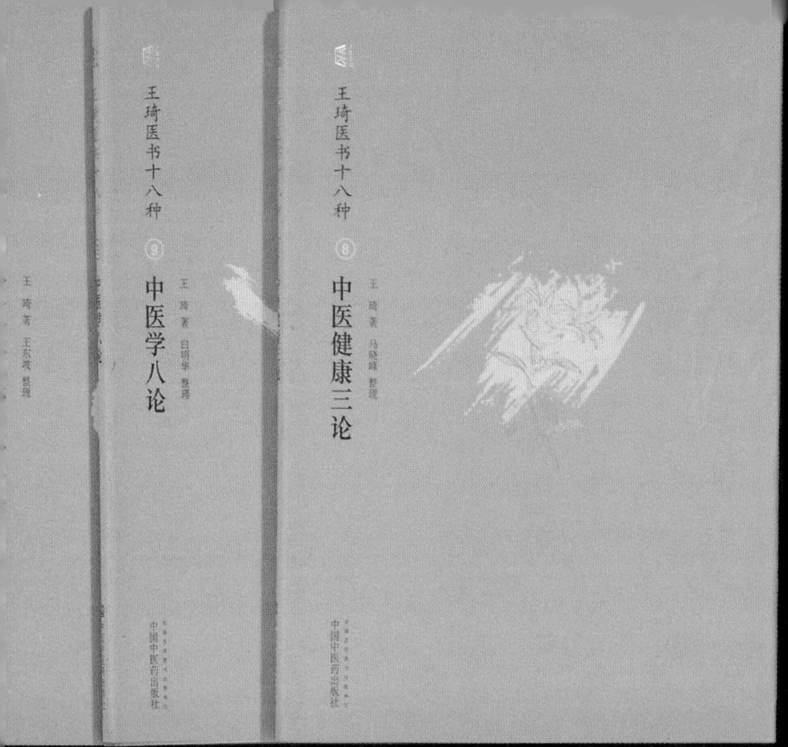

王琦 著 王东坡 整理

王琦医书十八种

⑨

中医学八论

王琦 著 白明华 整理

中国中医药出版社

王琦医书十八种

⑧

中医健康三论

王琦 著 马晓峰 整理

中国中医药出版社

王琦 著 张妍 整理

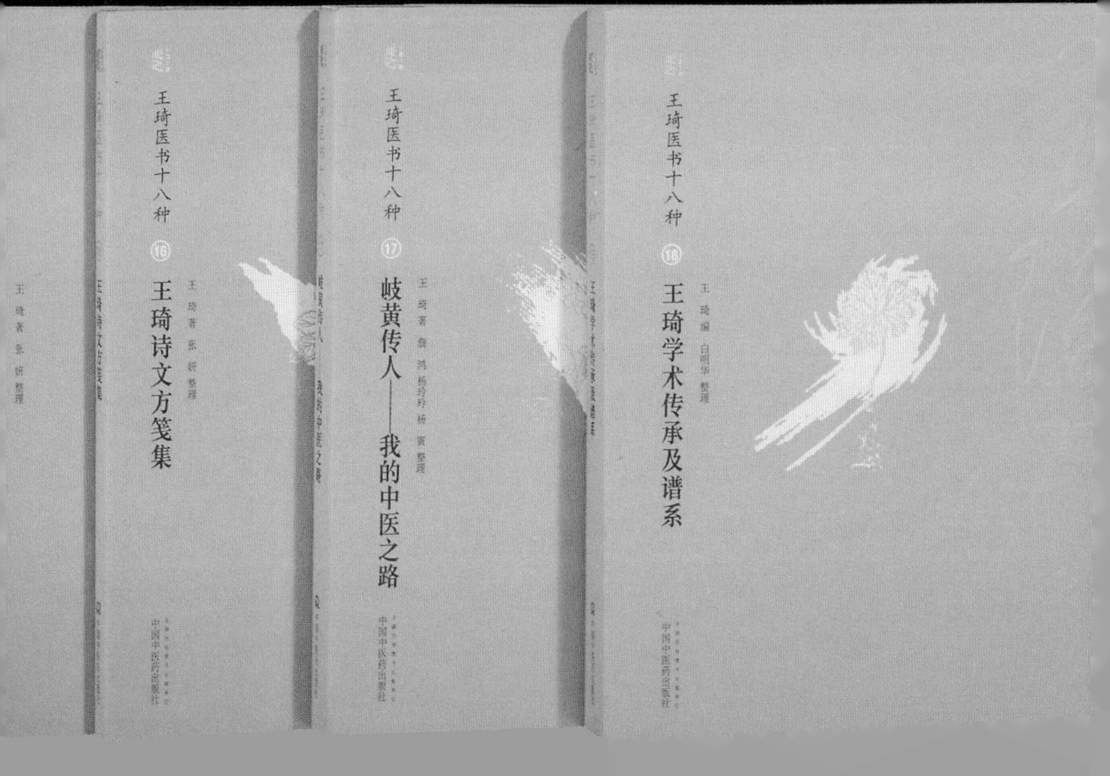

王琦医书十八种

⑯

王琦诗文方笺集

王琦 著 张妍 整理

中国中医药出版社

王琦医书十八种

⑰

岐黄传人——我的中医之路

王琦 著 詹鸿 杨玲玲 杨寅 整理

中国中医药出版社

王琦医书十八种

⑱

王琦学术传承及谱系

王琦 编 白明华 整理

中国中医药出版社

一拖再拖，最后只有不到一个月的时间，还没有完全交齐，要完成18本书的3次审校、排版、质检，按正常流程无论如何也做不到。但此时已没退路，只能是硬着头皮上。除了学术室所有编辑齐上阵，加班加点连轴干，还请了其他室的编辑支援、帮忙，甚至把王老师的学生都拽上，打破常规，边排边改边校，边校边审边检，穿插进行，怎么省时间、效率高就怎么做，干到深夜都是常事。为了赶时间，李秀明副社长愣是在办公室住了一个星期没回家，熬夜帮助质检，头发都熬白了；我则专门赴南京的设计公司，陪着设计师没日没夜地赶排两本图文书，边排边改，遇到问题随时和北京沟通解决；华中健除了自己审看稿件，主要精力放在全面安排，统筹协调，抢进度，最后又亲自坐镇排版厂，进行修改。出版等其他相关部门也都特事特办，随请随到，积极配合，全力支持。那段时间就像打一场大战役似的，无比紧张、激烈。最终还是赶在纪念活动开始的前一天把所需要的样书送到了会场，保证了会议如期顺利举行，创造了一个不大不小的出版奇迹。看着厚厚一沓精美文雅别致的样书，感慨万千，30多天近乎超出能力极限的付出，终于得到比较满意的回报，所有的辛苦劳累都值了。

真诚感谢参与此项目的编辑和同事的无私帮助和大力支持，让我们再次感受到了中医药编辑出版团队的凝聚力和巨大能量。

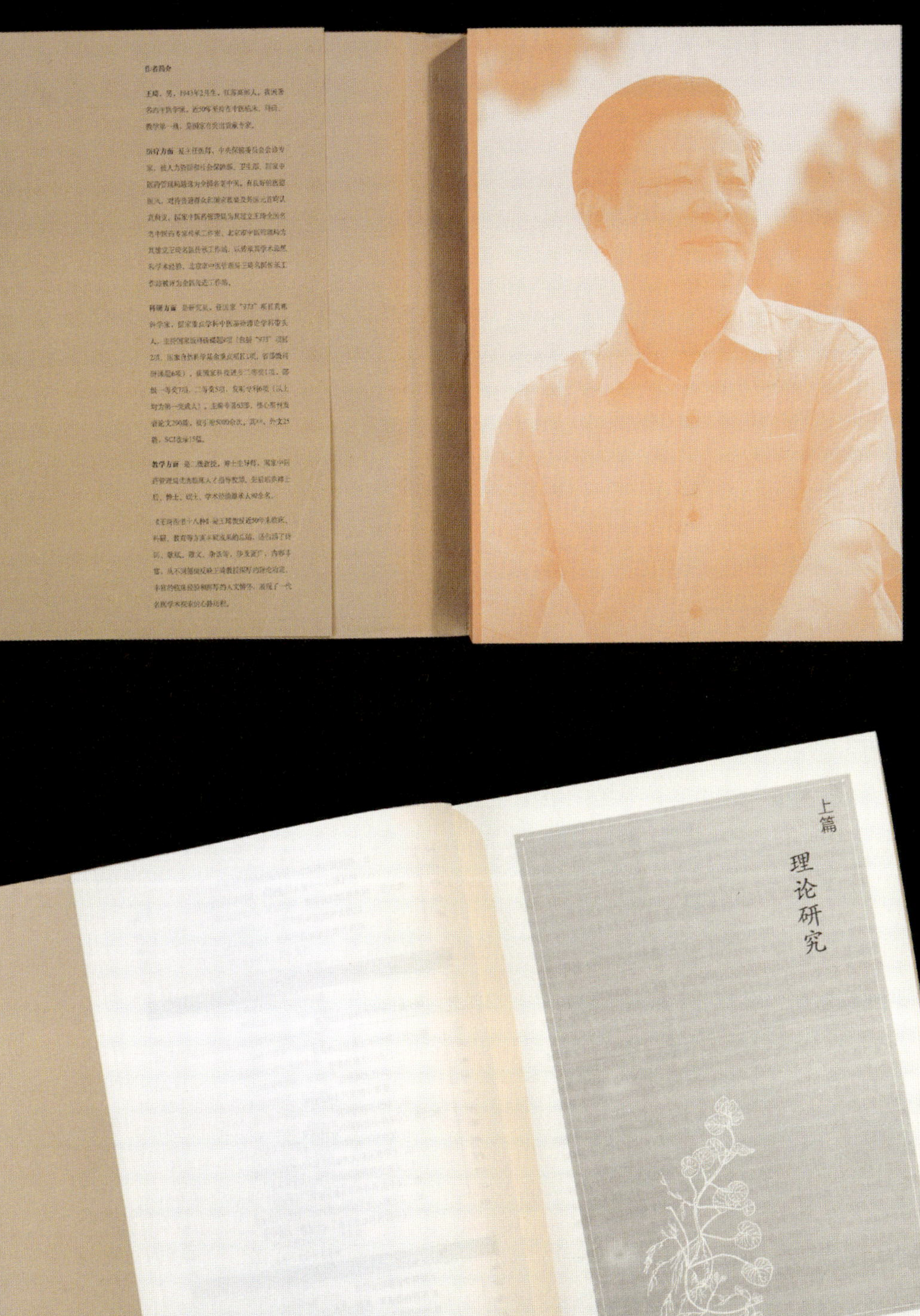
上篇
理论研究

陆拯临床医学丛书（4种）

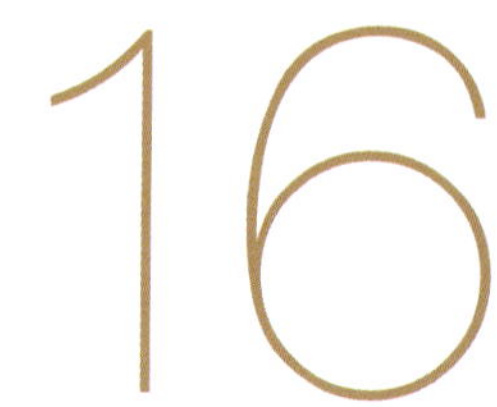

作　　者：陆　拯
开本装帧：大32开平装
出版日期：2011年11月第1版第1次印刷
策划编辑：张钢钢
责任编辑：华中健

Ⅱ-⑯

早在20世纪八九十年代，我就经常在专业期刊杂志上，或是学术书籍中看见陆拯老师的大名，被其深厚的中医学养所折服，渐渐地陆老的名字就印在了我的脑海里，成了我所敬仰的中医老先生之一，尽管很长一段时间都无缘相见。当2009年完成《颜德馨临床医学丛书》的策划编辑任务，打算再遴选其他中医大家继续这个专题做下去时，我立刻就想到了陆老。

吸收策划编辑《颜德馨临床医学丛书》的成功经验，我事先也做足了功课，通过网络等多渠道仔细查找陆老的学术成果与相关资料，并借去杭州出差之机专门拜访了仰慕已久的陆老。一如所想象的那样，面容清癯的陆老，儒雅睿智，谦逊平和，十足的中医大家风范。我介绍了自己的情况和一些思路，并了解到了陆老的近况及想法。在此基础上，我认真拟定了详细的编写思路和大纲。

陆老治学严谨，善于继承，勇于创新，勤于笔耕，著述颇丰，硕果累累，在许多方面均有独到见解和创新观点。经过梳理，我从陆老众多著述中挑选出了学术水平高、见解观点新、实用价值大且比较容易操作的4本专著，即系统探研中医毒理学说的《毒证论》、深刻阐明脾胃独特理论体系的《脾胃明理论》、精辟论述以症状为基础的辨证论治方法的《症状辨证与治疗》及详尽解析中药的炮制作用与临床应用关系的《中药临床生用与制用》，作为《陆拯临床医学丛书》首批书目结集出版。

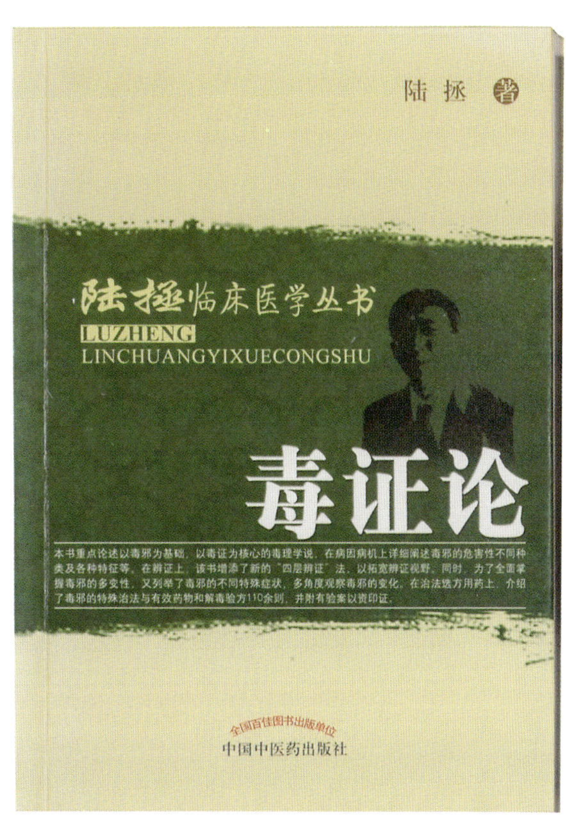
陆拯 著
陆拯临床医学丛书
LUZHENG
LINCHUANGYIXUECONGSHU
毒证论
本书重点论述以毒邪为基础，以毒证为核心的毒理学说，在病因病机上详细阐述毒邪的危害性不同种类及各种特征等。在辨证上，该书增添了新的"四层辨证"法，以拓宽辨证视野。同时，为了全面掌握毒邪的多变性，又列举了毒邪的不同特殊症状，多角度观察毒邪的变化。在治法选方用药上，介绍了毒邪的特殊治法与有效药物和解毒验方110余则，并附有验案以资印证。
全国百佳图书出版单位
中国中医药出版社

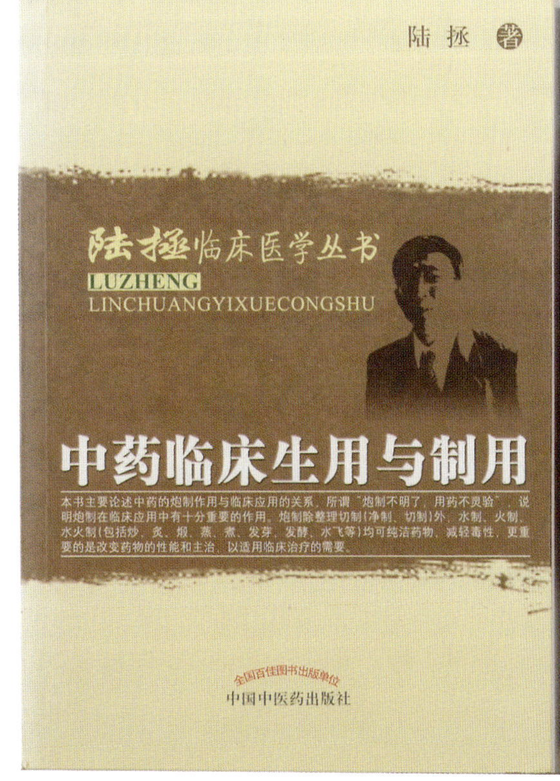
陆拯 著
陆拯临床医学丛书
LUZHENG
LINCHUANGYIXUECONGSHU
中药临床生用与制用
本书主要论述中药的炮制作用与临床应用的关系，所谓"炮制不明了，用药不灵验"，说明炮制在临床应用中有十分重要的作用。炮制除整理切制（净制、切制）外，水制、火制、水火制（包括炒、炙、煅、蒸、煮、发芽、发酵、水飞等）均可纯洁药物，减轻毒性，更重要的是改变药物的性能和主治，以适用临床治疗的需要。
全国百佳图书出版单位
中国中医药出版社

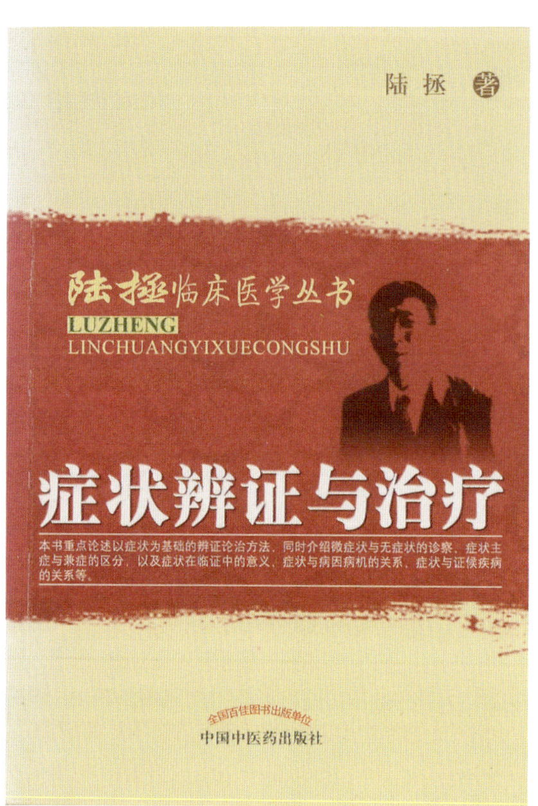
陆拯 著
陆拯临床医学丛书
LUZHENG
LINCHUANGYIXUECONGSHU
症状辨证与治疗
本书重点论述以症状为基础的辨证论治方法，同时介绍微症状与无症状的诊察，症状主症与兼症的区分，以及症状在临证中的意义，症状与病因病机的关系，症状与证候疾病的关系等。
全国百佳图书出版单位
中国中医药出版社

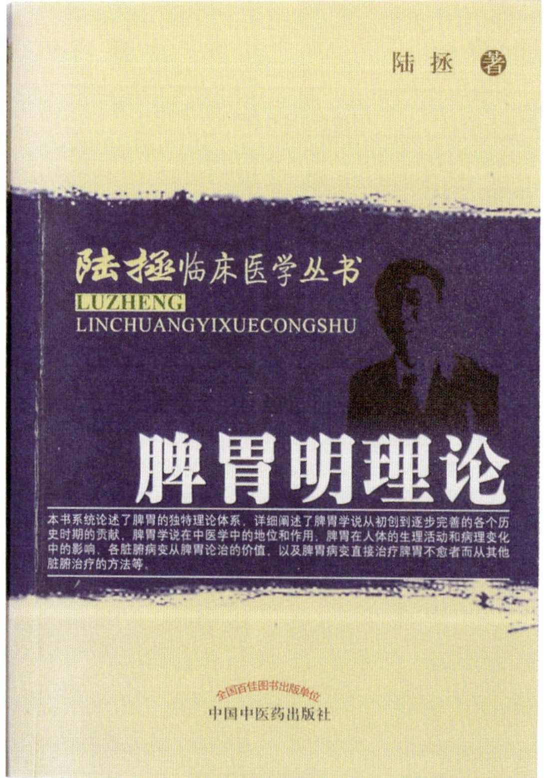
陆拯 著
陆拯临床医学丛书
LUZHENG
LINCHUANGYIXUECONGSHU
脾胃明理论
本书系统论述了脾胃的独特理论体系，详细阐述了脾胃学说从初创到逐步完善的各个历史时期的贡献，脾胃学说在中医学中的地位和作用，脾胃在人体的生理活动和病理变化中的影响，各脏腑病变从脾胃论治的价值，以及脾胃病变直接治疗脾胃不愈者而从其他脏腑治疗的方法等。
全国百佳图书出版单位
中国中医药出版社

当我将这个思路、设想发给陆老，征求他的意见时，陆老欣然同意，并很快亲自修订完，交来书稿，使这套丛书在较短时间内就顺利出版，让我再一次切身感受到老一辈中医人的认真和严谨。这套书出版后，因观点新颖，特色鲜明，理论与实践并重，实用价值颇高而受到读者的欢迎，4本书都先后重印。

也因为这套书，我和陆老成了忘年之交，每年春季，陆老都会捎来问候，让我无比的温暖、感动。

柴嵩岩中医妇科临床经验丛书（10种）

主　　编：柴嵩岩
开本装帧：16开平装
出版日期：2020年7月第1版第1次印刷
策划编辑：张钢钢　华中健
书籍设计：周伟伟

● 国家出版基金资助项目（2020）

Ⅱ ⑰

这是李秀明总编争取并非常看重的一个选题项目，最终交由我们来负责。因为当时仅有几本初稿，不成系列，故实际上需要重新策划、架构，任务不轻。

经过多次与柴嵩岩国医大师面对面的直接交谈、沟通，加上对柴老学术经验资料的查阅梳理，以及已有几本文稿的仔细审读，初步形成了"突出特色，贴近临床，注重实用，精炼质优"的总体思路。总的编写要求：避免教科书式的编写方式，尤其是理论阐述和具体病症诊治经验方面，一定要突出柴老的独特思想、学说与临床经验，而一般的理论知识尽量精简，多结合临床，多举柴老的验案来阐述。

对已交的几本文稿也分别提出了修改意见。尤其是第一本《柴嵩岩中医妇科临床经验荟萃》（简称《荟萃》）特色不显，与以前出版的著作类似，且许多内容在子书目中有专门、详细论述。因此从出版角度和市场考虑，建议将其一拆为三：一是原书稿第二部分柴嵩岩老师学术渊源和第三部分柴嵩岩老师学术思想独立成册为《柴嵩岩中医妇科学术思想精粹》，紧紧围绕"养护阴血""肾之四最""二阳致病""妇科三论"的理论学说和"顺应周期""运用五行""注重气化"之论治法等最具特色、最有代表性的学术思想进行阐述，只要增加临床病例介绍即可。二是《荟萃》中"柴嵩岩老师妇科认证技巧"中的"基础体温与辨证""认证技巧的参合"等具体诊查内容可移入另一本书稿《柴嵩岩中医妇科舌脉辨治经验纵横谈》

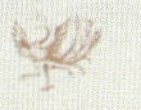

柴嵩岩中医妇科学术思想荟萃
柴嵩岩中医妇科舌脉应用
柴嵩岩妇科用药经验
柴嵩岩多囊卵巢综合征治验
柴嵩岩异常子宫出血治验
柴嵩岩妊娠期常见疾病治验
柴嵩岩卵巢早衰治验
柴嵩岩子宫内膜异位症治验
柴嵩岩不孕不育症治验
柴嵩岩妇科疑难验案实录

中医出版

悦读中医

上架建议：中医妇科 临床经验

定价：88.00元

柴嵩岩中医妇科临床经验丛书

柴嵩岩中医妇科舌脉应用

丁毅 编著

中国中医药出版社

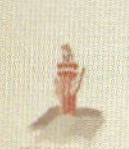

柴嵩岩 中医妇科舌脉应用

丁毅 编著

柴嵩岩
中医妇科临床经验丛书

总主编 柴嵩岩

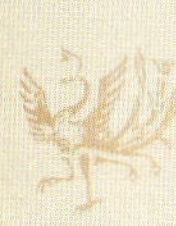

中国中医药出版社

总论

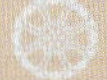

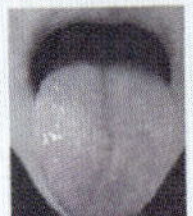

图5 淡舌

图6 红舌

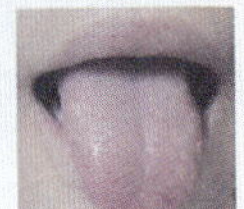

图7 淡红舌

散结等药物时要注意适当、适量，以免其克伐正气。（图7）

（4）黯舌：以色黯为主要特点。黯舌多与其他舌色兼见，如淡黯、黯红等，也可同时兼有瘀斑。在妇科疾病中多为气血运行不足的表现，因虚而致瘀滞，或因寒湿、痰凝、气滞、郁热等引起气血运行不畅。柴老指出，黯舌所代表的气血运行不畅往往并非真正有瘀血之象，所以在治疗方面用药应根据具体情况而定，但总的原则是以恢复气血正常运行为目的。（图8）

（5）绛舌：以绛为主要特点。柴老认为妇科疾病中的绛舌是阴血不足而血分伏热的表现，多在病情较重时出现，一般治疗周期较长，多见于慢性病或炎症慢性期。由于阴血不足，又有热伏，多伴瘀滞，故绛舌又多与红舌、暗（黯）舌相兼，而见到偏于热象的红绛舌或偏于瘀滞的绛黯舌。所以在治疗原则上，养阴血的同时要清血中的伏热，同时也要根据情况化瘀，以消除血中之瘀滞。（图9）

（6）瘀斑舌：此舌象不会单独见到，都是与其他舌象兼见的，其意义为瘀血之象。在妇科疾病中常常与黯红舌、红绛舌、淡黯舌等舌象同时见到，多见于舌体的边缘。治疗虽离不开活血化瘀，但治疗原则却应该根据患者的主舌象来制订。不能仅仅见到瘀斑就活血化瘀，要全面考虑患者的疾病辨证或月经情况，才可达到期望的疗效。（图10）

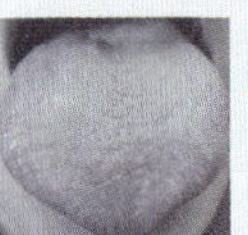

图8 黯舌

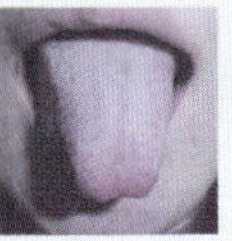

图9 绛舌

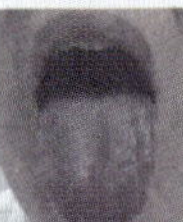

图10 瘀斑舌

4. 舌苔

舌苔指舌面上的覆苔，为脾胃之气上蒸所形成，柴老认为舌苔主要反映肠胃虚实、气机升降与运化，以及邪正进退。舌苔的变化要与舌质、舌色结合起来判断才具有意义，单独根据舌苔变化判断病情是比较片面的。舌苔从形质上分主要有薄、厚、无、腻、干、剥脱等，从颜色上分主要有白、黄、灰、黑等。同时随着季节的不同，舌苔也会有轻微的变化，如春秋时舌苔较夏冬时要略薄一些，应注意考虑。

（1）薄、厚、腻苔：薄苔多见薄白苔、薄黄苔。妇科疾病中，这样的舌苔多意味着病势较浅、较轻。薄白苔为正常舌苔；黄苔多为有热之象，多为肺胃之热，但热势不重；厚苔多见白厚苔、黄厚苔、黄或白厚腻苔。妇科疾病见到这样的舌苔，多为湿浊、湿热、积滞等情况，但是否为湿浊困脾或脾肾两虚，或阳明积滞，以及是否已化热入血等，还要与舌质结合起来考虑。若是灰苔、黑苔，多为厚腻苔，在妇科疾病中较少见到，一般为积滞日久，化热生痰之象，也可为寒湿之象，具体要根据舌的形、质、色等表现来判断。肥淡黯多为寒湿之象，红绛多为积热之象（图11、图12、图13）。

（2）干、无、剥脱苔：干苔多见黄干苔与白干苔，总为津液受伤、阴津不足之象。黄苔多合并有热象，而热象在脏在腑则又要根据舌形、舌中，改为《柴嵩岩中医妇科特色诊察经验与技巧》。 三是《荟萃》中的“二、柴嵩岩老师妇科用药经验”，可以单独成册为《柴嵩岩中医妇科独特用药经验与技巧》，只要适当扩充内容，增加验案病例即可。这样整套丛书约10本规模，合则成系列，全面反映柴老的中医妇科学术思想和临床经验；分则独立成篇，具体介绍柴老的独特临证经验和诊疗技巧，以满足不同读者的需求。

这些框架思路和意见建议，大都得到了柴老和作者的认可。因此，接下来的编写基本都按此进行，比较顺利，最后对分册书名又做了统一的修改、调整。根据我们以往的经验，这套丛书学术分量颇重，临床价值较高，且具有原创性，应该符合国家出版基金资助项目。于是又花费不少时间，精心撰写了申报材料，结果如愿以偿，给这套丛书又增添了分量。丛书出版后都先后重印，受到读者欢迎。

名医遗珍系列丛书·江苏专辑（8种）

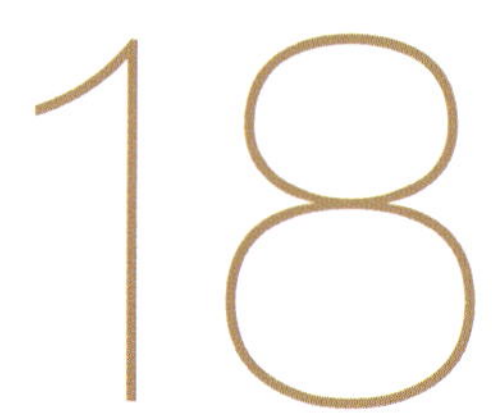

开本装帧：大32开平装
出版日期：2012年12月第1版第1次印刷
策划编辑：张钢钢　华中健
封面设计：海　马

Ⅱ-⑱

《名医遗珍系列丛书》自2007年第一本《祝味菊医学五书评按》问世后，又陆续出版了《徐小圃医案医论集》《徐仲才医案医论集》《陈无咎医学八书》《时振声伤寒发挥》等，受到读者的欢迎，产生了较好的影响。在此基础上，我们从2013年起开始按地区或流派集中搜集、整理、编辑，尝试以专辑的形式分批整体推出，以增加体量，扩大影响。

我们首先从自己最熟悉的家乡——江苏开始。在初步查找、搜集、遴选好文本后，即设法与这些名医的后人或文本整理者联系，征得同意，获取授权。因为大部分都是母校的师长、前辈，比较熟悉，所以进行得非常顺利。前后不到一年时间，就完成了《名医遗珍系列丛书·江苏专辑》8本书的编辑、出版，其中包括肾病宗师邹云翔、肝病大家邹良材、丹阳贺派鼻祖贺季衡、张锡纯入门弟子黄星楼、红顶御医曹沧洲祖孙三代、脾胃病名家张泽生，以及吴中名医黄一峰、奚凤霖等江苏名医大家的著述医验，从一个小小的侧面展现了江苏中医药的风采。

封面设计则沿袭了一贯的简约、文气风格，选用了能够体现江苏特色的水墨图案，较好地体现了文本的气质。

名医遗珍

内容提要

清末民初杰出临床家贺季衡，系孟河御医马培之嫡传弟子，丹阳贺派开创者。其临证重视症状，辨证准确，诊治精当，立法处方，师古而不泥古，善据实创新，务求中病，擅治疑难杂症，活人无数，其所传弟子众多。

本书为《名医遗珍系列丛书·江苏专辑》之一，全面、系统反映了贺老的学术思想和诊治经验，是孟河贺氏学派传世之作。全书共选贺季衡先生遗案395则，多是复诊连续，治有成效；或病情复杂，辨证施治别具一格；或病例特殊，立法可资临证借鉴者。多数病证的医案前，先概述贺老对此类病证的认识和临床经验，医案后又综合归纳该病证中所列各案的异同点；重点病案之后，则附"按语"详析该案病机，立法选药依据和获效关键，使读者一目了然，易学易用。

ISBN 978-7-5132-1221-2
定价：29.00元
上架建议：中医临床

贺季衡医案

贺桐孙 按
许济群 王新华 整理

中国中医药出版社

名医遗珍

名医遗珍系列丛书·江苏专辑

贺季衡医案

贺桐孙 按
许济群 王新华 整理

中国中医药出版社

云翔、肝病大家邹良材、丹阳贺派鼻祖贺季衡、张锡纯入门弟子黄星楼、红顶御医曹沧洲祖孙三代、脾胃病名家张泽生，以及吴中名医黄一峰、奚凤霖等江苏名医大家的著述医验，资料珍贵，内容精彩，从一个侧面展示了江苏中医药的风貌。

我们还将陆续推出类似的专辑。真诚希望同道和读者朋友继续给我们提供线索，提出好的意见和建议（qkk5806@sohu.com），共同把这套书做成无愧于时代的精品、珍品。

《名医遗珍系列丛书》编委会
2012年12月

序

先师贺季衡（1866～1933年），单名钧，一字寄痕，江苏丹阳县人。青年时曾受业于孟河御医马培之先生门下，历期六年，学成归里，悬壶于丹阳城内。因其精于业务，凡经治病证疗效显著，危重者每能化险为夷，对于沉疴痼疾，亦能如实以告，故就医者门庭若市，而就学门生亦遍及沪宁线各地，当时堪称江苏省中医界之佼佼者。

先师临证五十余年，限于诊务纷繁，因此毕生未有专著问世。在其晚年，曾将临证留底的医案进行整理，并自撰"按语"，定名为《指禅医案》（晚年以"指禅室"名其斋），拟行出版，以供有志研究中医和授业门生参考。后因中日战争爆发，先师举宅毁于战火，该《医案》稿亦随之化为灰烬。所幸在沪弟子徐鼎汾医师家藏手录本，先生孙"桐孙"在沪开业期间，特向其商借转抄，乃得保存至今。现存《医案》与原稿不同之处，在于缺少先师补撰之"按语"，余均完整如旧。前年，桐孙世弟，在江苏科学技术出版社、江苏省卫生厅中医处、丹阳县卫生局及县人民医院等单位的大力支持和敦促下，补其按语，并由南京中医学院许济群、王新华两位老师共同参加整理，乃能完稿，付诸刊行。

先师生平，酷好博览群书，对中医理论，务求融会贯通，

名医遗珍

名医遗珍系列丛书·江苏专辑

黄星楼内科临证识见

附：餐菊轩医案

黄星楼（1901—1984年），江苏如皋人，[illegible]入门弟子，擅长内科，以善治温热病和危重症而闻名。晚年研究肿瘤病，亦颇有成就。

黄星楼　著　黄启准　黄晓俊　整理

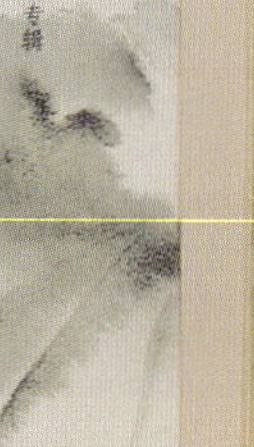

中国中医药出版社
全国百佳图书出版单位

名医遗珍系列丛书·江苏专辑

张泽生医案医话集

张泽生是我国著名中医消化病专家，辨证细腻，方药轻灵，以擅治温热病和疑难杂症而著称，尤其对脾胃病诊治积累了独特而丰富的经验。书中精选了张老医案医话，全面、系统地反映了张老的学术思想和临床经验。

张继泽　邵荣世　单兆伟　编著　张捷芳　张子明　整理

中国中医药出版社
全国百佳图书出版单位

名医遗珍系列丛书·江苏专辑

奚凤霖医论医案集

附：丸散膏方验案实录

奚凤霖为近代吴中名医第一人，行医六十载，擅长治疗心血管疾病，对冠心病心律失常的治疗有独到之处。

中国中医药出版社
全国百佳图书出版单位

黄一峰医案医话集

黄一峰为近代吴中名医，苏州市中医医院首任院长，擅长于内、儿科，尤其晚年对胃肠疾病的诊治，运用气化升降的理论，积累了丰富的经验，具有独到见解和良好效验。

名医遗珍系列丛书·江苏专辑

《吴门曹氏三代医验集》评按

清代光绪红极御医曹沧洲、子曹南笙、孙曹鸣高三代名中医医验精华之汇集，名门传承，弥足珍贵。

黄煦娟 主编

中国中医药出版社

全国百佳图书出版单位

名医遗珍系列丛书·江苏专辑

邹良材肝病诊疗经验

邹良材为我国著名中医肝病大家，卫生部华东区肝病协作组组长，与邹云翔齐名。

朱世楷 尤松鑫 编著

中国中医药出版社

全国百佳图书出版单位

名医遗珍系列丛书·江苏专辑

邹云翔医案选 附：中医肾病疗法

邹云翔为我国中医肾病学宗师，著名中医学家，肾病、老年病专家。书中精选了邹老诊治肾病的典型案例，所附《中医肾病疗法》是邹老遗著，其中有不少开创、独创性的东西，如：首次提出用冬虫夏草治疗肾病等，首倡补肾、益肾和活血化瘀法治疗肾病等，很有价值。

邹云翔 校订 黄新吾 管燕勤 苏明哲 整理

中国中医药出版社

全国百佳图书出版单位

名医遗珍系列丛书·江苏专辑

贺季衡医案

贺桐孙 按 许济群 王新华 整理

中国中医药出版社

全国百佳图书出版单位

巴蜀名医遗珍系列丛书（21种）

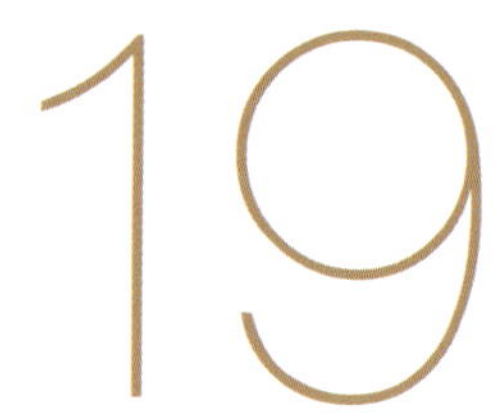

主　　编：马烈光
开本装帧：大32开平装
出版日期：2016年10月第1版第1次印刷
策划编辑：张钢钢　华中健
书籍设计：周伟伟

Ⅱ-19

有道是“巴蜀自古出名医”。巴蜀大地，山川俊秀，物产丰富独特，文化灿烂悠久，不仅群贤毕集，而且名医大家辈出，代有传人，医书诊籍充栋，分量十足，不愧为“中医之乡，中药之库”。因此，我们做完《名医遗珍系列丛书·江苏专辑》之后，马上就想到接下去要做四川专辑。四川名医多，名著多，想要在短时间内选得准，选得精，选得好，最理想的就是能够找到一位四川本地、有一定名望且乐意出面的老中医来牵头，这样方能事半功倍。我们想到了比较熟悉的成都中医药大学教授、著名中医养生专家马烈光老中医。为此我们专程去成都拜见马老，当说出我们的想法时，竟得到了马老的热烈响应，可谓一拍即合，真是得来全不费工夫。原来，马老作为四川名医，10多年前就有此愿望，并曾得到过张爱萍将军的支持，亲笔为马老题词“天府中医，芳名永存”。

接下来的工作就比较顺利了。我们把查找到的一些名医著述名单提交给马老甄别、筛选，同时马老也积极推荐，很快就落实了第一批书目，并商定了丛书名称及编委会架构。巴蜀涵盖更广，定位更准，而丛书主编则非马老莫属。尤其是凭借马老的影响力，有幸请到了巴蜀中医泰斗、德高望重的李克光老出任主审，并承蒙其亲笔题词，更增添了本套丛书的分量。

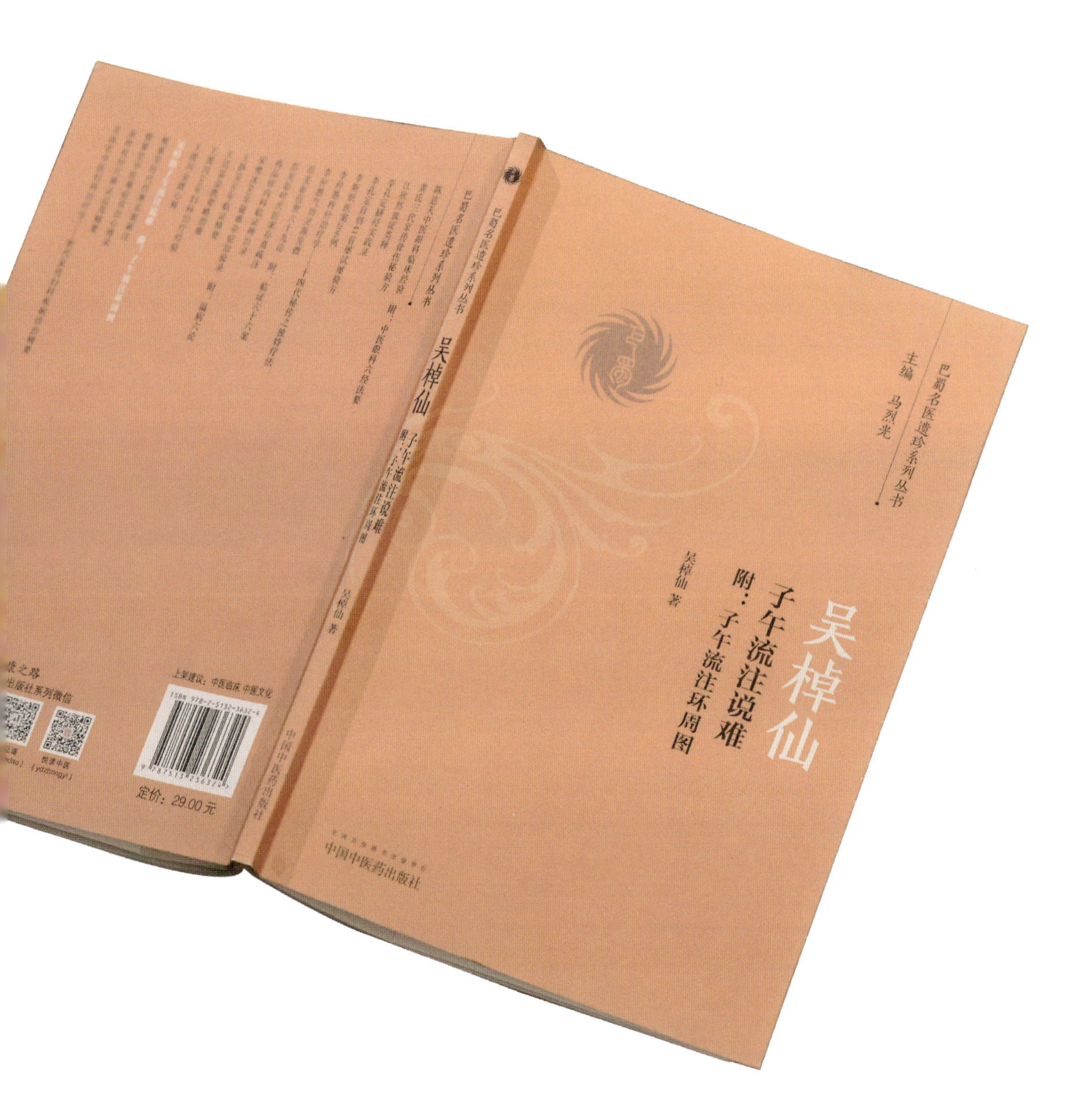
巴蜀名医遗珍系列丛书
主编 马烈光
吴棹仙
子午流注说难
附：子午流注环周图
吴棹仙 著
中国中医药出版社
定价：29.00元

巴蜀名医遗珍系列丛书
主编 马烈光

卓雨农

中医妇科治疗学
——世代家传妇科疾病诊治精要

卓雨农 著

中国中医药出版社

巴蜀名医遗珍系列丛书
主编 马烈光

余仲权

经穴辨证运用精要

余仲权 林建华 编著

巴蜀名医遗珍系列丛书
主编 马烈光

熊寥笙

中医难症诊治心得录

熊寥笙 著

巴蜀名医遗珍系列丛书
主编 马烈光

熊寥笙

历代伤寒名案新注

子午流注说难

巴蜀名医遗珍系列丛书
主编 马烈光

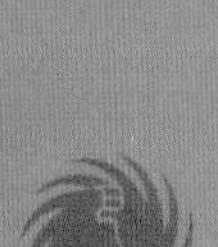

冉品珍

内科临证辨治录

冉品珍 著 杨雪康 整理

中国中医药出版社

巴蜀名医遗珍系列丛书
主编 马烈光

彭宪彰

伤寒六十九论
附：临证六十六案

巴蜀名医遗珍系列丛书
主编 马烈光

彭宪彰

叶氏医案存真疏注

巴蜀名医遗珍系列丛书
主编 马烈光

李仲愚

杵针治疗学
——十四代秘传之独特疗法

气功灵源发微

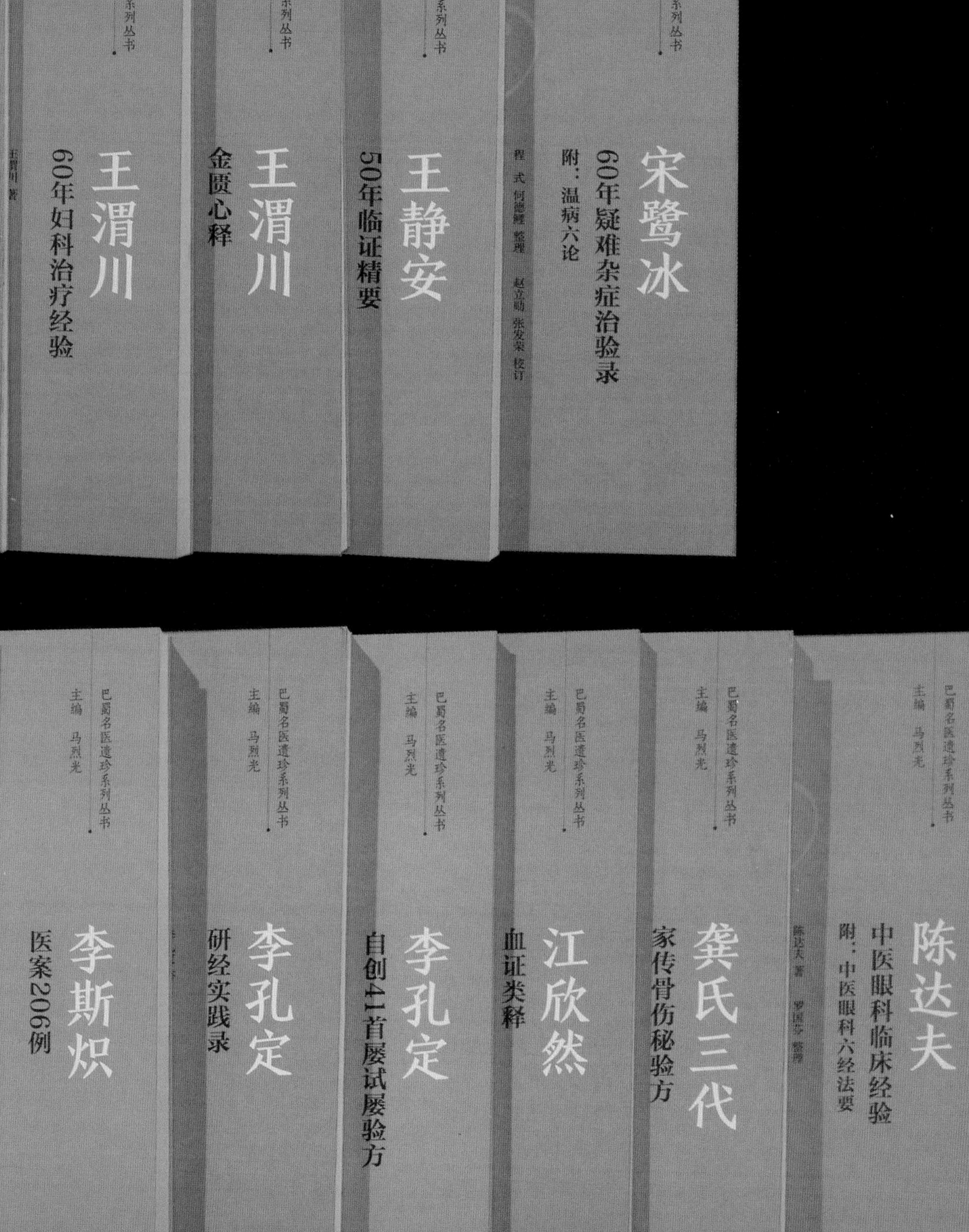

巴蜀名医遗珍系列丛书
主编　马烈光
王渭川
60年妇科治疗经验
王渭川　著
巴蜀名医遗珍系列丛书
主编　马烈光
王渭川
金匮心释
巴蜀名医遗珍系列丛书
主编　马烈光
王静安
50年临证精要
巴蜀名医遗珍系列丛书
主编　马烈光
宋鹭冰
60年疑难杂症治验录
附：温病六论
巴蜀名医遗珍系列丛书
主编　马烈光
李斯炽
医案206例
巴蜀名医遗珍系列丛书
主编　马烈光
李孔定
研经实践录
巴蜀名医遗珍系列丛书
主编　马烈光
李孔定
自创41首屡试屡验方
巴蜀名医遗珍系列丛书
主编　马烈光
江欣然
血证类释
巴蜀名医遗珍系列丛书
主编　马烈光
龚氏三代
家传骨伤秘验方
巴蜀名医遗珍系列丛书
主编　马烈光
陈达夫
中医眼科临床经验
附：中医眼科六经法要

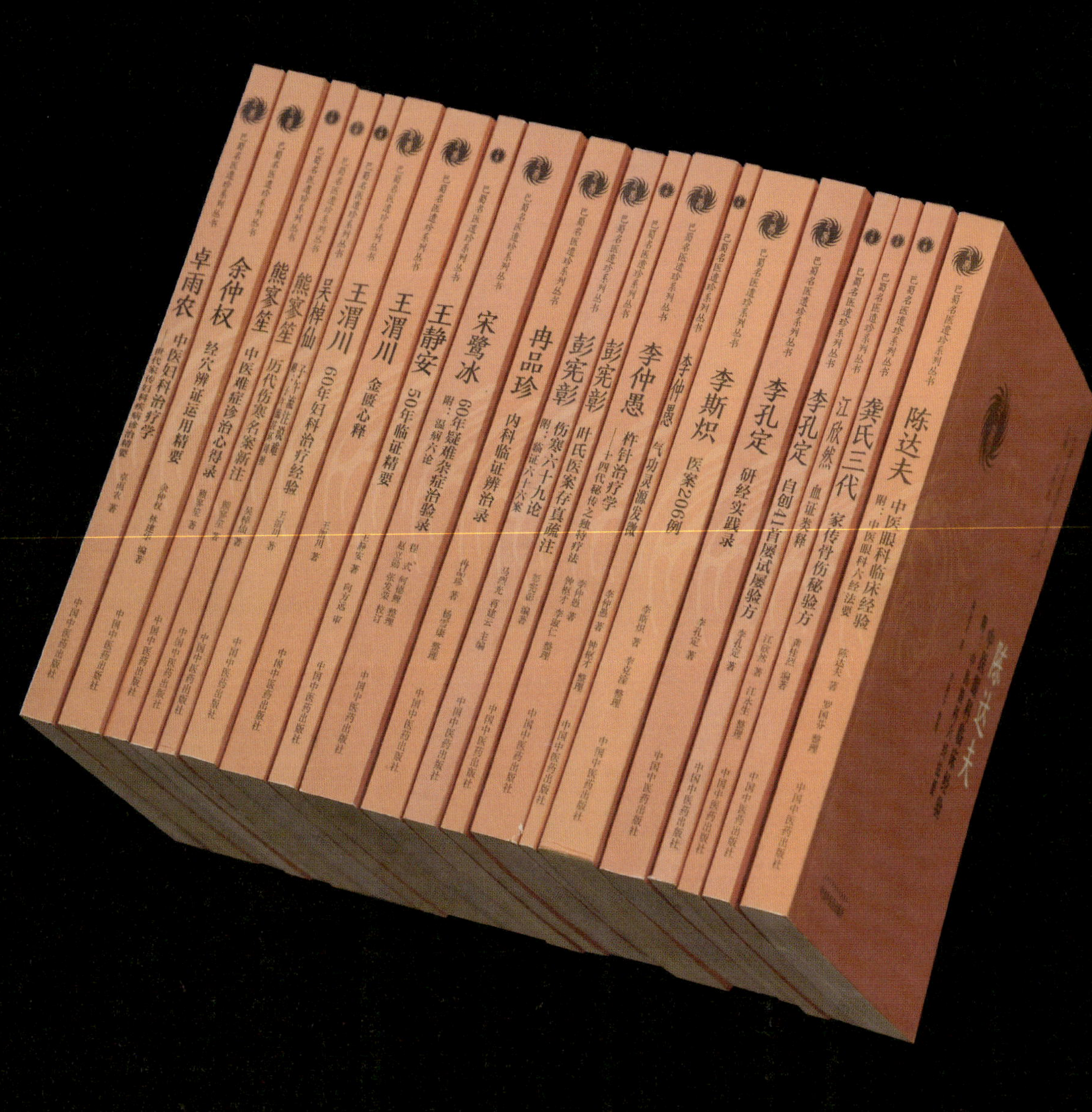

马老投入极大的热情，倾注全力。他一一与名医的后人和弟子落实版本授权，安排自己的弟子、学生校勘初稿，认真审定书籍设计方案，亲自撰写了文采飞扬、分量十足的长篇序文。

我们在尽量保持原书原貌的前提下，对一些书的书名根据内容做了修改、润色，以充分体现书的精华和亮点。对这套书的书籍设计，我们提出的要求是：总体风格精致、珍贵，有分量、有气势，布局、图案、色彩应有鲜明的巴蜀文化特色，充分、巧妙运用巴蜀文化的代表性图案太阳神鸟元素（完整和局部），体现浓郁的巴蜀文化和传统中医特色。书名中名医姓名和标题可以有所区别，以突出名医遗珍这一特色；色调可以考虑深色。周伟伟老师据此做了精心的整体设计。样书出来，非常出彩，文雅别致，很好地融入了巴蜀传统文化元素，让人眼前一亮。唯一一点小遗憾，就是如果书脊人名也用白色就更好了，这样书上架也比较醒目。

丛书出版之际，恰逢“第五届中医药现代化国际科技大会”在成都隆重召开，并值“成都中医药大学60周年”大庆之际，可谓双喜临门。又是马老利用这个千载难逢的机会，不辞辛苦，一手操办了热烈而隆重的《巴蜀名医遗珍系列丛书》新书发布会，作为这两大盛事的贺礼，也是对丛书最好的宣传、推广。事后马老还请自己的弟子在《中国中医药报》上做了专题宣传报道，真可谓殚精竭虑，不遗余力，体现了一位大医的境界和情怀，令人感佩。

图书市场也对这套书做出了很好的反应，21个品种都先后多次重印。其中《陈达夫中医眼科临床经验》8次重印，销售近15,000册；《吴棹仙子午流注说难》6次重印，发行近10,000册；《李孔定自创41首屡试屡验方》6次重印，发行13,000多册。

北京针灸名家丛书（10余种）

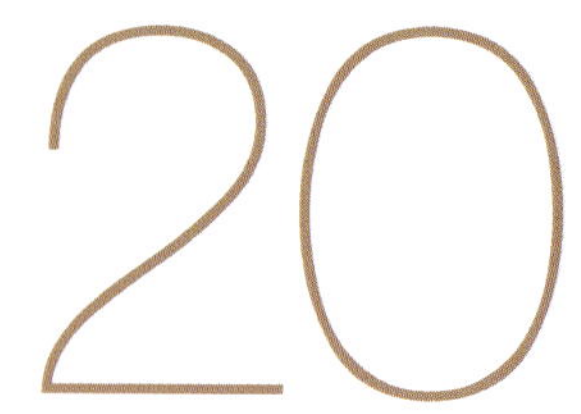

主　　编：王　凡
开本装帧：大32开平装
出版日期：2012年11月第1版第1次印刷
策划编辑：张钢钢　华中健

● 中国针灸学会科学技术奖科普奖二等奖（2024）

Ⅱ 20

北京地区针灸传统积淀深厚，影响深远，名医大家辈出，王乐亭、胡荫培、牛泽华、高凤桐、叶心清、杨甲三、程莘农、贺普仁都是近现代闻名遐迩、各怀绝技的针灸大家。系统整理、总结他们的学术经验对于推动针灸学术的发展，提高临床诊治水平无疑意义非凡，价值很高。因此，当我们熟悉的北京针灸名家学术经验继承工作委员会王凡主任谈到出版这套丛书的想法时，我们完全赞同，表示大力支持，并就丛书的基本框架和编写体例进行了充分、细致的沟通。特别强调了要根据针灸疗法实践性强、技法突出的特点，以及各位名家的学术特色来灵活设置栏目，以充分体现这些名医大家的独特学术经验，不要千篇一律，面面俱到。

正因为前期的准备工作比较充分，故整个编写及编校过程都比较顺利，质量较高，先后出版的10多本都受到读者追捧，每本都先后多次重印。其中《金针大师——王乐亭》9次重印，发行17,000多册，“双效”明显。2014年，此套丛书荣获“中国针灸学会科学技术奖科普奖”二等奖。此后，王凡主任又趁热打铁主持编写了《北京针灸英才丛书》，重点介绍当代北京针灸杰出人才的学术经验，形成了北京针灸学术的一个响亮品牌，影响广泛。

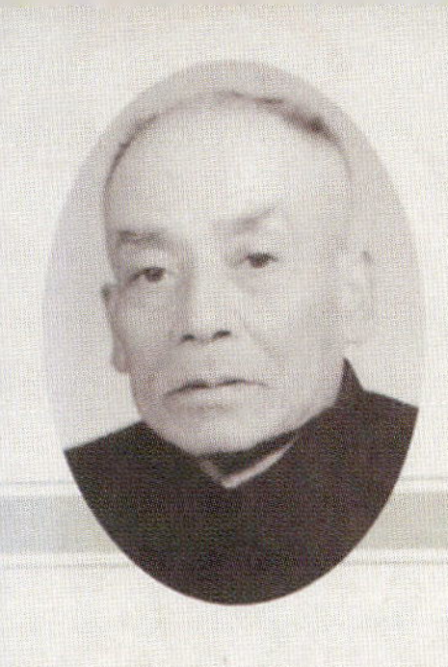

北京针灸名家丛书

金针大师 王乐亭

主编◎钮雪松

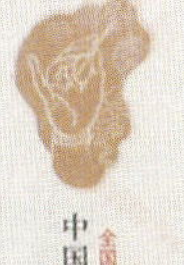

中国中医药出版社

全国百佳图书出版单位

北京针灸名家丛书

毫发金针 胡荫培

主编◎钮雪松

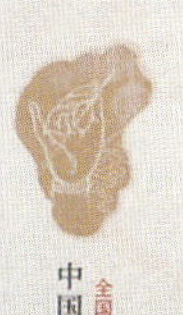

中国中医药出版社

全国百佳图书出版单位

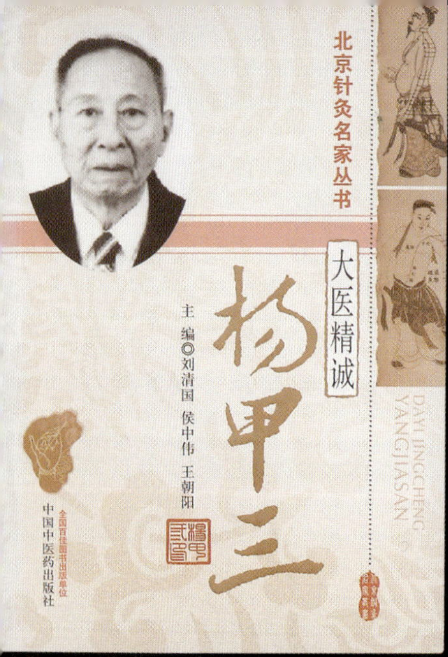

北京针灸名家丛书
大医精诚
杨甲三
主编◎刘清国 侯中伟 王朝阳
DAYI JINGCHENG
YANGJIASAN
中国中医药出版社
全国百佳图书出版单位

北京针灸名家丛书
济世金针
钮韵铎
主编◎钮雪松
JISHIJINZHEN
NIUYUNDUO
中国中医药出版社
全国百佳图书出版单位

北京针灸名家丛书
仁心圣手
田从豁
主编◎杨涛
RENXIN SHENGSHOU
TIANCONGHUO
中国中医药出版社
全国百佳图书出版单位

北京针灸名家丛书
针坛名师
于书庄
编著◎于振中
ZHENTAN MINGSHI
YUSHUZHUANG
中国中医药出版社
全国百佳图书出版单位

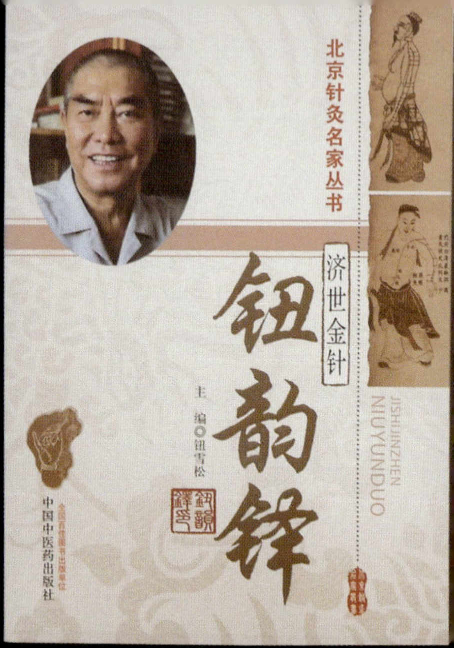

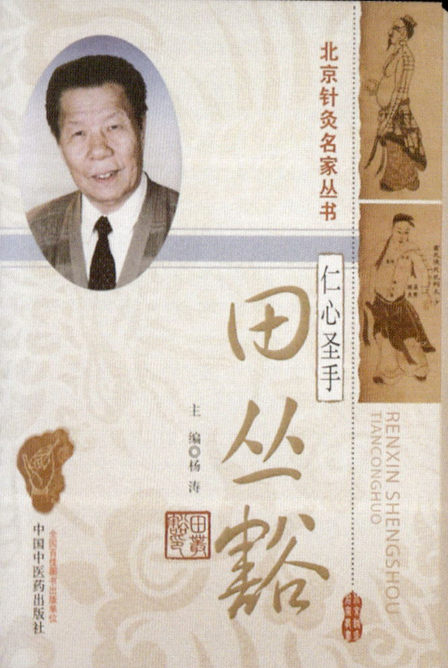

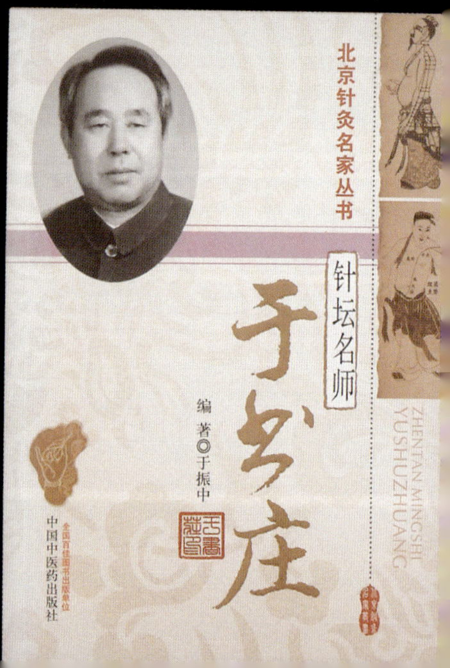

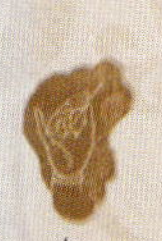

北京针灸名家丛书

总主编◎王　凡

谷世喆

知针知药

ZHIZHEN ZHIYAO

GUSHIZHE

主　编◎王朝阳　侯中伟　冯永伟

主　审◎赵京生

中国中医药出版社

全国百佳图书出版单位

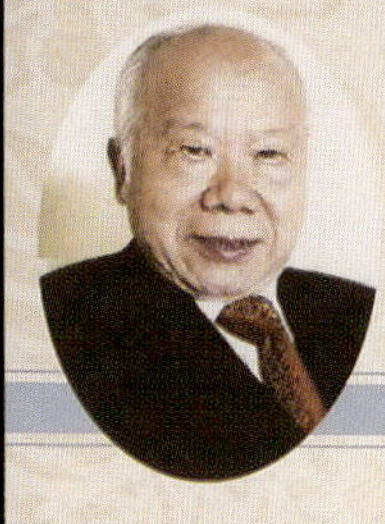

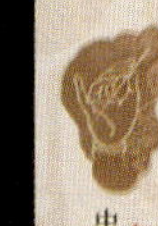

北京针灸名家丛书

总主编◎王　凡

周德安

德高术精

DEGAO SHUJING

ZHOUDE AN

主　编◎刘慧林　夏淑文

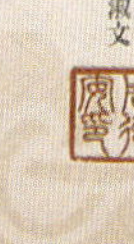

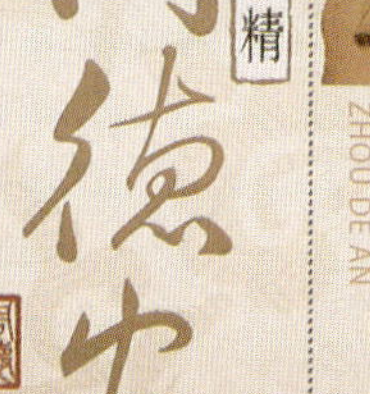

中国中医药出版社

全国百佳图书出版单位

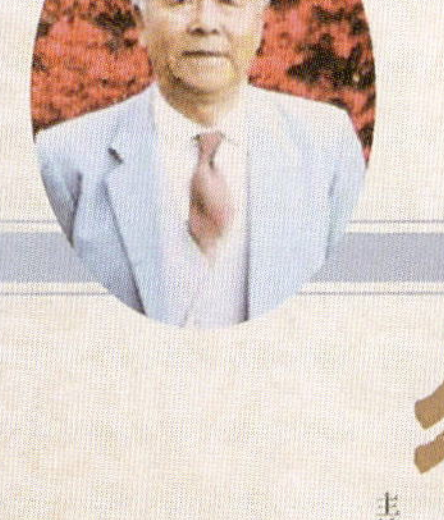

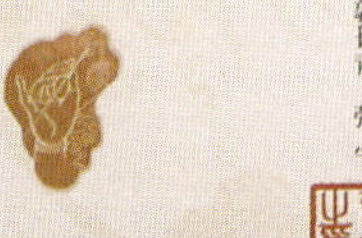

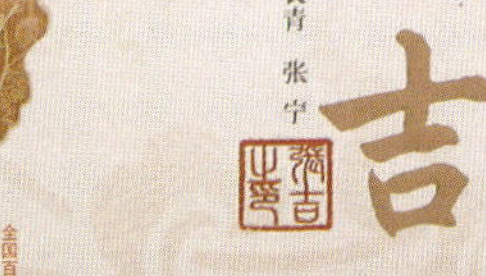

北京针灸名家丛书

张吉

针药济世

ZHENYAOJISHI

ZHANGJI

主编◎郭长青　张宁

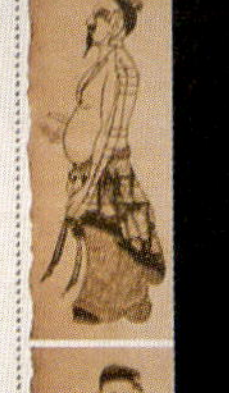

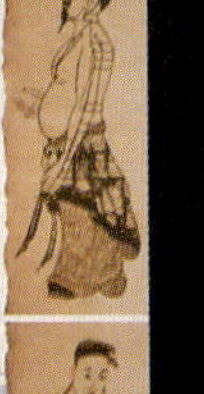

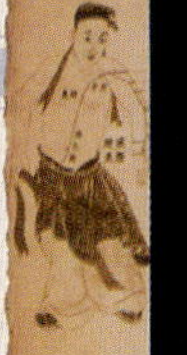

中国中医药出版社

全国百佳图书出版单位

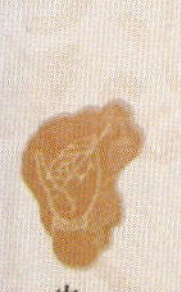

北京针灸名家丛书

总主编◎王　凡

金伯华

针坛巾帼

ZHENTANJINGUO

JINBOHUA

主　编◎侯中伟　张国飞

主　审◎王　凡

中国中医药出版社

全国百佳图书出版单位

火神派著名医家系列丛书（6种）

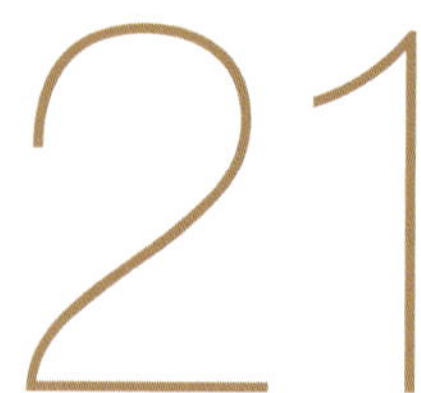

主　　编：张存悌
开本装帧：大32开平装
出版日期：2014年6月第1版第1次印刷
策划编辑：张钢钢　华中健
封面设计：赵　静

Ⅱ-21

前几年，火神派非常“火”，相关图书出了不少，由此也引起业内很大的争议，批评、反对声不断。在此当口，策划这套《火神派著名医家系列丛书》显得有点不合时宜，似有“凑热闹”“火上浇油”之嫌。我的初衷是：火神派代表医家不仅理论特别，观点新异，而且都是临床高手，个性鲜明，风格各异，经验独到，值得我们深入挖掘、整理、研究。有争议是好事，正可以促进中医学术发展，只要出发点是好的，无需回避。

张存悌老师多年来一直致力于火神派研究、推广，成果颇丰，影响较大，应该是此套丛书主编的最佳人选。虽然我和张老师素昧平生，但当我冒昧给他去电谈此想法时，张老师欣然应允，让我惊喜、感动。张老师不仅很快就拟定了丛书基本框架、编写要求和首批医家名单，而且还一一帮助推荐、落实作者，使丛书的编写工作得以顺利启动。

丛书第一批出来的3本：郑钦安倡人身以元阳、元阴为立命之本，而以阳为主导，临床善用姜、桂、附等大辛大热之药，屡起重痾，被人尊称为“郑火神”；祝味菊学贯中西，特立独行，临证重视温热扶阳治法，擅用附子一类温阳药物，人称“祝附

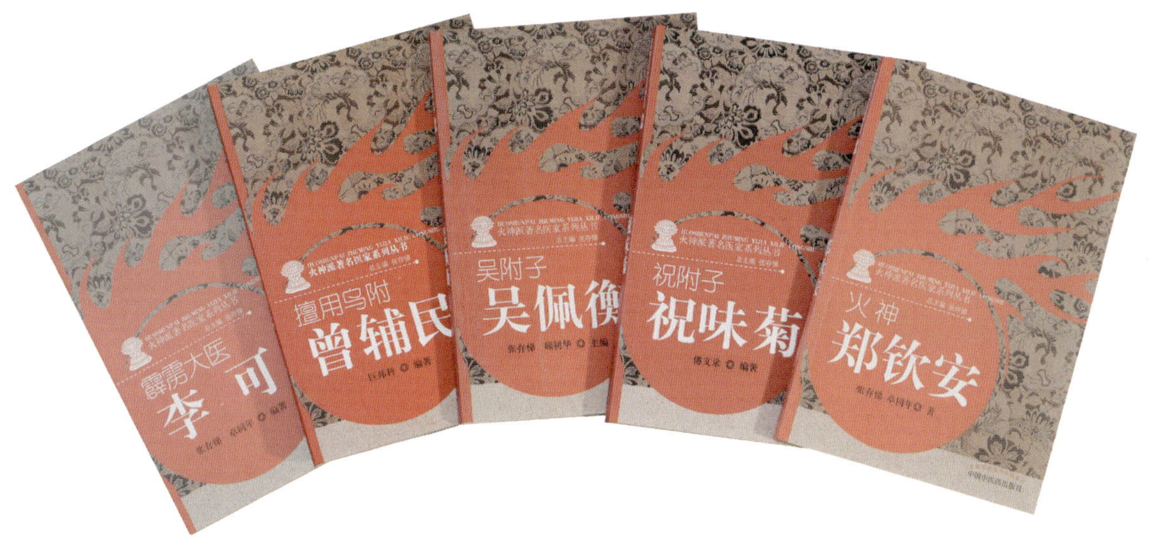

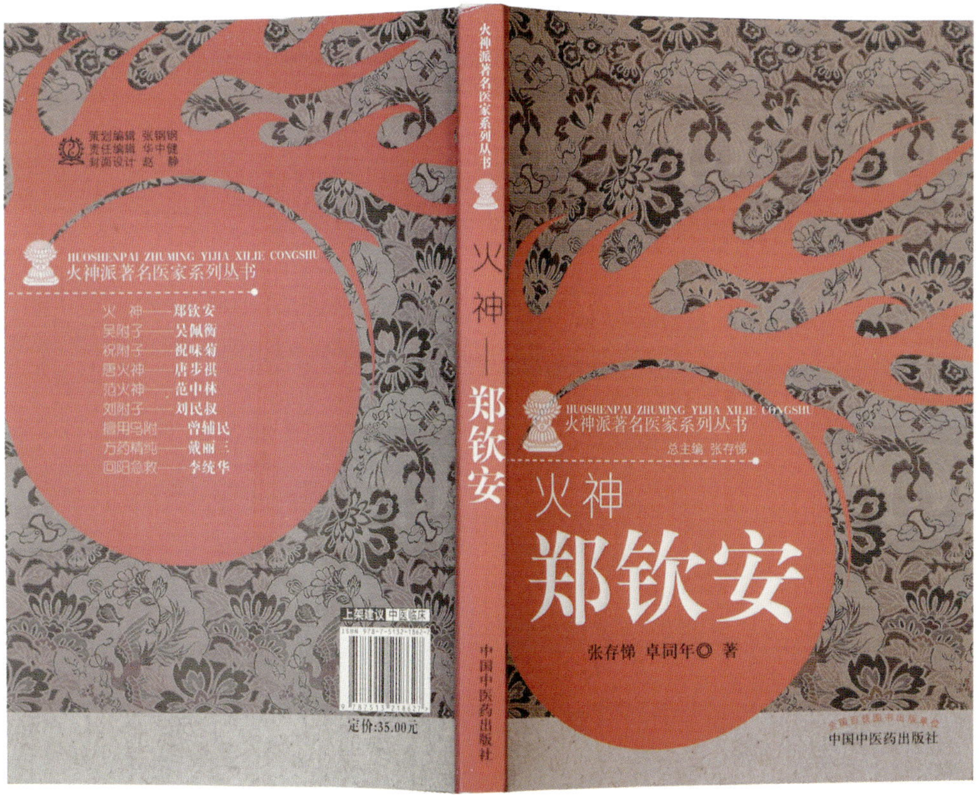

策划编辑 张钢钢
责任编辑 华中健
封面设计 赵 静

HUOSHENPAI ZHUMING YIJIA XILIE CONGSHU
火神派著名医家系列丛书

火 神——郑钦安
吴附子——吴佩衡
祝附子——祝味菊
唐火神——唐步祺
范火神——范中林
刘附子——刘民叔
擅用乌附——曾辅民
方药精纯——戴丽三
回阳急救——李统华

上架建议 中医临床

定价:35.00元

火神派著名医家系列丛书

火神——郑钦安

中国中医药出版社

HUOSHENPAI ZHUMING YIJIA XILIE CONGSHU
火神派著名医家系列丛书

总主编 张存悌

火神
郑钦安

张存悌 卓同年◎著

中国中医药出版社

平提高，无论观点如何，主张怎样，都会得到尊重。

还需特别说明的是，丛书中的医案、处方，尤其是药物用量都是医家在当时特定条件下的个人临床经验，如有的医案处方中附子、乌头、细辛等有毒中药的用量很大，读者研读时应特别注意，慎重对待，切不可盲目生搬硬套；非专业读者，必须在相关临床医生指导下应用，以免发生意外。

中国中医药出版社

2014年5月

总　序

《火神派著名医家系列丛书》的出版是有关火神派研究的一件大事，也是中医学术流派探讨的一件盛事，作为丛书主编，借此机会谈几点看法，并就教于广大同道。

一、火神派的主流应该肯定

近年来，火神派异军突起，以其独特风格和卓著疗效引起广泛注意，在医坛上产生了非同寻常的反响，虽然不无异议，但其主流的发展是卓有成效、有目共睹的。这主要表现在：

1. 有关火神派的几十部专著相继出版，其中如《郑钦安医书阐释》《扶阳讲记》《李可老中医急危重症疑难病经验专辑》《中医火神派探讨》等书一再加印，堪称畅销书；特别是郑钦安的著作《医理真传》《医法圆通》及其著作的合集竟有多种版本先后上市，虽然不无跟风之嫌，但毕竟也从一个侧面反映了人们的需求。

2. 从2008年起，全国连续召开了五届“扶阳论坛”会议，媒体报道场面热烈，颇有“爆棚”之势。2012年11月在成都召开的第五届“扶阳论坛”会议上，卫生部副部长、国家中医药管理局局长王国强专程到会，并致辞祝贺；广东、广西、云南等地区还多次召开了有关火神派及吴佩衡、李可等人的专题研讨会；《中国中医药报》和《中医杂志》时有相

1999年），早年拜钟符卿等名医为师，“向守其师承轻淡之术”，亦即吴门轻清学派，悬壶不久已有声名。但其34岁时，姨丈家中先后三人罹患伤寒，陈氏自己先以“轻淡之术”“挡了一个头阵”，毫无寸功。后遍请中西“大名医”，结果皆以病亡告终。一年之内，“经历了三次教训”，他深感负疚，决计再访名师。后结识祝味菊，“听得许多闻所未闻的见解”，茅塞大开，遂以35岁之年执弟子礼于祝氏门下，每晚到祝师家，质疑问难，并将师生问答整理成《伤寒质难》一书，成为祝氏入门传人。按说，陈老先生为祝氏入门传人，应该对阴阳至理认识得不错。谁想到此老晚年竟然说出：“重阴重阳只是一种宗教观念，始终是一场糊涂官司。擅用温补者自然强调阳重，擅用滋阴者自然强调阴重。”（《陈苏生医集纂要》）这话未免糊涂，似乎阴阳可以随性而定，全无客观标准了。关键恐怕还是没掌握好阴阳辨诀的真谛，自然分不清究竟是阴虚还是阳虚了。阴阳辨诀可以说是寒温之争的试金石。

作者学习钦安学说之后，首先分清阴阳，方觉真正会看病了，“此处下手，便是高一招法”，这要归功于对阴阳辨诀的感悟，《灵枢》中提到：“明于阴阳，如惑之解，如醉之醒。”确实感同身受，辨病认证如同增加了一双慧眼。

第二节　注重阳气，擅用姜附

《素问·生气通天论》：“阳气者，若天与日，失其所则折寿而不彰，故天运当以日光明。”堪称中医重视阳气的最本始论述。郑钦安根据经义，提出火神派最重要的学术观点就是重视

阳气，崇尚扶阳。也就是说，在阴阳两纲中，他并非等量齐观，而是特别看重阳气，阳主而阴从。在人身各种阳气中，他又特别推重肾阳，即元阳，认为是人身立命之根本，当然也是人体疾病善恶转化的关键。

一、阳统乎阴，阳主阴从

郑钦安认为，元阴元阳是人身立命之根本，但是在阴阳两纲中，表面上看，阴阳在相互为用的关系中，处于等同地位，互为消长，缺一不可。然而在相互消长的过程中，表现出的却是“阳统乎阴”、“阳主阴从”的现象。因此他认为阴阳二者之间的关系，关键在于阳气，阳为主，阴为从，二者虽说互根，但又有主次之分。所以郑钦安特别重视阳气，认为“阳者阴之根”，“有阳则生，无阳则死”。推崇辛热扶阳治法，擅用姜附等药，显然都是建立在注重阳气的基础之上。在其著作中，他反复阐述这些观点：

“人身所恃以立命者，其惟此阳气乎。阳气无伤，百病自然不作，有阳则生，无阳则死。”

“有形之躯壳，皆是一团死机，全赖这一团真气运用于中，而死机遂成生机。”

“人身立命就是一个火字。”“人之所以立命者，在活一口气乎。气者阳也，阳行一寸，阴即行一寸；阳停一刻，阴即停一刻，可知阳者阴之主也。”（《医理真传·卷二》）

“阳者阴之根也，阳气充足，则阴气全消，百病不作。”

“阳旺一分，阴即旺一分；阳衰一分，阴即衰一分。”

“阳统乎阴，阳者阴之主也，阳气流通，阴气无滞。”

阴阳的这种关系，敬云樵比喻为太阳和月亮，在眉批中他

子”；曾辅民崇尚火神派，临证擅用乌附，经验老到，疗效显著。作者都尽其所能从多角度来展现这三位医家的独特风采，给这套丛书开了个好头。

之后，又相继推出了《吴附子——吴佩衡》《霹雳大医——李可》和《清初扶阳名医——吴天士》。丛书出版后，大都多次重印，累计发行近30,000册，近1000,000万码洋。

云南省中医医院名医学术经验丛书（13种）

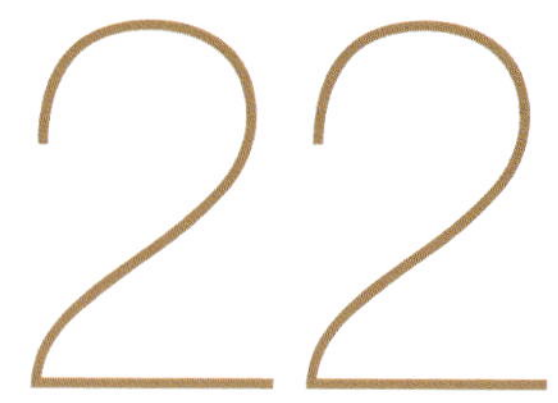

主　　编：秦国政　吴生元
开本装帧：小16开平装
出版日期：2014年12月第1版第1次印刷
策划编辑：华中健
装帧设计：鞠洪深　谭丽丽

Ⅱ-22

“总算出来了！”这是我们拿到这套丛书的第一本样书时发出的感叹。

这套书从2013年年初拿到稿子到现在出来第一本样书已近两年时间，真够长的。除了编辑人手少，急活、要活多，无法集中时间、全力以赴来做而耽搁外，最主要的原因还是由于绝大多数书稿质量不行，离出版要求差距太大，编辑不得不花费大量时间反复修改、调整，以至于难产。

13本书稿最初都是以“某某学术思想与临床经验”的俗套书名出现，千篇一律，没有特色，加上所介绍的名家大都只是地方名医，影响有限，这样的书出来其命运可想而知。于是，还不得不在书名上动番脑筋、下点功夫。其实，仔细研究书稿可以发现，这些名医在学术或临床上或多或少都有自己的特色和亮点，我们就把每个医家这些独特的东西找出来，加以概括、提炼，以此作为主书名，原书名则改作副书名，如《调气行血，善治心脑疾病——罗铨学术思想与临床经验集》《融合寒温，活用古方治儿疾——刘以敏学术思想与临床经验》。这样改动，书名一下子就生动起来，具有了各自的特点，比原来的要好不少。

装帧设计专门找了一位资深设计师，且有在云南生活、工作的背景，期望能有所突破，给丛书增色。设计方案出来后，确实有新意，现代而有地方特色，与同类的中医药图书不大一样。

内容提要

本书由陈乔林主任医师及其师带徒弟子偕再传弟子编写。内容辑自陈老历年医案和所撰论文、心得。全书分医事传略、学术心得、临证经验、医论医话、方药解析、医案举隅、论著辑要等部分，系统介绍了陈老的从医经历、学术思想及临证经验。如陈老主张兼容并蓄各学派之长，并十分留意现代医学和中西医结合医学临床研究的进展。陈老善治内、妇、儿、五官等常见病及疑难杂症，精于诊治外感热病、呼吸系统疾病、内科急症和老年病，尤潜心于对咳喘、咽喉肿痛、心脑血管病等的研究，疗效显著。本书集中反映了陈老诊疗外感热病及一些内科急症方面的学术思想和经验，适合广大中医临床工作者参考。

上架建议 中医临床

ISBN 978-7-5132-1727-9
定价：39.00元

兼容并蓄 精于诊治热病、急症——陈乔林学术思想与临床经验集

主编 陈乔林

中国中医药出版社

云南省中医医院名医学术经验丛书

总主编 秦国政 吴生元

兼容并蓄 精于诊治热病、急症

——陈乔林学术思想与临床经验集

主编 陈乔林

中国中医药出版社

羟皮质类固醇和17-酮皮质类固醇的含量，结果显示：较同年龄健康人的含量明显降低。慢性肺心病患者尸检均有肾上腺皮质萎缩，这是由于长期缺氧，肾上腺皮质功能持续处于应激状态，因而逐渐消耗，最后衰竭。临床上还测到肺脾肾阳气虚的患者，静脉血中T细胞比值显著低于正常，痰液IgA水平在急性发作期仍停滞于低水平，血清补体活力亦降低。这些研究资料均表明，COPD患者神经-内分泌功能下降，免疫功能受损，造成患者整体抵抗力明显低下。肺脾肾三脏的虚损是酿成COPD病变向纵深发展的重要因素，也是COPD和慢性肺心病患者容易感受外邪的内在原因。因为肺主皮毛，开窍于鼻，脾主肌腠，肾督一身之阳，三者亏损都可导致卫外不固。特别是在使用大剂量清热解毒药或大剂量联用抗生素以及利尿剂时，很容易戕伤正气，尤其要注意固护正气。满足患者的基本能量和蛋白质需求是现代医学重要的支持疗法，但难以在较短时间内使虚证逆转。中医的优越性是，可根据患者不同的虚证表现和虚实兼夹证情，分别给予不同量级的助阳、滋阴、益气、补血等方药。补虚与泻实同用是救治AECOPD的常法，关键在于合理掌握二者的分寸。治疗AECOPD虚证的一面，可以视阴阳虚损的具体证情，及早分别选用生脉注射液、参附注射液、黄芪注射液等单用或联用静脉滴注。在处方用药上，陈老常用的扶正祛邪并用方剂如下：生脉饮加黄芩、赤芍，参附汤加黄芩、赤芍。众多报导都证实了黄芩苷能有效抑制内毒素引起的内皮细胞的呼吸暴发和氧自由基的释放；赤芍对改善肺动脉高压、提高肺氧合作用效果明确。对阴阳两虚者则可二者联用。若想加强益气养阴，则可加黄芪、玉竹；加强温肾定喘，可加连皮核桃、鹿角霜，二药既有补益肺肾、敛肺纳气的作用，又不腻补。黄宫绣《本草求真》称："连皮核桃……疮肿、鼠瘘、痰核，取其用能通郁解结。"《四川中药志》称鹿角霜能"治折伤，痘疮不起，疔疮，疮疡肿毒"。取用二药治AECOPD也是借用其托里排毒之功。为加强清热除痰之力，加用清肺化痰饮；为加强降火消痰散结之力，加用海蛤粉；为祛除老痰顽痰之力加牙皂、橘红。另外，在伍用敛肺纳气药的同时，拟酌用麻黄3g左右，一取其能鼓动药力，二取其能开阖并用。

以上就COPD、AECOPD的痰瘀互结、积渐成损的基础病机和因痰气交阻而反复发作的关键环节作了粗浅论述。重点谈了痰气交阻按演变程度分为痰浊阻肺、痰浊结胸和痰壅气塞三个阶段，关于宣肺的重要性和麻黄的运用，润燥须分滋润与温

润，痰饮的辨治以及扶持正气诸方面的一些临床经验。

肺心病急性发作

肺心病急性发作期常表现出咳、喘、痰、肿、悸等特点，临床表现虚实夹杂，寒热互见，为难治性急重症。肺心病急性发作期是以虚及由虚而派生的痰瘀水停为病理基础、外感时邪为急性诱发因素，痰热壅肺是产生各种变证的基础，热毒痰瘀为主要致病因素。辨治肺心病急性发作的关键环节为抓紧祛邪解毒、注重泄浊化痰、及早醒脑开窍、适度化瘀利水和及时扶持正气五个方面。下面予以分述。

一、治疗的五个关键环节

（一）抓紧祛邪解毒

邪毒是引发肺心病急性发作的重要原因，也是导致病情恶化的基础，故治疗必须抓紧祛邪解毒。急性感染之初，即应全力排邪于外，余邪未尽也绝不能因体虚而忽略标实的存在，不可忽视扶正祛邪。祛邪解毒法包括宣散风寒、宣肺清热、清热化痰、开胸散结、泄热通腑、清营凉血等。现代研究表明，呼吸道感染容易导致炎性介质释放，故治疗时应注意寻找抗炎性介质、改善免疫功能、加强防御机制的有效药物。需强调的是，清热解毒药不仅能抑制杀灭细菌、控制毒素释放，亦能调节和改善免疫功能，扶持正气药也不只是在于加强机体免疫力，增强网状内皮系统吞噬功能，还可以促进毒素排泄、抑制毒素释放。此外，不可忽视通腑的重要作用，对肺心病急性发作期可早用大黄通腑，大黄尚有泄血分热、清热通瘀的作用。

（二）注重泄浊化痰

痰浊邪热壅肺是肺心病急性发作及引起各种变证的病理基础，感受外邪兼肺、脾、肾功能失常，使津液停聚而化为痰浊，阻碍气机宣肃，出现咳嗽、喘促、咳脓痰等症。若痰浊蒙蔽心窍，则出现嗜睡、神昏谵语、神志恍惚，甚则昏迷，呈现呼吸衰竭、肺性脑病的危重状况，故必须注重泄浊化痰。清肺化痰饮有较强的清热解毒、泄浊排痰作用。若伴肺气闭束，应注意开提肺气，可加麻黄、桔梗、细辛；若

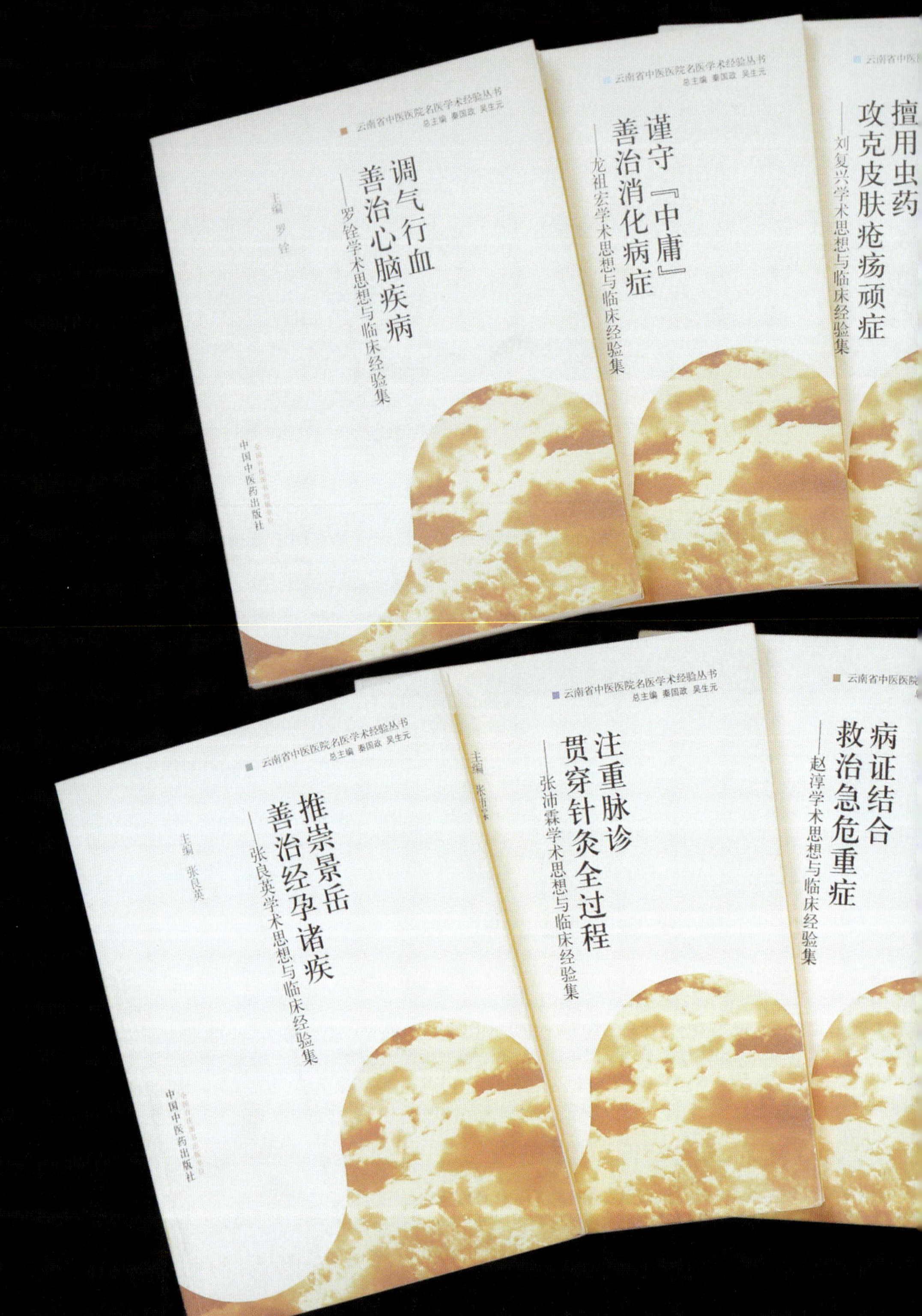

云南省中医医院名医学术经验丛书
总主编 秦国政 吴生元
调气行血 善治心脑疾病
——罗铨学术思想与临床经验集
主编 罗铨
中国中医药出版社
云南省中医医院名医学术经验丛书
总主编 秦国政 吴生元
谨守『中庸』 善治消化病症
——龙祖宏学术思想与临床经验集
擅用虫药 攻克皮肤疮疡顽症
——刘复兴学术思想与临床经验集
云南省中医医院名医学术经验丛书
总主编 秦国政 吴生元
推崇景岳 善治经孕诸疾
——张良英学术思想与临床经验集
主编 张良英
中国中医药出版社
云南省中医医院名医学术经验丛书
总主编 秦国政 吴生元
注重脉诊 贯穿针灸全过程
——张沛霖学术思想与临床经验集
病证结合 救治急危重症
——赵淳学术思想与临床经验集

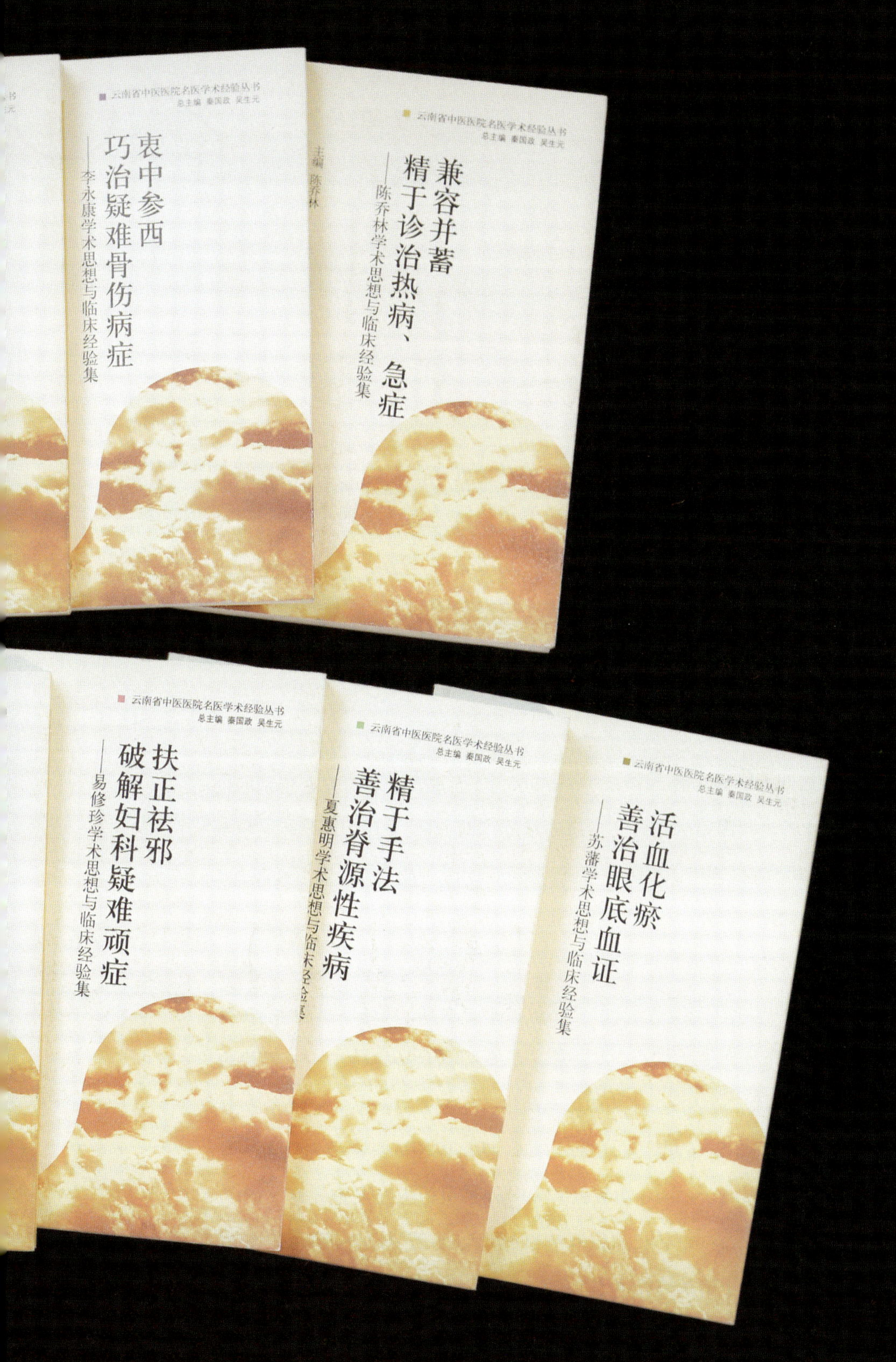
云南省中医医院名医学术经验丛书
总主编 秦国政 吴生元
衷中参西 巧治疑难骨伤病症
——李永康学术思想与临床经验集
云南省中医医院名医学术经验丛书
总主编 秦国政 吴生元
兼容并蓄 精于诊治热病、急症
——陈乔林学术思想与临床经验集
云南省中医医院名医学术经验丛书
总主编 秦国政 吴生元
扶正祛邪 破解妇科疑难顽症
——易修珍学术思想与临床经验集
云南省中医医院名医学术经验丛书
总主编 秦国政 吴生元
精于手法 善治脊源性疾病
——夏惠明学术思想与临床经验集
云南省中医医院名医学术经验丛书
总主编 秦国政 吴生元
活血化瘀 善治眼底血证
——苏藩学术思想与临床经验集

中医经典注评丛书（4种）

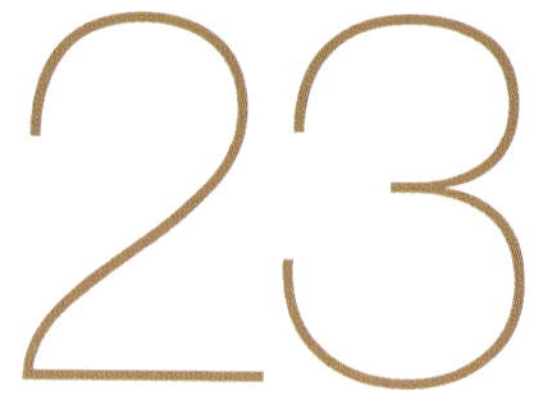

作　　者：中医研究院研究生班

开本装帧：16开平装

出版日期：2010年11月第1版第1次印刷

策划编辑：华中健

Ⅱ-㉓

古今有关中医四大经典注释、评按的书籍非常多，而这套丛书却有着特别的价值和意义。因其作者是我国第一届研究生班的学员，都是当时全国中医学子中出类拔萃者，并在中医研究院（现中国中医科学院）接受了中医一流名师的亲自授课、严格训练，打下了扎实的经典理论基础和学术功底，日后都成为中医各领域的领军人物。当年他们在中医名师、专家指导下所做的注评，严谨缜密，客观详尽，一直作为中医研究院研究生的内部教学参考书，其学术价值不言而喻，现在能重新整理，公开出版发行，让更多的中医学子受益，无疑意义非凡。我们也以敬畏之心，珍惜这样难得的机会，精心编校，以保证丛书出版的高质量。

丛书出版后，不负所望，受到广大读者的青睐，四本厚厚的大书都先后多次重印。其中《黄帝内经素问注评》4印，销售近8,000册；《黄帝内经灵枢注评》3印，销售6,600多册；《伤寒论注评》3印，销售12,000多册；《金匮要略注评》3印，销售9,000多册。之后又专门出了精装典藏本，以满足不同读者的需求。

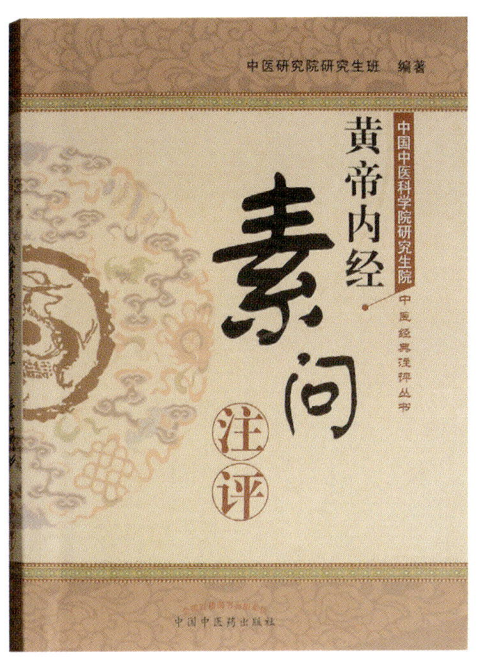
中医研究院研究生班 编著
黄帝内经
素问
注评
中国中医科学院研究生院
中医经典注评丛书
中国中医药出版社

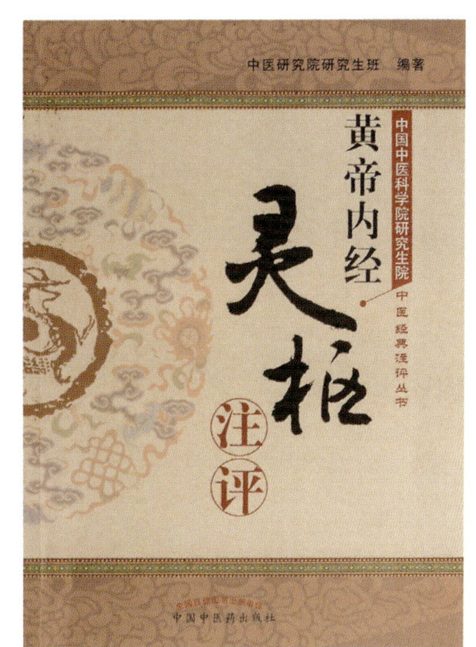
中医研究院研究生班 编著
黄帝内经
灵枢
注评
中国中医科学院研究生院
中医经典注评丛书
中国中医药出版社

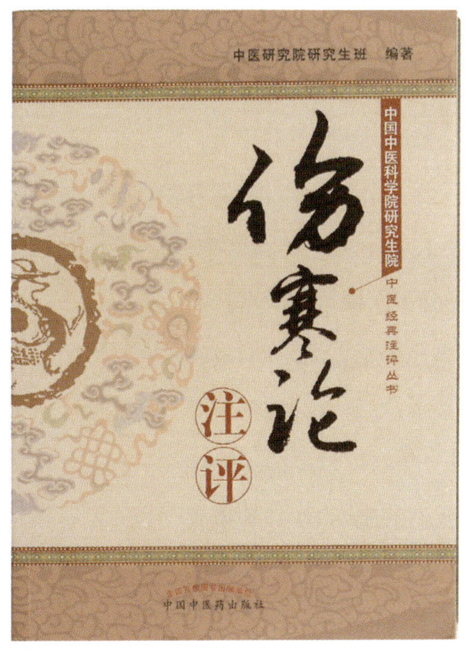
中医研究院研究生班 编著
伤寒论
注评
中国中医科学院研究生院
中医经典注评丛书
中国中医药出版社

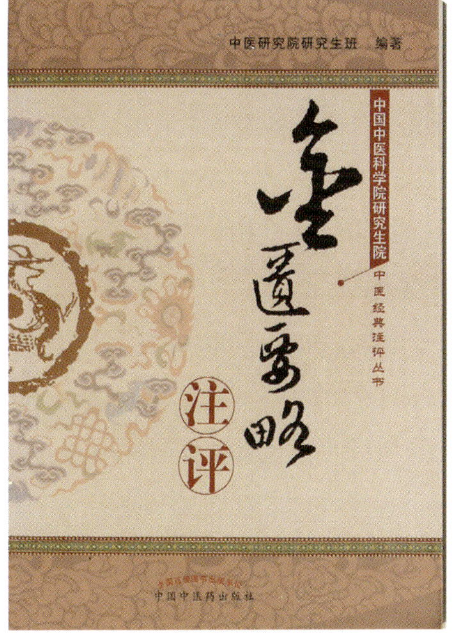
中医研究院研究生班 编著
金匮要略
注评
中国中医科学院研究生院
中医经典注评丛书
中国中医药出版社

何氏二十八世医著新编（11种）

24

主　　编：何新慧
开本装帧：小16开精装
出版日期：2023年4月第1版第1次印刷
策划编辑：华中健
书籍设计：周伟伟

●『十二五』国家重点图书
●国家出版基金资助项目（2020）

Ⅱ ㉔

同事艳杰编辑调出出版社，转给了我们这个选题项目。何氏中医历870余年，传承30代，如此中医世家在我国乃至世界都少有。其在漫长的行医过程中积累了诸多医著流传至今，这套丛书正是集现存何氏医著文献之大成，包括专题论著、医家医论及医案，亦有墨迹与印谱，内容丰富，文献史料及学术价值颇高，被列为“十二五”国家重点图书。

考虑到市场因素，我们根据以往经验，首先花大力气申请到了国家出版基金的资助，为本套丛书高质量的编辑、出版提供了资金保证，解决了后顾之忧。同时对原丛书书目框架及书名内容做了一些调整，使之更加合理、完善。书籍设计则延续了文雅大气的风格，尤其突出了何氏中医元素。封面图案，原来选的是传统的手持针灸针的造型，有点俗套，且缺少变化，作者也不喜欢。根据我们的建议，设计师换成了草药线描图，既美观，也合何氏中医主题，而且每本书的图案不同，有所变化，得到作者赞许。整套丛书也顺利通过了基金项目的验收。

何氏二十八世医著新编

何氏伤寒温病六书校评

明 何渊 清 何汝阈
清 何元长 清 何平子 著

中国中医药出版社

何氏二十八世医著新编

何氏伤寒温病六书校评

明 何渊 清 何汝阈 清 何元长 清 何平子 著
何新慧 校评
陈晓晖 周毅萍 王振伟 顾绍林 参校

中国中医药出版社

【校注】

［1］疏邪实表汤：出自陶华《伤寒六书》。功同桂枝汤，增强了祛风温作用。

［2］甘烂水：当为甘澜水，出自《伤寒论》65条茯苓桂枝甘草大枣汤方后。作甘澜水法：取水二斗，置大盆内，以杓扬之，水上有珠子五六千颗相逐，取用之。

［3］麻黄：指麻黄汤。

［4］越婢：指越婢汤，出自《金匮要略·水气病脉证并治》。

【评析】

桂枝汤治太阳伤风证，症有汗出，乃腠理疏、营气弱所致，因卫表受邪或是有所壅滞，故汗出不畅，需发散风寒之邪，当邪气尽去，营卫和调，则汗出自止，故何渊说"此汗止而邪去，非以桂枝为敛汗也"。方后加减有可取之处，如胸满加枳壳、桔梗；热甚加柴胡、黄芩；喘加杏仁、五味子等。桂枝汤的化裁方大多为《伤寒论》和《金匮要略》方。

【原文】

神术汤 治感冒伤寒，脉浮紧，头痛，恶寒发热，四时瘟疫，伤风鼻塞，无汗咳嗽。

苍术二钱 川芎、白芷、羌活、藁本、炙甘草各一钱 细辛五分

加姜、葱煎服。

热加柴胡、黄芩；渴加花粉、干葛；恶心加半夏、陈皮。胸满加枳壳、桔梗；烦躁加石膏，代大青龙汤；加葛根、麻黄，以代麻黄汤。又苍术、防风各二两，炙草一两，加姜、葱煎，亦名神术散[1]，治内伤物，外感寒邪，而无汗者；亦治刚痉。如发热恶寒，脉沉紧加独活；浮紧加羌活；浮紧而洪，是兼阳明，加葛根；带弦数者，是兼少阳，加柴胡；妇人加当归。又太无神术散：泔浸苍术、姜炒厚朴一钱，陈皮二钱，炙草、藿香、石菖蒲各钱半，治感山岚瘴气，憎寒壮热，一身尽痛，头面肿大，及瘴疟时

毒。又白术二两，防风二两，炙草一两，姜三片，名白术汤，治内伤生冷，外受风寒，而有汗者；亦治柔痉。

【校注】

［1］神术散：此方出自王好古《阴证略例》。功能解表化湿和中。

【评析】

本方药物组成同《太平惠民和剂局方》神术散，功能祛风散寒、解表止痛，对恶寒发热、头痛无汗者尤适。加减变化凭脉而定，如发热恶寒，脉沉紧，加独活；浮紧，加羌活；浮紧而洪，是兼阳明，加葛根；带弦数者，是兼少阳，加柴胡，甚为合理，值得借鉴。

【原文】

五苓散 治膀胱邪热，小便不通，烦躁消渴，有表里症。通治诸湿，腹满水肿，呕逆泄泻，及中暑烦渴，身热头痛，霍乱吐泻。

猪苓 茯苓 白术 泽泻（倍用） 桂（有表及杂病当用桂枝）

为末。每服三钱，服后多饮热水，汗出而愈。

伤暑加朱砂灯心煎。本方加苍术，名苍桂五苓散，治寒湿。本方加石膏、滑石、寒水石，名桂苓甘露饮[1]，治六腑之热。本方单用肉桂，茯苓等分蜜丸，名桂苓丸[2]，治冒暑烦渴，引饮过多，腹胀便赤。本方单用泽泻五两，白术二两，名泽泻汤，治心下支饮，常苦眩冒。本方单用茯苓、白术等分，名茯苓白术汤，治脾虚不能制水，湿盛泄泻。本方加川楝子，治水疝。本方去桂，加苍术、甘草、芍药、栀子、黄芩、羌活，名二术四苓汤，通治表里湿邪，兼清暑热。本方倍桂，加黄芪，治伤暑大汗不止。潮热加柴胡，黄芩；渴加花粉；大便秘加大黄；内热甚加黄连、犀角；小便赤涩加山栀；身目黄加茵陈；暑加香薷、扁豆。余附方详《集解》[3]。

何氏二十八世
医著新编

何元长医著二种校评

清·何元长 著
何新慧 校评
英洪友 顾绍林 参校

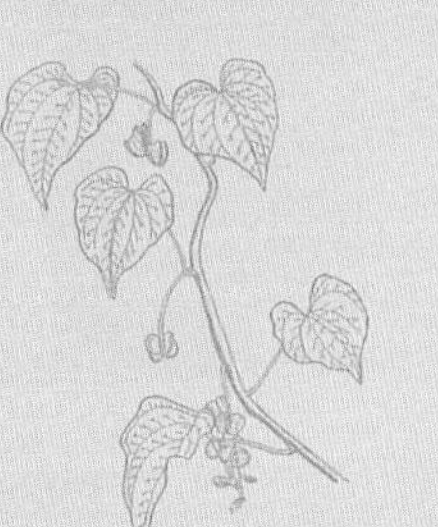

全国百佳图书出版单位
中国中医药出版社

何嗣宗医著二种校评

清·何嗣宗 著
何新慧 蔡珏 校评
周毅萍 参校

何氏大书三种校评

明·何应璧 明·何应时 清·何镇 著
何新慧 校评
袁敏 李顺达 王振伟 参校

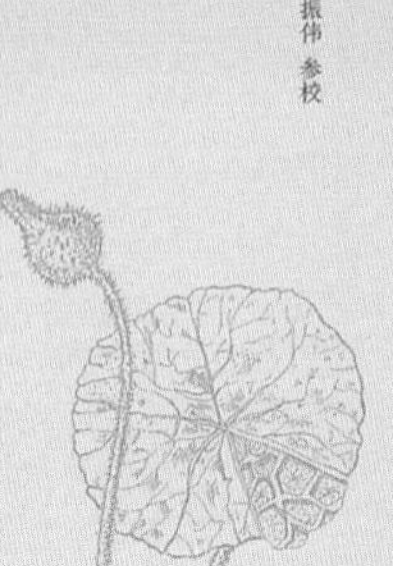

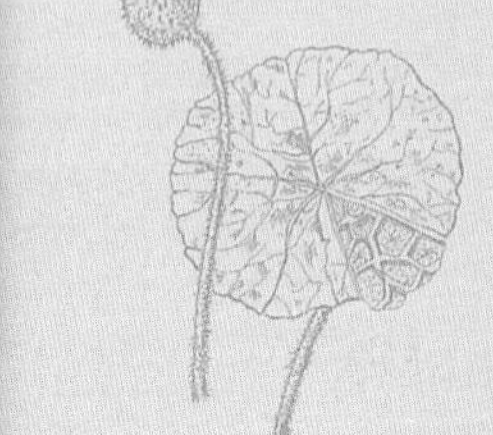

何氏二十八世
医著新编

何氏内妇科临证指要

何新慧 主编
孔祥亮 刘恬娟 何大平 何以丰 何婷
周毅萍 姚亮 蔡珏 王振伟 参编

全国百佳图书出版单位
中国中医药出版社

何氏妇科专著校评

清·何应豫 何时希 著
何新慧 孔祥亮 校评
徐满成 何大平 参校

何氏伤寒温病六书校评

明·何渊 清·何汝阈 清·何元长 清·何平子 著
何新慧 校评
陈晓晖 周毅萍 王振伟 顾绍林 参校

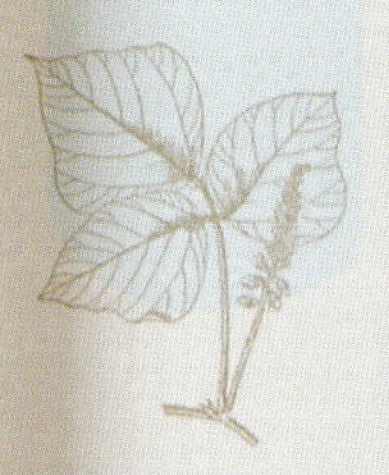

何氏本草类纂与药性赋校评

明·何应璧 清·何镇 清·何炫 清·何书田 著
何新慧 校评
顾绍林 蔡珏 刘恬嫣 何以丰 参校

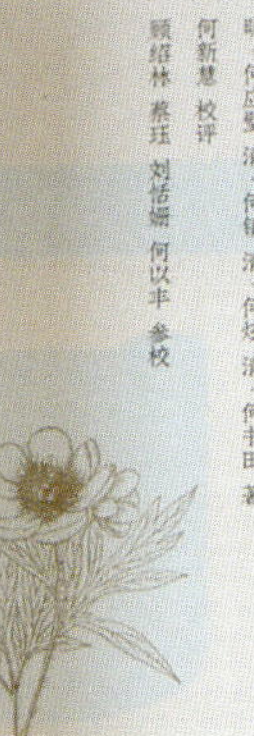

何书田医著八种校评

清·何书田 著
何新慧 校评
刘恬嫣 何大平 李顺达 英洪友 顾绍林 参校

何鸿舫医案及墨迹校评

清·何鸿舫 著
何新慧 周毅萍 校评
英洪友 刘恬嫣 参校

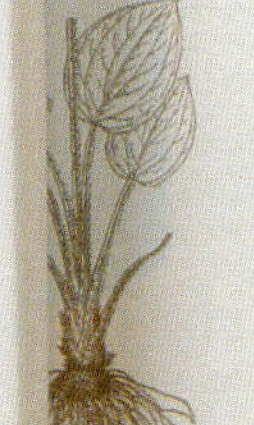

何时希医著三种校评

何时希 著
何新慧 孔祥亮 校评
徐满成 英洪友 参校

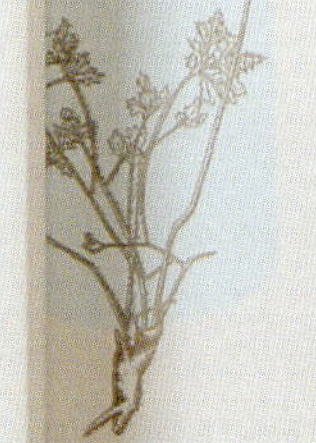

何氏四家医案校评

清·何古心 清·何平子 清·何端叔 何承志 著
何新慧 姚亮 校评
李顺达 何婷 英洪友 参校

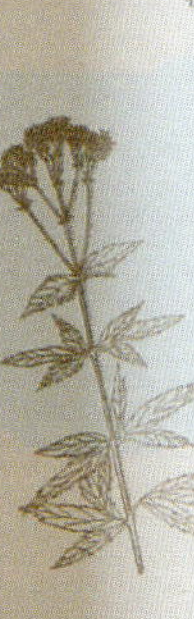

中医基础理论研究丛书（12种）

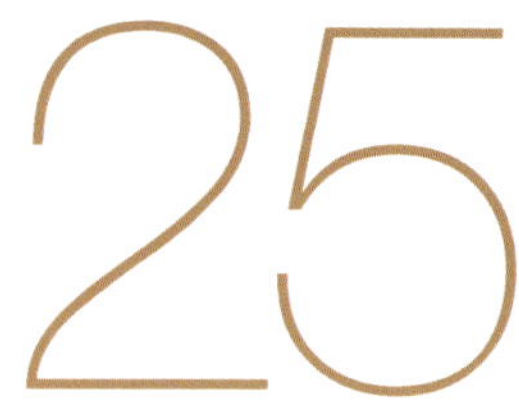

主　　编：邢玉瑞
开本装帧：大32开平装
出版日期：2017年4月第1版第1次印刷
策划编辑：华中健
书籍设计：周伟伟

Ⅱ-25

邢玉瑞教授是我们的老作者，多年来潜心中医理论研究，具有较高学术水平。他所主编的这套丛书是国家重点基础研究发展计划（“973”计划）项目“中医理论体系框架结构研究”部分工作的总结，对60多年来中医理论研究、发展状况做了全面系统的梳理，旨在搞清当代中医理论研究取得了哪些成就、存在哪些问题、走了哪些弯路；对中医学术创新进行理论分析与总结，从而为理性地选择研究路径和方法，少走弯路提供依据，以促进中医学术的健康发展。因此，具有较高的学术水平和价值。书稿严谨扎实，质量较高。

尽管这套丛书侧重于理论研究，偏于纯学术性，但我们并不想书的形式过于传统、沉闷、呆板，而是能够突出学术的进步和理论的创新。因此，提出的书籍设计要求是“精致，讲究，有学术味儿，可运用传统的精美纹饰或图案，同时又能体现时代气息；每本书可根据设计风格用序号、或不同纹饰、或其他形式加以区别”。最终的设计，清新、文气，让人眼前一亮，很好地体现了这套丛书的风格、气质，非常难得。

可喜的是，丛书中的《〈黄帝内经〉二十论》在第五届全国悦读中医活动中被评为“最受欢迎的十大中医药好书”。

中医基础理论研究丛书

THE BASIC THEORY OF TCM RESEARCH SERIES

上架建议：中医基础
ISBN 978-7-5132-3848-9
定价：49.00元

中医基础理论研究丛书
总主编 邢玉瑞

4 《黄帝内经》二十论

张登本 著

中国中医药出版社

中医基础理论研究丛书
总主编 邢玉瑞

《黄帝内经》二十论

4 THE BASIC THEORY OF TCM RESEARCH SERIES

张登本 著

中国中医药出版社

第一论 先秦诸子思想与《黄帝内经》

中医基础理论研究丛书
总主编　邢玉瑞

中医哲学思维方法研究进展

邢玉瑞　王小平　鲁明源　编著

2 THE BASIC THEORY OF TCM RESEARCH SERIES

中国中医药出版社

中医基础理论研究丛书
总主编　邢玉瑞

《黄帝内经》二十论

张登本　著

4 THE BASIC THEORY OF TCM RESEARCH SERIES

中国中医药出版社

中医基础理论研究丛书
总主编　邢玉瑞

中医病因病机理论研究进展

邢玉瑞　主编

7 THE BASIC THEORY OF TCM RESEARCH SERIES

中国中医药出版社

中医基础理论研究丛书
总主编　邢玉瑞

中医经络理论研究进展

赵燕平　陆健　主编

8 THE BASIC THEORY OF TCM RESEARCH SERIES

中国中医药出版社

中医基础理论研究丛书

总主编 邢玉瑞

中医藏象学说的理论研究进展

邢玉瑞 主编

5

THE BASIC THEORY OF TCM RESEARCH SERIES

中国中医药出版社

中医基础理论研究丛书

总主编 邢玉瑞

中医藏象学说的临床与实验研究进展

邢玉瑞 主编

6

THE BASIC THEORY OF TCM RESEARCH SERIES

中国中医药出版社

中医基础理论研究丛书

总主编 邢玉瑞

中医治则治法理论研究进展

田丙坤 编著

9

THE BASIC THEORY OF TCM RESEARCH SERIES

中国中医药出版社

中医基础理论研究丛书

总主编 邢玉瑞

中医体质理论研究进展

孙理军 编著

10

THE BASIC THEORY OF TCM RESEARCH SERIES

中国中医药出版社

中华文化与中医学丛书（15种）

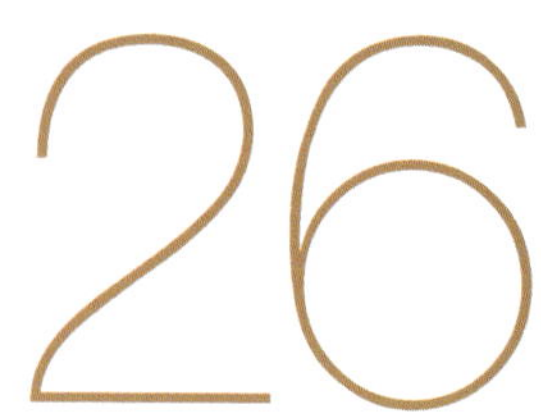

主　　编：陈可冀
开本装帧：大32开平装
出版日期：2017年4月第1版第1次印刷
策划编辑：华中健
书籍设计：周伟伟

这套丛书是1992年由陈可冀教授领衔主编的，系国内首创，当时在学术界和社会上都产生了积极影响，即使现在看也仍有学术价值和现实意义。因此，主创人员想重新修订再版，但联系了多家出版社都没成功，估计是考虑到市场因素。我们一直都比较喜欢中医药文化类选题，故2016年这套丛书的主编之一、北京中医药大学国学院的李良松教授找到我们，问有没有兴趣做此套丛书时，我们非常爽快地就答应向社里争取。当时想的就是在当下大力提倡、弘扬中华优秀传统文化的环境下，这套丛书很有意义，尤其是对我们这样的中医药专业社来说更有价值，相信社领导会支持的。不出所料，选题如愿顺利通过。

陈可冀院士对这套丛书的修订再版非常重视，专门召开了编委会，讨论确定了对原有的11本书进行修订，另增4本的总原则和具体的修订要求。我们则从编辑、出版角度提出了一些问题和建议。如新老编委会如何整合，原来的序、前言及后记等要不要保留等问题；《饮食文化与中医学》中的图片意义不大，建议删除；《敦煌文化与中医学》《甲骨文化与中医学》等书中的彩图建议集中放到文前等。

中华文化与中医学丛书

儒家文化与中医学
道家文化与中医学
佛学与中医学
甲骨文化与中医学
周易文化与中医学
文物考古与中医学
民俗文化与中医学
饮食文化与中医学
古典文学与中医学
象数与中医学
兵学与中医学
敦煌文化与中医学
古典艺术与中医学
典籍文化与中医学
武术与中医学

本书为《中华文化与中医学丛书》之一。

全书分为6章。首章为源流概述，第二章从儒学的"道中庸"、"谛孝道"、"施仁术"、"乐从和"与"以致用"诸方面探讨其对中医学发展的影响；第三章从"太极图说""灭欲存理""气化"理论和"格物致知"等角度谈儒学与中医理论的关系；第四章在儒医考辨基础上介绍了历史上著名的49位儒医；第五章从清代朴学的今古文之争探析近代中西医汇通的背景；最后，从当代儒学的创造性转化展望了中医学的传承与创新愿景。

上架建议：中医文化

ISBN 978-7-5132-4106-9

定价：59.00元

中华文化与中医学丛书

总主编 陈可冀

儒家文化与中医学

林殷 陈可冀 著

中国中医药出版社

儒家文化与中医学

壹

林殷 陈可冀 著

中华文化与中医学丛书

总主编 陈可冀

中国中医药出版社

所无法比拟的。

倘若从学术发展史的角度出发，中华文化实际上应当被看作是不同学术流派思想观点的相互融合、共同创造。正像由老庄所完善发展起来的认识论等哲学思想在战国以后的学术发展中，已不再是道家独有的传统，而成为整个民族文化特质的一部分，在中华文化史上不断影响着历代思想家对现实社会、人生的思考那样，儒家文化也不是一个凝固的原型。孔子以后，儒门多杂，历史上从来存在过一以贯之、单一型的儒家文化。儒家文化本身就是在吞吐百家、多派争鸣的基础上形成和发展起来的。儒家文化的某些特点如中庸之道、求实精神、崇尚统一，已经衍化为中华文化的共同特点。事实上，真正有杰出成就的医学家，在哲学思想上也都不是单纯地接受一家之说，而是能够摒弃偏见地广采博取。今人也唯有具备如此宽厚的学术襟怀，才能在研究不同时代、不同领域传统文化的前提下，进而努力熔铸已有的古今中外的思想精华，创造出自己时代的、民族的新文化和新医学。

1

第一章 儒家文化与中医学源流概述

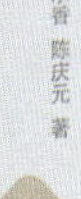
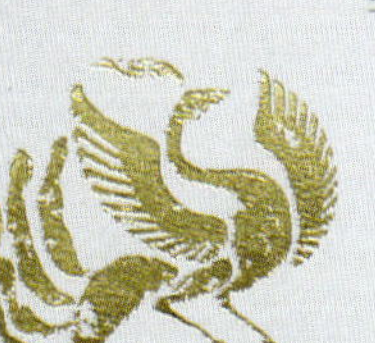
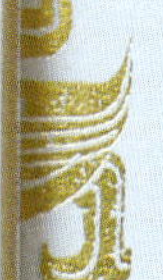

中华文化与中医学丛书
古典文学与中医学
王水香 陈庆元 著
玖
总主编 陈可冀
中国中医药出版社
中华文化与中医学丛书
民俗文化与中医学
周晓菲 王致谱 编著
柒
总主编 陈可冀
中国中医药出版社
中华文化与中医学丛书
文物考古与中医学
陶广正 高春媛 著
陆
总主编 陈可冀
中国中医药出版社
中华文化与中医学丛书
周易文化与中医学
总主编 陈可冀
中国中医药出版社
李良松 刘学春 著
肆
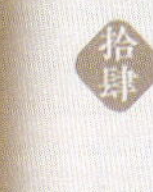
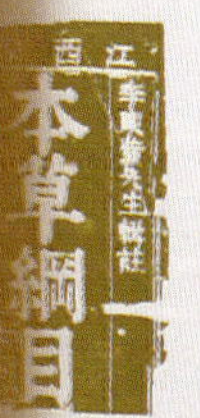
中华文化与中医学丛书
武术与中医学
郭洪涛 李良松
张庆业 吕宣智 编著
拾伍
总主编 陈可冀
中国中医药出版社
中华文化与中医学丛书
典籍文化与中医学
杨东方 李良松 著
拾肆
本草綱目
总主编 陈可冀
中国中医药出版社

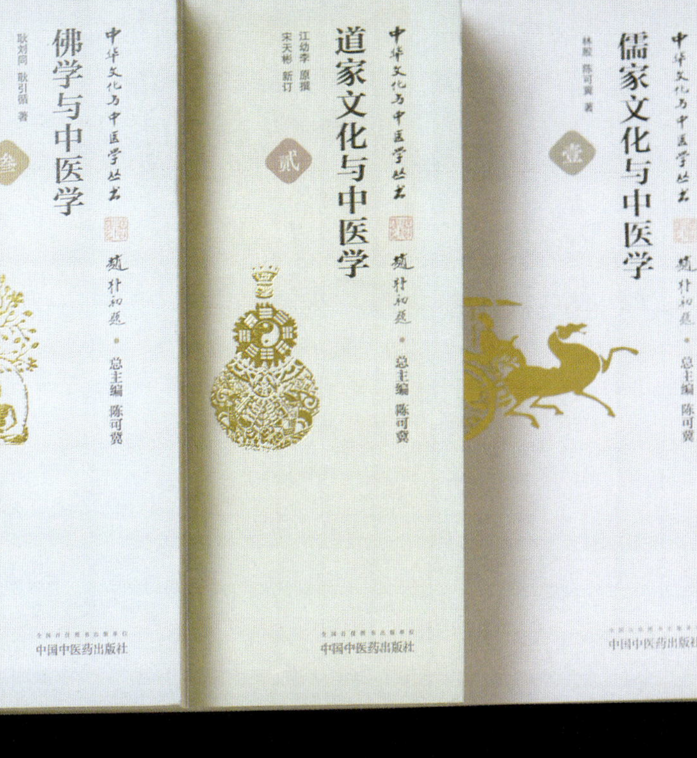
中华文化与中医学丛书
壹
儒家文化与中医学
林殷 陈可冀 著
总主编 陈可冀
中国中医药出版社
贰
道家文化与中医学
江幼李 原撰
宋天彬 新订
总主编 陈可冀
中国中医药出版社
叁
佛学与中医学
耿刘同 耿引循 著
总主编 陈可冀
中国中医药出版社

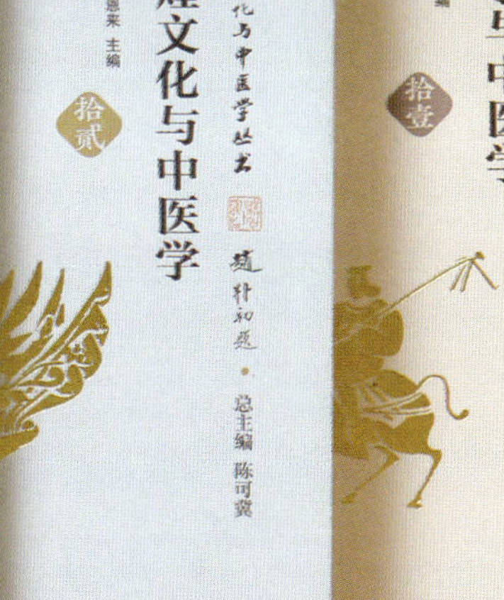
拾贰
敦煌文化与中医学
李金田 戴恩来 主编
拾壹
兵学与中医学

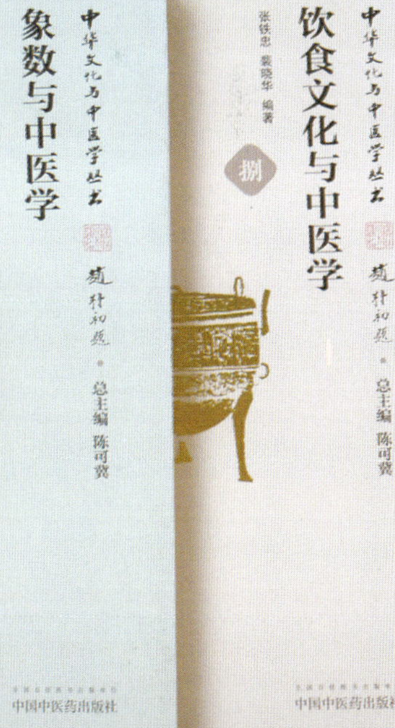
拾
象数与中医学
邹学熹 编著
捌
饮食文化与中医学
张铁忠 裴晓华 编著

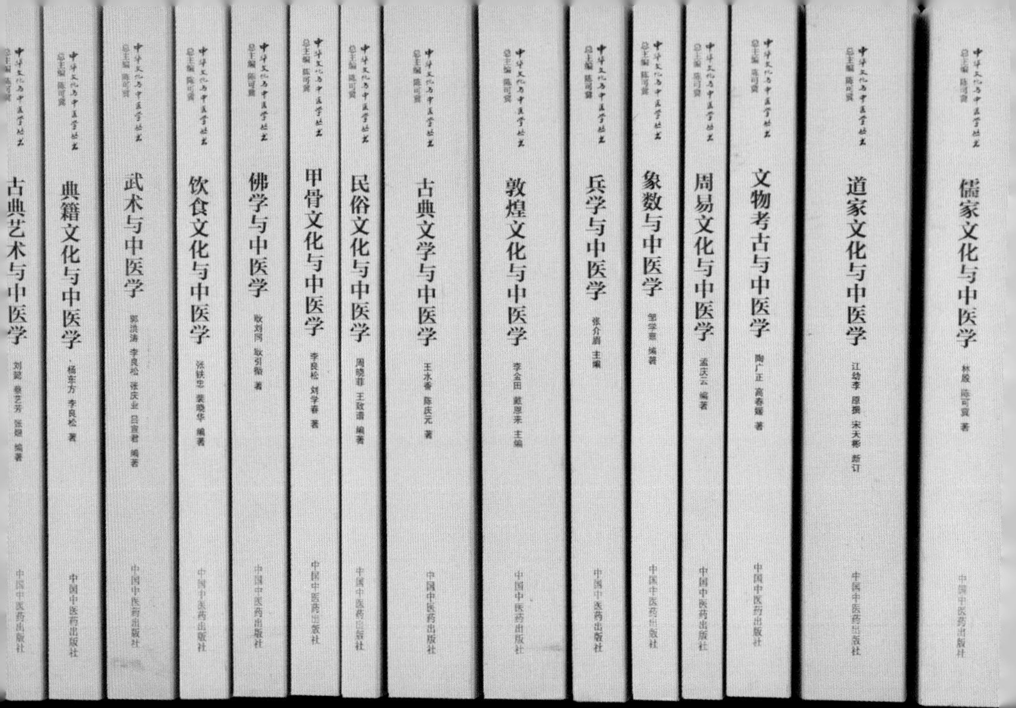

古典艺术与中医学 刘鹏 蔡艺芳 张晓 编著
典籍文化与中医学 杨东方 李良松 著
武术与中医学 郭洪涛 李良松 张庆业 吕宣君 编著
饮食文化与中医学 张铁忠 姜晓华 编著
佛学与中医学 耿刘同 耿引循 著
甲骨文化与中医学 李良松 刘学春 著
民俗文化与中医学 周晓菲 王致谱 编著
古典文学与中医学 王水香 陈庆元 著
敦煌文化与中医学 李金田 戴恩来 主编
兵学与中医学 张介眉 主编
象数与中医学 邹学熹 编著
周易文化与中医学 孟庆云 编著
文物考古与中医学 陶广正 高春媛 著
道家文化与中医学 江幼李 原撰 宋天彬 新订
儒家文化与中医学 林殷 陈可贯 著

中华文化与中医学丛书 总主编 陈可贯 中国中医药出版社

纵观中医学发展之历程，其兴衰每每同儒家相呼应，其学说往往与儒学相贯通，其医业处处有儒者之风骨。今溯源循流可见，先秦时期，孔学自成一家，医学初具体系；两汉经学各守家法，医分流派专门授受；隋唐诸儒掇集汉说，治义疏之学，各派医家搜集古书，成医论渊薮；宋明儒家摒弃旧说，代兴新说，金元医家竞斥古方，各创一派；有清复古，医家承之；近代维新、中西文化相摩相荡，共呈几千年未有之大变局。兹分节概述如下。

第一节 先秦孔学与中医学

儒，在殷商时期是从事相礼治丧职业的知识分子的泛称。自孔子（前551—前479）后，儒的含义发生根本性的转化，开始形成了一个以孔子为宗师的学派。汉儒高诱在《淮南子·俶真训》中注："儒，孔子道也。"所以儒学亦称孔学，至战国时期已发展成一个影响较大的学派，号称"显学"。

孔子生活在"礼坏乐崩"的春秋晚期，推崇西周典章制度，以重建文武周公事业为己任，但其政治主张终不为时君所用，只好以教授生徒、整理文献终其一生。他开创私人讲学之风，按"有教无类"原则招收门徒。司马迁（前145—前90）在《史记·孔子世家》中说他有弟子约三千，通六艺者七十二人，足见生徒众多。他收集鲁、周、宋、杞等故国文献，删《诗》《书》，定《礼》《乐》，赞《周易》，修《春秋》，是为儒学经典，后称六经。《诗》《书》《礼》《乐》《易》《春秋》都是西周以前的古籍，孔子借删定之名以述为作，寄托了他"祖述尧舜，宪章文武"（《礼记·中庸》）的政治理想，从而奠定了儒家文化的理论基础。

中国医学萌于上古。《礼记·曲礼下》有"三世医学"之说，"医不三世，不服其药"。古代最初称三十年为一世，甲骨文和金文中"𠀀"是三十的意思，后演变为世，故名。以后则称改朝换代建立新王朝为一世。此处的"三世"是指古代传说中"五帝"里前三帝的时代，即伏羲、炎帝、黄帝，一说神农即炎帝，素女与黄帝同时代。"三世医学"原托指上古时三个不同朝代的医书，转指三个不同学术流派的医书。唐代孔颖达（574—648）解释说，所谓"三世"，是指《黄帝针灸》《神农本草》和《素女脉诀》三个不同流派的医书。《黄帝针灸》源于伏羲制九针的传说，《神农本草》源于神农氏尝百草的传说，而《素女脉诀》则源于黄帝、岐伯讨论经脉的传说。上述三书现均佚失，见诸后世的，如《灵枢经》属于《黄帝针灸》一派，《难经》与《素女脉诀》同宗，所谓《本经》（即《神农本草经》的简称）自然出自《神农本草》了。"三世医学"的成书，非一时一人之作，据有关学者考证，大概出自战国时期前后。所谓黄帝、神农、素女都是古史传说中的人物，如果以儒家学说相比附，则相当于仲尼所祖述的尧与舜和所效法的周文王、周武王。写作上述三书的学者们所起的作用，类似孔子对先王之道的远宗和近守，它们反映了古代医药学演变的史迹。

从医学发展的过程来看，总是先有长期的实践，然后逐渐总结上升为理论。针灸和草药是医疗实践最常用的，人们对之了解较多，师授徒受，陈陈相因，经过反复的医疗实践，逐渐注意到疾病的规律，切脉之学因之而兴，习脉者经验日丰，总结出规律性的秘诀，是为最早的流派。"三世医学"充分说明了由于医药经验的不断积累，经过诸多医家学者的著书立说，写成类似总结性的记录，终于形成了医学科学体系的初步框架。

另外，先秦儒学还表现出原始人道主义倾向。它的"慎终追远"（《论语·学而》）和"奉先思孝"（《尚书·商书·太甲中》）的孝道观念，无过之无不及的中庸思想，以及不事鬼神、经世致用的精神特征，通过后代儒家的不断衍绎，都对中医学的发展产生深远的影响。

因为丛书作者都是某一方面的知名专家、学者，具有较高学术水平和写作能力，稿件质量都比较高，因此编校比较顺利，只是一些特别专业的术语、知识需要查找资料或请作者核实。此外，书籍装帧也很重要，我们根据丛书的特点和作者的想法提出了具有浓郁、鲜明的中国传统文化韵味，体现中国传统文化及中医学的博大精深的总体设计要求，并建议每本书寻找一个很好体现该书主题的设计元素（如古文字或汉砖图像或古岩画等）加以突出和区别，最后的设计方案比较好地达到了设计要求。这套丛书的出版给社里中医药文化版块增添了一个分量极重的品种，其中，《儒家文化与中医学》在第五届全国悦读中医活动中被评为“最受欢迎的十大中医药好书”。

中国古医籍整理丛书（400余种）

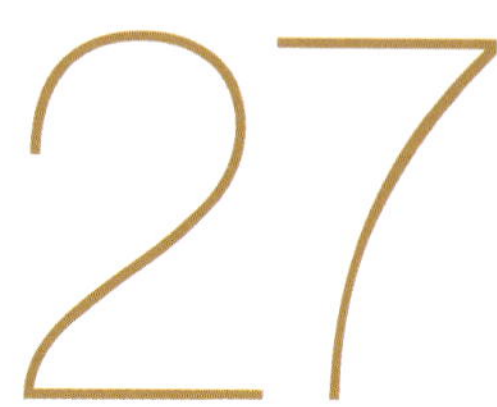

开本装帧：小16开平装

出版日期：2017年4月第1版第1次印刷

项目负责人：华中健

封面设计：古　骥

Ⅱ 27

这是当时由李秀明副社长牵头向国家中医药管理局争取到的重大项目。400多种中医古籍的整理、编校、出版，堪称是一个大工程，千头万绪，还要在规定时间里完成，其难度可想而知。我是中途由领导指派负责这个项目的，主要工作就是协调、统筹，以保证该项目能按时高质量完成。因为参加这次整理的作者中，有不少是中青年老师，缺少专业训练和知识储备，都是在干中学；而社内编辑也大都没有编校古籍的经历和经验，所以更增加了这个项目的难度。好在海鹰编辑在前期已经做了大量细致、扎实的工作，奠定了一个比较好的基础。我则继续发挥她及张永泰老师在古籍编校方面的特长和经验，充分听取他们的意见、建议，以保证该项目的编校质量；同时，积极、主动地在作者与出版社之间，作者与编辑之间进行沟通、磨合，发现问题，及时协调解决，统筹安排，从整体上把握项目的进度。

这套书的书籍装帧也颇费周折，花费了几个月时间。我们先后请了几位设计师设计了多个方案，且反复修改，但局领导都不满意，最后托人请了一位专业出版社的资深美编帮助设计，才得到局领导赞许，获得通过。

经过全社上下几年的共同努力，最终保质保量地完成了这一重大项目，不仅给社里的在版图书增添了一个分量极重的品种，在业界产生积极、深远的影响，而且锻炼了编辑队伍，提升了出版社编校古籍图书的能力、水平，也积累了组织、管理、实施大型出版项目的宝贵经验。

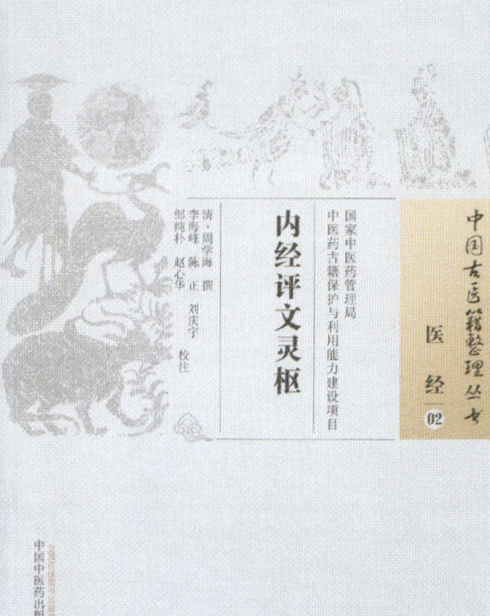

中国古医籍整理丛书

医经 02

国家中医药管理局
中医药古籍保护与利用能力建设项目

内经评文灵枢

清·周学海 撰
李海峰 陈正 刘庆宇
邹纯朴 赵心华 校注

中国中医药出版社

中国古医籍整理丛书

医经 02

内经评文灵枢

中国中医药出版社

责任编辑 王淑珍
封面设计 古骥

内容提要

《内经评文灵枢》为《内经评文》之一，与《内经评文素问》为姊妹篇，由清末著名医家周学海撰。全书十二卷，作者按断句分节，并附圈点、旁批、夹批和总批形式，对各篇的布局格式、文法笔势等进行了评点。本次整理以清光绪二十四年（1898）皖南建德周氏藏版《内经评文》单行本为底本。

上架建议 中医古籍
ISBN 978-7-5132-2233-4
定价：49.00元

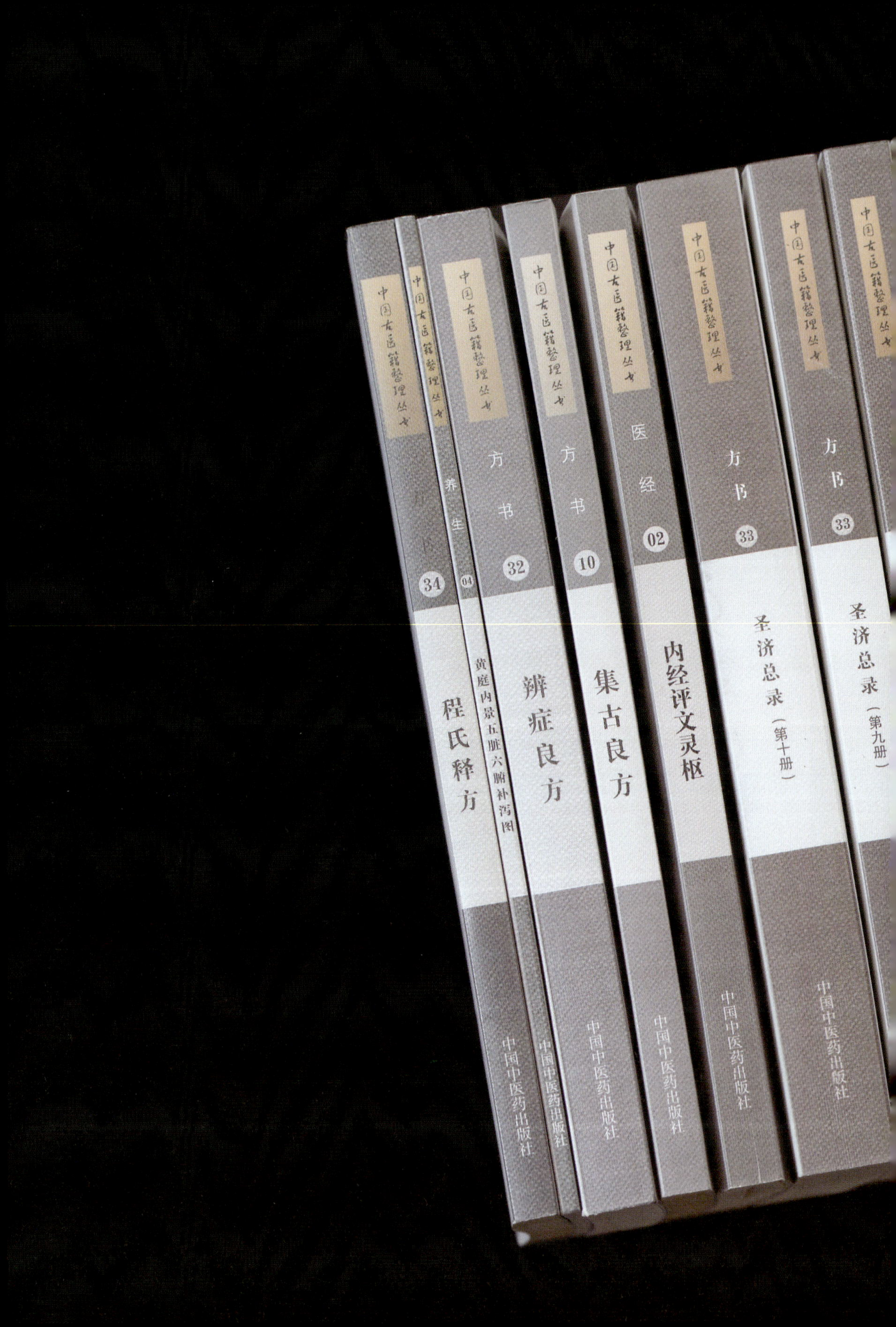

中国古医籍整理丛书

34

程氏释方

中国中医药出版社

中国古医籍整理丛书

养生

04

黄庭内景五脏六腑补泻图

中国中医药出版社

中国古医籍整理丛书

方书

32

辨症良方

中国中医药出版社

中国古医籍整理丛书

方书

10

集古良方

中国中医药出版社

中国古医籍整理丛书

医经

02

内经评文灵枢

中国中医药出版社

中国古医籍整理丛书

方书

33

圣济总录（第十册）

中国中医药出版社

中国古医籍整理丛书

方书

33

圣济总录（第九册）

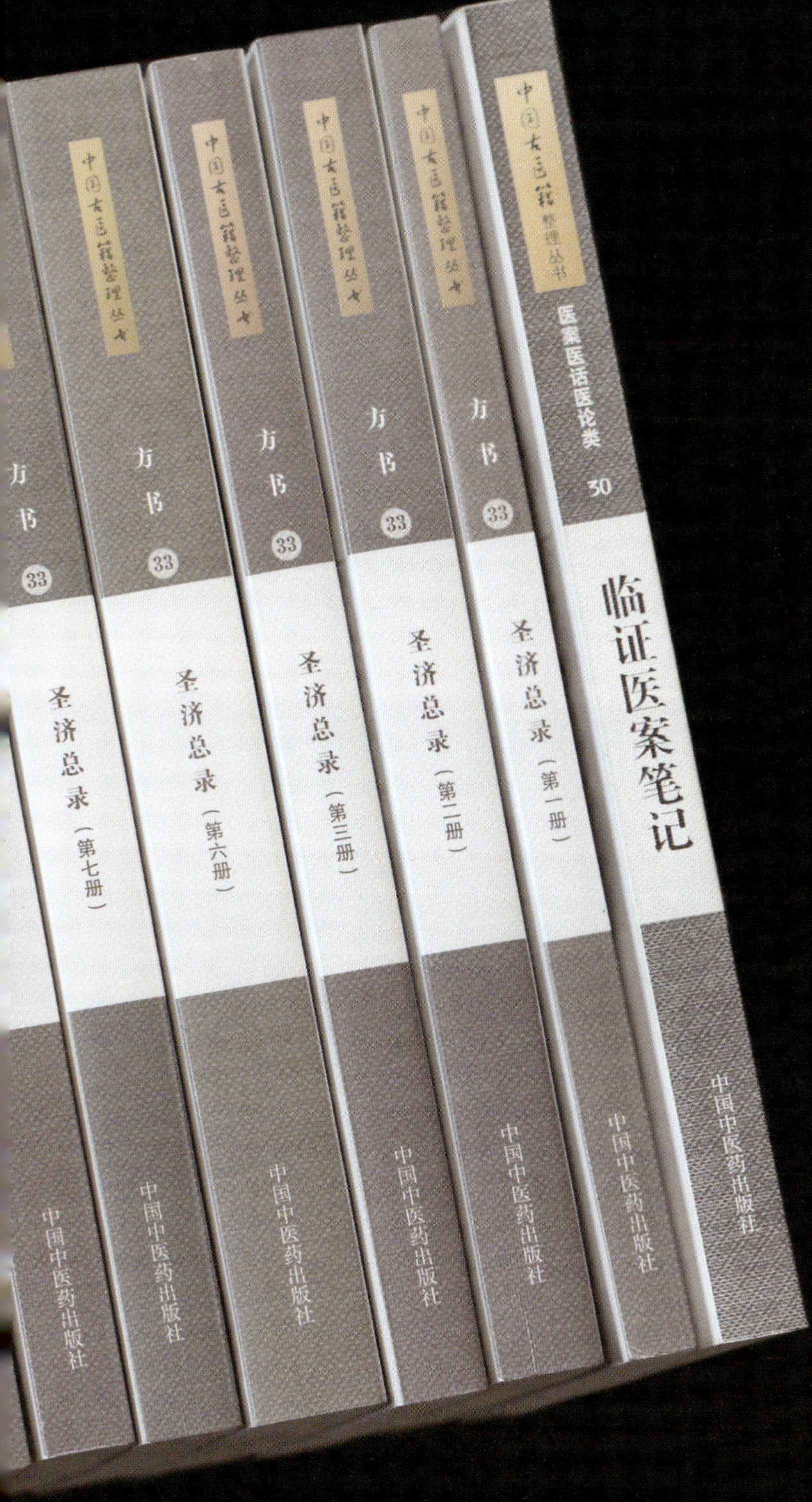

中国古医籍整理丛书
医案医话医论类
30
临证医案笔记
中国中医药出版社

中国古医籍整理丛书
方书
33
圣济总录（第一册）
中国中医药出版社

中国古医籍整理丛书
方书
33
圣济总录（第二册）
中国中医药出版社

中国古医籍整理丛书
方书
33
圣济总录（第三册）
中国中医药出版社

中国古医籍整理丛书
方书
33
圣济总录（第六册）
中国中医药出版社

方书
33
圣济总录（第七册）
中国中医药出版社

叁

Ⅲ

学术专著

学术著作是专业出版社的龙头版块，代表其学术水平和地位，也检验一个学术编辑的策编能力和专业水平，即使有的品种可能市场有限，也要坚持去做，这是一种责任和担当。

望目辨证诊断学

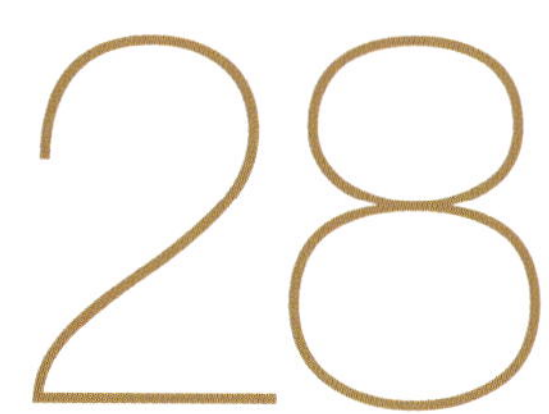

作　　者：王今觉
开本装帧：大16开精装
出版日期：2014年4月第1版第1次印刷
　　　　　2019年11月第1版第4次印刷
印　　数：7,500
策划编辑：华中健
责任编辑：华中健

国家出版基金资助项目（2013）

Ⅲ ㉘

一个人心无旁骛，独自潜心专注研究望目诊病50多年，笔耕不辍12年，终成150余万字的大作——《望目辨证诊断学》。这样的执着，这样的坚持，这样的科学精神，在今天尤其是在中医界极其难能可贵，让人心生感动，由衷钦佩。正是带着这种心情，我完成了王今觉老先生这部沉甸甸学术专著的编辑任务。

王老先生今年已经72岁了，他自1960年学徒时看到《内经》和汉代华佗望目诊病理论之后，就开始了对望目诊病的系统钻研与研究，并矢志不渝。一个一个病人观察，一只一只眼睛记录，从手画笔描，到相机拍照，通过大量的病例积累，他发现当机体出现病变时，目在颜色、形态、血脉等方面会表现出相关特征。根据这些特征，运用中医学理论就可以诊断脏腑疾病证候。经过长时间不懈的探索，王老在挖掘、继承并发展古今望目诊断之长的基础上，创建了与传统“五轮八廓”诊目方法不同、具有当代中医学特点的“望目辨证”理论和方法。运用“望目辨证”诊断法，可以使中医诊断比仅仅运用观察舌象、脉象诊断法更直观、更客观、更具体、更全面、更准确、更及时，而且更具有前瞻作用和推测预后作用。如将“望目辨证”诊断法与当前广泛应用的传统舌诊、脉诊正确结合运用，可使中医临床诊断更加准确、

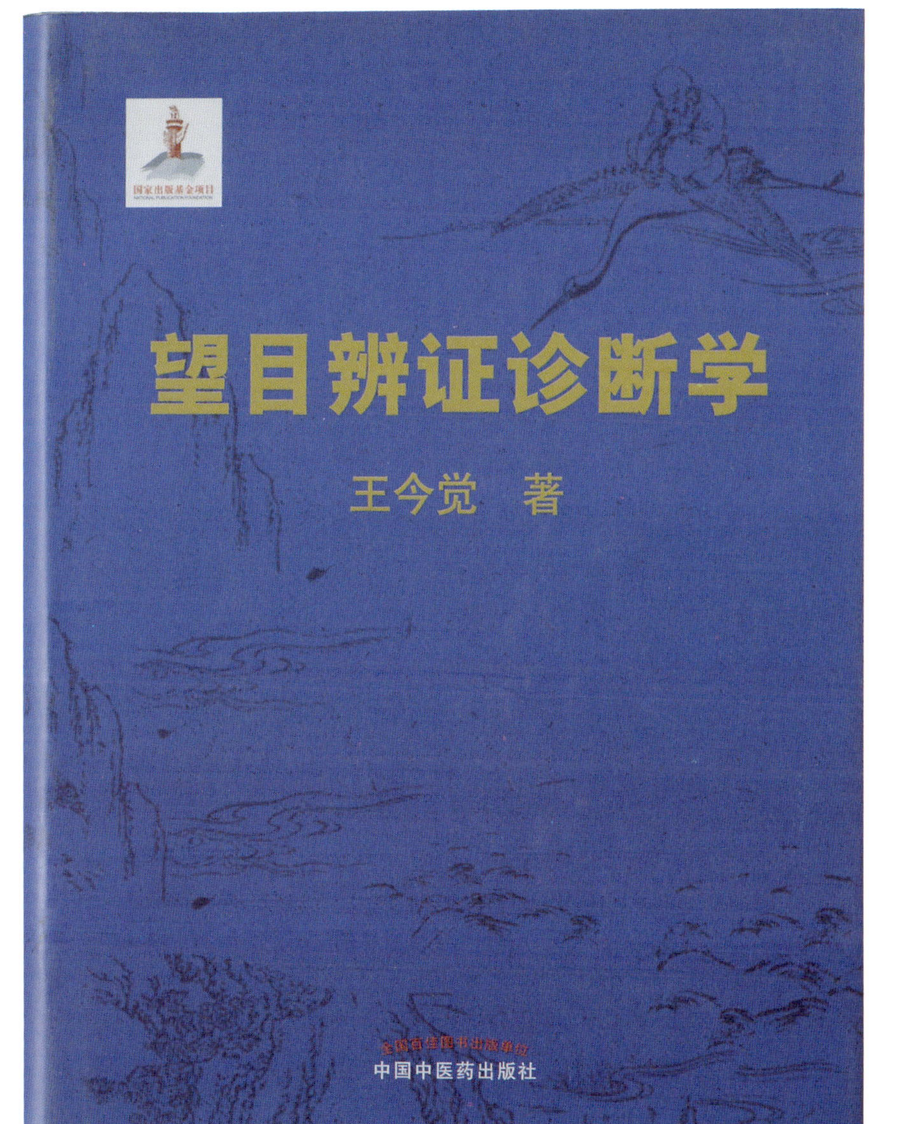
国家出版基金项目
NATIONAL PUBLICATION FOUNDATION
望目辨证诊断学
王今觉　著
全国百佳图书出版单位
中国中医药出版社

有幸在付梓之前拜读先睹王先生大作，感受颇多。我深深体会到，此书是王先生用"心"所写，不光有临床详尽观察的记载，更有其敏锐独特的理论升华。它展示给大家的不光是丰富、系统的望目辨证方法，更有如何在临床实践中开展中医研究的独特方法，是难得的一部实践与理论结合的大作！作者理论扎实，经验丰富，医文俱佳，在本书付梓之际，欣然命笔，是为之序！

中国中医科学院常务副院长　首席研究员

刘保延

2013年10月22日

自 序

《灵枢·根结》云"命门者，目也"，指出眼睛是"命门"，这也就是说，眼睛是生命之门。我们透过生命之门可以观察生命内在的情状。《黄帝内经》中有很多观察眼球变化以诊断病证的论述，这表明先秦医学家早在数千年前的《黄帝内经》时代已经发现"望目"可以诊断疾病。

据明·王肯堂《证治准绳》记载："华元化云：'目形类丸，瞳神居中而前，如日月之丽东南而晚西北也。内有大络六，谓心、肺、脾、肝、肾、命门各主其一；中络八，谓胆、胃、大小肠、三焦、膀胱各主其一；外有旁支细络，莫知其数，皆悬贯于脑，下达脏腑，通畅血气往来，以滋于目。故凡病发，则有形色丝络显见，而可验内之何脏腑受病也。'"根据《证治准绳》的记载，著者得知，汉代华佗继承并进一步发展了《黄帝内经》的医学理论和诊断方法。可惜，由于诸侯旧戚，兵燹浩劫，世事沧桑，年代浸远，导致医圣华佗透过生命之门以观察人体生命情状的理论与方法自汉末至今已失传一千八百余年。

1960年2月，我一边上高中，一边拜父亲的尹姓朋友之妻汪大夫和父亲的朋友李佑生大夫为师，开始正规学习中医。在学徒期间，看到家传医籍中华佗的论述，甚为钦佩和好奇。但是，全身疾病怎样在白睛上出现反应？各种"形色丝络"在白睛的不同部位与何脏腑相关？如何在"病发"时观察白睛的"形色丝络"？白睛特征、白睛血脉特征等眼部特征与全身疾病究竟存有何种内在联系？为什么存有内在联系？其规律是什么？这一系列的问题一直深深萦绕在我的心中。

空心岛"连接白睛血脉时，主气郁痰热兼风证；当出现"灰褐色孤立空心岛"时，主气虚气郁痰热兼风证，大多病程已较长。西医学中的某些组织增生病变并发感染与出血等，常可见到此种眼象。

4. 白睛特征"红黯色空心岛"

"红黯色空心岛"的临床形态特征：以白睛特征"红黯色空泡结"为中心，围有黯粉色斑（图2-4-3-113）。

形成"红黯色空心岛"的解剖组织基础："红黯色空泡结"与"红色斑"的解剖组织基础共同构成"红黯色空心岛"的解剖组织基础。

形成"红黯色空心岛"的主要原理：形成"红黯色空心结"与"红色斑"的原理共同构成"红黯色空心岛"特征的主要原理。

图2-4-3-113　白睛红黯色空心岛眼象

"红黯色空心岛"的主要常见临床意义：当"红黯色空心岛"连接白睛血脉时，主气郁瘀热兼风证；当出现"红黯色孤立空心岛"时，主气虚气郁、瘀热兼风证。若连接的血脉呈粉色，则主气血虚、气郁、瘀热兼风证。西医学中各相关系统肿瘤（如甲状腺瘤、乳腺肿瘤、子宫肌瘤等），囊肿（如甲状腺囊肿、肝囊肿、多囊肾、多囊子宫、多囊卵巢等），息肉（如胆囊息肉及不完全肠梗阻等），某些组织增生病变并发感染，常可见到此种眼象。

5. 白睛特征"黯红色空心岛"

"黯红色空心岛"的临床形态特征：以白睛特征"黯红色空泡结"为中心，围有紫红色斑（图2-4-3-114）。

形成"黯红色空心岛"的解剖组织基础："黯红色空泡结"与"紫红色斑"的解剖组织基础共同构成"黯红色空心岛"的解剖组织基础。

形成"黯红色空心岛"的主要原理：形成"黯红色空泡结"与"紫红色斑"的原理共同构成"黯红色空心岛"特征的主要原理。

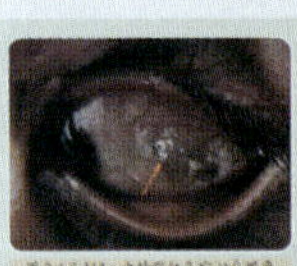

图2-4-3-114　白睛黯红色空心岛眼象

"黯红色空心岛"的临床意义：当"黯红色空心岛"连接白睛血脉时，主气郁、血瘀兼风证；当出现"黯红色孤立空心岛"时，主气虚气郁、血瘀兼风证。若连接的血脉呈粉色，则主气血虚、气郁、瘀热兼风证。西医学中各相关系统肿瘤（如甲状腺瘤、乳腺肿瘤、子宫肌瘤等），囊肿（如甲状腺囊肿、肝囊肿、多囊肾、多囊子宫、多囊卵巢等），息肉（如胆囊息肉以及不完全肠梗阻等），某些组织增生病变并发感染，常可见到此种眼象。

6. 白睛特征"紫色空心岛"

"紫色空心岛"的临床形态特征：以白睛特征"紫色空泡结"为中心，围有殷红色斑（图2-4-3-115）。

形成"紫色空心岛"的解剖组织基础："紫色空泡结"与"殷红色斑"的解剖组织基础共同构成"紫色空心岛"的解剖组织基础。

形成"紫色空心岛"的主要原理：形成"紫色空泡结"与"殷红色斑"的原理共同构成"紫色空心岛"特征的主要原理。

图2-4-3-115　白睛紫色空心岛眼象

"紫色空心岛"的临床意义：当"紫色空心岛"连接白睛血脉时，主气郁阴虚、血瘀兼风证。当出现"紫色孤立空泡结"时，主气虚气郁、阴虚血瘀兼风证。

7. 白睛特征"青色空心岛"

"青色空心岛"的临床形态特征：以白睛特征"青色空泡结"为中心，围有蓝色斑（图2-4-3-116）。

形成"青色空心岛"的解剖组织基础："青色空泡结"与"蓝色斑"的解剖组织基础共同构成"青色空心岛"的解剖组织基础。

形成"青色空心岛"的主要原理：形成"青色空泡结"与"蓝色斑"的原理共同构成"青色空心岛"特征的主要原理。

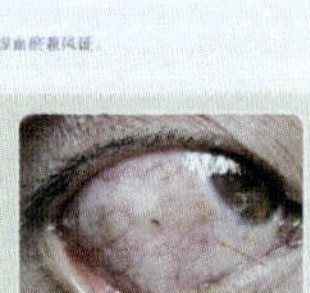

图2-4-3-116　白睛青色空心岛眼象

"青色空心岛"的临床意义：当"青色空泡岛"连接白睛血脉时，主气郁血瘀，寒痰气结兼风证；当出现"青色孤立空心岛"时，主气虚气郁血瘀，寒痰气结兼风证。西医学中各相关系统的静脉曲张，脏器纤维化或硬变，结石病，实体肿瘤，某些组织增生病变等常可见到此种眼象。

8. 白睛特征"青黑色空心岛"

"青黑色空心岛"的临床形态特征：以白睛特征"青黑色空泡结"为中心，围有蓝色斑，可连在血管末端，也可呈现孤立（图2-4-3-117）。

形成"青黑色空心岛"的解剖组织基础："青黑色空心结"与"蓝色斑"的解剖组织基础共同构成"青黑色空心岛"的解剖组织基础。

形成"白睛青黑色空心岛"的主要原理：形成"青黑色空泡结"与"蓝色斑"的原理共同构成"青黑色空心岛"特征的主要原理。

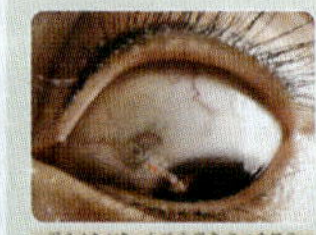

图2-4-3-117　白睛青黑色空心岛眼象

及时。《望目辨证诊断学》就是王老先生的研究成果之一。基于该书开创性和实用价值，我们帮助申请并顺利获得了国家出版基金的资助。

整部书稿由于撰写时间跨度大，故难免出现前后表述不一致，不统一，内容重复，甚至错漏等，加上其文字语句带有不少那个时代的印记，与现代语言习惯和出版标准规范存在不小距离，这些都大大增加了编辑的难度。而王老又是个极其严谨、认真的人，甚至有点固执，没有充分的理由让他心服口服是不能随便、轻易修改的，我俩常常为了一句话、一个字，甚至一个标点的修改而争论半天。此外，全书还有王老亲自拍摄的1000多张珍贵眼像照片，这些照片都要按照出版规范要求一一重新编号、插排，工程量大，细致繁琐，尤其是这些照片都非常相似，往往只有细微差别，极易弄错、混淆，编排时要求非常细心。因为该书是国家出版基金项目，不仅质量要求高，而且时间规定严，必须当年年底完成提交，否则就被取消，故客观上也不允许你慢慢修，慢慢改。而王老的作息时间是上午休息、下午出诊，雷打不动，为了争取时间，只有利用晚上。那段时间几乎天天下班后再去王老家改稿，而且往往一改就是后半夜，再一人骑车回家。尤其是隆冬寒夜，个中滋味只有自己能体会。

尽管编辑过程非常艰辛，有苦闷，有委屈，可每当看见王老家书桌上那一沓沓已经泛黄的病例记录，一幅幅仔细描画的眼像图，一张张清晰逼真的眼像照片，都觉得与王老相比自己这点苦、这点累实在微不足道。我始终投入巨大热情，一如既往地认认真真、一丝不苟、任劳任怨，再苦再累、时间再紧也不打半点折扣。或许正是我这样的认真劲最终也赢得了王老的信任和肯定，不仅按时高质量地完成编辑出版任务，而且还和王老一家成了好朋友。特别是得到了一向对人挑剔、戒备的师母的认可和夸赞，每次晚上改稿，她都亲自为我们烹制可口的夜宵。每当此时，我都倍感温暖，觉得所有的艰辛、努力都是值得的。

虽然这是一本学术专著、精装大书，定价198元，但因其独创性，内容好，水平高，实用价值较大，故仍然受到读者欢迎，先后4次印刷，累计发行了7,000多册，取得了很好的社会效益和经济效益，非常难得。

腹针疗法（中国针灸名家特技丛书）

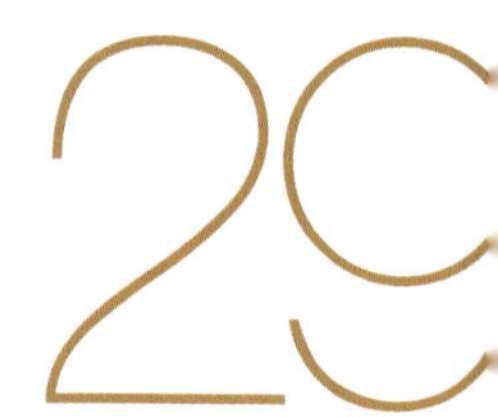

作　　者：薄智云
开本装帧：16开精装
出版日期：2012年8月第1版第1次印刷
　　　　　2022年12月第1版第12次印刷
印　　数：4,5000
策划编辑：华中健　张钢钢
责任编辑：华中健

●『十二五』国家重点图书出版规划项目

❶-㉙

针灸类图书是中医出版的一大热点，每年出版的品种繁多，同质化现象也很严重。如何突出重围，做出特色？我们通过对近年来针灸类图书的梳理和市场调研，想到了以近现代创新或发展的众多的独特针灸技法为切入点，从中选出技术成熟、疗效肯定、特色鲜明、自成体系、影响较大、易于推广者，编辑一套《中国针灸名家特技丛书》，每本书都以该种独特疗法的创始人或代表专家的姓氏来冠名，如《薄氏腹针》《贺氏火针》《焦氏头针》《王氏平衡针灸》等，以彰显其权威性和独特性，并区别于市场上的同类书籍，由此形成品牌。这应该是一个不错的创意。我们申报选题时就是按照这样的思路，不仅顺利地通过了社选题，而且被新闻出版总署列为"十二五"国家重点图书出版规划项目。

可第一本《薄氏腹针》即将付梓时，由于某些原因，书名不得不改成了《腹针疗法》，使这套丛书一下子沦为平庸，至少在形式上变得毫无特色，与市场上许多同类图书没有任何区别，其发行及影响力必然大打折扣。尽管由于《腹针疗法》是本社原有的独特品种，已有一定影响，故发行销售还不错，出版后已12次重印，发行4万多册，但后续的《火针疗法》就差强人意，只发行了8,000多册，殊为可惜。

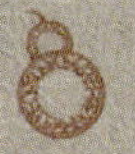

「十二五」国家重点图书出版规划项目

中国针灸名家特技丛书

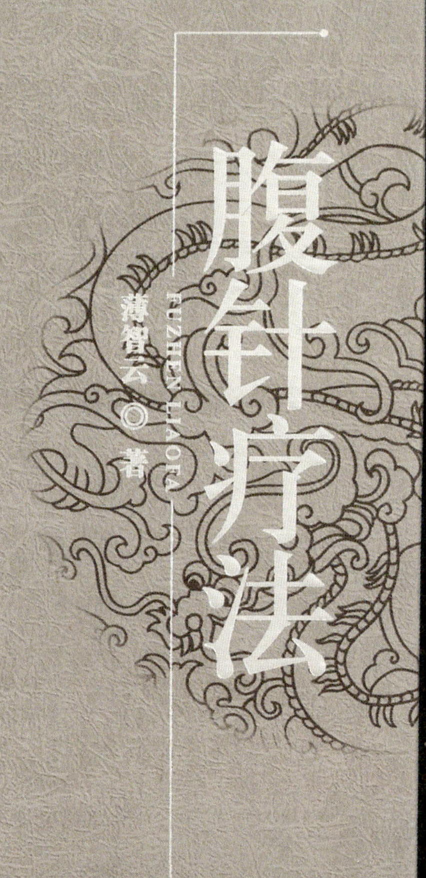

腹针疗法

FUZHEN LIAOFA

薄智云◎著

全国百佳图书出版单位
中国中医药出版社

出版前言

针灸医学源远流长，在其漫长的发展历程中，一代代医家辛勤实践，薪火相传，使针灸理论日臻成熟，针灸技法不断完善，针灸特色异彩纷呈，尤其是近现代，一大批针灸名家，在努力继承、发扬传统针灸技法的同时，敢于探索，不断创新，创立或发展了不少独特、精湛的针灸技法，如贺普仁的火针疗法、薄智云的腹针疗法、王文远的平衡针疗法、朱汉章的小针刀疗法等，还有头针、耳针、眼针等微针技法，浮针、水针等特种针法和一些新的灸法相继出现，争奇斗艳，使针灸技法呈现"百花齐放，百家争鸣"的欣荣景象，极大拓展了传统针灸的应用范围，提高了针灸的临床疗效，促进了针灸学术和技术的发展。

为了更好、更有效地推广、传承这些特色针灸疗法，充分发挥这些技法的特色和优势，进一步提高针灸临床疗效，促进针灸学术的发展和技术的进步，我们从当代众多的针灸临床疗法中筛选出技术成熟、疗效肯定、特色鲜明、自成体系、影响较大、易于推广者，编辑、出版了这套《中国针灸名家特技丛书》。

本丛书已被新闻出版总署列为"十二五"国家重点图书出版规划项目，首批包括贺普仁《火针疗法》、薄智云《腹针疗法》、王文远《平衡针灸》、焦顺发《头针疗法》、周楣生《周氏灸法》、朱汉章《小针刀疗法》、杨兆刚《芒针疗法》、靳瑞《靳三针疗法》、王秀珍《刺血疗法》、陈日新《新灸法》、汤颂延《汤氏头针》等。每种疗法均以该疗法的创始人或领军（代表）专家为主打，充分体现其开创性和权威性。系统、全面整理该疗法的诊疗体系，重点挖掘、突出名家的学术观点、诊疗特色、临证技巧、应用诀窍等，并配以清晰、直观、准确的操作写真图片或示意

出版前言

○ ○ ○

针灸医学源远流长，在其漫长的发展历程中，一代代医家辛勤实践，薪火相传，使针灸理论日臻成熟，针灸技法不断完善，针灸特色异彩纷呈，尤其是近现代，一大批针灸名家，在努力继承、发扬传统针灸技法的同时，敢于探索，不断创新，创立或发展了不少独特、精湛的针灸技法，如贺普仁的火针疗法、薄智云的腹针疗法、王文远的平衡针疗法、朱汉章的小针刀疗法等，还有头针、耳针、眼针等微针技法，浮针、水针等特种针法和一些新的灸法相继出现，争奇斗艳，使针灸技法呈现“百花齐放，百家争鸣”的欣荣景象，极大拓展了传统针灸的应用范围，提高了针灸的临床疗效，促进了针灸学术和技术的发展。

为了更好、更有效地推广、传承这些特色针灸疗法，充分发挥这些技法的特色和优势，进一步提高针灸临床疗效，促进针灸学术的发展和技术的进步，我们从当代众多的针灸临床疗法中筛选出技术成熟、疗效肯定，特色鲜明、自成体系、影响较大、易于推广者，编辑、出版了这套《中国针灸名家特技丛书》。

本丛书已被新闻出版总署列为“十二五”国家重点图书出版规划项目，首批包括贺普仁《火针疗法》、薄智云《腹针疗法》、王文远《平衡针灸》、焦顺发《头针疗法》、周楣生《周氏灸法》、朱汉章《小针刀疗法》、杨兆刚《芒针疗法》、靳瑞《靳三针疗法》、王秀珍《刺血疗法》、陈日新《新灸法》、汤颂廷《汤氏头针》等。每种疗法均以该疗法的创始人或领军（代表）专家为主打，充分体现其开创性和权威性。系统、全面整理该疗法的诊疗体系，重点挖掘，突出名家的学术观点、诊疗特色、临证技巧、应用诀窍等，并配以清晰、直观、准确的操作写真图片或示意

一、定位取穴法的内容

现代研究表明，生物体内存在着局部是全局的缩影，并且在一定程度上可再现整体之象的规律。这一规律被称为生物全息律。

从生物全息律看，生物体每一相对独立的部分都是源于同一生物胚的延续，在化学组成的模式上与整体相同，是整体成比例的缩小。因而像头、耳、鼻、眼、腹、背、手、足等微针系统都是生物全息律的体现。腹针作为一个微针系统，同样其每个特定区域和穴位都包含着整个机体的生命信息、都是构成整体的全息单位，在结构上是整体成比例的缩小。同时也存在着“全息反馈”现象，即人体整体的信息也对腹部发生影响，产生调节和控制作用，反过来，腹部的信息不但反映着整体的状况，也对整体产生影响和调控作用。腹针中通过腹部的全息分布特点对人体相应部位进行对应的调节便是腹针取穴中的一种重要方法即定位取穴法的核心内容。

二、腹部的全息影像特点

笔者经过大量的临床反复研究发现，腹部的经络是一个多层次的空间结构，人体在腹部的全息影像酷似一个伏在前腹壁上的神龟。其颈部从两个商曲穴处伸出，其头部伏于中脘穴上下，尾部从两个气旁穴（气海旁开5分）处向下延伸终于关元穴附近，其前肢分别由滑肉门引出，在上风湿点屈曲，止于上风湿外点（上风湿点位于滑肉门外5分上5分，上风湿外点位于滑肉门外1寸），其后肢由外陵穴向外伸展止于下风湿下点穴（外陵穴下1寸外1寸）。在厚厚的腹壁覆被组织中，这一影像分布于腹壁的浅层，构成了神阙调控系统中外周调节系统的主体，而腹部定位取穴法又主要是调节与人体相对应的部位，因此，腹部定位取穴法以腹部的神龟生物全息影像为特征（图6-1）。

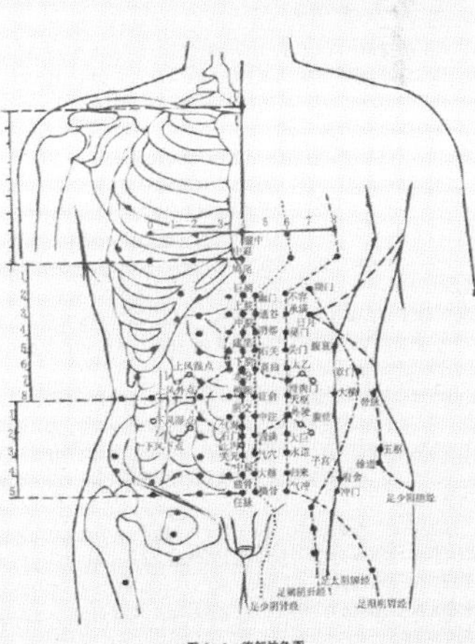

图6-1　腹部神龟图

盱江医学研究（盱江医学丛书）

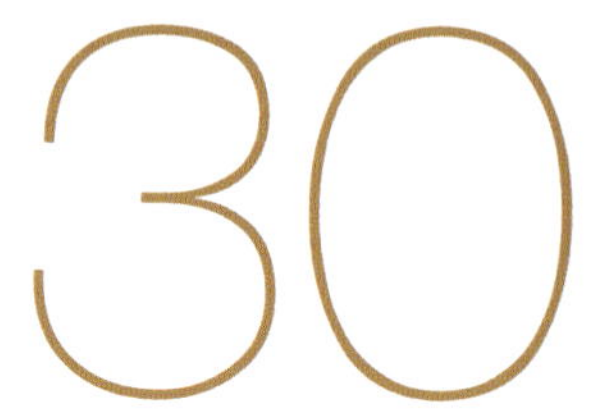

主　　编：何晓晖　陈明人　简　晖
开本装帧：16开精装
出版日期：2018年3月第1版第1次印刷
印　　数：2,000
策划编辑：张钢钢　华中健
责任编辑：华中健　张钢钢
书籍设计：周伟伟

Ⅲ 30

盱江医学与新安医学、孟河医学、岭南医学并称为我国四大地方医学流派，其人物众多，名家辈出，著作宏富，学术繁荣，药业发达，特色鲜明，蕴藏的学术思想和治疗经验对后世中医药学的发展产生了深远的影响。然而其知名度却远不如其他三个医派。盱江医学研究会在多年潜心整理、研究盱江医学的基础上，组织专家、学者编写《盱江医学丛书》，其意义和学术价值显而易见，而身为中医药出版人为此出力责无旁贷。故当何晓晖教授谈到要出这套书时，我们毫不犹豫就答应了。

这本《盱江医学研究》是丛书的开篇之作，全方位概述盱江医学源流发展、学术特点及其学术成就，资料详实，内容丰富，考证周密，且文稿质量较高。我们在精心编辑、审校的同时，对书籍设计也非常用心，力求高品质。根据作者的要求和所提供的的素材，提出了“精美、大气，具有鲜明的江西盱江地方特色，体现学术性和时代特征”的设计要求。最终书出来，应该说形式与内容完美结合，品质一流，作者相当满意，我们非常开心。

2020年，又出版了第二本《盱江医学与文化》。

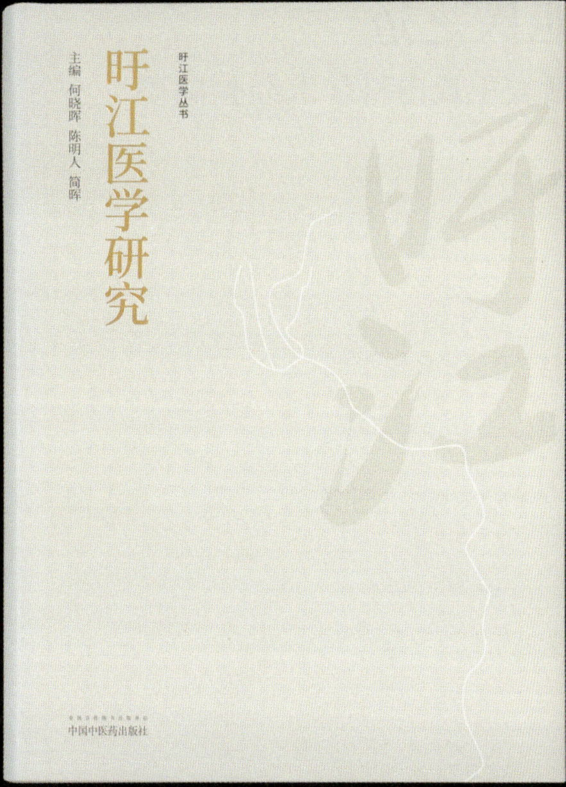

旴江医学丛书

旴江医学研究

主编　何晓晖　陈明人　简晖

中国中医药出版社

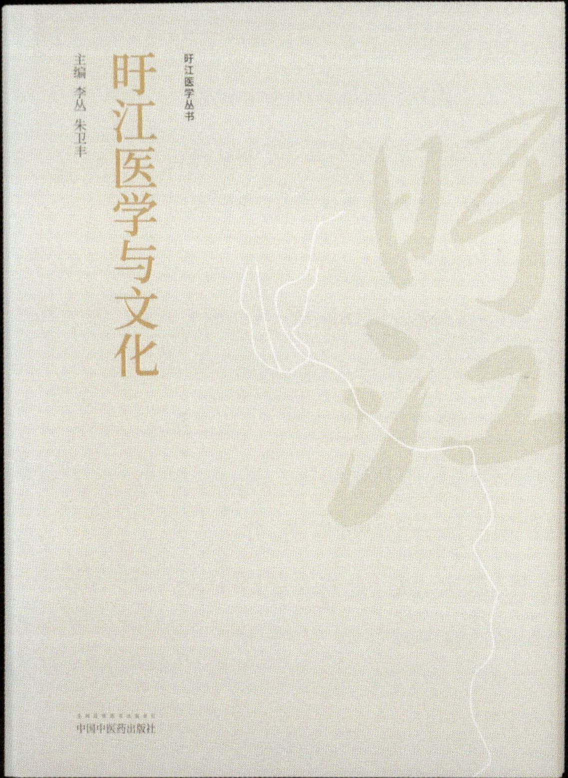

旴江医学丛书

旴江医学与文化

主编　李丛　朱卫丰

中国中医药出版社

世医之道

新安王氏内科学术经验撷要

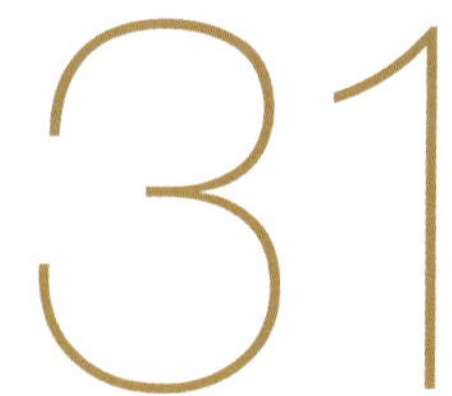

主　　编：胡建鹏
开本装帧：16开精装
出版日期：2021年11月第1版第1次印刷
印　　数：2,000
策划编辑：张钢钢　华中健
责任编辑：邬宁茜
书籍设计：周伟伟

● 国家『973』计划项目——中医理论的形成与发展及其规律研究（编号：2013CB532001）和第四批全国中医优秀人才项目[国中医药办人教发[2017]24号]资助

新安医学是中医学术流派中的佼佼者，而“新安王氏内科”则是其中杰出代表。其延传七代，历200余载，理论独特，医术精湛，学养弘深，经验丰厚，传承有道，在中医学术领域独树一帜。该书稿是对“新安王氏内科”数百年来从事中医学术研究和临床经验的阶段性总结，具有很高的学术和临床价值。

通览该书初稿，感觉内容非常丰富、扎实，质量也堪上乘。但也发现一些问题，并提出了修改意见。首先是书名《新安王氏内科临证精要》，显得单薄、局限，与丰厚内容不很匹配，建议改成《世医之道——新安王氏内科学术经验撷要》；其次是框架结构，上篇中医学术研究中的第一部分论中医药与传统文化和第二部分论中医学术传承与本书主题关系不大，建议删除，保留第三部分论新安医学，并将篇名改为上篇 新安医学研究。这样结构紧凑、突出主题、层次清楚。此修改意见得到了作者首肯，整个书稿的编校也顺利，书籍设计与印装质量都比较高，很好体现了该书的气质，受到作者的赞许。

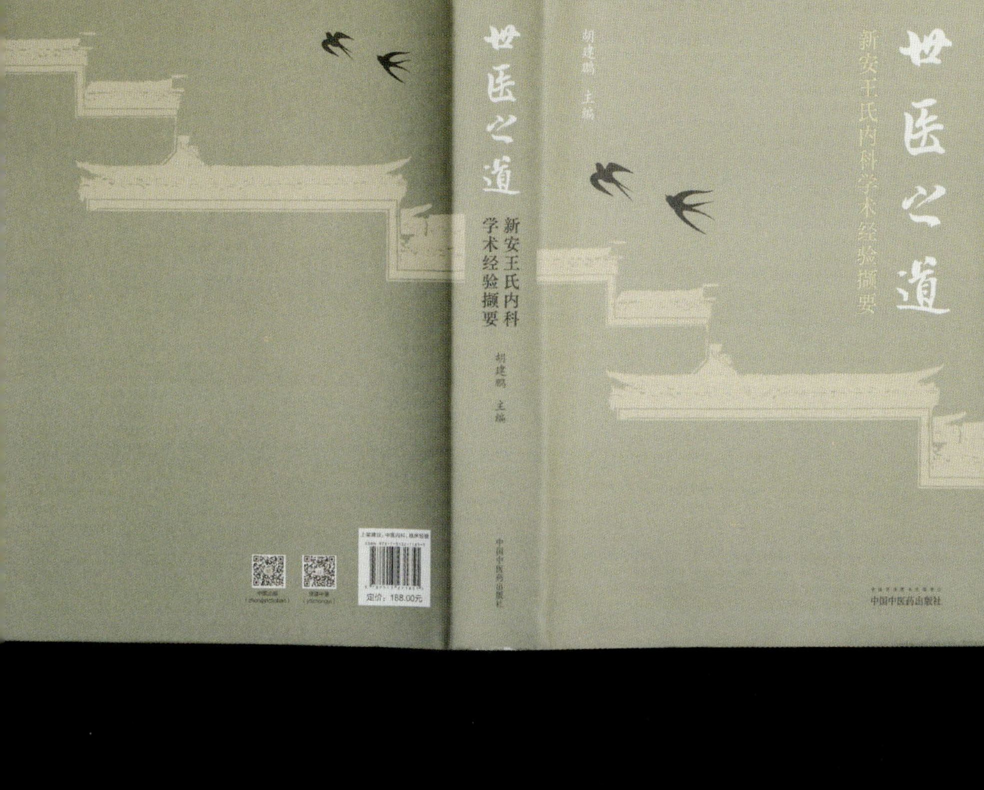

上篇

新安医学研究

中医气化结构理论

道·天地·阴阳

32

作　　者：王朝阳
开本装帧：16开平装
出版日期：2018年1月第1版第1次印刷
　　　　　2022年5月第1版第4次印刷
印　　数：9,000
策划编辑：张钢钢
责任编辑：华中健
书籍设计：周伟伟

Ⅲ-32

此书是北京中医药大学王朝阳教授几十年拜师求艺，苦心求索，顿然领悟之作。全书以《道德经》《易经》为背景，以《黄帝内经》为依托，再结合《伤寒杂病论》，以生命为研究对象，探讨了中医的根脉、主线、原则及其所面临的问题，提出：气化是认识生命的关键，道和天地为生命的根源，阴阳为生命展开的模式，天人一气而同构为生命的实质，精气神为生命本天、应天、通天的表达。将现行中医基本理论的源头，由阴阳五行进一步前推到道与天地，对于认识生命、认识中医和临床疗效的提高都具有比较重要的意义。

中医需要创新，更需要传承。这本原创学术专著，正是以其对中医基本理论潜心探索后的独特而扎实的思考、体悟，赢得了读者的认可，先后4次重印，发行近8,000册，再次说明优秀的学术著作是具有市场生命力的，读者是最好的评判官。

生命大观

中医气化结构理论——道、天地、阴阳

王朝阳 ○ 著

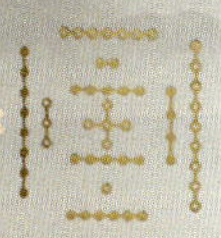

全国百佳图书出版单位

中国中医药出版社

生命大观

中医气化结构理论——道、天地、阴阳

王朝阳 ○ 著

中国中医药出版社

道生为始，天地两分，乾天坤地，四时四象；
天地更用，阴阳颠倒，天施地承，五运周天；
一气周流，天制六节，天人一气，同构同步；
脏气流转，气位一体，精气神形，抱元守一。

——《中医气化结构理论》的核心内容

上架建议：中医基础、理论

定价：79.00元

名医大家讲中医思维（南粤杏林系列丛书）

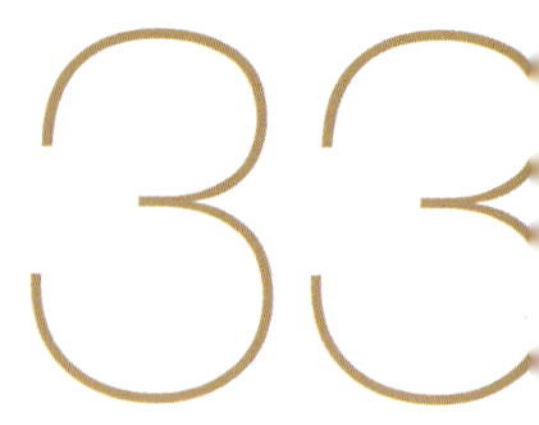

主　　编：陈达灿　杨志敏　高燕翔
开本装帧：16开平装
出版日期：2021年12月第1版第1次印刷
印　　数：3,000
策划编辑：张钢钢
责任编辑：华中健
书籍设计：周伟伟

Ⅲ 33

中医的思维方法，不仅是中医药学的重要组成部分，更是中医药理论体系和治疗手段的基础，对后者起着导向作用，可以说是中医药学的灵魂，离开了中医思维的发展与指导，中医药的理论体系就难以突破与发展，中医药的治疗效果也难以有质的飞跃。正是基于此，一向以敢于创新、勇立潮头而著称的广东省中医院专门成立了中医临床思维研究室，一方面开展深入研究，同时邀请有关方面的专家讲座，面向全院与社会医务人员进行中医思维的系列培训，以加强临床医生对中医思维的学习、研究，并用以指导临床实践。这本书就是根据这些专家讲座时的文稿和录音整理而成的，其意义和价值不言而喻。

我们也是怀着一种学习的态度来编辑这本特别的书稿，除了文字方面的认真校看外，对书籍设计也很用心，提出了版式简洁、疏朗、严整，能够体现讲座的现场感和内容的学术性，封面简约、大气，体现中医思维的特性和专家的权威性，具有学术性和时代感等设计要求，并建议是否将十二讲的目录内容或者专家名字作为设计元素放到封面，以突出大家的权威性或讲座内容的精彩。最后书籍出来，比较好地展现了这本书的风格、特点。

此书出版后，受到业界肯定和读者好评，在第九届全国悦读中医活动中被评为“最受欢迎的十大中医药好书”。

南粤杏林系列丛书

总主编 吕玉波

名医大家讲中医思维

主编 陈达灿 杨志敏 高燕翔

刘力红 王琦 刘长林 梅国强 黄仕沛 许家栋 冯世纶 李心机 禤国维 刘方柏 傅延龄 祝世讷

全国百佳图书出版单位

中国中医药出版社

针灸理论解读

基点与视角

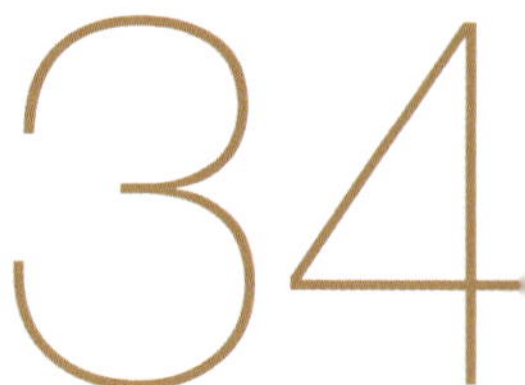

主　　编：赵京生
开本装帧：大32开平装
出版日期：2013年2月第1版第1次印刷
印　　数：3,000
策划编辑：华中健
责任编辑：徐　珊
封面设计：兆　远

作者赵京生教授是我们在南中医时的学长、同事，以埋头做学问、认真严谨而出名，后来作为人才引进调入中国中医科学院针灸研究所，成为学科领军人物。当他找到我们想出版这本学术著作时，我们没有多想就答应了，在我们的头脑中赵教授的书一定不会差。

这本书是赵教授带领他的学术团队对传统针灸理论的重要内容及疑点、难点问题，依据不同的文献材料，以不同的或新的认识视角，从不同的理解层面，进行深入探讨，以期阐发针灸理论的学术内涵、治疗思想、规律认识，以及对现代传承与发展的意义等。其所论所议，颇具新意和深度，是一本水平较高的针灸理论学术专著。

针灸理论解读

——基点与视角

赵京生 主编

中国中医药出版社

全国百佳图书出版单位

赵京生 主编

中国中医药出版社

策划编辑 华中健
责任编辑 徐 珊
封面设计 兆 远

针灸理论解读——基点与视角

本书对传统针灸理论的重要内容及疑点、难点问题，依据不同的文献资料，以不同的或新的认识视角，从不同的理解层面进行了深入探讨。作者从分析针灸理论概念形成与传统文化思想的关系入手，紧接着探讨了西医东传对针灸理论认识的影响，集中展现文献资料对认识针灸理论的意义，之后重新审视和解读经络及腧穴理论的重点内容，最后着重分析诠释方法在针灸学术传承中的作用、价值等。以期阐发针灸理论的学术内涵、治疗思想、规律认识，以及对现代传承与发展的意义等。对针灸理论的研究有较高的参考价值。

ISBN 978-7-5132-[illegible]

定价：35.00元

上架建议：中医针灸临床

辨质论治通识读本

中国式个性化诊疗

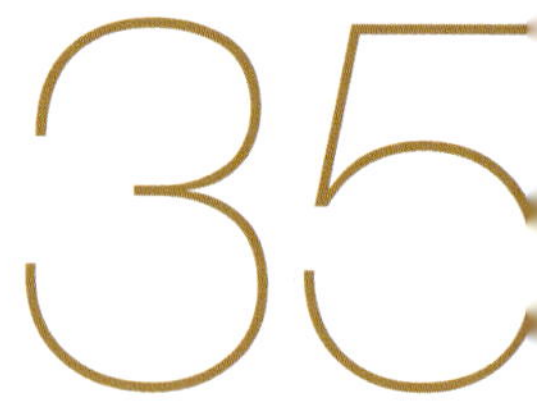

作　　者：匡调元
开本装帧：小16开平装
出版日期：2016年5月第1版第1次印刷
印　　数：3,000
策划编辑：张钢钢
责任编辑：华中健
书籍设计：周伟伟

Ⅲ-35

2014年年初，王辉武老（因策划编辑《老医真言》，与王老成了忘年交）来电说，他的老师匡调元教授春节后就要去深山老庙闭关一年，重读《内经》，建议我们在其闭关之前去拜访拜访他。他已经跟匡教授推荐、介绍过了，并留了匡老的电话。匡调元，大家啊！！！几十年前就赫赫有名，他的《中医病理研究》《人体体质学》，以及《中医病理研究丛书》都是具有开拓性、分量十足的学术佳作，在业界影响颇大，是我们心目中的大学者、大学问家，能有机会与这样的大家见面，真是千载难逢啊！更何况他就要闭关隐居研经，太难得了。

2月10日正月十一，我俩利用回老家无锡过年的机会，专程乘火车到上海去拜访匡老。按照匡老事先告诉我们的地址，非常顺利地找到了他的住所。因为是初次见匡老，难免有点忐忑。匡老的家并不宽敞，除了大量的书籍和墙上挂着的好多大幅彩画外，与普通的民居没有多大区别。匡老鹤发童颜，精神矍铄，一撮银白色的山羊胡须特别醒目，身着暖色花格棉睡袍，透着一种老上海文人学者的范儿。看见我们带了无锡小笼包，高兴地说："我也是无锡人，最爱吃小笼包！"啊！太巧了，真是有缘！这一下子就将我俩的紧张情绪释放了。

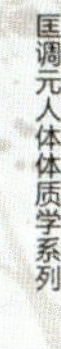

辨质论治通识读本

中国式个性化诊疗

匡调元 著

全国百佳图书出版单位
中国中医药出版社

序

著名数学家华罗庚说过一句"读书当由薄到厚，再由厚到薄"的名言。我们一辈子读书，越读越多。有些人金屋之中藏了多少书连自己也数不清，到头来想想精彩的、核心的、规律性的经典原理却就是薄薄一本书那么多。民间有句话说："真传一句话，假传一本书。"此话有点夸张。我将它改成："真传几句话，发挥一本书。"著名中医学专家秦伯未先生于1959年写过一本《中医入门》，共八万六千字，要言不繁，十分精彩，到1984年9月印数已达721600册。《内经》也有一句名言说"知其要者，一言而终；不知其要，流散无穷"，本书说的也属于"要"。"水不在深，有龙则灵"，体质病理学是水中之"龙"。

我自1975年提出"中医体质学说"及"辨质论治"概念之后，近30余年来对人类体质问题进行了深入的研究，1977年发表了"体质病理学研究"，1989年出版了《体质食疗学》，1991年出版了《人体体质学——理论、应用和发展》，1996年出版了《中医体质病理学》，2001年出版了《体质病理学与体质食疗学实验研究》，2003年出版了《人体体质学——中医学个性化诊疗原理》，共约百万余言。这些著作对一位临床中医师及在读研究生而言，一时是难以卒读的，当然可以随着医疗、教学或科研工作的逐步深入而慢慢读。现在，我特意为他们将其浓缩成这本仅16万字左右的《辨质

论治通识读本》。

本书的主要特点有：

1. 精要地归纳了人体体质学、体质病理学及体质食疗学的基本原理，简化了传统的辨证论治，当有新意。这是中医学宏观的个性化诊疗原理。

2. 具体介绍了人体体质类型的诊断方法，让读者有效地用于临床，具有可操作性。

3. 按照体质分型学说对传统治法、治则及其代表性方剂、常用中药与寻常食物做了深入浅出的讨论，然后根据个性化诊疗原理举例说明常用中药及寻常食物的当用与不当用。

4. 书中黑体字为基本原理，熟读熟记而知其然，细读条释而知其所以然，临诊体悟，深入理解，以求灵活应用。

5. 人体体质学与体质病理学的理、法、方、药、食一线贯通，希望读者能一读就懂，一用就灵。再由此入门积累自己的经验体会，然后研读我的其他学术著作而更上一层楼。

我真诚地希望炎黄子孙能为振兴中医药事业，并使之走向世界作出自己的贡献。

最后，感谢中国中医药出版社热情接纳与精心编辑、出版，更愿听取大家的意见。

上海中医药大学　匡调元

2016年3月

（4）望口唇：脾开窍于口，其华在唇四白，所以口唇的变化，大多与脾胃功能有关。唇淡口腻者，多见于腻滞质及迟冷质。唇淡而白者，为气血偏虚之候，多见于倦㿠质。唇红干燥有裂者，为津液不足，多见于燥红质。唇色红紫略暗者，为晦涩质常见之表现。

（5）望舌和苔：舌指舌体本身，苔指舌面的苔垢。辨舌与苔是辨体质极为重要的客观体征，也是进行鉴别诊断之要点。

在病理体质中，舌与苔都可见到相当特征性的表现。

辨舌之形态：舌体宜柔和，不宜强硬。柔和为气液自滋，强硬为脉络失养。如浮而肿大为胀，其因或由水浸，或由痰溢，可见于迟冷质、倦㿠质或腻滞质。薄而瘦小为瘪，其因或由心虚，或由血微，或由内热消烁，可见于倦㿠质或燥红质。

辨荣枯老嫩：燥红质之舌常干枯少津。迟冷质及倦㿠质者多见舌质浮胖娇嫩，或伴有齿痕。

辨舌质颜色：舌红主热。燥红质者内热较甚，故舌常呈红色，或为全舌红，或为舌尖红，或为舌边红，或为舌心红。若光红柔嫩无津之镜面舌，见于燥红质之伤津较重时。若淡红少色，为心脾气血素虚，多见于倦㿠质。若色淡而嫩胖，则为迟冷质常见之舌象。绛舌，绛为深红色，为阴虚内热之甚者，多见于燥红质。若绛而光亮为胃阴将亡；若色绛而不鲜，干枯而萎为肾阴将涸；若舌绛而上有黏腻，似苔非苔，此为中夹秽浊之气，这是燥红质兼夹腻滞质，此象在临床上并不少见。紫舌，舌紫而色暗晦，为瘀血蓄积之象，或为全舌呈紫色，或为瘀点散在舌面，或为瘀斑局限于一处。这是晦涩质特有的体征，往往凭此象可以确诊。

辨舌苔：白滑黏腻之苔，多为湿盛，可见于腻滞质。舌白嫩滑，刮之明净，

是属里虚寒，多见于迟冷质及倦㿠质。薄净少苔或无苔，常为阴伤之象，多见于燥红质。灰苔甚至黑苔若无高热之症，则多属阴极似阳，为严重之里虚寒，多见于严重之迟冷质者。

辨润燥腐腻：燥红质之苔燥，腻滞质之苔腻，是辨此两种体质之要点。腻苔须与腐苔相鉴别，不能混淆。腐苔是松厚的，揩之可去，为正气将敛化邪之苔；腻苔是板滞的，揩之不去，为秽浊之邪未化之苔。吴坤安已经注意到了不同体质在舌苔上的差别，他说："脾胃湿热素重者，往往终年有白厚苔，或舌中灰黄。至有病时，脾胃津液为邪所郁，或因泻利，脾胃气陷，舌反无苔，或比平昔较薄。"腻滞质者，往往可见此象。又说："其胃肾津液不足者，舌多赤而无苔，或舌尖边多红点。若舌中有红路一条，俗称鸡心苔，血液尤虚。"燥红质者多见此象。热药伤阴之时及除湿药用过病所时也可见此舌象。

舌象与体质、病机、治法的关系归纳如下表3-4。

表3-4　舌象与体质、病机、治法关系归纳表

体质类型	舌			病因病机	治法
	质	苔	两纲	八要	
正常质	正红	薄白	阴阳和平		平补阴阳强质法
迟冷质	淡齿印	薄白	阳不足	虚、寒	壮阳祛寒温质法
倦㿠质	淡	薄白	阴阳两虚	虚、寒、气血两虚	益气生血健质法
燥红质	红	少或无	阴不足	燥、热、虚	滋阴清热润质法
腻滞质	正红	腻	阳不足	湿、实、虚	除湿化滞利质法
晦涩质	紫点斑	薄白	阳不足	血、实、气血瘀滞	行血消瘀活质法

对上表再作如下说明：

Ⅲ 病理体质诊断学

（4）望口唇：脾开窍于口，其华在唇四白，所以口唇的变化，大多与脾胃功能有关。唇淡口腻者，多见于腻滞质及迟冷质。唇淡而白者，为气血偏虚之候，多见于倦㿠质。唇红干燥有裂者，为津液不足，多见于燥红质。唇色红紫略暗者，为晦涩质常见之表现。

（5）望舌和苔：舌指舌体本身，苔指舌面的苔垢。辨舌与苔是辨体质极为重要的客观体征，也是进行鉴别诊断之要点。

在病理体质中，舌与苔都可见到相当特征性的表现。

辨舌之形态：舌体宜柔和，不宜强硬。柔和为气液自滋，强硬为脉络失养。如浮而肿大为胀，其因或由水浸，或由痰溢，可见于迟冷质、倦㿠质或腻滞质。薄而瘦小为瘪，其因或由心虚，或由血微，或由内热消烁，可见于倦㿠质或燥红质。

辨荣枯老嫩：燥红质之舌常干枯少津。迟冷质及倦㿠质者多见舌质浮胖娇嫩，或伴有齿痕。

辨舌质颜色：舌红主热。燥红质者内热较甚，故舌常呈红色，或为全舌红，或为舌尖红，或为舌边红，或为舌心红。若光红柔嫩无津之镜面舌，见于燥红质之伤津较重时。若淡红少色，为心脾气血素虚，多见于倦㿠质。若色淡而嫩胖，则为迟冷质常见之舌象。绛舌，绛为深红色，为阴虚内热之甚者，多见于燥红质。若绛而光亮为胃阴将亡；若色绛而不鲜，干枯而萎为肾阴将涸；若舌绛而上有黏腻，似苔非苔，此为中夹秽浊之气，这是燥红质兼夹腻滞质，此象在临床上并不少见。紫舌，舌紫而色暗晦，为瘀血蓄积之象，或为全舌呈紫色，或为瘀点散在舌面，或为瘀斑局限于一处。这是晦涩质特有的体征，往往凭此象可以确诊。

辨舌苔：白滑黏腻之苔，多为湿盛，可见于腻滞质。舌白嫩滑，刮之明净，

是属里虚寒，多见于迟冷质及倦㿠质。薄净少苔或无苔，常为阴伤之象，多见于燥红质。灰苔甚至黑苔若无高热之症，则多属阴极似阳，为严重之里虚寒，多见于严重之迟冷质者。

辨润燥腐腻：燥红质之苔燥，腻滞质之苔腻，是辨此两种体质之要点。腻苔须与腐苔相鉴别，不能混淆。腐苔是松厚的，揩之可去，为正气将欲化邪之苔；腻苔是板滞的，揩之不去，为秽浊之邪未化之苔。吴坤安已经注意到了不同体质在舌苔上的差别，他说："脾胃湿热素重者，往往终年有白厚苔，或舌中灰黄，至有病时，脾胃津液为邪所郁，或因泻利，脾胃气陷，舌反无苔，或比平昔较薄。"腻滞质者，往往可见此象。又说："其胃肾津液不足者，舌多赤而无苔，或舌尖边多红点。若舌中有红路一条，俗称鸡心苔，血液尤虚。"燥红质者多见此象。热药伤阴之时及除湿药用过病所时也可见此舌象。

舌象与体质、病机、治法的关系归纳如下表 3-4。

表 3-4　舌象与体质、病机、治法关系归纳表

体质类型	舌			病因病机	治法
	质	苔	阴阳	八要	
正常质	正红	薄白	阴阳和平		平补阴阳强质法
迟冷质	淡偏暗	薄白	阳不足	虚、寒	壮阳祛寒温质法
倦㿠质	淡	薄白	阴阳两虚	虚、寒、气血两虚	益气生血健质法
燥红质	红	少或无	阴不足	燥、热、虚	滋阴清热濡质法
腻滞质	正红	腻	阳不足	湿、实、虚	除湿化滞利质法
晦涩质	紫点斑	薄白	阳不足	血、实、气血瘀滞	行血消瘀活质法

对上表再作如下说明：

坐定后，匡老就侃侃而谈，从他最初考进上海医学院（现复旦大学上海医学院），选择病理解剖学专业，奠定了以后研究的基础，谈到后来响应号召西学中，通过自学、进修深造和拜师学习中医。从1980年前后在重庆开始从事人体体质学研究，提出“人体新系猜想”，出版《中医病理学研究》，被名医岳美中评价“在全国西医学中医的人中，有五个人学得比较好的，其中有陆广莘、匡调元”，谈到“人体体质学”申请自然科学基金，第一轮就没通过，后来去美国研究白种人和黑种人的体质类型，证明无论黑种人、白种人、黄种人等，都是六种体质类型。从20世纪80年代末调往上海，埋头于动物实验研究，证实了人类的六种体质类型，创立人体体质学。从近年来潜心临床，实践、完善自己中医体质学说，谈到受科学与艺术相结合的启迪，自学绘画，把50余年来在光学和电子显微镜下看到的人体细胞组织的微观结构变成美妙的意象艺术，曾举办了几次个人画展。最后又谈到萌生要去闭关修行，重读《黄帝内经》……匡老声音洪亮，精力充沛，每每谈到高兴处，都会发出爽朗的笑声；而说到历经的坎坷、不公，则非常激动，更对眼下中医学术研究的现状表达出深深的忧虑、担心和无奈。

可能是王辉武老事先打了招呼，匡老主动拿出了他的《辨质论治条释》书稿，交给我们编辑出版，并提出不要稿酬，只为宣传推广。这是匡老创立的辨质论治学说的通俗读本，价值自不待说。这真是意外之喜，让我俩有点受宠若惊，连连致谢，并表示一定尽全力做好。

匡老还带我们欣赏了他的画作，真是美轮美奂，让人由衷地赞叹匡老的才气；他还与我们合影留念，并送给我们两本亲笔签名的新作。此行真是收获满满，受益匪浅，这也正是做编辑的一大乐趣和宝贵财富。

临走时，我们看到匡老的行李箱都准备好了，得知4天后的正月十五一过，他就要与外界断绝联系，一个人去修行研经，连地点也没透露。我们和匡老相约，一年后再见！

一年后，2015年的春节，我们十分惦记匡老，试着和他联系，结果不仅联系上了，而且还得知他竟然就在无锡！我们提出想去看望他，匡老欣然同意。我们按照匡老告诉的地址，驱车前往。他的住所在无锡郊区军嶂山麓的一个安静居民小区内，两室一厅的房子，只有一些简单的日常家居和生活用品，显得比较空，惹人注意的就是客厅大桌上摆放的纸墨、笔砚和颜料盘。我们非常急切而好奇地问匡老，怎么没在寺庙，而在这里？匡老告诉我们，确实在寺庙待了好几个月，与僧人同吃同住，但后来胃就不行了，而且非常严重，无法再坚持，只好出来，找了这个山脚下比较安静的地方住下，并在当地雇了一个保姆，照顾生活，继续读经、研经生活。是啊！毕竟是80多岁的老人了，一下子要让他改变饮食和生活习惯，肯定会出问题。其实，地方不是主要的，关键还是内心平静。匡老还是那样精神饱满，谈锋甚健，激情四射。他说在这儿也挺好，人少安静，空气清新，每天除了研经、写作外，还画画、散步，非常有规律，身体基本调理过来了。我们则向匡老汇报了《辨质论治条释》一书的编写进展和一些想法，同时，特别关心匡老研读《黄帝内经》的情况。他说收获不小，悟出了很多东西，有一种神会的感觉，并给我们看了一部分读经的手稿。我们真心期待他的这一研经成果能够早日出世。

因为近两年都在全力做社里几个重点选题，匡老的书也一拖再拖，直到今年上半年才正式出版，真有点对不住匡老。匡老的这本书以条释的方式、精练的文字和直观的图表，系统全面、深入浅出地介绍了其所倡导的辨质论治体系。其既有体质病理学基本原理，又有病理体质具体的诊断方法；既有辨质论治总的法则，又有具体的方药、食谱；既独具慧眼治未病，又有的放矢治已病。给我们的总体感觉就是特别严谨、扎实，经得起推敲，让人信服。我们只是根据图书内容，并考虑市场因素，对书名做了一些修改。本书封面图案选用的就是匡老的画作，是人体内无处不在的纤维结缔组织，可见多种纤维、间质细胞和组织液等，不同体质类型的人，其结缔组织的形态、功能和代谢都是不同的，是各具特征的。匡老对此封面非常满意。内文版式设计也采用了匡老画作的元素，别具一格，与内容吻合。匡老收到样书后，对整个图书从编辑到设计，包括最后的书名都比较满意，这让我们的愧疚之心稍安了一点。

2016年春节因种种原因没能再去拜访匡老，但一直都和匡老保持着联系，关注着他的研究进展。其间，他给我们发来了发表在《中华中医药学刊》的两篇研读《黄帝内经》的长文，可以看出匡老用功至深，非常人所能为。

2017年年初，隐居无锡郊外军嶂山麓3年重读《黄帝内经》的匡老，厚积薄发，拿出了《太易心神学》这本原创学术力作。书中提出了一门新学科——太易心神学。全书以“心神”为核心，提出了许多新的理念、观点，立意高远，架构宏大，内容非常丰富、广泛，思想极为深刻、玄赜，充分体现了“doctor”的博大，也体现了“medicine”的精深，给读者诸多启示。

无极哲学

匡调元 著

全国百佳图书出版单位

中国中医药出版社

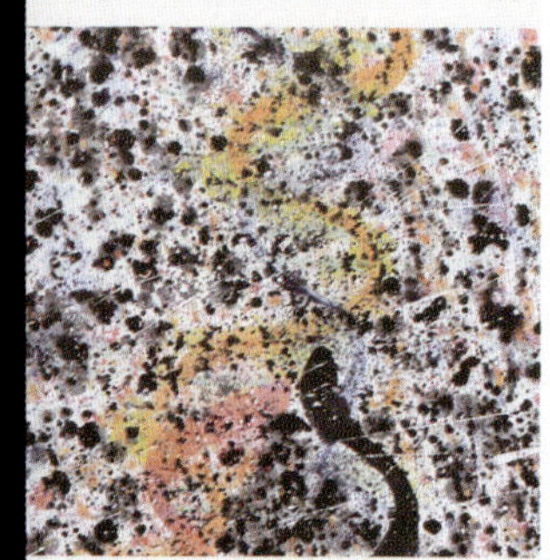

无极哲学

·第二版·

匡调元 著

全国百佳图书出版单位

中国中医药出版社

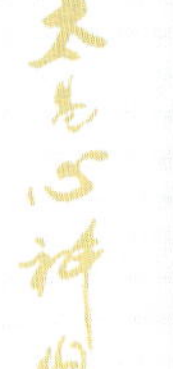

《黄帝内经》核心思想探研

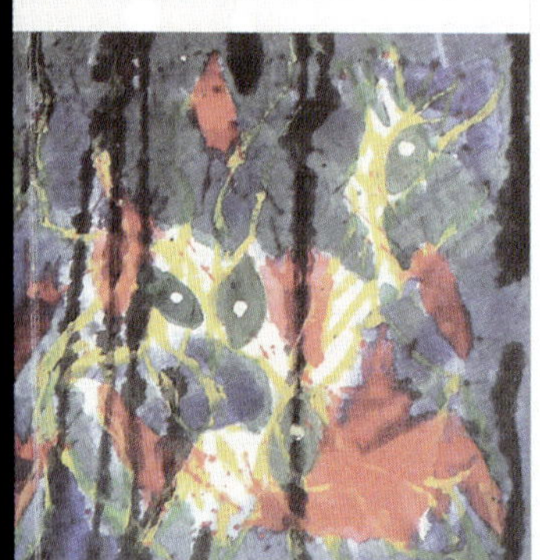

匡调元 著

全国百佳图书出版单位

中国中医药出版社

两年后，我们又帮匡老编辑出版了他的另一本原创学术专著《无极哲学》，并于2021年再版。此书在中国传统哲学中特有的“心物一元论”指导下，把易、老庄、释、医（《黄帝内经》）中潜藏着的有无、正反、离合、隐显等对立统一起来，把太极态和无极态统一起来。虽然此书的观点、理论可能还不为大多数人所理解，其价值有待历史去评说，但近90高龄的耄耋老人还能有如此敏捷的思维、旺盛的学术创新力，非常了不起，令人肃然起敬。

中医发生学探微

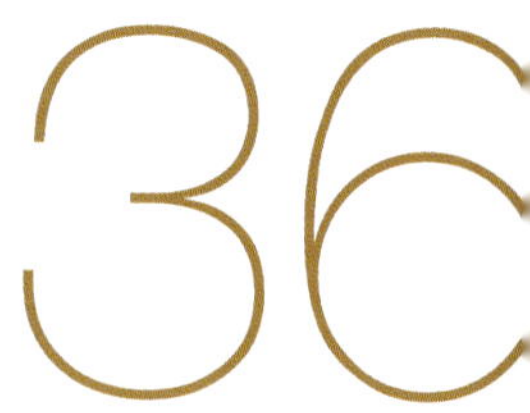

作　　者：谭春雨
开本装帧：16开平装
出版日期：2013年7月第1版第1次印刷
印　　数：3,000
策划编辑：华中健
责任编辑：华中健
封面设计：兆　远

Ⅲ ㊱

博大精深的中医学术思想是如何发生形成的？作者在这本书里综合运用逻辑、文献、考古等研究方法，以神学、甲骨学、天文地理学、气象历法学、易学、道学、理学、神话学等文化背景为基础，详细探讨解读了这一重大理论问题，提出了许多重要新识、观点。

作者认为临床实践经验是中医学赖以发生的基石，巫祝医学是孕育中医学理论实践体系的文化摇篮，先秦天文地理学及气象历法学是滋生中医学哲理灵魂的文化土壤，根植于先秦天文地理学及气象历法学的元气阴阳五行六气学说是中医学的理论基础，脏腑理论、命门三焦理论、伤寒六经理论、经络理论、气血精液理论等皆是基于天人合一思想下的元气阴阳五行六气学说的产物。著名中医学家孟庆云教授评价此书："既是一部探讨中医学原始发生的科学史著作，也是一部挈要从本，解读真义的理论专书，更可堪为是一部阐述中医学术思想特征的开山之作。"

封面设计用交叉的曲线和点为基本元素，似植物之萌芽，暗喻中医学发生发展的基本脉络和重要节点，比较好地体现了此书的内容特点。

中医发生学探微

谭春雨 著

全国百佳图书出版单位
中国中医药出版社

中医发生学探微

谭春雨 著

中国中医药出版社

策划编辑 华中健
责任编辑 华中健
封面设计 尧 远

中医发生学探微

本书综合运用逻辑、文献、考古等研究方法，以甲骨学、天文地理学、气象历法学、易学、道学、理学等文化背景为基础，详细探讨并解读了数千年来中医学术思想发生形成过程，揭示和演绎了中医学一系列理论临床实践体系的内涵本质及其精髓所在。

上架建议：中医临床
ISBN 978-7-5132-1577-3
9 787513 215773 >
定价：49.00元

《伤寒论》解读

一个老中医苦读40年的归璞返真

作　　者：胡要所
开本装帧：大32开平装
出版日期：2020年10月第1版第1次印刷
　　　　　2021年7月第1版第2次印刷
印　　数：6,000
策划编辑：张钢钢　华中健
责任编辑：王　爽
书籍设计：周伟伟

Ⅲ 37

这是同事郝老师转来的选题，作者是她的大学同学，请我们帮助编辑出版。

我们看了书稿，作者确实下了不少功夫，而且有自己独特的解读、认识，但是书名《〈伤寒论〉解读》太一般，没有特点，类似这样书名和内容的书籍非常多，很难吸引读者，肯定要影响销售。我们建议改改书名，可作者怎么也不同意，只能另想办法。听郝老师介绍，作者在大学期间就是同学中的佼佼者，著名伤寒学家刘渡舟教授非常欣赏他的才华，毕业时再三挽留，可他执意回到家乡，在基层临床一干就是40多年，并坚持研读《伤寒论》，去繁就简，欲让学习者易解易通，从而真正掌握治病的方法，着实让人钦佩。我们就把作者的这个特殊经历作为亮点，分别提炼出副书名和腰封宣传语，以昭示此书的特别之处，作者也表示赞同。书出版后，市场反应不错，不到一年时间就重印，有点出乎我们的意料。

傷寒論

《伤寒论》解读

一个老中医苦读40年的归璞返真

胡要所 编著

伤寒大家刘渡舟教授当年竭力挽留的青年才俊，深耕基层临床40余年，苦读、钻研《伤寒论》，穷毕生所积完成此著，“不为医林增砖添瓦，只为遇贤者心明眼亮，易解易通”。

孟庆云讲中医基础理论

（中国中医科学院研究生院名家讲座）

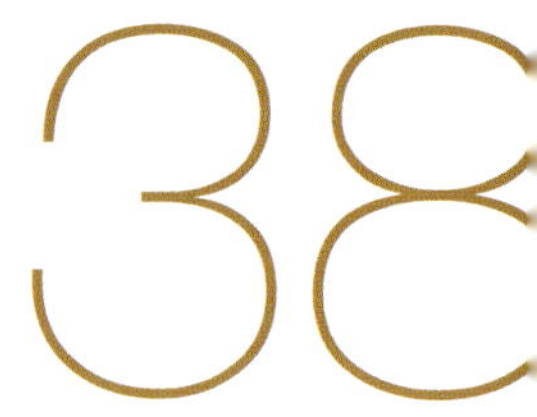

作　　者：孟庆云

开本装帧：大32开平装

出版日期：2013年4月第1版第1次印刷

2020年12月第1版第2次印刷

印　　数：6,000

策划编辑：华中健

责任编辑：华中健

文字编辑：王　捷

讲稿类图书以其真实、生动、个性突出等特点，一向受读者青睐。但要做好这类图书，既保持讲课风格，又符合出版要求，并非易事，需要下功夫。

这本书就是根据孟庆云老师给北京首届西学中高级研究班授课录音整理而成。孟老师针对听课对象，用平常语言，并结合临床，把比较枯燥、难懂的中医基础理论，讲的清楚明白、通俗易懂，是一本难得的好书稿。我们在编辑时非常用心，在尽可能保持孟老师讲课风格的前提下，从编辑出版的角度，对框架结构、语言文字等有不合适的地方提出修改意见，并与作者充分沟通，得到作者的认可，保证了书稿的较高质量。

可本书的封面设计却不尽如人意，布局不合理，重点不突出，没能很好地体现内容风格。不管是什么原因，对编辑来说都是一种失误。

本书为作者在北京市中医管理局委托中国中医科学院研究生院举办的北京市首届西学中高级研究班讲授《中医基础理论》课程的录音整理稿，分上下两篇：上篇为总论，阐述了中医学的医学观和方法论；下篇各论包括阴阳、五行、藏象、经络、精气神血津液、病因病机、治法治则、五运六气、养生等。

本书内容不同于高等中医药院校开设的《中医基础理论》课程，充满了作者的独特见解，以及在中医基础理论研究上的重要成果。

ISBN 978-7-5132-1356-1

上架建议：中医临床

定价：28.00元

中国中医科学院研究生院名家讲座

孟庆云讲中医基础理论

中国中医药出版社

中国中医科学院

研究生院

名家讲座

孟庆云讲中医基础理论

孟庆云 著

全国百佳图书出版单位

中国中医药出版社

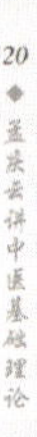

四、中医基础理论的特点

中医与西医体系的基础医学不同，中医基础理论主要内容有阴阳五行、藏象、经络、气血、病机、治法、养生。中医以前没有基础理论这门课，直到"文化大革命"后才开设。以前只讲《内经》和《难经》。"文革"期间对《内经》课程的某些内容开展了批判，而且一开始就讲《内经》，学习起来确实有一定难度。因此"文革"期间编纂了一本《中医基础学》，才有了这门课。这也是参照了西医体系，课程体制有基础与临床不同的层次，从基础讲起。既是对《内经》的述要普及，也包括后世人对《内经》的发挥；既与《内经》相关，又不完全等同于《内经》，比其范围更宽，还包括后世医家创新的理论。凡是能够形成关于生命特征、关于疾病特征的规律性的东西都放在其中了。

中医学理论的特点，以下有七端：

（一）生成论人体观

生成论人体观，又称生生论人体观。认为人体从天生从地成，肇起于元始后，循"生生之道"整体地生长壮大，而非各部分如零件组合式的构成，人体不是由部分线性加和的整体。《素问·五藏生成》篇中系统阐述了从五脏之气到五脏之象的生成过程。这种医学思想也贯穿于病因、辨证和制方。在病因上，是病因对整体协调的干扰而致病；在辨证上时时要考虑人与天地相应的因素；在制方上，诸多的药味因其有非加和性的组合，可以从无入有。

生成论人体观源自于《易·系辞》"生生之谓易"，《汉书·艺文志》说人是"生生之具"。"太极生两仪，两仪生四象，四象生八卦"（《易·系辞》）或"道生一，一生二，二生三，三生万物"（《老子·四十二章》）是事物生成发展的模式。人体生命过程是生→长→壮→老→已。这一点与"合二为一"的构成论大异。生成论人体观还包括天人相应和应同等内容。

天人合一是中国古代哲学的主体思想。对这一点也有几种说法：一种是神道论，皇帝把自己定为天子，朕即国家，自己的思想就是天的思想，所说的、所做的都是代天行事，这是神道观念的天人合一。而学术界、科学界则不是这样认为的，他们认为整个大自然是天，人与大自然应该和谐、相应。这一思想是中医学天人合一的概念。在《内经》中就有论述：人与天地相应，人与天地相参。目前整个世界的科学界都越来越认为中国这一思想有见识，高明。1998 年全世界 50 个诺贝尔奖得主在巴黎开会，写了一个宣言，重点就是目前人类对自然的破坏太严重了，污染太严重，造成了很多难以解释、难以解决的事情，所以人类不要再追求征服自然。人类一旦征服自然，自然就会报复人类，带来了气温升高、生态危机等很多的灾难。因此，宣言的第一句话是：人类要在 21 世纪生存下去，

中医妇科水血学说

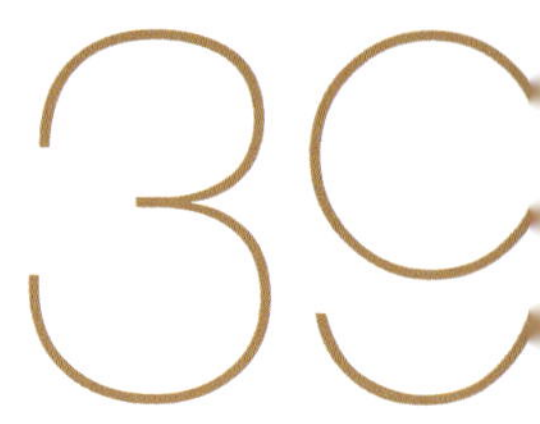

作　　者：马大正
开本装帧：16开精装
出版日期：2021年11月第1版第1次印刷
印　　数：3,000
策划编辑：张钢钢　华中健
责任编辑：张　燕
封面设计：陈天佑

Ⅲ 39

专家作者撰写学术著作大都从学术角度，希望自己的书内容越全面、越丰富越好，并且不大愿意被过多删减、修改。而编辑则要从出版角度，还要考虑读者、市场等因素，对内容框架及文字等提出修改意见。当出现意见分歧时，就需要编辑与作者充分沟通，在原则与灵活之间找到平衡。

著名中医妇科专家马大正教授通过对大量古今文献的整理、研究，以及妇科临床实践的探索，首次提出了中医妇科领域的水血学说。本书正是马教授系统阐述这一新学说的原创学术专著，具有较高的学术价值及临床实用价值。

接到书稿通览后，发现其在框架结构、标题设置等方面还比较粗糙，主题不够突出，层次不够清晰，有调整、修改的必要。如原书一至五部分都是中西医理论中最基础的解剖、病理、生理等知识，且占了较大篇幅，而这些知识的核心内容、精髓在后文中都有具体反映，感觉有点多余，最好删减，就直接从第六部分"中医妇科水血学说肇始"开始，直奔主题，突出重点，精炼实用，并且增设"理论篇""临床篇"和"探索篇"三个篇章，这样层次更加清晰、明朗。还有原书名"中医妇科水血学说研究"，我们也觉得"研究"二字有点太学术，读者面窄，不利于发行、销售，是不是

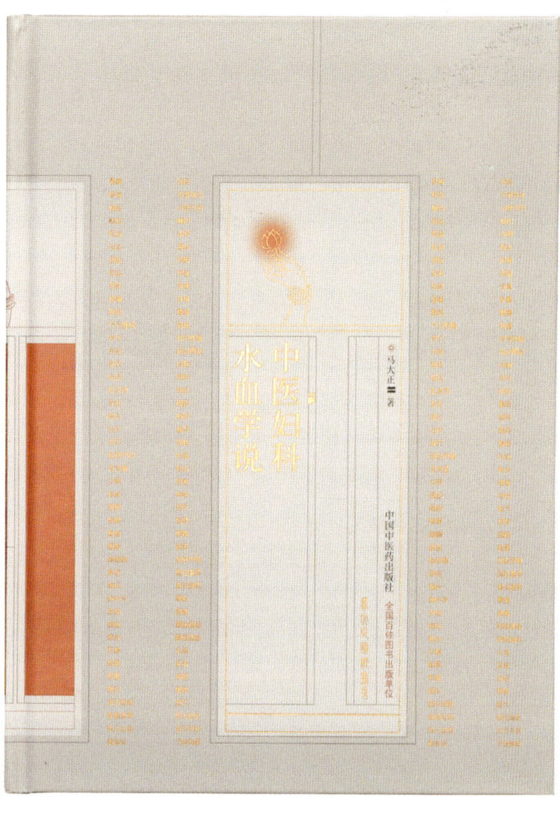
中医妇科
水血学说
马大正 著
中国中医药出版社　全国百佳图书出版单位

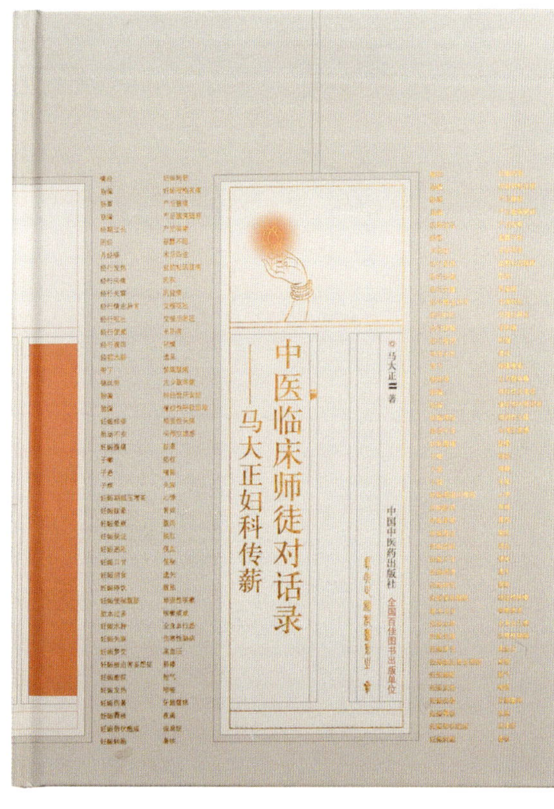
中医临床师徒对话录
——马大正妇科传薪
马大正 著
中国中医药出版社　全国百佳图书出版单位

刘序

马大正教授寄来他的《中医妇科水血学说》初稿邀我为之作序。我认识马大正教授多年，他是一位对中医药学自信、自强，埋头发掘整理大量中医药著作和撰写多部专著的中医传承人，我一直视他为学术上的忘年挚友，邀我为本书作序，我能先学受益，故而应诺。在我读完本书初稿后深受感动和教益，也觉有愧，他在挖掘、整理古医籍中，结合数十年的医教研实际工作，空前提出了中医的水血学说，具有继承、发扬的现实意义，是我等不及的。这对今天中医界忽视中医理论发展的倾向起到了拨正作用。本书出版的第一层意义在此。

全书正本清源，发掘研究水在人体的重要作用，特别是水与血在人体的生理病理的作用，如水血的转化，水血不调引起的病理变化等，早在《内经》中便有描述，对人体水液不调引起的疾病在今后的治疗学研究中亦具有指导意义。再如，增液、补阴、利水、排毒等治疗；以"妇女属阴以血为本"的中医理论为基础，对妇科水与血的学术理论进行了创造性的探讨，同时以水血学说观点指导妇科临床取得了真实的效果，并借鉴现代水血的理论与数据予以论证，也可说是对本学说成立的支撑，这种方式将启发同仁领略研究方法。这是本书所具的第二层意义。

水血学说的首次提出提示了尚有与之有关的理论有待深入研究与发展，如中医学指的水、津、血、精、液皆属阴液，它们有相同的又有相异的生理病理及临床特点，其中水的研究是既往忽略的内容。本书首先研究了水与血学说，应视为一个引导性的研究，意义深刻，由此引出水与津、水与精、水与液，甚至水与气等一系列的中医有关水的未完性课题，在理论研究的基础上进一步指导临床研究。谁能说中医理论研究不重要，提不出课题？我读完本书初稿最深层的领会是启迪了我们尚有许多理论研究课题、临床研究课题有待发掘、发展、创新。这是本书具有出版价值的深刻意义。

马教授提出"中医妇科血水学说"并以学者的态度加上了"研究"二字，是对建立学说的严谨态度，事实上本书拥有了大量相关资料和作者本人的学术见解，对血水学说进行了充分论证，已经形成了中医血水学说的构架和内容，并留有余地继续研究。从发展角度来看，我认为该书具有先行出版的意义，特此推荐。

八十七岁中医人　刘敏如
2020年1月19日凌晨2时于北京

前言

基础理论的创新，是科学技术发展的根本。基础理论的创新，包括提出新的学说。

何为学说？《辞海》（1979年版）解释："学术上自成系统的主张、理论。"

其实，医学中的学说，一定不仅是学术上自成系统的主张和理论，还应该是在临床上可以得到验证、应用，并值得推广的主张和理论。

历经千年的中医学，已经产生了诸多学说，譬如阴阳学说、五行学说、五运六气学说、脏腑学说、经络学说、气血学说、六经学说、卫气营血学说、三焦学说、痰瘀学说、阳有余阴不足学说等。在中医妇科领域，也已经总结出多种学说，如冲任学说、天癸学说、气有余血不足学说、纯阴学说、肝为先天学说、肾-天癸-冲任-子宫生殖轴学说等。

学说是被人们发现，而不是被人们创造出来的，就像人们发现黑洞学说一样。

中医学说产生于漫长的医疗实践，没有长期的医疗实践，便难以获得新的临床启示；没有通过长期反复的医疗实践验证，便不可能将新的临床启示总结成新的医疗规律；没有一番缜密的探索与推理，便不可能将新的医疗规律上升为新的理论，提出一门新的学说。

中医妇科水血学说，滥觞于汉代张仲景《金匮要略·水气病脉证并治》中的"病有血分、水分，何也……经水前断，后病水，名曰血分，此病难治；先病水，后经水断，名曰水分，此病易治。何以故？去水，其经自下"和《金匮要略·妇人杂病脉证并治》中的"妇人少腹满，如敦状，小便微难而不渴，生后者，此为水与血俱结在血室也"。

我提出中医妇科水血学说，基于漫长的理论研究与长期的临床实践，于2017年在《中华中医杂志》第2期发表了1.1万字的"中医妇科水血学说及其发挥"论文，初步奠定了这门崭新学说的框架，再经过5年的努力，七易其稿，终于完成这部20多万字的《中医妇科水血学说》。

中医妇科的水血学说只是从妇科层面切入，解开人体生理、病理的一个奥秘，并运用于临床实践。其实，这门学说适用于中医的任何一科，因为，人体对水血的依赖，以及水、血在人体内代谢过程中出现的病理是一致的，治疗的法则也是相通的。如果我们

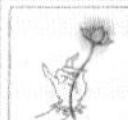

临床篇

一、水血所致妇科疾病与治疗

《素问·汤液醪醴论》中有关于治疗水肿的著名论述："其有不从毫毛而生，五脏阳以竭也，津液充郭，其魄独居，孤精于内，气耗于外，形不可与衣相保，此四极急而动中，是气拒于内，而形施于外，治之奈何……平治于权衡，去宛陈莝，微动四极，温衣缪刺其处，以复其形；开鬼门，洁净府，精以时服，五阳已布，疏涤五脏。故精自生，形自盛，骨肉相保，巨气乃平。"文中用"津液充郭""形不可与衣相保"来描述水肿之后的状态。"郭"者，物体的外框或外壳；"保"者，维持原状。就是说水肿可以使人的整个身体都肿满，甚至连原来合适的衣裤都无法再穿。水肿的治疗原则是"去宛陈莝""缪刺其处""开鬼门，洁净府"。其中难以理解的是"去宛陈莝"。"宛"，通菀。菀者，古同"蕴"，即郁结、积滞。除此之外，《内经》中出现"宛陈"两字的还有《灵枢·九针十二原》中的"宛陈则除之"，《灵枢·小针解》中的"宛陈则除之者，去血脉也"和《灵枢·阴阳二十五人》中的"导而行之，其宛陈血不结者"，从中可以得出"宛陈"作为一个词组，就是郁结陈旧的意思，"宛陈"在人体就是一种应该去除的陈旧东西——瘀血。"莝"者，《说文》称斩刍，即铡碎的草。在文中作动词，可作剔除解。郭霭春在《黄帝内经素问校注语译》中注称："此句当作'去菀莝陈'。《说文》：'莝，斩刍也。'去、莝相对为文，宛、陈亦相对为文。宛与菀通……去宛，谓去血之瘀结；莝陈，谓消水之蓄积。"前文公允，而称"莝陈，谓消水之蓄积"，我不苟同。其实，"去菀莝陈"就是去除郁结陈腐的瘀血，而"开鬼门，洁净府"，才是发汗、利小便，消除积水的方法。《素问·汤液醪醴论》是提出水血同治治疗水肿的最早文字记载，而《灵枢·水胀》称："肤胀鼓胀可刺邪……先泻其胀之血络，后调其经，刺去其血络也。"这是水病治血的文字记载。

汉代张仲景的《金匮要略·水气病脉证并治》称："经水前断，后病水，名曰血分，此病难治；先病水，后经水断，名曰水分，此病易治。何以故？去水，其经自下。"明代武之望《济阴纲目》卷七称："经水断而后肿，名曰血分，乃瘀血化水……若先浮肿后经水不通，此水化为血。"清代唐容川在《血证论》中对于水血致病有一系列论述，他说："夫水火气血，固是对子，然亦互相维系，故水病则累血，血病则累气。"又说："失血家往往水肿，瘀血化水，亦发水肿，是血病而兼水也。""失血家，其血既病，则

亦累及于水。""故病血者，未尝不病水；病水者，亦未尝不病血也。""血积既久，亦能化为痰水。"《血证论》卷六称："气即水也，血中有气即有水，故肌肉中有汗，口鼻中有津，胞中有水，是水与血，原并行不悖。失血家，其血既病，则亦累及于水。"《血证论》卷一称："总之，气与水本属一家，治气即是治水，治水即是治气。"其指出了水血共生的意义，以及对于临床治疗的指导。

《血证论》卷四称："气下陷则水随而泻，水为血之倡，气行则水行，水行则血行……水升则血升矣。"这也开辟了临床运用治气来疗水、治水来疗血的崭新方法。

《血证论》卷一称："人之一身，不外阴阳，而阴阳二字，即是水火，水火二字，即是气血。水即化气，火即化血。何以言水即化气哉？气着于物，复还为水，是明验也。盖人身之气，生于脐下丹田气海之中，脐下者，肾与膀胱，水所归宿之地也。此水不自化为气，又赖鼻间吸入天阳，从肺管引心火，下入于脐之下，蒸其水使化为气。如《易》之坎卦，一阳生于水中，而为生气之根。气既生，则随太阳经脉为布护于外，是为卫气。上交于肺，是为呼吸。五脏六腑，息以相吹，止此一气而已。然气生于水，即能化水；水化于气，亦能病气，气之所至，水亦无不至焉。故太阳之气达于皮毛则为汗，气夹水阴而行于外者也。太阳之气，上输于肺，膀胱、肾中之水阴，即随气升腾，而为津液。是气载水阴而行于上者也。气化于下，则水道通而为溺，是气行水亦行也。设水停不化，外则太阳之气不达，而汗不得出；内则津液不生，痰饮交动。此病水而即病气矣。又有肺之制节不行，气不得降，因而癃闭滑数，以及肾中阳气，不能镇水，为饮为泻，不一而足，此病气即病水矣。总之，气与水本属一家，治气即是治水，治水即是治气……总见水行则气行，水止则气止，能知此者，乃可与言调气矣。

"何以言火即化血哉？血色，火赤之色也；火者，心之所主，化生血液，以濡周身。火为阳，而生血之阴，即赖阴血以养火，故火不上炎，而血液下注，内藏于肝，寄居血海，由冲、任、带三脉行达周身，以温养肢体。男子则血之转输，无从觇验；女子则血之转输，月事时下。血下注于血海之中，心火随之下济，故血盛而火不亢烈。是以男子无病，而女子受胎也。如或血虚，则肝失所藏，木旺而愈动火；心失所养，火旺而益伤血，是血病即火病矣……则知治火即是治血。血与火原一家，知此乃可与言调血矣。

"夫水火气血，固是对子，然亦相互维系，故水病则累血，血病则累气。气分之水阴不足，则阳气乘阴而干血；阴分之血液不足，则津液不下而病气。故汗出过多则伤血，下后亡津液则伤血，热结膀胱则下血，是水病而累血也。吐血咳血，必兼痰饮。血虚则精竭水结，痰凝不散。失血家往往水肿，瘀血化水，亦发水肿，是血病而兼水也……而况运血者即是气，守气者即是血。气为阳，气盛即为火盛；血为阴，血虚即是水虚。一而二，二而一者也。人必深明此理，而后治血理气，调阴和阳，可以左右逢源。又曰：血生于心火，而下藏于肝；气生于肾水，而上主于肺。其间运上下者，脾也。水火二脏，皆系先天。人之初胎，以先天生后天；人之既育，以后天生先天。故水火两脏，全赖于脾。食气入胃，脾经化汁，上奉心火，心火得之，变化而赤，是之谓血。故治血者，必治脾为主……可知治血者，必以脾为主，乃为有要。至于治气，亦宜以脾为主。气虽生于肾中，然食气入胃，脾经化水，下输于肾，肾之阳气，乃从水中蒸腾而上，清气升而津液四布，浊气降而水道下行。水道下行者，犹地有江河，以流其恶也。津液上升者，

可以改为“中医妇科水血论”。尽管据我们以往跟马教授的接触，知道他颇为较真，很有主见，对自己的书稿不太愿意删减，但还是本着对作者、对作品负责的态度，提出了修改方案。果然，马教授起初不同意删减，我们则进一步从读者角度、市场角度等加以分析解释，说明道理，最终马教授接受了我们的建议，并同意增设三个篇章。对于书名，马教授也不同意修改，认为那样会降低本书的学术分量，最后也是经过反复沟通、商讨，确定了现在的书名。因为这是一本创新之作，所以文中有不少新的术语、提法，以及一些马教授自己的写作、用词习惯，遇到这类问题时，我们都随时与马教授沟通、商量，在不违背编辑要求的前提下，充分尊重作者意见，从而保证了编辑、出版的顺利进行。同期还出版了《中医临床师徒对话录——马大正妇科传薪》。

通过对这本学术专著的编辑、出版，我们更深切地体会到，与作者很好的交流、沟通，是做好一本专业书不可或缺的重要环节。

中医思想者·第一辑
·第二辑

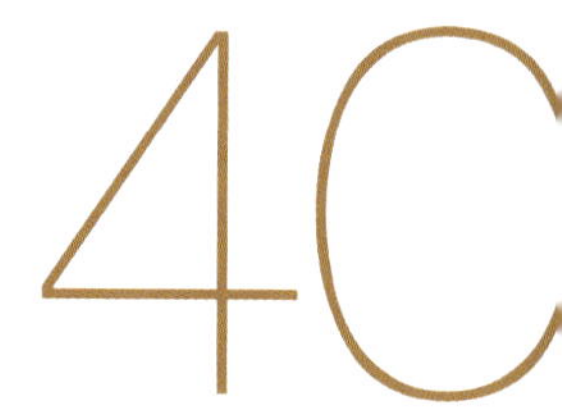

主　　编：邢　斌
开本装帧：小32开平装
出版日期：第一辑2011年10月第1版第1次印刷
　　　　　第二辑2012年12月第1版第1次印刷
印　　数：第一辑4000册
　　　　　第二辑4000册
策划编辑：华中健
责任编辑：张钢钢
封面设计：印晓烽

当初，邢斌先生提出想创办一本“中医思想者”杂志书，宗旨是“有思想的学术，有思想的临床”，不带任何功利色彩，纯粹为学术而学术。虽然感觉有些书生气、理想化，且凭多年的编辑经验判断这样的书很有可能赔钱，但在当下急功近利、虚浮躁动的大环境下却显得非常的难能可贵。扶掖、支持这样的学术刊物责无旁贷，这也与我们一直以来想做有个性、高品味学术书的愿望不谋而合，于是毫不犹豫地表示了支持，并向社里全力争取，也得到了社里的认可。

邢斌先生坚持“有思想、高质量”的选编标准，宁缺毋滥，以确保文稿的水准。书籍装帧也是他专门找的设计师按照自己的意愿设计，较好体现了该书的风格、气质。

2011年10月第一辑出版后，反应一般；2012年12月出版第二辑，依然是不温不火。因为完全在意料之中，故丝毫没有影响我们继续做下去、进一步完善的信念。我们坚信这本小册子的生命力，随着时间的推移一定会被中医人所认可，真正凸显其价值。

“星星之火，可以燎原”。

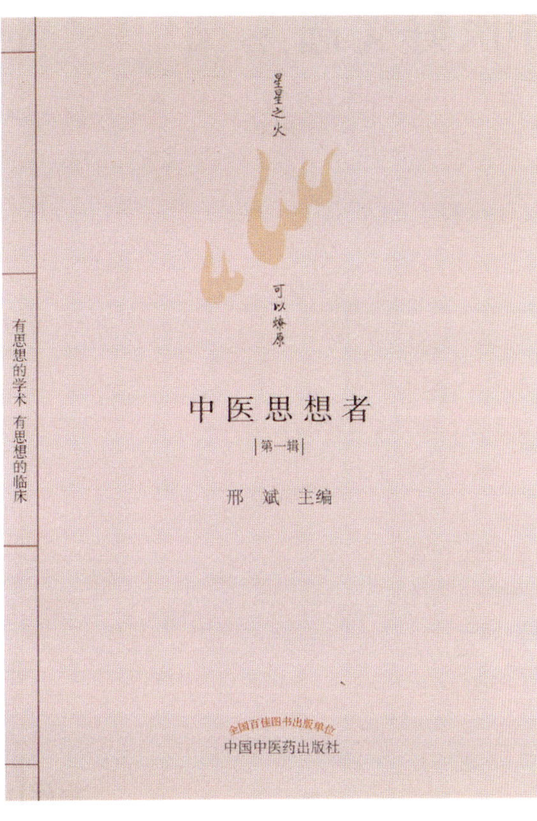
星星之火
可以燎原
有思想的学术 有思想的临床
中医思想者
第一辑
邢 斌 主编
全国百佳图书出版单位
中国中医药出版社

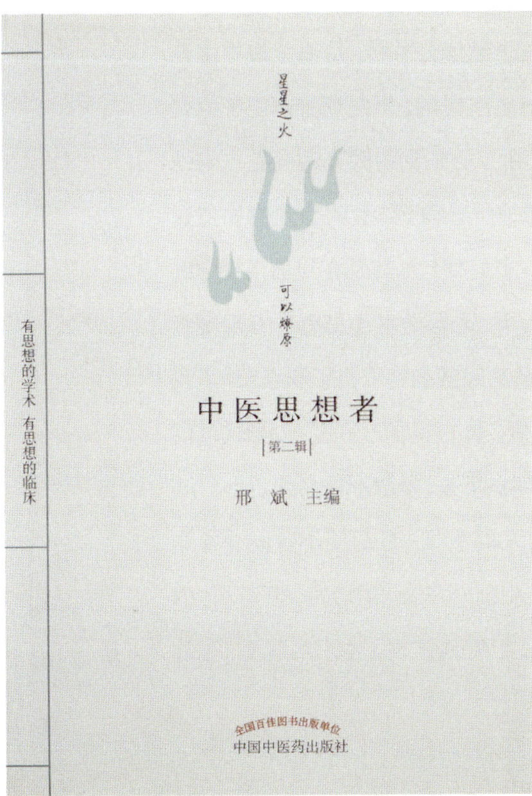
星星之火
可以燎原
有思想的学术 有思想的临床
中医思想者
第二辑
邢 斌 主编
全国百佳图书出版单位
中国中医药出版社

中医好文选·第一辑

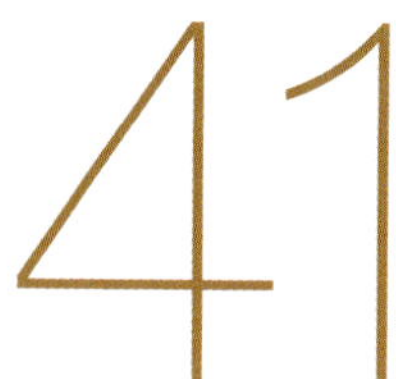

作　　者：陶御风
开本装帧：大32开平装
出版日期：2017年7月第1版第1次印刷
印　　数：3,000
策划编辑：张钢钢
责任编辑：张钢钢
书籍设计：周伟伟

Ⅲ 41

2016年，我发现了一个叫《中医学术好文推送》微信公共号，是原上海中医药大学文献所医史古籍研究室主任陶御风老师2015年注册的，不定期推出中医的好文章。每篇文章前有一个按，浏览后，不禁为陶老师专业独到的眼光和画龙点睛的按语而击掌叫好，也为他不计名利、乐于奉献的精神所感动。马上就想到假如把这些学术好文结集出版，让更多的中医人分享，那该多好啊！尤其是在当前出现中医娱乐化、浅显化、庸俗化和商品化不良风气的情形下，这本学术小书更具有现实意义，这也是一个中医药出版人的责任。于是，我们设法跟陶老师取得了联系，谈了我们的想法，得到陶老师的积极响应，并商定分辑出版。每一辑10万字左右，形式可以根据内容、读者喜好及市场反馈随时灵活调整，长期做下去，争取形成品牌。

对于书名，费了不少心思，为此还征求同学好友的意见，最后受小时候非常熟悉有名的“活页文选”，以及眼下正火的娱乐节目“中国好声音”的启发，想到了“中医好文选”这个不错的名字。书籍设计也素雅文气，很好地体现了本书的气质，非常喜欢。

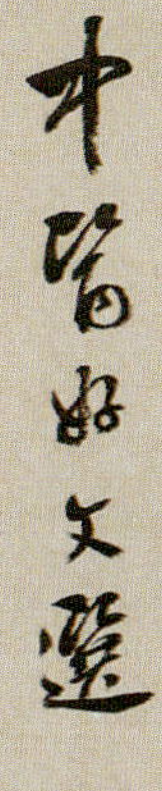

第一辑

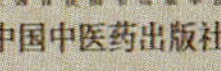

书出来后，发行没有想象的好。对此我们也有思想准备，这种纯学术出版物不是畅销书，需要有一个培育过程，在读者中慢慢产生影响，赢得口碑，我们有信心把它做好。但非常可惜的是，由于种种原因，这本用心去做的杂志书没能延续下去，真应了那句“理想很丰满，现实很骨感”。

遴选、推送中医学术好文，并加精彩点评，为《中医好文选》打下了基础，开了个好头。首卷推出后，我们拟约请若干专家、学者，与陶老师一起组成《中医好文选》遴选小组，专门负责此项工作，以保证之后各卷的顺利推出。希望读者多提宝贵意见和建议，共同把这套杂志书编好，使它成为大家的良师益友。

需要申明，被选入文章的版权属于原著作权人所有。所以，出版前我们会尽力与原作者或其家属联系，以保护他们的权益。如果因沟通途径所限，在出版前未能联系上作者，我们则希望出版后，请原作者及时与我们联系，妥善解决著作权益事宜。此外，转载文章未列参考文献，可参见原刊登杂志。

最后，需要提醒读者，中医治病讲究"辨证论治"。所以，推选文章介绍的经验、方药，不能在没有专业医师指导下就轻率试用，否则将难以保证有效和安全。

中国中医药出版社

2017年5月

目录

走出中医看中医

黄龙祥（中国中医科学院针灸研究所）

•

编者按：

黄龙祥（1959—），中医知名学者，主要从事针灸理论研究。

这是一篇深度好文。认识中医自我，揭示中西医差异特征，讨论中医如何发展，讲得具体、实在，又都在点子上。更难能可贵的是文章表述方式。作者显然经过精心设计，时不时结合恰当例子，把自己的深刻认识，透彻、准确、清晰地表述出来，令人叫绝。文章常有结论性警句呈现，使人开窍。如果你是位中医，又有点悟性，读了就知道该朝哪方面下工夫了。

•

"取消中医"的网络风波已成为我们无法绕过的话题。如何认识中医？如何发展中医？社会要求我们中医药工作者做出回答。我在这里尝试谈谈自己一些新的想法，算是扔一块有棱有角的石头吧。

一、从危机中寻求生机

大家知道，在历次"取消中医"的思潮中，中医的解剖都首当其冲沦为最猛烈的被攻击点，久而久之，它成为中医自身最不自信

心病条辨

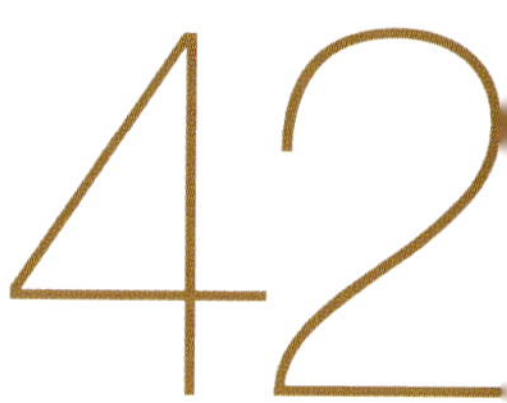

作　　者：王辉武
开本装帧：16开平装
出版日期：2019年4月第1版第1次印刷
　　　　　2020年4月第1版第3次印刷
印　　数：7,000
策划编辑：张钢钢　华中健
责任编辑：华中健
书籍设计：周伟伟

我们因编辑出版王辉武老师的两本著述《伤寒论使用手册》《老医真言》而与他结下了深厚情谊，成了忘年之交。这次王老师又寄来了他的心血大作——《心病条辨》，让我们眼前一亮。

王老师将他数十年临床及科研所积累的辨治心病的宝贵经验和心得体会整理归纳，采用独具中医特色的“条辨”形式，跳出传统分型框架，切合临床思维，条分缕析，经纬分明，易于理解与应用。全书以哲理开篇，从哲学心范畴与医理心神切入，阐述心病的概念、原理、规律、法则；继之以神识篇、情志篇、血脉篇、杂病篇、文论篇层层递进深入以发明之，又以验案、方药佐证之；更有独特新颖的超药物疗心法，以补药疗所不逮。全书内容丰富，具有综合、集成、创新的特点，体现了王老师扎实的国学、哲学和医学功底，以及深邃的思想内涵、缜密的逻辑思维能力，是一本难得的优秀临床学术专著。

编辑这样一本好书，完全就是一个愉快的学习过程，非常享受。王老师艺术素养也极高，擅长书法、篆刻，书籍设计就采用了王老师亲自题写的书名和治印，以及所提供的素材，朴雅、文气，很好体现了作者的气质和文本内容，阅之令人赏心悦目。

心病條辨

王辉武 著

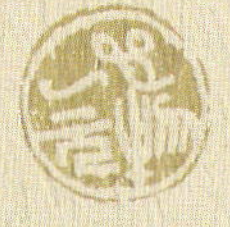

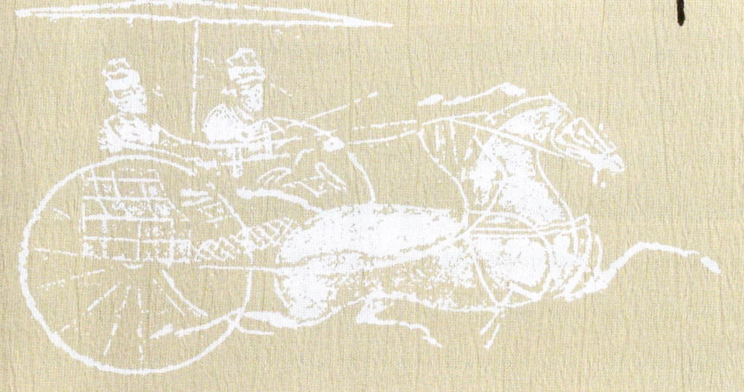

本书所言之心乃中华岐黄医学（中医）之心，非近世误译之心，与解剖概念的形质心脏小同而大异。

清代医家柯韵伯曾感叹说："伤寒最多心病。"（《伤寒来苏集》）

心病必须用药，但不能依赖药，配合本书系列的超药物疗心法非常必要。

全国百佳图书出版单位
中国中医药出版社

中国的心神学和西方的心理学是有根本区别的，前者强调的是灵感思维、直觉和心悟，属人类的高级思维；后者强调的是逻辑思维、推论和说理，属人类的低级思维，两者之间有天壤之别，不可同日而语呀！

（匡调元《太易心神学》）

中医心学不同于现在通行的心理学。现在通行的心理学原本是西方近代兴起的一门应用广泛的学科，它的研究对象是以人的心理活动为限，尤其需要注意的是，传统心理学以实验室的观察和实验为基本方法。

（刘长林《中国象科学观——易、道与兵法》增订本，下册）

“心也，性也，命也，一也。”

（明·王阳明《季经测记》）

上架建议：中医临床

定价：89.00元

心病条辨

王辉武 著

中国中医药出版社

心病條辨

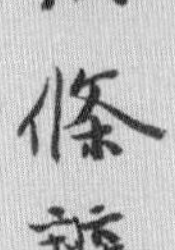
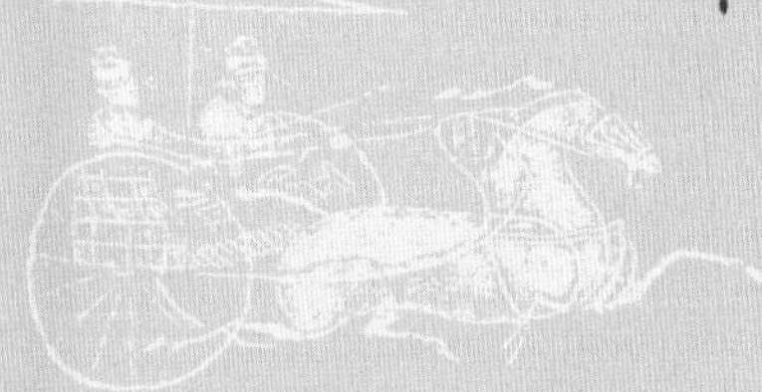

中国中医药出版社

本书所言之心乃中华传统医学（中医）之心，普适世俗所说之心，与解剖概念的那颗心脏小同而大异。

清代医家柯韵伯曾感叹说：“伤寒最多心病。”（《伤寒来苏集》）

心病必须用药，但不能依赖药，配合本书系列的超药物疗心法非常必要。

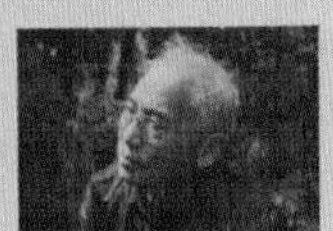

首届全国名中医
重庆医科大学附属第二医院 教授
全国中医药传承博士后流动站导师
全国第三、四、五、六批老中医药专家
学术经验继承工作指导教师

历任：
中华中医药学会科普分会主任委员
重庆市中医药学会副会长兼秘书长等

著作：
《中医禁忌学》
《老医真言》
《伤寒论使用手册》
《中药临床新用》
《中医百家药论荟萃》等

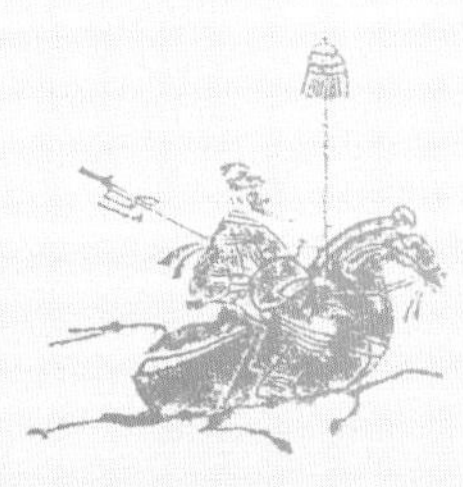

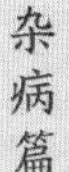

杂病篇

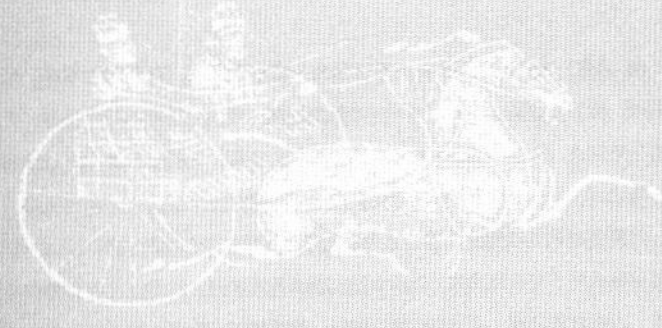

"五藏六府，心为之主。"（《灵枢·师传》）近年或有"病由心生""诸病源心论"之说。因心而涉及的杂病众多，如不寐（失眠、早醒）、郁病、眩晕、百合病、奔豚气、梅核气、汗证、阳痿、早泄、惊悸、梦、健忘、癫、痫、狂、精病、癔病、呆症、卑惵、邪祟等。本篇各列其条，并分别出其方药与超药物疗心法，以供临床验证。

99. 丹溪首创六郁说，即气、湿、热、痰、血、食之郁滞也。谓当升不得升，当散不得散，当降不得降，当行不得行，当变化而不得变化，当通不得通。治当舒达气机，通滞解郁，加味越鞠（丸）方主之。本书所列超药物疗心法，可辨证选用。

郁，"鬱"也，其造字意义为杂草丛生，壅塞不通也。有五志之不遂，情感之阻遏，湿浊之停滞，痰饮之伤阳，血脉之瘀阻，食积之蕴停，凡此种种，无不郁而生热化火，火热上扰，心君不宁，所谓郁久生病，久病皆郁者也。故郁病多是心神之病，临床表现繁多，稀奇怪诞，难以尽述。

丹溪制越鞠丸以统治诸郁，方中香附行气解郁，调理脾胃；川芎活血行气，以治血郁；栀子清三焦之热，以治火郁；苍术苦温燥湿，治湿浊之郁；神曲消食行滞，以治食积之郁。再加柴胡通达枢机，推陈致新，除烦止惊；合欢皮、萱草花安五脏，利心志，令人欢乐无忧。

●加味越鞠丸方

苍术 12g　川芎 12g　香附 12g　山栀子 12g　神曲 12g　北柴胡 15g　合欢皮 20g　萱草花 10g

上 8 味，以凉水浸泡 1 小时，使咀片浸透湿润，加水至淹过药面约 2cm，小火至沸后 30 分钟，去滓再煎，取药液约 450mL，每次温服 150mL，每日 3 次。晚间，饮小米粥一小碗。

方论：本方以丹溪越鞠丸变为汤剂，水煎服，此汤者荡也，其效较速。人之康健，以气为本，气和则上下左右皆畅，运行不停，以司其机，何病之有？今本方之治郁者，实乃一"通"字为要。苍术温燥湿去则通，川芎血中行气以通，香附舒肝解郁之通，神曲消积行滞之通，栀子清热畅三焦之通，其加柴胡达少阳枢机之通，合欢皮遂情志之通。通透以解壅塞之郁，理所当然。

100. 心咳之为病，咽中如有痰黏，咯之不出，咽之难下，经年屡月，或咳时胸痛，少痰，无痰，或疑为肺病、咽疾而延医无数，滥用药物，时轻时重，多见于中年妇人。此皆心肾亏虚，气郁扰神，宜百合地黄汤加黑豆、茯神、香附、合欢皮；半夏厚朴汤亦主之。辅以静心观息法、闲聊解闷法、学点佛学疗心病。

《素问·咳论》曰："心咳之状，咳则心痛，喉中介介如梗状，甚则咽肿、喉痹。"此咳，临床颇为常见，多以咽中不适致咳为主症。《金匮要略·妇人杂病》曰："妇人咽中如有炙脔。"除了咳症之外，往往还有与"百合病"相关之症状表现，如沉默寡言，欲卧不能卧，欲行不能行，似寒非寒，似热非热，"全是恍惚去来、不可为凭之象"（尤在泾），变幻不定。多见于中年妇人者，与其肾水不足，月事紊乱或月经已停，冲任失调有关。此肾亏致心神不宁者，治咳不在止咳，也不在肺，而在心与肾，治心尤其紧要。

经年屡月之久病，多因病而郁，久郁必扰心神，疑患某恶病者而多方求医，或做各种检查。故宁其心，安其神，是为治疗此咳之良法也。

●百合地黄加黑豆茯神香附合欢皮汤方

百合 30g　生地黄 30g　黑豆 30g　茯神 30g　香附 15g　合欢皮 30g

上方之药宜先用凉净水浸泡 1 小时许，使药尽浸透润。大火煎至沸腾，改小火再煎 25 分钟，连煎 2 次，取药汁，每次服 150mL，每日 3 次，餐后温服。

方论：此方《金匮要略》用治百合病，称诸药不能治，如有神灵者。今虽以咳为主症，但病心肾阴虚内热为主，多与肺无关。如金寿山《金匮诠释》认为，

杨志敏岭南膏方菁华

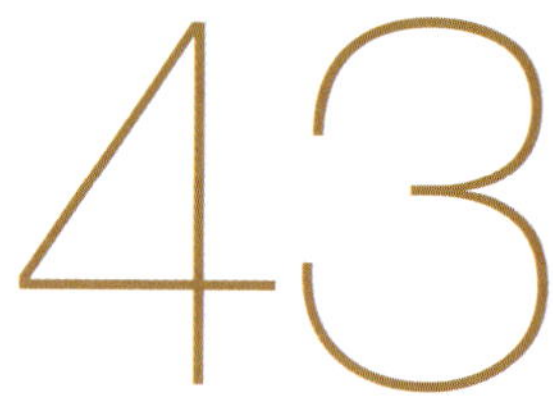

主　　编：杨志敏　管桦桦
开本装帧：16开精装
出版日期：2022年11月第1版第1次印刷
印　　数：3,000
策划编辑：张钢钢　华中健
责任编辑：张钢钢
书籍设计：周伟伟

Ⅲ 43

2020年三四月份，广东省中医院的杨志敏副院长来电，说他们准备出一本“岭南膏方菁华”专著，希望我们对编写提出意见、建议。刚听到这个题目，心里有点打鼓，中医膏方不是主要在江浙一带流行吗？而且多于冬季进补服用，温暖潮湿的岭南也能用膏方吗？当地的老百姓接受吗？进一步了解才得知，杨院长曾经专门拜国医大师颜德馨为师，系统学习、传承了颜老临床运用膏方的宝贵经验，之后在颜老的支持帮助下，杨院长带领团队经过十多年的实践、摸索，克服重重困难，将岭南地域的自然风土、人群体质、适宜病证、民俗文化等要素熔铸于膏方中，形成了别树一帜的“岭南膏方”学术经验体系，终于使膏方在广东、岭南落地生根。我们早年策编出版的《颜德馨临床医学丛书》中就有一本《颜德馨膏方菁华》，杨院长他们要出的这本书应该说就是对颜老应用膏方经验的最好传承，有特别的意义和价值。尽管根据以往经验，这样的书市场不一定好，但我们还是愉快地接下了这个任务，并与主要负责的管桦桦医生及团队建了微信。

这样的书定位非常重要，是面向普通百姓的科普读物，还是针对专业人士的学术专著，这个不明确，就很难做好。因此，我们在看了书的基本框架和样稿后，首先

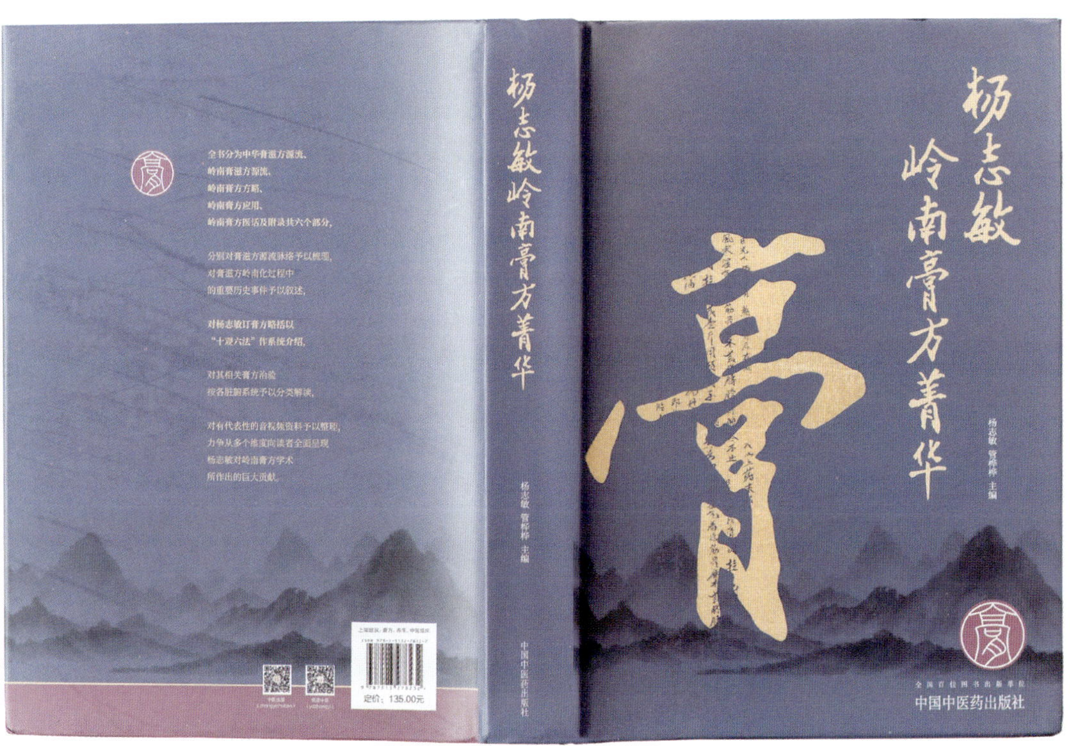
全书分为中华膏滋方源流、
岭南膏滋方源流、
岭南膏方方略、
岭南膏方应用、
岭南膏方医话及附录共六个部分，
分别对膏滋方源流脉络予以梳理，
对膏滋方岭南化过程中
的重要历史事件予以叙述，
对杨志敏订膏方略括以
"十凝六法"作系统介绍，
对其相关膏方治验
按各脏腑系统予以分类解读，
对有代表性的音视频资料予以整理，
力争从多个维度向读者全面呈现
杨志敏对岭南膏方学术
所作出的巨大贡献。
定价：135.00元
杨志敏岭南膏方菁华
杨志敏 管桦桦 主编
中国中医药出版社
杨志敏
岭南膏方菁华
膏
杨志敏 管桦桦 主编
全国百佳图书出版单位
中国中医药出版社

就提出了这个问题。最终确定以学术专著为主，系统总结“岭南膏方”的学术经验体系。既然是“岭南膏方菁华”，那就应该突出岭南特色，尤其是紧紧围绕岭南也适用膏方这个核心，而一般的膏方知识尽量少讲，这是我们对具体编写提出的建议。

我们都知道，广东省中医院的临床工作是非常紧张、繁忙的，编写团队硬是挤出宝贵时间，精心编写，令人感动。尤其是具体负责的管桦桦大夫，特别认真、严谨，对编写、编辑，乃至书籍设计、印制发行等各个环节都非常用心，遇到问题，不论巨细，随时提出，我们也不厌其烦，耐心解答，及时解决，保证这本学术大书从内容到形式都高质量。尽管编辑出版及发行都受到疫情影响，没能赶上当地举办的“膏方节”，发行不是很理想，但相信这样特色鲜明、质量较高的学术佳作是有生命力的。

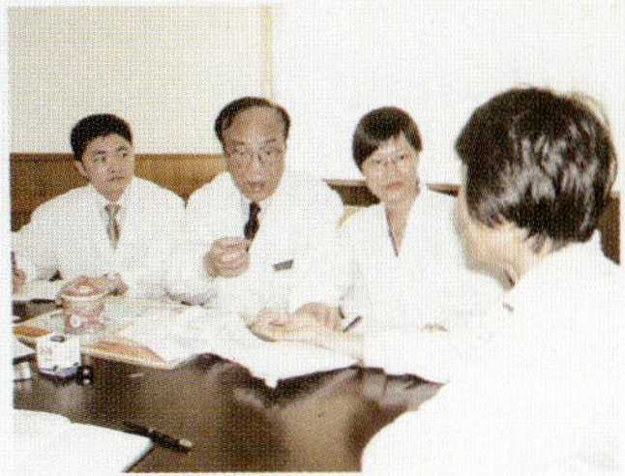

杨志敏（右二）、严炅（左一）跟颜老（左二）抄方

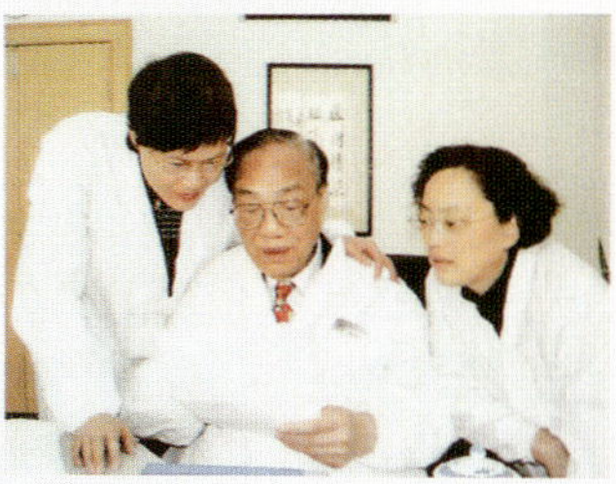

颜老（中）给杨志敏（左一）、颜新（右一）讲解膏方医案

上海中医药大学

2005年颜老给杨志敏的信

志敏：

膏方观察表设计认真严谨，考虑面广，总的感觉不错。

膏方是养生药，是我将她提高到治疗药剂的一种剂型，委以重任，是对医生职责的挑战，要求医生认真对待，不可一蹴而就。您设计的观察表，对此事加重一笔，是大好事，为医生岂可等闲视之？！

我建议在观察时间上可以宽泛些，不要以“周”为单位，应该以“月”为期（最多数月）。第二，对某些病证也不要束缚太紧，譬如以糖尿病，三阳转阴，应该慎加思考。

设计表可列入膏方论文中，这是您的一大发明。

北京回来，有些疲劳，主要在外，应酬多，睡不好，今天已恢复了，故为您写信。

严夏昨日来电，他对慢性心衰的论文，已动笔，满怀信心，我很高兴。

春来暖，春回大地，象征一切会好起来的。中医发展艰辛，也冀望她能青云直上，不要有太多的磨难。

顺颂

珍安

友生　颜德馨

2005年3月25日

第一章　中华膏滋方源流

膏方，以剂型得名，亦称为膏剂，属于中医丸、散、膏、丹、酒、露、锭等常用剂型之一，在中药制剂中占有重要地位。膏滋方是指膏剂，属于内服膏方中的一种，由医生根据患者情况开具，个体“量证”订制，一人一方，常在秋冬服用，现今已是内服膏方中的代表与“佼佼者”。

中医用膏的历史已有两千年，从“膏”到“膏方”再到“膏滋方”，中医“膏”的内涵不断演变。本章旨在探寻中医膏滋方的起源，梳理其发展脉络。

言“膏滋方”者，当知“膏”是剂型、制剂；“方”系方略，为理法方药的概括；“滋”为疗效特点，与“膏”和“方”密切相关。“膏”，当从文字释义、制剂工艺、[illegible]等多个重点予以阐释；“滋”，实为滋润、滋补、补益之义，是该剂型的功效与作用的概括；“方”，当从药物配合、辨证理法、服用方法、饮食宜忌等多个要素予以表述。我们既充分认识与解读“膏”“滋”“方”三字，又尝试以此三字为切入视角，探究其中的发展与变化。在这一过程中有怎样的力量在驱动？有哪些著作记载、哪些医家推动了膏滋方的发展？请大家随我们一起踏上“抽丝剥茧”的探源之旅！

祝味菊医学五书评按（名医遗珍系列丛书）

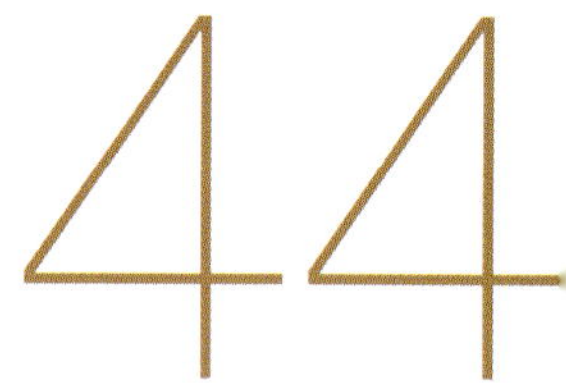

主　　编：邢　斌　黄　力
开本装帧：大32开平装
出版日期：2007年12月第1版第1次印刷
　　　　　2008年5月第1版第2次印刷
印　　数：7,000
策划编辑：华中健
责任编辑：张钢钢
封面设计：蒲伟生

Ⅲ 44

2006年前后，中医火神派始热，我们萌生了选择一些火神派名家的代表性著作重新整理出版，供读者研读的想法，祝味菊即是首选。是年去上海约稿，在一次和颜德馨老弟子聚会交流中得知，颜老高足邢斌先生特别推崇祝味菊，研读祝氏医著已久，也想将其整理，而且他与祝味菊女儿祝厚初老师也有联系。太好了！我当即向邢斌约稿，他欣然同意，真是得来全不费工夫。不过，他并不赞成火神派的提法，更反对将祝味菊归为火神派。我们尊重他的意见，重新调整思路，将丛书名改为了更加宽泛、包容的“名医遗珍系列丛书”，意在收集、整理我国近现代著名中医大家生前遗留的著述、文稿、讲义、医案、医话等珍贵文献，形成系列，以资借鉴，而开篇即是邢斌、黄力主编的这本《祝味菊医学五书评按》。

在这本书中，作者不仅对祝氏的五本主要著述做了认真仔细的校勘整理，而且还结合自己的研究、认识详加评按，显示出了扎实的中医功底和严谨的治学态度。尤其是书前邢斌写的“祝味菊：特立独行的中医思想者”的长篇序言，观点鲜明，论理

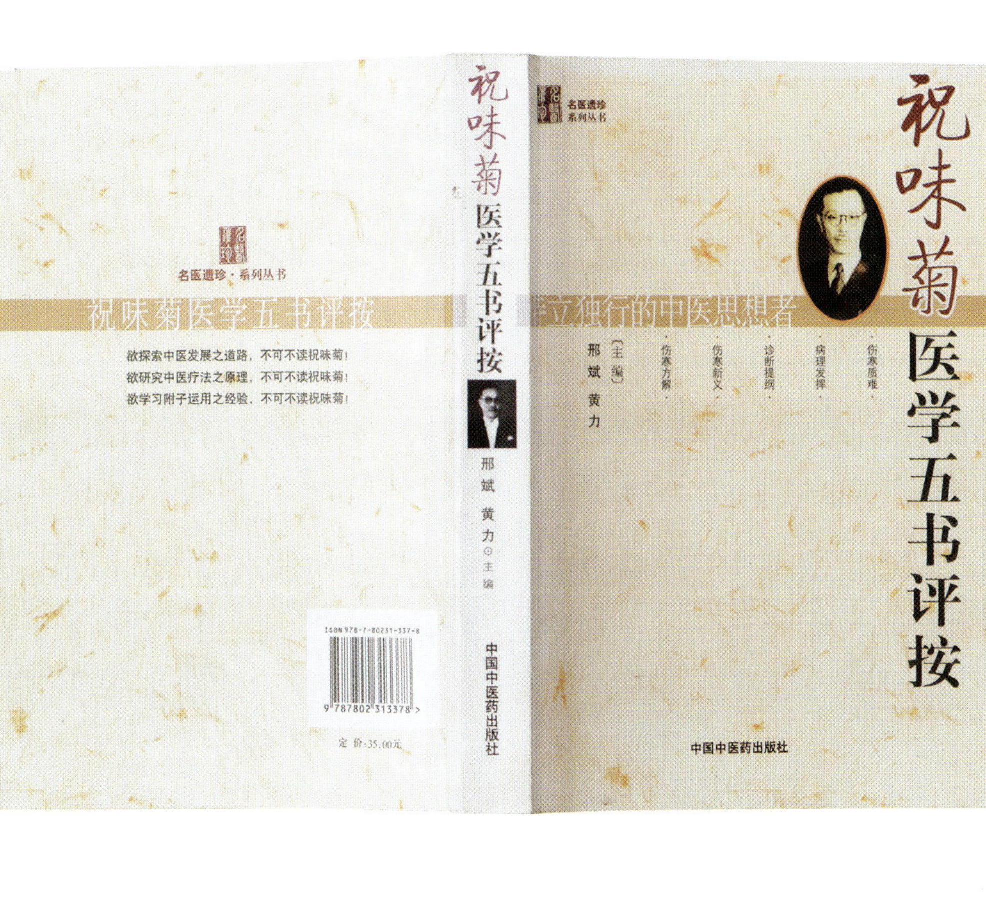

名医遗珍·系列丛书
祝味菊医学五书评按
欲探索中医发展之道路，不可不读祝味菊！
欲研究中医疗法之原理，不可不读祝味菊！
欲学习附子运用之经验，不可不读祝味菊！
ISBN 978-7-80231-337-8
9 787802 313378
定价：35.00元
祝味菊医学五书评按
邢斌 黄力 主编
中国中医药出版社
名医遗珍 系列丛书
祝味菊
医学五书评按
特立独行的中医思想者
伤寒质难
病理发挥
诊断提纲
伤寒新义
伤寒方解
[主编]
邢斌 黄力
中国中医药出版社

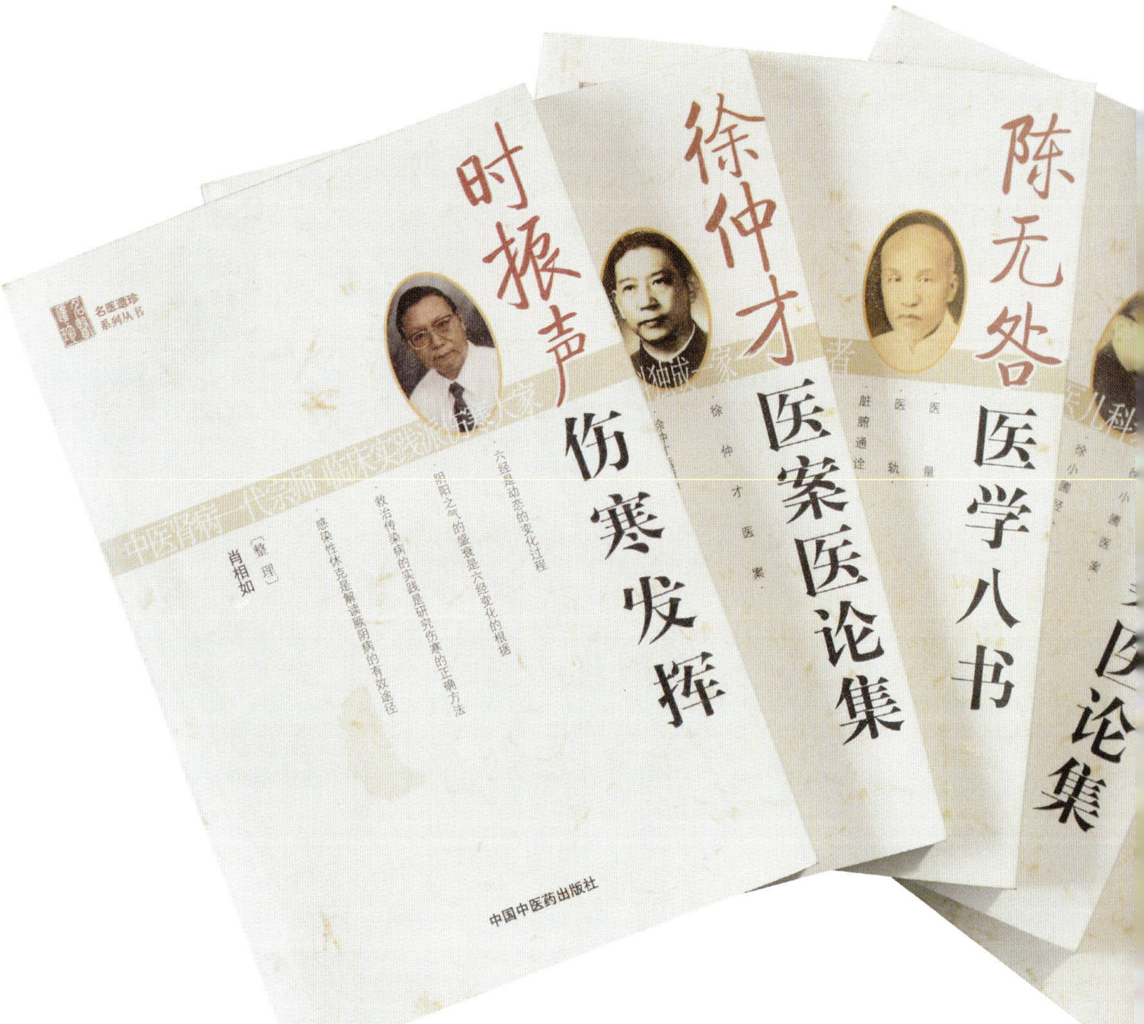

名医遗珍系列丛书

时振声

伤寒发挥

中医肾病一代宗师 临床实践派代表大家

· 六经是动态的变化过程

· 阴阳之气的盛衰是六经变化的根据

· 救治传染病的实践是研究伤寒的正确方法

· 感染性休克是解读厥阴病的有效途径

肖相如〔整理〕

中国中医药出版社

徐仲才

医案医论集

· 徐仲才医案

陈无咎

医学八书

· 医量 · 医轨 · 脏腑通诠

论集

充分，文采飞扬，颇为精彩。书出来后，受到读者的欢迎和好评，很快就售罄重印。应该说这本书给“名医遗珍系列丛书”开了个好头，我们也因此和邢斌成了好朋友。

此后，我们又相继编辑出版了《徐小圃医案医论集》《徐仲才医案医论集》《陈无咎医学八书》《时振声伤寒发挥》等，形成了系列，产生了较好的影响。

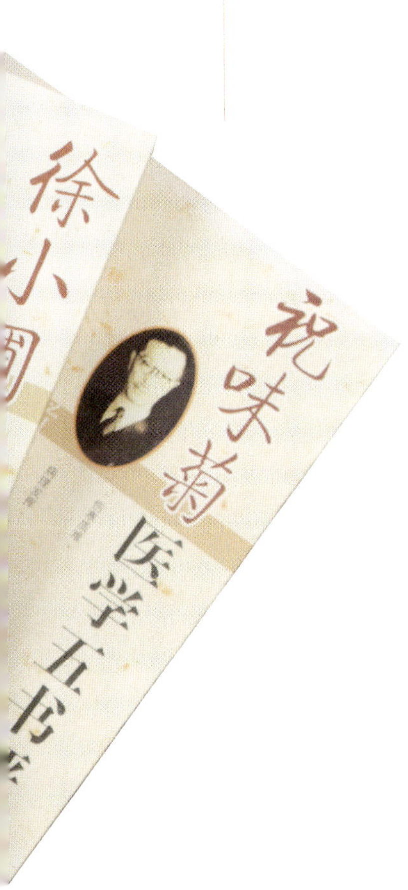

王新华精品医书三种

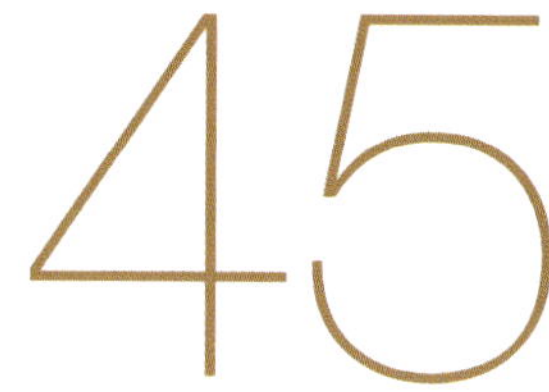

作　　者：王新华
开本装帧：16开精装
出版日期：2014年5月第1版第1次印刷
印　　数：7,000
策划编辑：华中健
责任编辑：王秋华　华中健

Ⅲ 45

当年，我进入南京中医学院（现南京中医药大学，简称南中医）的第一堂专业课，就是王新华老师主讲的“中医基础理论”，从这个意义上说，王老师是我学习中医的启蒙老师。尽管王老师只教了我们一学期，之后就很少接触，离开学校后更是未曾见面，但他渊博的学识、儒雅的谈吐，还是给我留下非常深刻的印象。去年，因为《名医遗珍丛书·江苏专辑》的出版事宜，我得以专程赴宁登门拜访，受到王老师的热情接待。言谈中，王老师提到了他早年编著的《中医历代医论选》《中医历代医话选》《中医历代医案选》这三本书，想重印再版。这三本书在我读本科期间就出版了，曾从图书馆借阅、查看过，觉得非常好，资料丰富，编排合理，查看方便，既可以作为专业书研习、参考，也可以作为资料库，供查找、引用，在同学和老师中都有很好的口碑，是中医人重要的参考书、工具书之一，其水平和价值毋庸置疑。我当即向王老师表态，回社里全力争取，这就有了现在的这三本精装书。

王老师的这三本书是在查阅2,000多种历代中医主要著作基础上，从数百种相关医籍中反复筛选，精心整理编排而成。值得一提的是，由于20世纪70年代电脑还没有普及，故这些庞杂、繁琐的查阅、编著工作全凭手工完成，前后历时10余年，真可谓十年磨一剑啊！在编辑加工过程中，我能够真切感受到王老师所下的功夫，所

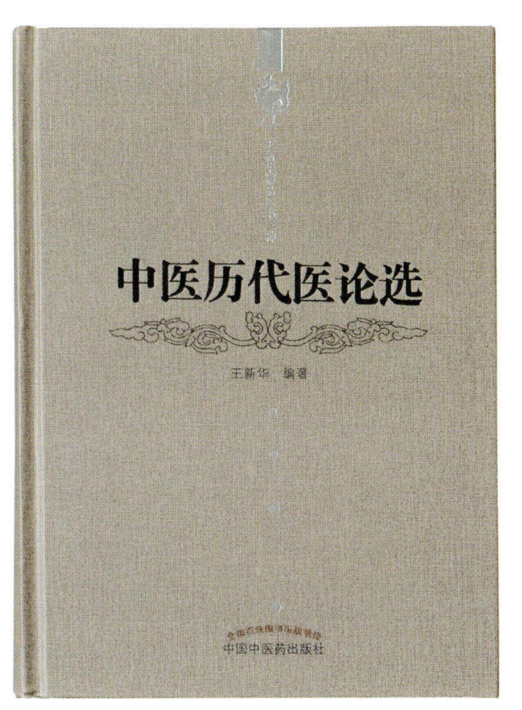
中医历代医论选
王新华 编著
中国中医药出版社

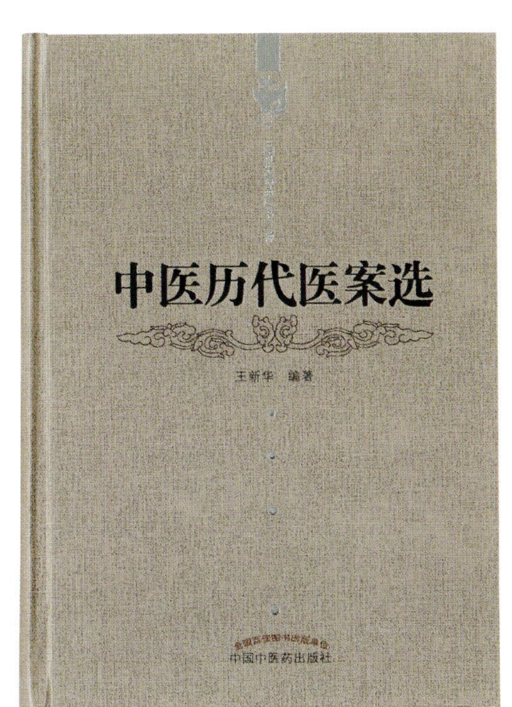
中医历代医案选
王新华 编著
中国中医药出版社

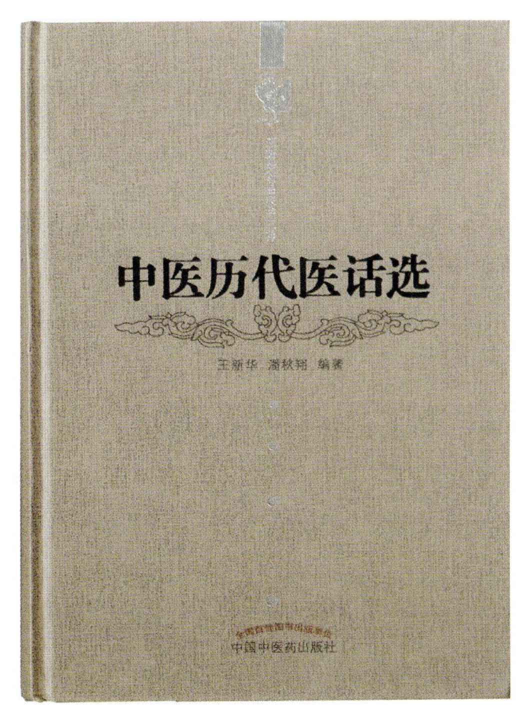
中医历代医话选
王新华 潘秋翔 编著
中国中医药出版社

付出的心血，深深被他扎实、深厚的中医理论功底和一丝不苟的学术态度所折服。这样的书一定具有生命力，经得起时间的考验。能做这样高水平学术专著的责编，非常荣幸。

美中不足的是，封面底色设计太暗，尤其是书脊，置于书架上很不显眼。

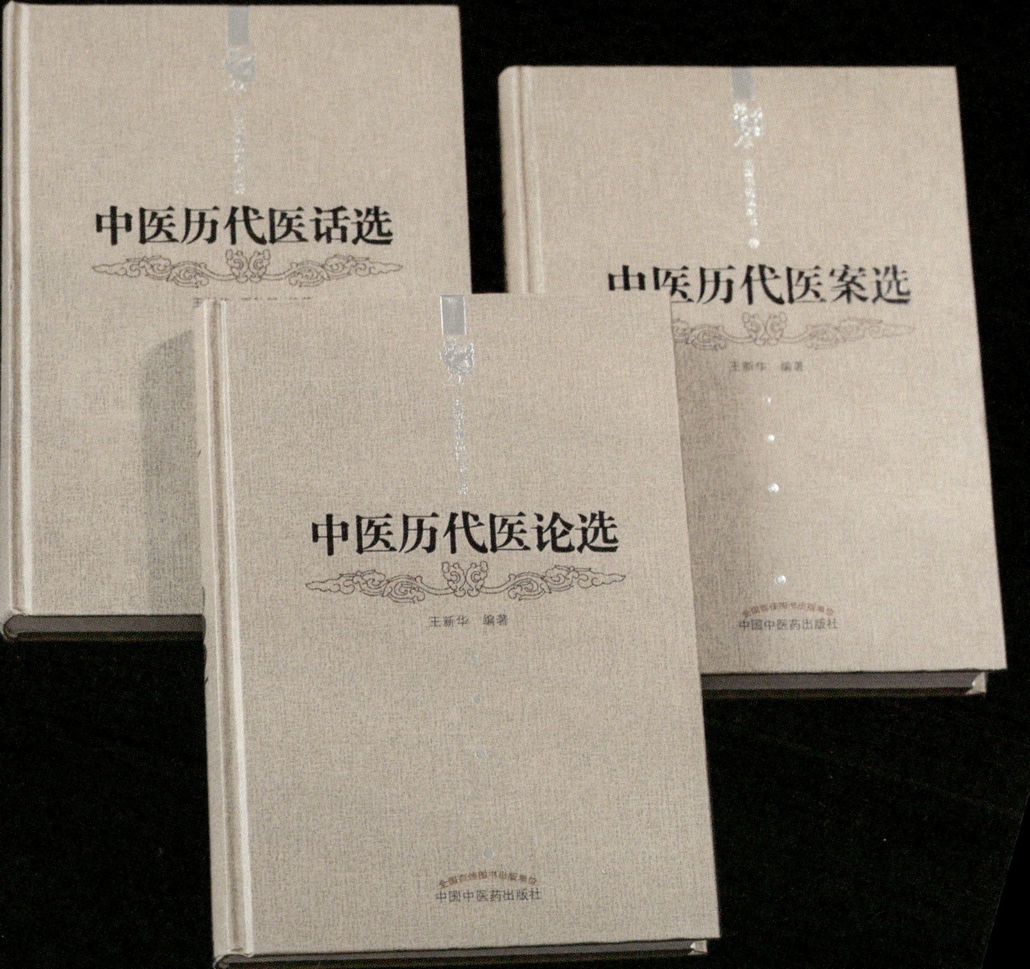

中医历代医话选

中医历代医案选

王新华 编著

全国百佳图书出版单位

中国中医药出版社

中医历代医论选

王新华 编著

全国百佳图书出版单位

中国中医药出版社

《神农本草经》精注易读本

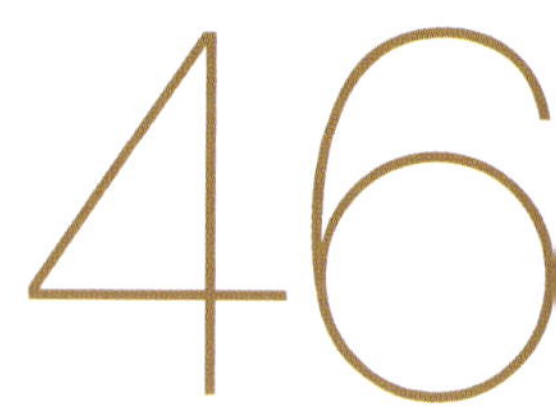

作　　者：［清］孙星衍　辑注　徐　斌　校注
开本装帧：16开精装
出版日期：2019年5月第1版第1次印刷
印　　数：3,000
策划编辑：华中健　张钢钢
责任编辑：张　燕
书籍设计：周伟伟

这是作者徐斌先生自己找上门的。通过多次接触交谈了解到，徐先生并不是中医业内人士，而是从事人工智能（即自然语言理解与处理）的开发、研究，具有较深的汉语、训诂造诣，后来又喜爱上了中医，通过自学掌握了一定的中医药知识。徐先生有感于现代读者阅读中医典籍之难，遂利用自身的独特优势，牺牲自己的业余时间，历时3年编写了这部著作，专门针对阅读《神农本草经》的几个主要难点下了大功夫。一是对“难字”进行注音和注解，帮助读者认识难字、偏僻字；二是对一些常见的训诂（比如假借等）加以说明，以提高阅读原文的理解能力；三是对原书及注本内提到的病名、地名、书名、人名加以考证，并给出详细的解释，帮助读者彻底掌握本书；四是为《神农本草经》条目、书名、人名、地名等做了编号，可大大提高阅读的检索效率。同时还了解到，作者已经找过几家出版社，但都被婉拒了。

我们首先被作者的跨界经历所吸引，被他的执着、热情及韧劲所打动，同时也觉得这是一本非常有特点，针对性很强，实用价值较高的古医籍助读书籍，值得去做，最终接下了这个选题。

因为事先已经有了比较充分的沟通、交流，彼此都有所了解，所以整个编校过程比较顺畅。徐先生毕竟是语言文字方面的专家学者，更多地是从文字、语言的角

［清］孙星衍　辑注
徐　斌　校注

神农本草经

精注易读本

SHENNONG BENCAO JING JINGZHU YIDU BEN

全国百佳图书出版单位
中国中医药出版社

《神农本草经》精注易读本
扫清阅读障碍，读懂吃透经典

精解难字　对书中所有的生僻字都标上了准确的拼音，让读者一目了然，阅读顺畅，没有障碍；同时还加上详尽的注解、考释，帮助读者认识、理解难字、生僻字。

精说词语　对书中常见的训诂，如通假、古今字、异体字等，给予简要、精练的说明，以提高读者阅读、理解原文的能力。

精考名物　凡是《神农本草经》及孙星衍注本中所提到的地名、书名、药名、人名等，都一一加以考证，并做详尽的解释，让读者能够知晓并清楚这些名物的来龙去脉，领会、掌握书中的内涵，真正读懂、读透，为进一步的研究、应用打下基础、创造条件。

精心编排　原文、注音、注解、考释，层次分明，一目了然，尤其颇具创意的是，所有注释内容都分类编码，与条文编码构建成一个符合信息化、现代化、系统化要求的《神农本草经》完整知识模型，便于检索、查阅，帮助读者读懂、吃透经典。

精美装帧　版式古雅文气，舒朗清晰，阅读轻松愉悦；封面典雅大方，给人以美感，值得收藏、品鉴。

定价：298.00元

神农本草经　精注易读本
［清］孙星衍　辑注
徐　斌　校注
中国中医药出版社

［清］孙星衍　辑注
徐　斌　校注
神农本草经
精注易读本
SHENNONG BENCAO JING JINGZHU YIDU BEN
全国百佳图书出版单位
中国中医药出版社

[1] Z751 蓣（yù）［薯蓣］多年生草本植物，通称“山药”。

[2] Z002 菴（ān）：古同“庵”。

[3] Z647 菥（xī）：［菥蓂］二年生草本植物，可入药，亦称“遏蓝菜”。

[4] Z091 苁（cōng）：［苁蓉］“草苁蓉”和“肉苁蓉”的统称。

[5] Z077 刍（chú）：①喂牲畜的草，亦指用草料喂牲口。②割草。

[6] Z522 蕤（ruí）：①［葳蕤］草木茂盛的样子。②草木的花下垂。

[7] Z327 蘲（lěi）：古同“藟”，麻。

上品　草部

Y001 菖蒲 昌蒲

chāng pú

味辛，温。主风寒湿痹，欬逆上气，开心孔，补五藏，通九窍，明耳目，出声音。久服轻身、不忘不迷，或延年。一名昌阳（《御览》引云：生石上，一寸九节者，久服轻身云云。《大观本》，无生石上三字，有云一寸九节者良，作黑字），生池泽。

《吴普》曰：昌蒲，一名尧韭（《艺文类聚》引云：一名昌阳）。

《名医》曰：生上洛[1]及蜀郡[2]严道[3]，五月十二日采根，阴干。

案：《说文》云：茚（qióng）[4]，昌蒲也，益州[5]生。茆（yě）[6]，茚茆也。《广雅》云：邛（qióng）[7]，昌阳，昌蒲也。《周礼·醢（hǎi）人》[8]云：昌本。郑云：昌本，昌蒲根，切之四寸为菹（zū）[9]。《春秋左传》[10]云：飨以昌歜（chù）[11]。杜预[12]云：昌歜，昌蒲菹。《吕氏春秋》[13]云：冬至后五旬七日，昌始生。昌者，百草之先，于是始耕。《淮南子·说山训》云：昌羊，去蚤虱而来蛉（líng）[14]穷。高诱[15]云：昌羊，昌蒲。《列仙传》[16]云：商邱[17]子胥[18]食昌蒲根，务光服蒲韭根。《离骚草木疏》[19]云：沈存中[20]云：所谓兰荪，即今昌蒲是也。

[1] D190 上洛：上洛郡，今陕西省商洛市。

[2] D202 蜀郡：以成都一带为中心。

[3] D238 严道：古县名，今四川省荥经县。

[4] Z491 茚（qióng）：《博雅》：茚茆，蒡也。

[5] D250 益州：汉武帝设置的十三州之一。

[6] Z710 茆（yě）：一种草。

[7] Z494 邛（qióng）：①［邛崃］地名，在四川省。②四川山名。

[8] S144《周礼·醢（hǎi）人》：《周礼》作者为西周·周文王，亦称《周官》或《周官经》，儒家经典之一。《醢人》为《周礼·天官冢宰》中的一篇。

Z190 醢：用肉、鱼等制成的酱。

[9] Z851 菹（zū）：同“葅”。①多水草的沼泽地带。②枯草。③酸菜，腌菜。

[10] S154《春秋左传》：即《左传》，作者为春秋·左丘明，为《春秋》做注解的一部史书。

[11] Z078 歜（chù）：盛怒，气盛。

[12] R013 杜预：字元凯，西晋著名政治家、军事家和学者。

[13] S062《吕氏春秋》：作者为秦·吕不韦，一部古代类百科全书似的传世巨著。

[14] Z355 蛉（líng）：①［螟蛉］见“螟”。②［白蛉子］比蚊子小的飞虫。

[15] R020 高诱：东汉学者，注《吕氏春秋》等。

[16] S058《列仙传》：作者为西汉·刘向，第一部系统叙述神仙的传记。

[17] D191 商邱：今河南省商丘市。

[18] R081 子胥：伍员，字子胥，春秋末期吴国大夫、军事家。

[19] S057《离骚草木疏》作者为宋·吴仁杰，是其为25篇《离骚》作的疏。

[20] R063 沈存中：沈括，字存中，北宋政治家、科学家。

Y002 菊花 蘜华，鞠华

jú huā

味苦，平。主风，头眩肿痛，目欲脱，泪出，皮肤死肌，恶风湿痹。久服利血气，轻身、耐老、延年。一名节华，生川泽及田野。

《吴普》曰：菊华，一名白华（《初学记》），一名女华，一名女茎。

《名医》曰：一名日精，一名女节，一名女华，一名女茎，一名更生，一名周盈，一名傅延年，一名阴成，生雍州[1]。正月采根，三月采叶，五月采茎，九月采华，十一月采实。皆阴干。

案：《说文》云：蘜，治墙也。蘜（jú）[2]，日精也，似秋华，或省作蓻（jú）[3]。《尔雅》云：蘜，治蘠。郭璞[4]云：今之秋华，菊。则蘜、蘜、蓻，皆秋华字，惟今作菊。《说文》以为大菊，蘧（qú）[5]麦，假音用之也。

[1] D253 雍州：雍州郡，今陕西、甘肃一带。

[2] Z281 蘜（jú）：古同“菊”。

[3] Z280 蓻（jú）：古同“菊”。

[4] R023 郭璞：字景纯，两晋时期文学家、训诂学家、风水学者。

[5] Z500 蘧（qú）：①［蘧麦］即“瞿麦”。②古同“蕖”，芙蕖，荷花。

Y003 人参

rén shēn

味甘，微寒。主补五藏，安精神，定魂魄，止惊悸，除邪气，明目、开心、益智。久服轻身、延年。一名人衔，一名鬼盖。生山谷。

《吴普》曰：人参，一名土精，一名神草，一名黄参，一名血参，一名人微，度来考量，有时就忽略了这是一本古医籍，是专业书籍，还得结合学习专业知识的需要。如《神农本草经》中说“某药生某地”，书中对某地的来龙去脉解释的比较详细，其实对普通读者来说最需要知道的是药物的产地，即这个地方大致是现在的什么地方。对于有的难字，尤其是偏僻字可能只要标上注音即可，不必都要拆分开来解释。如一些人名（刘稹的稹）、药名（蛤蚧的蚧）中的字就不用拆解，只要标上注音，解释清楚这个人名、药名的意思即可。毕竟绝大部分读者不是研究文字的，更何况对生僻字只要弄懂词义即可，有时拆分反而让读者糊涂了。如“胵肶”，简释中分开来解释两个字都很详细，但读者最后可能也没明白这个词是啥意思，到底是什么东西。既然是简注，可以不说古代是什么，但一定要告诉今天是什么。诸如此类带有普遍性的问题，我们都及时和徐先生沟通、交流，得到徐先生的理解和认同，并做了相应的修订，使内容更加完善。

校稿排版出来后竟有近500页，而附录几乎就占了一半，篇幅过大。我们提出是不是将后面附录中的人名、书名、地名考注连同难字考一并以二维码的形式在附录中呈现，只保留比较重要的病名、药名考注，这样既减少附录篇幅，突出了正文，也不影响本书“精注易读”的宗旨，不破坏整体框架结构，整本书也显得更加精致。但徐先生征求了他周围不少自学中医朋友的意见，觉得那样的话就少了很多读书的乐趣，加上那些年纪比较大的读者还不太会用手机，因此建议保留比较好，可以对正文的注释及附录的考注再做进一步的精简、完善，以尽量减少篇幅。我们考虑后，觉得有道理，而且这些附录内容正是本书的特色之一，故采纳了徐先生的意见。

正是这种充分、坦诚的沟通、交流，以及认真、负责的态度，使得整个编辑出版过程非常顺畅。尤其要提及的是，责任编辑张燕，以其较高的专业素养、扎实的文字功底及认真负责的态度，对书稿做了非常细致的编校，提出了许多建设性意见，确保了本书文字内容的高质量。书籍设计还是由周伟伟老师操刀，从版式到封面都很好体现了本书的内容和气质，作者非常满意。只是最终成书还是一本超过400页的精装大书，定价也不得不将近300元，势必会影响发行销售。为了宣传、推广此书，社里和徐先生商量，准备以网络直播的形式举办一个“中医跨界漫谈”及《〈神农本草经〉精注易读本》的推广活动。可惜由于多种原因，没能实现。加上后来疫情的影响，这本书的发行差强人意。但我们觉得，本书应该是一个长销品种，对中医爱好者学习、理解《神农本草经》这本经典医籍会有帮助。

三三医书（简装分册本15种）

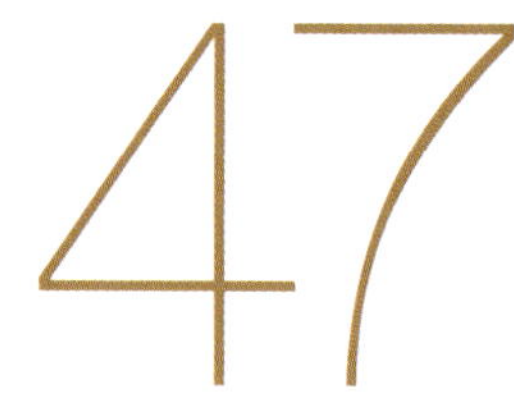

作　　者：裘庆元
开本装帧：大32开平装
出版日期：2019年5月第1版第1次印刷
策划编辑：张钢钢
责任印制：常　悦

Ⅲ 47

近代著名医家裘庆元先生编辑的《三三医书》（又名《秘本医学丛书》），不仅保存了大量珍贵的中医孤本秘籍，而且所选书目多为家传秘本，疗效独特，简练实用。此书自1924年刊印以来，深受中医读者欢迎，对推动中医的发展起到了积极的作用。1998年，我社组织有关专家、学者对此书重新进行了整理出版，使此书得以更广泛的传播，影响日增。然而，美中不足的是，原著精装三大卷，洋洋近500万字，卷帙浩繁，所收的99种书籍又都随意编排，没有分类，给读者阅读、研究带来不便，也影响了本书的发行、销售。有鉴于此，我们萌发了将其重新编排，分册出版，以满足更广大读者需求的想法。在充分尊重原著的基础上，依据原著中每本书的基本内容，按中医学科重新进行分类编排，分为15类20册。每册书名则根据原有的《秘本医学丛书》改为“秘本多少种”，如《医经秘本四种》《内科秘本六种》等。书籍装帧也改为大32开简装本，分别刊印。出版后受到读者欢迎，20册都先后重印，让经典老书又焕发了新貌。

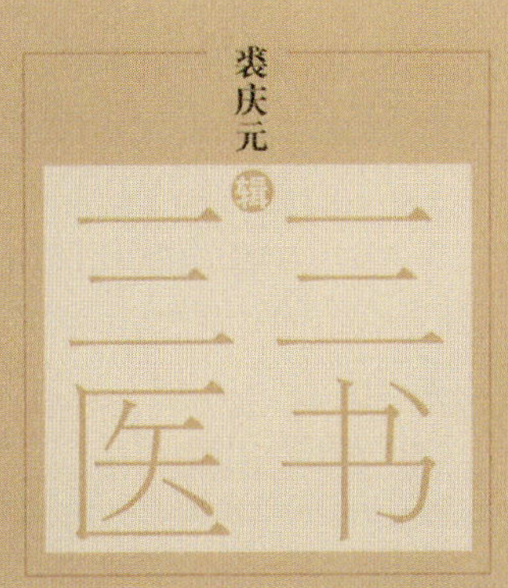

医经秘本四种

全国百佳图书出版单位
中国中医药出版社

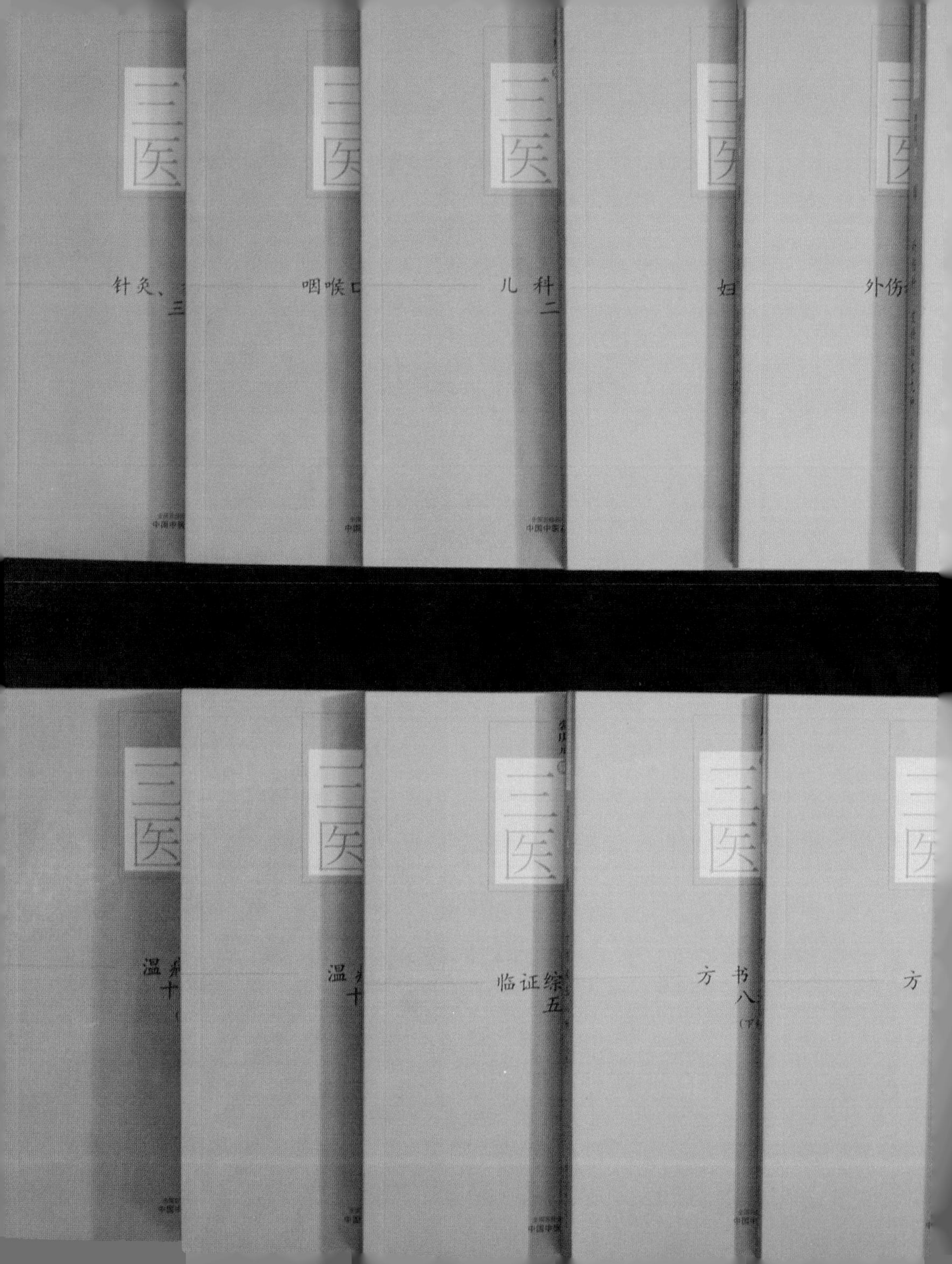
三医
针灸、
三
三医
咽喉口
三医
儿 科
二
三医
妇
三医
外伤
三医
温 病
十
三医
温
十
三医
临证综
五
三医
方 书
八
三医
方

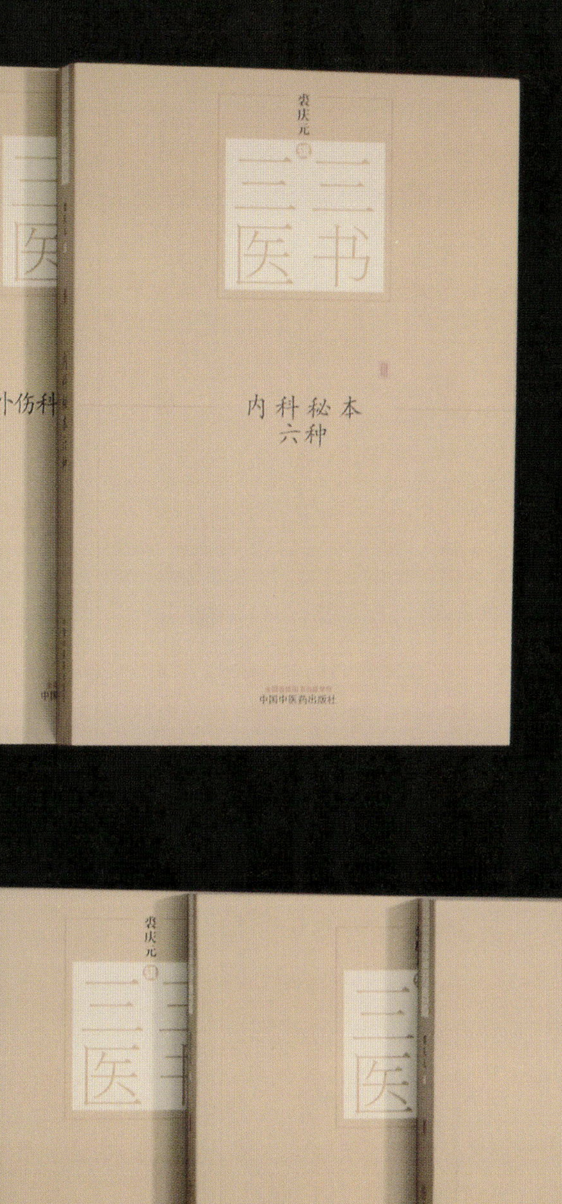
裘庆元
三三医书
外伤科
内科秘本
六种
中国中医药出版社

裘庆元
三医
本草秘
三种
中国中医药出版社
三医
诊法五
裘庆元
三医
伤寒秘
三种
裘庆元
三三医书
医经秘本
四种
中国中医药出版社

重订十万金方（修订版）
1958年民众亲献方精选

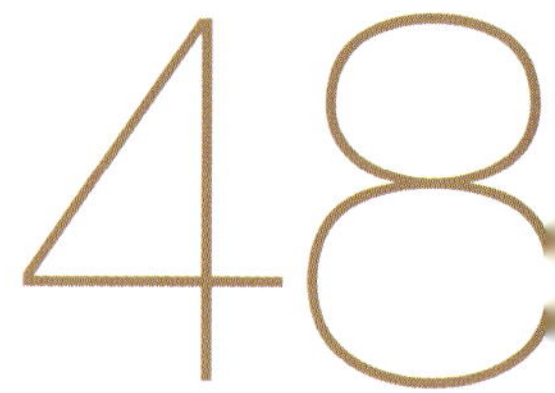

主　　编：沈洪瑞
开本装帧：16开平装
出版日期：2020年7月第1版第1次印刷
　　　　　2023年3月第1版第3次印刷
印　　数：8,000
策划编辑：张钢钢　华中健
责任编辑：张　燕
书籍设计：周伟伟

20年前，社里出版过一本精装大书《重订十万金方》，系河北省卫生厅对1958年全民献方运动中，从全省征集到的10万多首秘方、单方、验方精选汇编，重新修订而成。初印3000册后就一直没有重印，市场上几乎绝迹，仅有孔夫子网偶见高价售卖。可依据我们多年做书的经验，这本书应该是本好书，是有市场的。当时的民众怀着朴素的爱国之心，投入极大热情，无私献出大量的方子，其中有家里祖传珍藏的秘方，有民间乡野流传的偏方、单方，还有自己诊病疗疾的验方，虽各式各样，千奇百怪，良莠不齐，但都原汁原味，朴实无华，可谓沙里藏金，非常宝贵，对我们今天临证选方用药，挖掘、研发有效新方新药，提高疗效都具有较高的启发、借鉴和实用价值，“死”在那里殊为可惜。

于是，2020年年初我们申报了重新修订这本书的选题，获得通过。这次修订，基本内容框架保持不变，只是书名加了一个副标题，意在点明书之内容；对文字仔细校改，删除个别不切实际、价值不大的方子，调整个别不合理的分类。而重点在装帧设计上下功夫。130多万字的大体量，既要便于读者翻阅、查找，又要能体现该书

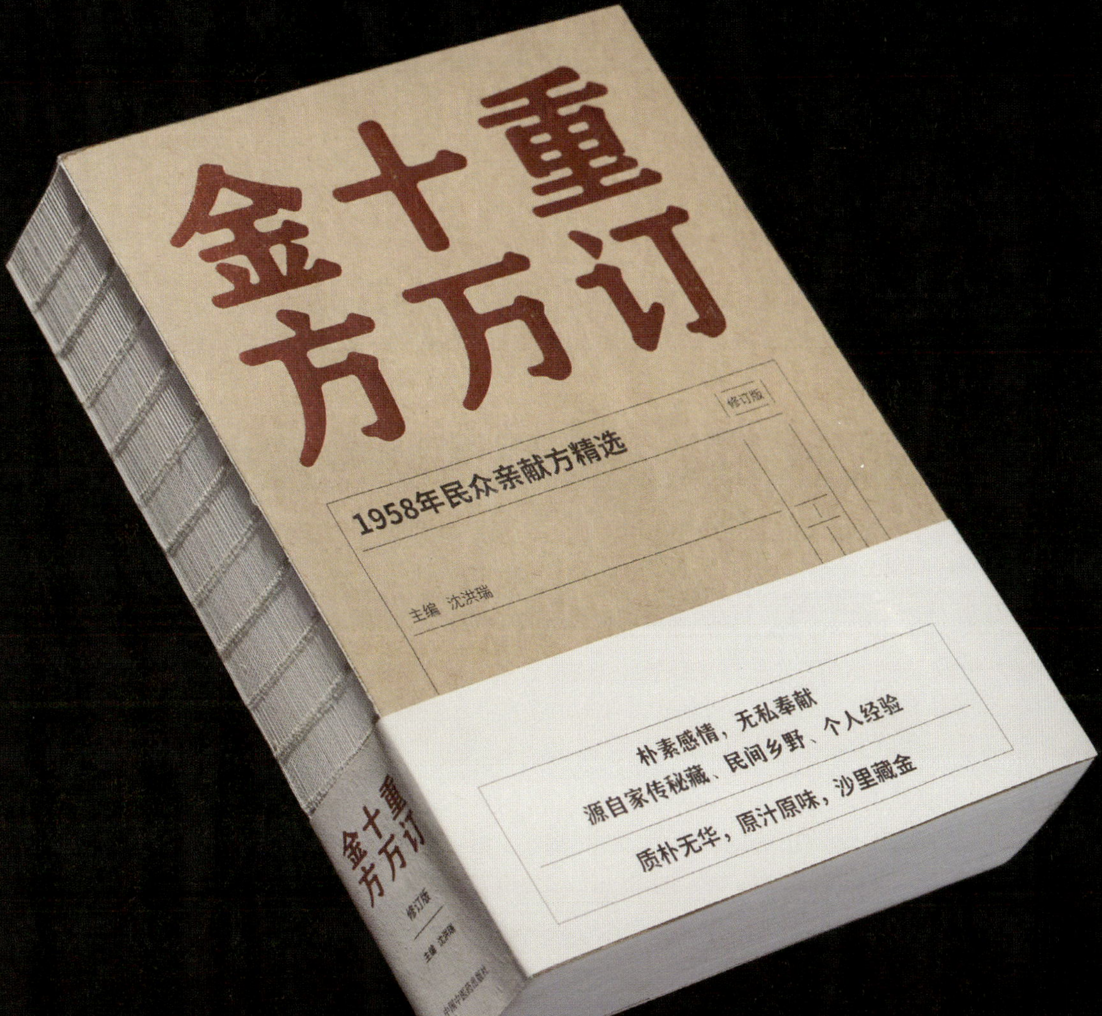

重订十万金方

修订版

1958年民众亲献方精选

主编　沈洪瑞

朴素感情，无私奉献

源自家传秘藏、民间乡野、个人经验

质朴无华，原汁原味，沙里藏金

重订十万金方

修订版

主编　沈洪瑞

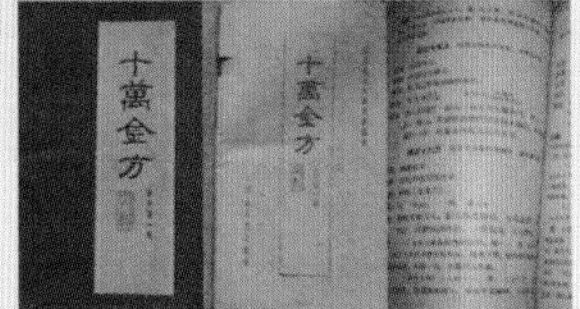

《十万金方》1958年铅印本书影

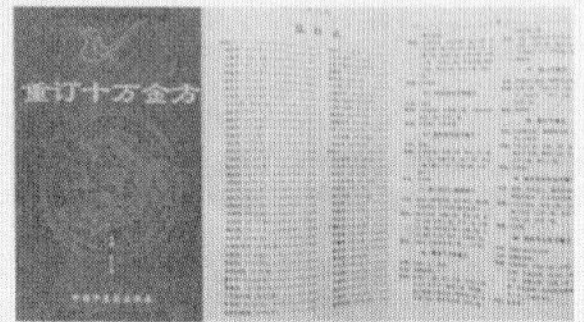

《重订十万金方》1998年精装本书影

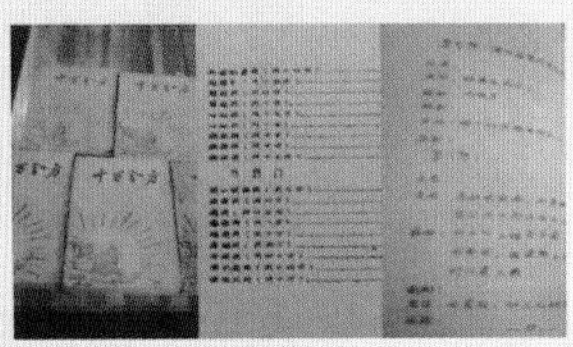

《十万金方》1958年油印本书影

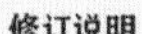

修订说明

本书最初名为《十万金方》，系1958年全民献方运动中，河北省卫生厅从全省征集到的10万多首秘方、单方、验方中精选汇编而成，分15册排印（前2册铅印，后13册油印），分送国内医学院校图书馆收藏，其内容可谓朴实无华，沙里藏金。1998年河北省卫生厅组织力量重新修订，在基本保持原貌的基础上，将15册合为一本，名为《重订十万金方》，由中国中医药出版社出版发行。此次再修订，内容一仍其旧，删除少数已经过时、价值不大的病类和方剂，对某些方剂重新归类、调整，仔细校改文字，并重新装帧设计，以更好体现此书之“本色”。原书分总目录和目录，而目录大都是献方者名字，作用不大，且占篇幅，故予删去，只保留总目录。书中所载方剂多为献方者自己的经验，或来自民间，其主治、剂量（有的未提供）、用法仅供参考，读者需根据临床实际情况，谨慎、合理选用；非专业人员需在有经验的中医医生指导下选用。

所收方中含有犀角、麝香、虎骨、羚羊角等濒危保护动物药材者，仅供参考，实际应用时请选用相应替代药材。

《重订十万金方（修订版）》编委会

2020年5月

凡 例

1.《十万金方》原书分订15册，前2册铅排、后13册油印，竣快后，分送国内医学院校图书馆收藏，一般读者很难窥其全貌。此次“重订”基本保持原书面貌，将15册合为一卷，除必要的技术处理外，原方方名、药品治效不做改动。

2. 原书所用地名，系1958年河北省辖县市（含后划归北京市、天津市及内蒙古自治区的各县），今一仍其旧。

3. 原书病名分类与现今通行分类有歧义之处，尚希见谅。

4. 原书所用度量衡均系旧制，今一仍其旧，不做改动。读者使用时请按新制自行换算，以求准确。

5. 原“方名”下所列项目，如方名、主治、功效、药物、配制、用法、加减诸项，不求全具备，视其情况有所增减。

6. 凡方中药物相同，制法不同；或药物相同，制法亦同，用法不同；或药物相同，剂量不同者，均予以保留。

7. 原书方末所附“治验”悉予删去，以节省篇幅。至于治疗效果读者在临证中自能体察。

8. 为缅怀原河北省卫生厅厅长段慧轩同志及诸献方先贤，振兴中医药事业，兹特“重订”出版。

9. 正文中方名前的地名在目录中省去，并省去“献”字。如原献方有方名者则一仍其原方名。

10. 犀角、虎骨因原动物均属珍稀保护动物，现已禁用。因献方时尚未禁，故今仍保持献方原貌。

11. 方中药物剂量为献方者经验，特别是一些重金属药、毒性药物，请按《中国药典》剂量用，此处剂量仅供参考。

12. 书中“注”为编者所加。

的风格。我们提出的设计要求是：大巧若拙，从开本、纸张到字体、装帧都能体现出20世纪50年代质朴、单纯、本色、民间的特别味道。请设计师根据字数、内容建议合适的开本、装帧形式，便于读者查阅、收藏。设计师综合考虑后，最终确定了将初版的精装改为裸脊锁线平装，既可180度平展，阅读无死角，又呈现一种简朴风格，与内容比较契合。封面则仅用两页牛皮纸贴上，书名用特大号红色老旧宋体，醒目而有怀旧感，加上一个腰封，既满足书脊展示书名的需要，又可写上突出本书特点的宣传语。起初设计师还担心这样的装帧设计对于中医药专业社是不是有点出格（此前社里图书确实还从没有采用过这种装帧形式），问要不要加一个护封。我们回答不用，就这样，要的就是这个味道。版式设计也简约朴实，尤其是页边切口处门类标识的梯形编排，便于检索翻阅，颇具巧思。整个书籍朴实无华，大俗大雅，很好地展现了该书的气质，是我们所做书中比较出彩的一本。

不出我们所料，新修订本问世后，受到读者喜爱。198元的大书，2年多时间3次重印，发行近6,000册，是又一个“老书新做”的成功案例。

肆

Ⅳ

名医经验

名医经验、医案类图书是热门、重要版块，如何能从众多的同类图书中脱颖而出，做出特色，形成品牌，让读者能够真正学到名医的真本事、拿手活，需要编辑动脑筋，下功夫。

王伯岳医学全集

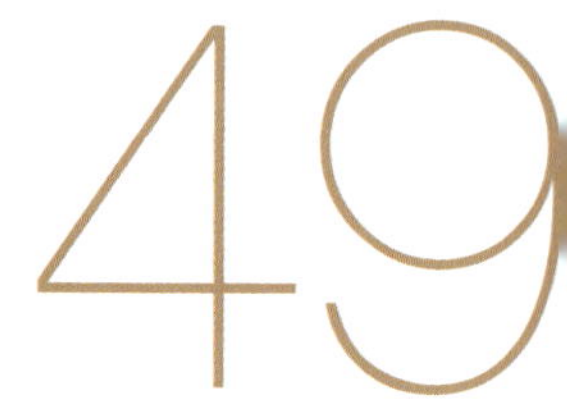

主　　编：朱锦善　王学清　路　瑜
开本装帧：16开精装
出版日期：2012年8月第1版第1次印刷
印　　数：3,000
策划编辑：华中健
责任编辑：华中健
书籍设计：周伟伟

早就想做一套全面收集、整理著名老中医代表性学术著述或成就的系列丛书，并且已经拟好了丛书名——大医文库，但一直苦于没有找到合适的文稿。2011年，我在参加一个儿科学术会议时，著名中医儿科专家朱锦善先生找到我，说想出一本《王伯岳学术经验集》，以纪念他的老师、老一辈著名中医儿科专家、有“小儿王”之誉的王伯岳先生百年诞辰。我非常激动，这不正是我们求之不得的稿子吗？当即承接下来。

书稿内容非常丰富，几乎涵盖了王老一生的所有医学成就，但框架结构有点凌乱，分类、编次也不是很合理，于是重新做了梳理、分类架构。根据书稿内容，分成四编：第一编家世传略；第二编论著讲稿；第三编学术经验；第四编诗文信札。另外还有附编，收录“王伯岳年表”“传承谱系”等。大的框架结构一确立，就感觉原来的书名显得比较单薄、局限，与内容不大匹配，遂建议改为《王伯岳医学全集》。我们的这些修改意见和建议，都得到了作者赞同。

由于是开篇之作，因此想在书籍设计上也能出彩，开个好头。可前面设计师出

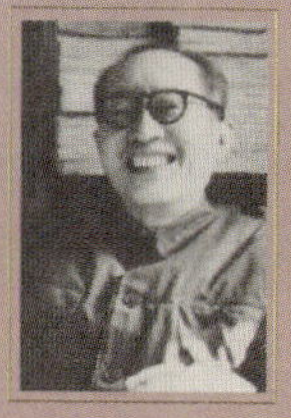

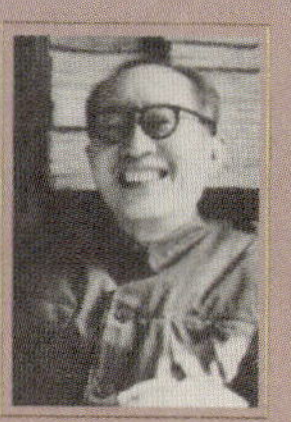

一代名医王伯岳，当代著名中医药学家，精于儿科，被誉为"小儿王"。学有《中医儿科临床浅解》，主持编写我国首部《中医儿科学》巨著。

王伯岳医学全集

朱锦善 王学清 路瑜 主编

中国中医药出版社

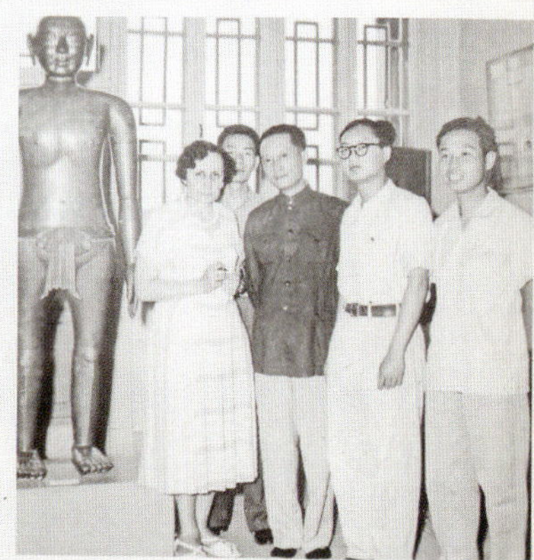

图16 王伯岳（中）与罗马尼亚友人学术交流时合影

锦善惠鉴：我与你去信，尚未寄出，适接到来函。欣慰之切。数事分答如下：

《丹溪治法心要》一书，我主张山东可以出。前文未辑，书稿已交王道德。等返京天再谈此事。

我现任中医古籍出版社委员会委员，直接由院党委领导，这个会既是咨询参谋机构，又是组织机构，对古籍出版计划列出书进行监督。不过计划以影印为主，不搞注释。

人民卫生出版社中医书籍出版委员会，分理论文献，临床，还有不定期的大型综合性的学术刊物《中医论丛》。我分工在"临床"。另分工与董德懋等同志"论丛"领导小组。只要这些工作开展起来，我首先考虑，不少任务交你承担。在信中你提到三事，更为重要，关于中医儿科学术论丛，系指我个人著述而言，只是收集、整理、汇总的问题，由你来做。关于中医儿科临床经验的补充，更是由你写。至于养老育幼是近年来我较想应做的一件事。是为了保障老人健康长寿，保护儿童健康成长

图17 王伯岳先生给弟子朱锦善书信第一页

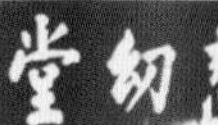

图 2　王伯岳书房文天祥亲笔题字"慈幼堂"拓片牌匾

吾爱吾庐，名之曰：慈幼堂。

作为小儿医，对幼小儿童应当特别慈爱，这是理所当然的。以"慈幼堂"三字名吾堂，书而为额，悬之于壁，终日相对，三省吾身。以堂名作为座右铭：颇有书绅之意。

——王伯岳

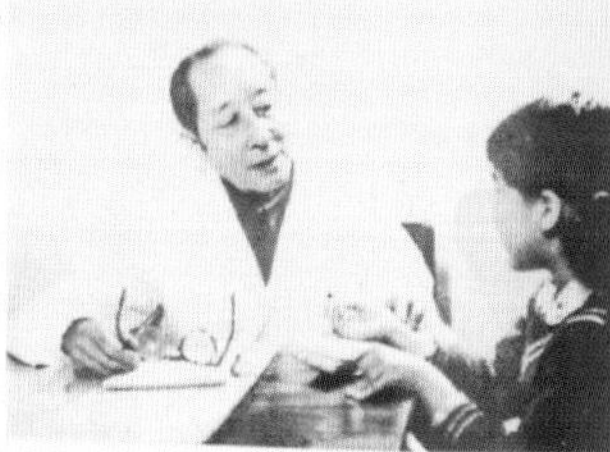

图 3　王伯岳在诊治患儿

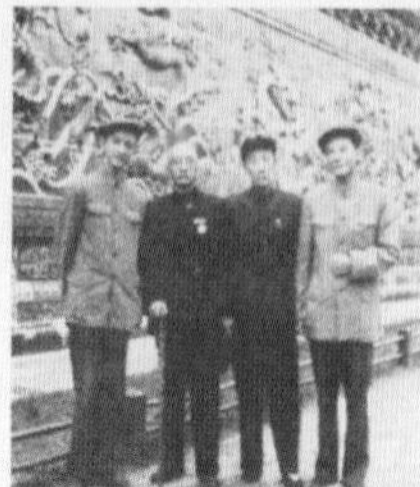

图 4　王伯岳与他的老师廖蓂阶先生
左二为廖蓂阶，右一为王伯岳，左一为王伯岳之子王学文。

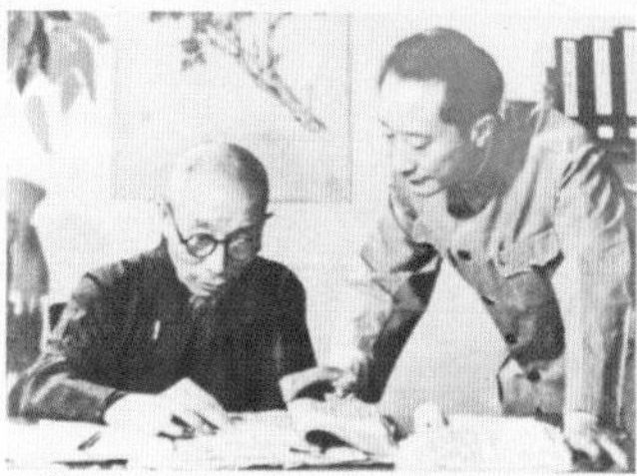

图 5　左为王朴诚，右为王伯岳

王伯岳生平

王伯岳先生（1912－1987年），字志崇，四川省中江县人，当代著名中医药学家、中医临床家、中医理论家、中医教育家、中医儿科学泰斗。

先生出生于三世医家，祖籍四川省中江县。曾祖父早殇，祖父王崑山八岁即孤，后于光绪年间，携全家逃荒至成都，处清末兵乱之年，念众生缺医少药之苦，不辞艰辛，种药贩药，学医行医，立下以医药救人，不慕名利之大志。其父王朴诚，早年在丰都县陈家"福源长"中药栈学徒，师满后回成都，创立"王荣丰堂"药店行医治病。王朴诚以儿科为精专，信守"医非营业，药以治病"之旨，待病人如亲人，视患儿如己出，医德高尚，医术精湛，被成都百姓誉为"王小儿"。

王朴诚先生对子女的教育是：易子而教，先学文、后学医，先学药、后学医，既注重理论，更注重实践。王伯岳先生自幼聪敏，过目成诵，6岁时被送到四川高等师范学校（现四川大学前身）四川名儒刘洙源先生处读私塾，攻习文史，奠定了经史文哲等古文基础。16岁时，立志学医，先到成都"两益合"药店当徒学药，遍读《本草备要》《药性赋》《汤头歌诀》《医学三字经》等入门之书，还手抄《膏丹丸散配方》等秘本。全面掌握中药识别、炮制和配制膏、丹、丸、散的方法，并接触很多成都名医之处方。3年出师后，又拜师成都名医廖蓂阶先生门下，尽得廖先生研究仲景学说和治疗温热病之经验。此间，其父王朴诚已是成都妇孺皆知的儿科名医，整日诊务繁忙，故其也常于上午随父侍诊，以得承家教，下午听廖先生讲课，以求问解惑，1935年正式获得中医师资格，遂声名鹊起。

1955年，中央组建中医研究院，在全国抽调一批学验俱丰的老中医，先生父子奉调进京。先生历任中国中医研究院（现中国中医科学院）学术秘书、研究员，北京西苑医院儿科研究室主任，中国中医研究院学术委员会副主任委员，中华中医药学会儿科分会首届会长，中华人民共和国药典委员会委员，农工民主党中央委员，第六届全国政协委员，全国政协医药卫生工作组副组长等。

先生学识渊博，中医药学术造诣精深，临床经验宏富，医名远播，享誉中外。其尤以儿科著称，誉满京城，北京群众呼为"小儿王"。临证上，他精于辨证，辨证时重视小儿体质因素及四时气候变化的影响；学术上，他主张小儿阳常有余、阴常不足，并在温热性疾病与脾胃等方面有深入研究与学术建树，十分重视脾胃在小儿的生长发育及其在疾病防治上的重要作用。倡导小儿脾胃以理脾助运为主，不可一味蛮补，具体有祛邪护脾、利水和脾、消导运脾、健运补脾等不同治法。他熟谙药性，用药精慎，处方严谨，变化出入十分精辟，强调攻不伤正，补不碍滞，十分重视小儿生生之气。先生十分重视小儿的体质调理和护养保健，对疾病治疗主张"三分医药，七分调理"。

先生博学广识，对文、史、哲均有研究和造诣，工于诗文，喜好书画，治学严谨，文思敏捷，儒雅刚正，肝胆照人，严于律己，诲人不倦，侃侃而谈，出口下笔皆成文章。先生从医50余载，救治病人无以计数，并长期担任中央领导的部分保健工作。他培养了大批学生，对学生谆谆教诲，殷切期望，既严格要求，又热情爱护，桃李满天下。他主持编写的《中医儿科学》融会古今儿科精华，是我国第一部儿科学术体系全面、理论密切联系实际、具有划时代意义的中医儿科学巨著。他带头并与全国中医儿科工作者一道创建了中华中医学会儿科专业委员会，开创了我国中医儿科学术新局面。晚年荣任全国政协委员，全国政协医药卫生工作组副组长，为中医药事业的振兴建言献策，为中医药事业振兴奔走呼号，做了大量卓有成效的工作。由于他的积极建言与努力，促成了全国第一个"中医少年班"在山东中医学院的创建，为中医高等教育开辟了一条新路。

我的中医之路

往事重提

在旧中国，学中医总不外乎自学、师授、家传三个途径。"辛亥革命"以后，成都虽有了官立学校，但由于条件不允许，我仍然不得其门而入。

我的启蒙教师中江刘洙源，是我父亲的好友，他在四川高等学堂（四川大学的前身）教经学。同时在家里设一个私塾，带着我们童子六七人，读书学习。

洙源先生善于因材施教。他的教学方法与当时一般私塾截然不同，重在启发、诱导，不主张死读书。

从先秦至唐宋，由洙师给我们选讲了不下百篇传世的文章。同时，以圈点《资治通鉴》及"四史"为自学常课。我后来学中医，读中医古典著作，能闯过"文字关"，实源于洙源师的教益。

的几个方案都不行，体现不出这本书的气质和分量。不得已，只好请周伟伟老师抽空帮助设计一下，方案出来后非常棒，简约大气，分量十足，尤其是“大医文库”的logo让人眼前一亮，作者也很满意。应该说这是我俩早期做的比较满意的一本学术大书。

博雅大医——耿鉴庭

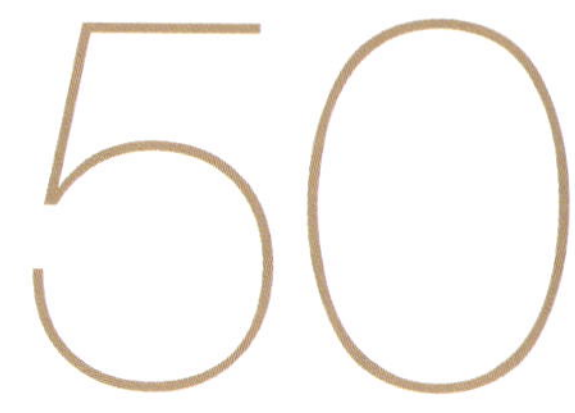

作　　者：耿引循
开本装帧：16开平装
出版日期：2015年10月第1版第1次印刷
印　　数：3,000
策划编辑：华中健　张钢钢
责任编辑：华中健　张钢钢
书籍设计：周伟伟

我心目中传统的老中医，应该是世医祖传，有独门绝技，疗效过人；还应该儒雅博通，为饱学之士。耿鉴庭耿老就是这样一位传奇老中医。

他是著名扬州耿氏喉科六代传人，家学深厚；他衷中参西，内、外、喉科皆擅，学验俱丰，独树一帜，医名远播；他涉猎广泛，对目录学、训诂学、金石学、古器物学、文物考古等均有精深研究，成果斐然，是响当当的博物学家、文史学家、训诂目录学家；他交际甚广，又是一位社会活动家。

2015年是耿老百年诞辰，我们想到了应该编辑出版一套耿老医学全集，以纪念这位令人崇敬的老中医。为此，我们找到耿老的小女儿、中国中医科学院西苑医院康复医学科原主任耿引循老师。耿老师非常热情，完全赞同我们的想法，他们家属、亲人也有此打算，但考虑到耿老博学多产，生前著述、文稿量大而杂，短短一年左右时间很难完成，故想先出一本纪念册，全集暂且搁一下。我们当然得尊重耿老亲人的意愿，从而就有了这本素雅的《博雅大医——耿鉴庭》。

全书以非常丰富、详实的第一手资料，从九个方面，具体、生动地记述、介绍了耿老心境致远、气韵坦荡、通达博雅的一生，展现了一位中医大家的别样风采，值得所有中医人敬仰、学习。

博雅大医

耿鉴庭

耿引循　编著

全国百佳图书出版单位
中国中医药出版社

表示哀悼。

院近四十载，至今门诊大楼内还展示着耿老的大幅照片与文字
曾经先生接诊过的，每于候诊时缅怀先生的医术、医德，讲述
。今值先生百年诞辰，又逢西苑医院建院60周年，耿老女儿
国中医药出版社之约，搜集先生毕生著述、学术活动、医药实
文稿，汇集九章成册，以资纪念。出版社冠以《博雅大医耿鉴
邀我作序，难得之机会，乐而为之，借此契机表达我对前辈的
。

中国中医科学院西苑医院院长　唐旭东

2015年10月8日

一代儒医　才铸华章

——纪念耿鉴庭导师百年诞辰

蜀冈毓秀，大江钟灵，三分明月，二分维扬。
文昌金声，平山玉振，史祠麒炳，琼花瑞祥。
七十二峰，氤氲俊尚，二十四桥，烟雨苍茫。
六代医祖，绵延蕉麓，贤声南北，扬州耿巷。
岁在乙卯，季秋菊放，嵩生岳降，百载慈航。
谱名作镛，学名永龄，医名鉴庭，永继辉光。
诗礼家风，门第书香，文重父老，誉满八乡。
青囊济世，丹散活人，恩溢黎庶，德泽四方。
望闻问切，微察秋毫，仁心仁术，救苦救伤。
理法方药，阵马风樯，遵道守数，谨奉岐黄。
娴熟经史，挥洒诗文，一代儒医，才铸华章。
柳泉欧澜，韩潮苏海，鋆擢鲲春，凤翥龙翔。
怜子醉翁，惜士孟尝，兰桂皆馨，桃李均芳。
信达博雅，跌宕昭彰，晓喻诸家，兼容优长。
词曲书画，文物考古，戏剧掌故，金石鉴赏。
医史文献，音韵训诂，目录版本，谐和通畅。
马王汉墓，满城靖王，亲临探究，局任重扛。

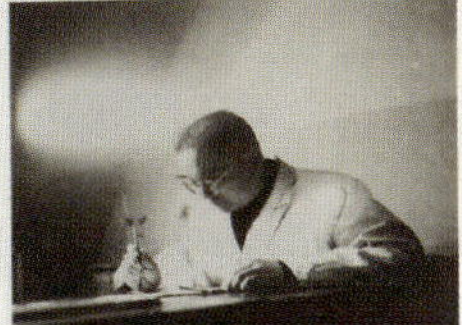

耿鉴庭工作照（20世纪70年代于西苑医院）

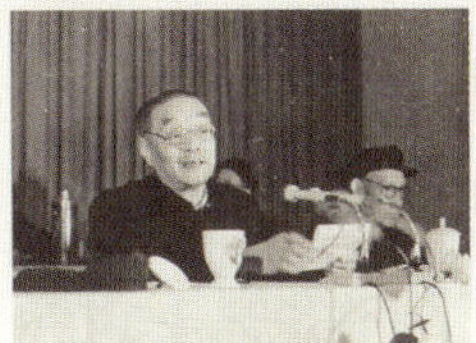

耿鉴庭在做学术报告（20世纪80年代）

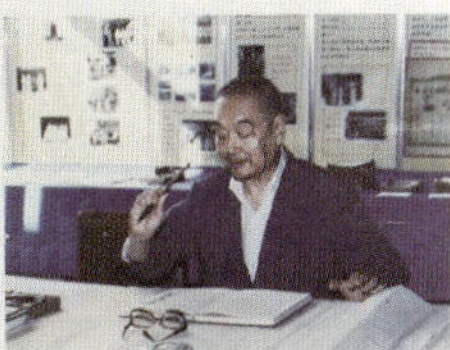

耿鉴庭工作照（20世纪80年代）

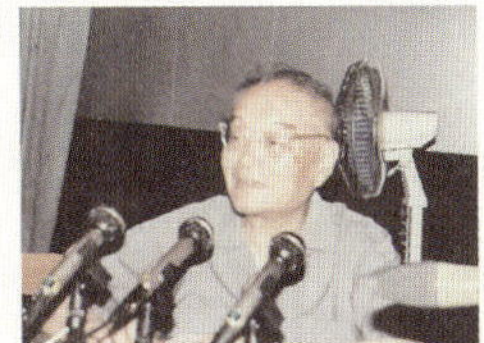

耿鉴庭在授课（20世纪80年代）

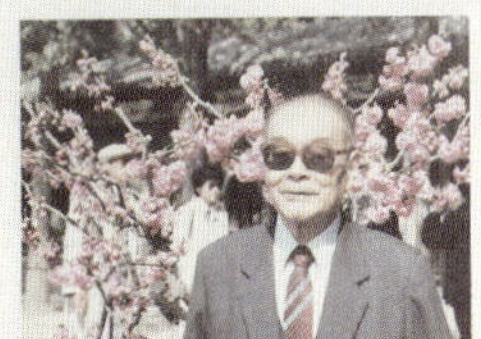

20世纪80年代耿鉴庭在颐和园

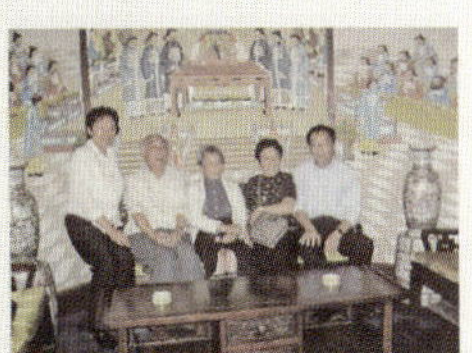

2005年耿鉴庭的5个子女给父母安葬后摄于北京

左起：幼女耿引循、长子耿刘同、长女耿引曾、次女耿引寄、幼子耿刘从

序

今年是我国著名中医学家、中国中医科学院资深研究员耿鉴庭先生（1915—1999）诞辰100周年。

耿老出身于扬州六世名医之家，1955年卫生部成立中医研究院（现中国中医科学院）时，从全国遴选有突出建树的中医人才进京，他是最年轻的一位。先生于1963年调入西苑医院，从事耳鼻喉科临床医疗与研究工作，先后编写了《中医中药防治鼻病》《喉科正宗》《咽喉科传灯录》等专著；尤其在治疗喉科急重症方面，他将其家传的“丹栀射郁汤”公布于众，使许多危重患者转危为安；他与医院制剂室合作，将耳鼻喉科常用验方制成丸剂、散剂，至今仍在临床应用；他对业务精益求精，对病人悉心诊治，临床疗效有口皆碑；为了使中医小科得以传承，他带教徒弟、研究生，并多次举办专科传习班。先生应诊之余，笔耕不辍，且学术视野广博，于医史文献、中医典籍、医药考古、中外医药交流等方面造诣颇深，著述宏富。

耿老是1990年首批享受国务院政府特殊津贴专家，并曾受聘于国务院、卫生部、北京市等政府部门的顾问，组织和参加医药界社会学术团体的多学科、多门类的专题学术活动，65岁出任中医古籍出版社副社长兼总编辑，业绩卓著。惜自1989年始罹病10年，但病中仍口授著述，参加社会学术活动，或应求诊脉处方。先生于1999年7月20日逝世，江泽民总书记于26日亲署

任应秋（川派中医药名家系列丛书）

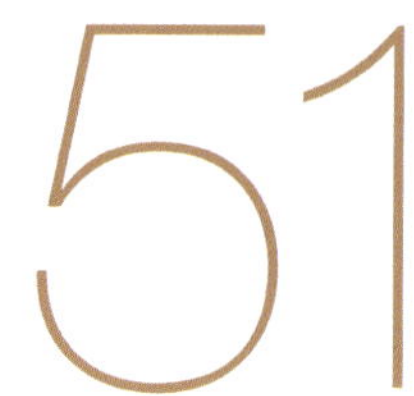

主　　编：任廷革

开本装帧：16开平装

出版日期：2015年5月第1版第1次印刷

印　　数：3,000

策划编辑：华中健　张钢钢

责任编辑：徐　珊

书籍设计：周伟伟

Ⅳ 51

30多年前，在南中医读书时，任应秋老的名字就如雷贯耳，但一直的感觉都是高山仰止，遥不可及。

此次有幸编辑由任老女儿任廷革教授亲任主编的《川派中医药名家系列丛书》的开篇大作《任应秋》，得以第一次走近这位仰慕已久的儒医大家，较为完整地了解其卓著的学术成就和突出的历史贡献。任老独特的成长之路、广博的读书之道、严谨的治学方法、精深的理论造诣、开阔的临床思路及持执、圆活的临证特点，以及他对《内经》研究的精深、对《中医各家学说》的创建、对仲景学术的探究、对中医教育的执着与忠诚、对医史文献的熟稔，都让我们由衷地赞叹、敬佩，这才是我们心目中真正的"国医大师"！

书籍设计也较好地体现了任老儒雅、博通、精深的大医气质。

之后我们又承担并较好地完成了《川派中医药名家系列丛书》这一重要选题的策编、出版任务，切身感受到"天府之国，名医辈出"，领略了川派名医大家的风采。

川派中医药名家系列丛书

任应秋

REN YINGQIU

任廷革 主编

中国中医药出版社

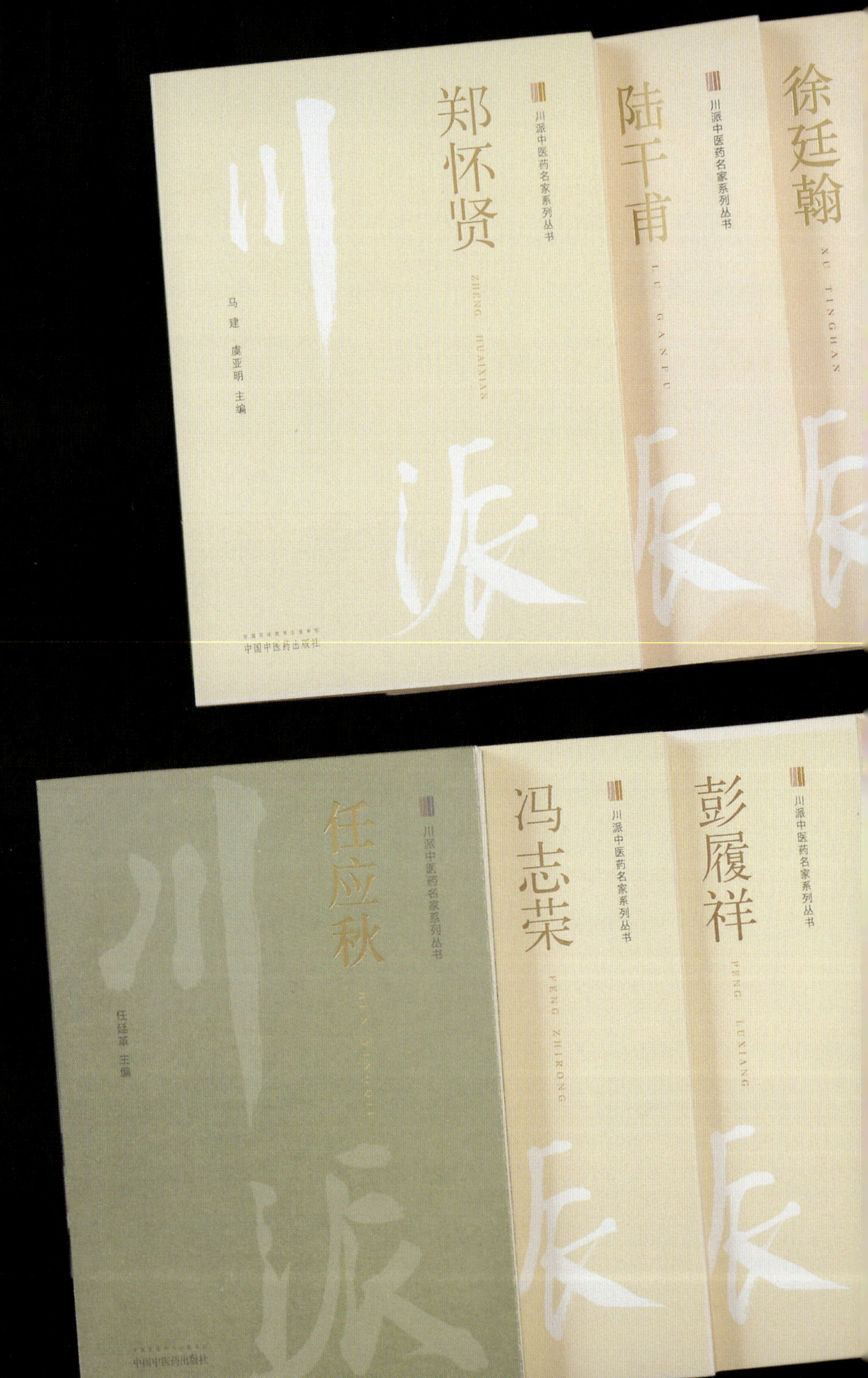
郑怀贤
川派中医药名家系列丛书
ZHENG HUAIXIAN
马建 虞亚明 主编
中国中医药出版社
陆干甫
川派中医药名家系列丛书
LU GANFU
徐廷翰
XU TINGHAN
任应秋
川派中医药名家系列丛书
任廷革 主编
中国中医药出版社
冯志荣
川派中医药名家系列丛书
FENG ZHIRONG
彭履祥
川派中医药名家系列丛书
PENG LUXIANG

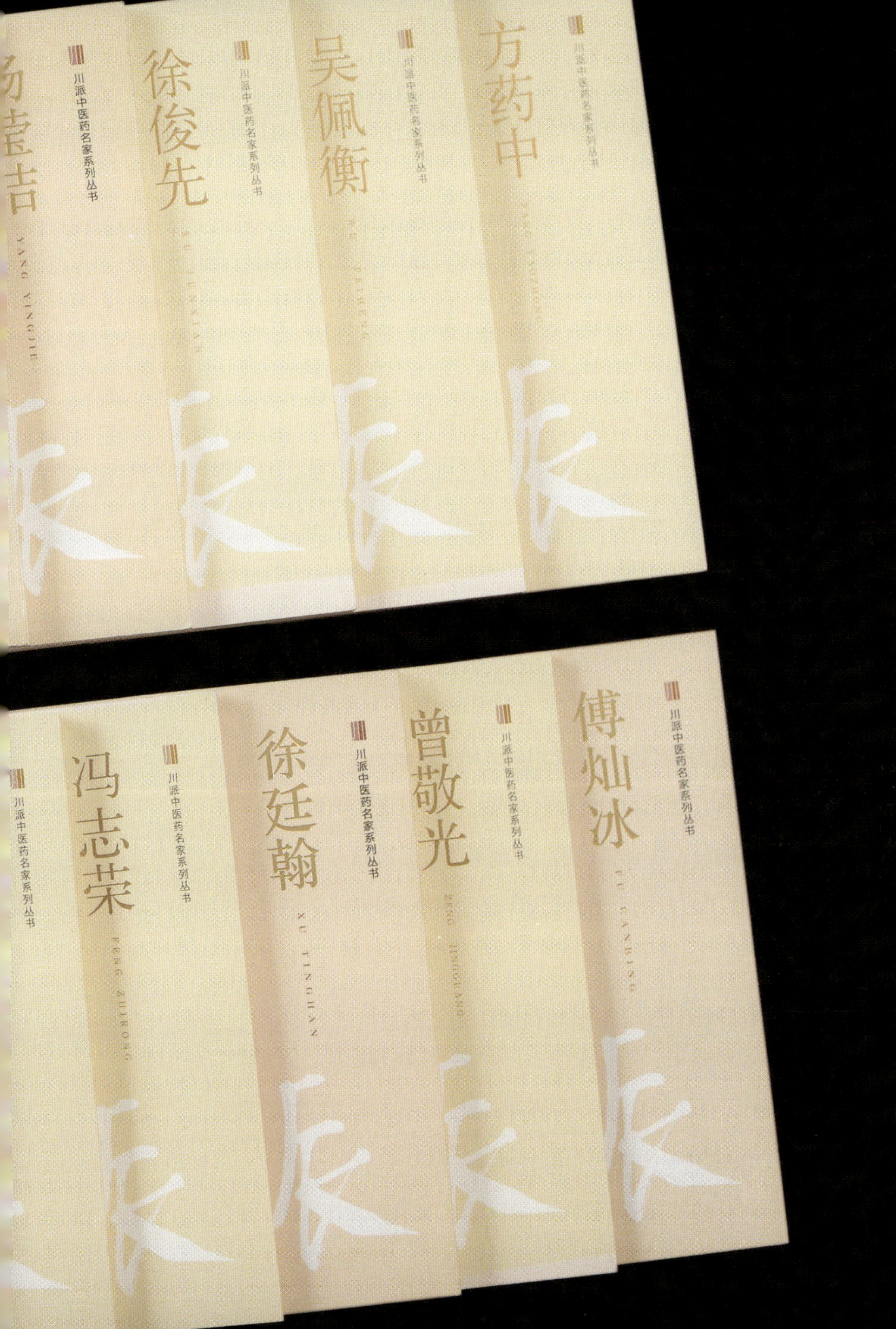
川派中医药名家系列丛书
徐俊先
XU JUNXIAN
川派中医药名家系列丛书
吴佩衡
WU PEIHENG
川派中医药名家系列丛书
方药中
FANG YAOZHONG
川派中医药名家系列丛书
冯志荣
FENG ZHIRONG
川派中医药名家系列丛书
徐廷翰
XU TINGHAN
川派中医药名家系列丛书
曾敬光
ZENG JINGGUANG
川派中医药名家系列丛书
傅灿冰
FU CANBING
川派中医药名家系列丛书

王绵之临床医案存真

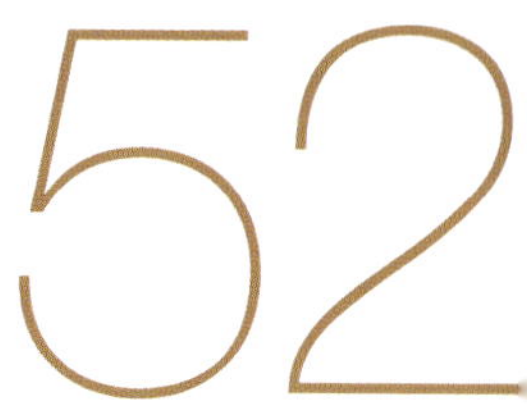

作　　者：樊永平　王　煦　张　庆
开本装帧：小16开平装
出版日期：2014年7月第1版第1次印刷
　　　　　2023年11月第1版第2次印刷
印　　数：6,000
策划编辑：华中健　张钢钢
责任编辑：华中健
封面设计：周小飞

国医大师王绵之先生在70年的临床、科研、教学生涯中，积累了丰富的经验，形成了特色鲜明的学术思想和处方用药特色。其临证崇尚王道，提倡病证结合，擅长诊治心脑血管病、脾胃病、妇儿疾病，屡起沉疴，医名远播。由于王老生前医教研工作和社会活动繁忙，在世时除了撰写《方剂学讲稿》并付梓外，无暇总结自己的临床经验，迄今没有一本介绍王老临床经验的专著，不能不说是一件憾事。

本书则弥补了这一缺憾。它是第一本系统介绍王老临床经验的专著，由王老的得意门生、北京天坛医院中医科主任樊永平博士和王老的长子、王氏医学20代传人王煦大夫依据多年跟师侍诊学习所收集、珍藏的第一手资料精心整理而成。全书除了一则则真实、完整的医案和精炼、到位的注解、按语外，还附有不少王老的处方真迹，非常珍贵，读者可以从多个角度领略大师的风范。

由于我在南中医当老师期间教的就是方剂学，故得以经常闻及王老的大名，知道他是从南中医走出去的大家，是国内中医方剂学专业的权威，尤其是在学术上有股“霸气”，我一直心存敬畏。1997年曾打算报考王老的博士研究生，并且非常幸运地由吴大真老师亲自带着去了一趟王老家，当面讨教如何备考。平生第一次也是唯

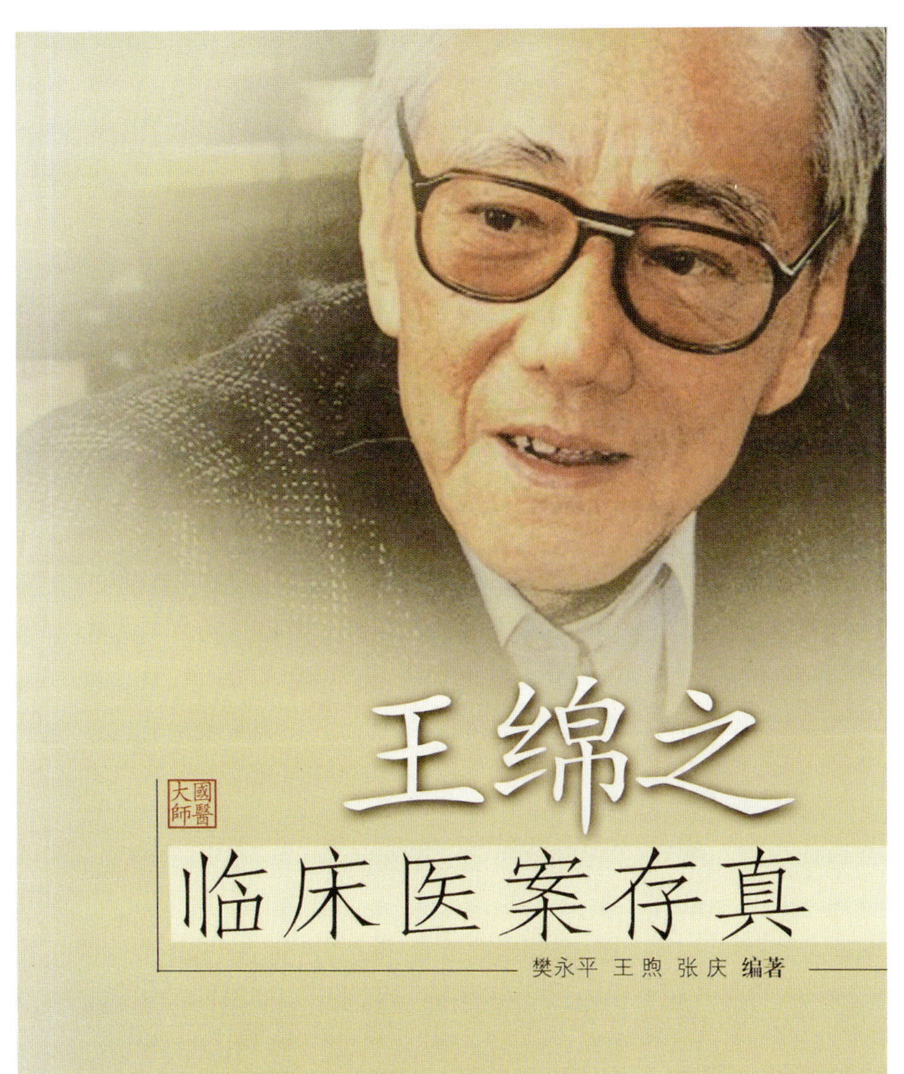

王绵之临床医案存真

樊永平 王煦 张庆 编著

全国百佳图书出版单位
中国中医药出版社

责任编辑 华中健
文字编辑 马 洁
封面设计 周小飞

国医大师

王绵之

临床医案存真

王绵之先生是我国中医方剂学科主要创始人、首届国医大师，具有丰富的学术思想和临床经验，崇尚王道，提倡病证结合，擅长治疗心脑血管疾病、脾胃病、妇儿疾病。本书以笔者跟师学习过程中所收集到的资料为依据，从儿科、妇科、内科和其他科四个方面介绍了王绵之先生的临床经验，每部分不仅附有先生的手书处方，还就部分病症对先生的学术思想进行整理和探讨。

本书内容丰富，涵盖病种较多，医案分门别类，便于读者按图索骥，能更好地体会王绵之先生的临床精髓。本书适合中医、中西医临床医师、学生及中医爱好者学习、参考与收藏。

上架建议：中医临床

ISBN 978-7-5132-1935-6

定价：69.00元

国医大师 王绵之 临床医案存真 樊永平 王煦 张庆 编著 中国中医药出版社

国医大师

王绵之
临床医案存真

樊永平 王煦 张庆 编著

全国百佳图书出版单位
中国中医药出版社

注：舌苔厚腻满布灰垢为痰浊，脉弦滑也为痰浊之象；脾为生痰之源，胃不和，血脂高，说明脾胃运化失司，痰浊脂浊内生；两寸小为心气虚。故本案病机系心脾两虚而多痰浊。治疗以治标为先，祛痰浊，兼顾补益心脾。

张某，男，54岁，1995年5月26日。

慢性肝炎17年发展为肝硬化早期，近日及心，心前区偏右疼痛，不能俯屈，脉细弦而有间歇，舌胖暗红，苔中腻。

丹 参25g　当 归18g　白 芍18g　炒枳壳9g
三 棱9g　路路通6g　枣 仁12g　红 花9g
桔 梗6g　怀牛膝10g　桃 仁9g　制香附12g
生 地15g

二诊（6月9日），右胁肋部疼痛，时胀，大便日行一次。

生牡蛎30g（先煎）　元 胡9g　柴 胡5g　怀牛膝10g
丹 参30g　三 棱9g　当 归18g　赤白芍各12g
茯 苓18g　制香附12g　红 花9g　桃 仁9g
枣 仁12g

三诊（1996年5月17日），慢性肝炎，胁肋无胀痛，近日舌出血。

生黄芪25g　党 参25g　红 花9g　桃 仁9g
丹 参30g　生牡蛎30g（先煎）　当 归18g　制香附12g
炒枳壳9g　炒白术12g　茯 苓18g　枣 仁12g
炒白芍18g

注：早期肝硬化，首诊予养血活血通络，二诊佐疏肝之品，三诊见舌出血（肝脏产生凝血酶的功能下降），加生黄芪、党参、炒白术、茯苓健脾益气固摄。由整个治疗过程可见，治疗无时不体现一个"变"字。

张某，女，65岁，1995年5月30日。

脘腹胀满，大便不调，气逆上冲，脉弦细濡，舌苔腻中部较厚。

炒白术12g　炒枳实9g　清半夏12g　茯 苓18g
砂 仁5g（后入）　党 参20g　制香附12g　焦神曲12g
炒白芍18g　当 归18g　良 姜2g　大腹皮12g

注：脘腹胀满系胃气不降，腑气不通，胃气不下行必上逆；脉弦为肝郁

气滞，脉濡为气虚，舌苔腻中厚乃痰湿阻于脾胃。所以，从舌脉及症状看，其腑气不降与脾虚清气不升有关，正如《内经》所云："清气在下，则生飧泄；浊气在上，则生䐜胀。"故治疗宜健脾理气消胀。方用炒白术、党参、茯苓、炒白芍、当归益气健脾兼养血；炒枳实、大腹皮下气导滞；清半夏燥湿化痰，降逆消痞，善下阳明之气；砂仁芳香理气，制香附疏肝理气；良姜温胃。所以，治疗脘腹胀满，大便不调，重在辨证，而不是一味泻下。本案以补为主，在补益基础上下气消胀，有"塞因塞用"之意。

王某，男，54岁，1995年6月2日。

食后腹胀，2年前曾行胃切除术，大便不畅。

党 参20g　炒白术12g　炒枳实9g　砂 仁5g（后入）
广木香3g　煅瓦楞子15g　当 归18g　炒白芍18g
炙内金6g　炒枣仁12g　川 朴6g　炙远志6g

注：从口至胃至肠道，消化道是一条连续的通道，如果中途堵塞狭窄，或终端不通，必然会纳少腹胀。该患者两种情况均存在，即胃切除和大便不畅。本案治疗以健脾助运，理气通腑。方中还加有养血养心安神之品，可以推测患者还有心悸、气短、少寐多梦等心之气血不足的表现。

何某，男，40岁，1995年2月16日。

素体脾胃虚寒，脘腹痛已20年，近又甚，舌嫩，苔白，脉细弦缓濡。此为寒气攻冲。

炙黄芪20g　党 参20g　炒白术12g　茯 苓18g
煅瓦楞子15g　元 胡9g　炒白芍18g　炒枳壳9g
肉 桂2g　当 归18g　广木香3g　清半夏12g
大腹皮12g

注：脾虚胃寒，治疗当健脾益气，温胃散寒。方中炙黄芪、党参、炒白术、茯苓健脾益气，当归、炒白芍养血，元胡、炒枳壳、广木香、清半夏疏肝理气，化痰和胃，肉桂温胃，煅瓦楞子制酸止痛，大腹皮理气消胀。

王某，男，34岁，1995年3月10日。

腹泻，前医予葛根芩连汤出入，未效。今拟健脾温胃立治。

柴 胡3g　川楝子9g　焦神曲12g　炒扁豆12g

一一次见到王老，面对面真切感受到了大师的威严。后来，由于种种原因使考博不了了之，我最终也没能成为王老的学生。

本书的主要编著者樊永平主任是王老的博士生，他在南中医读本科时，我刚好担任他们的辅导员，也算是我的学生了。这次他把自己精心收集整理的王老珍贵医案交由我编辑出版，或许就是我与王老冥冥之中的一种师生缘分吧！

跟周仲瑛抄方（跟名医抄方丛书）

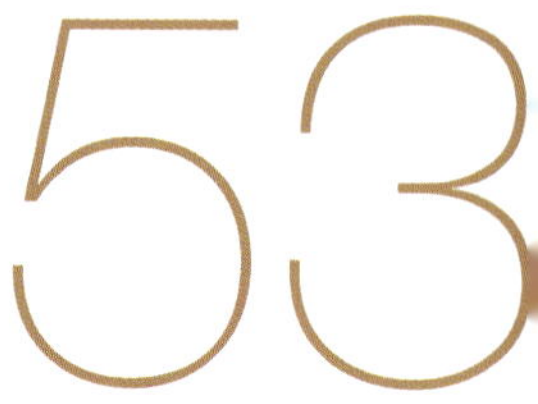

主　　编：顾　勤　王志英
开本装帧：大32开平装
出版日期：2008年9月第1版第1次印刷
　　　　　2009年5月第1版第2次印刷
印　　数：7,000
策划编辑：华中健　张钢钢
责任编辑：华中健
书籍设计：赵　静

Ⅳ 53

一次和同事聊起“中医传承”的话题，谈到我国虽然已经有了正规的中医教育体系，但并不能替代传统的跟师学习，师带徒仍然是中医有效的学习传承方式，所谓名师出高徒。可是，名医资源非常有限，尤其是全国著名老中医，几乎像“国宝”熊猫一样珍贵。能有幸跟随名医侍诊学徒者少之又少，不能不说是一种缺憾。这一下子触发了我们的灵感。能不能就做一套这样的丛书，记录、整理那些名医的弟子、学生跟师学医的过程，让其他更多的学子也能如同亲随名医抄方般学习到诸多名医大家的临证经验，特别是名医“活”的辨治思路、方法和技巧，真正掌握中医临床辨证论治的思路、技巧和方法，提高临证辨治水平，从一定程度上来弥补这种缺憾。而目前市场上还很少有此类图书，这应该是个不错的选题，一定能受到读者的欢迎。

进一步琢磨、分析，其实中医师带徒最基本、也是最有效的方式就是跟师抄方，它可以耳闻目睹名医诊病的全过程，切身感受中医诊治疾病的方法、步骤，培养中医辨证论治的思维方法，尤其是亲耳聆听名医精辟的点拨、讲解，体悟中医的内蕴、精髓，揣摩名医的辨治经验和处方用药技巧，这是其他任何学习方法都无法替代的。何不就从跟师抄方这个角度入手，来挖掘中医师徒传承的精髓。

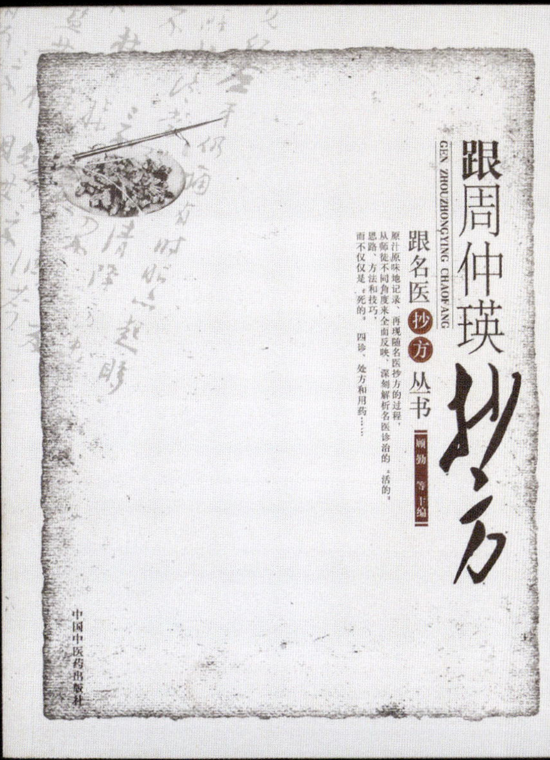

跟名医抄方系列丛书

跟周仲瑛抄方

第2版

顾勤 王志英 主编

周仲瑛 审定

中国中医药出版社

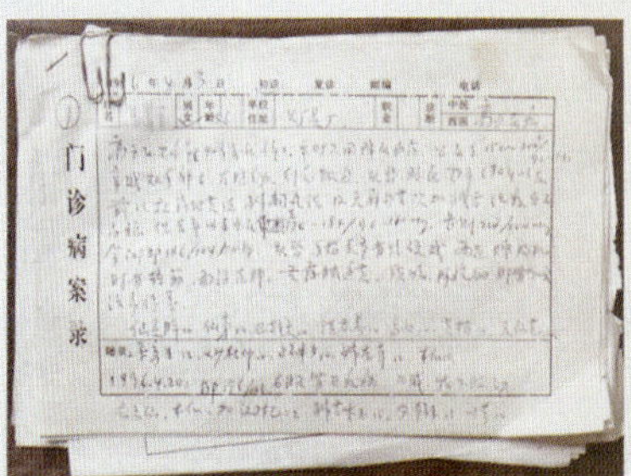

弟子顾勤跟周老抄方手迹

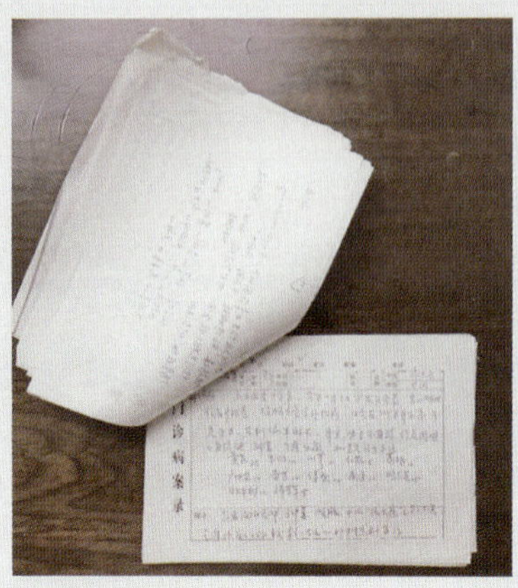

弟子顾勤跟周老抄方手迹，上为周老脉案，下为顾勤随诊心得

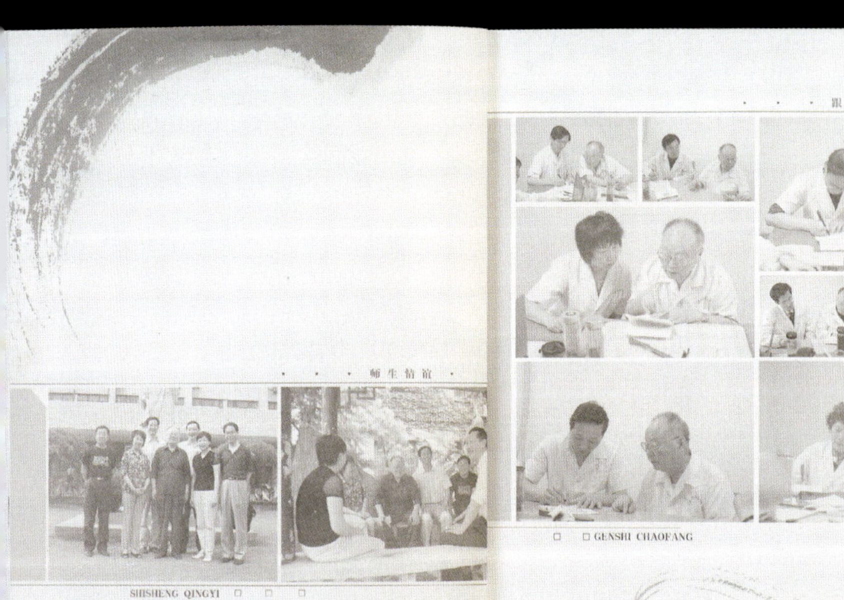

随着思路的打开，一个崭新的选题方案逐步形成：以全国著名老中医的高徒随师抄方的第一手完整原始资料为基本素材，由名医与高徒共同进行整理、加工，尽可能原汁原味地记录、再现随名医抄方的过程，充分挖掘名医的临证精髓。丛书名就用“跟名医抄方”，直白、一目了然。基本框架结构则跳出一般医案类图书“案”加“评”的窠臼，完全比照、模拟实际抄方过程，除了基本的“脉案”外，又加上名医“点拨”“解惑”和徒弟“问难”“体悟”“小结”等，用这些抄方过程中的主要环节串成一个个“抄方”单元，从师徒不同角度、不同层面来全面反映、深刻解析名医诊治一个病证的思路、方法和技巧。在文字内容上则要求尽量还原原始抄方过程，多用鲜活、生动、简练的语言，增强现场真实感，避免教科书式死板的说教。

当带着这个选题向有关名老中医及其弟子们征求意见并约稿时，都认为此选题新颖别致，有实用价值，得到了一致的肯定和积极的响应。虽然，编写这样的书肯定要比一般的医案整理、经验总结困难、复杂得多，工作量也大，但作者们都没有拒绝，这更增加了我们对此套丛书的信心。

很快，第一本《跟周仲瑛抄方》就完稿出版，面世后如所期望的一样受到读者和专家的一致好评，市场反应很好，首印4,000册，半年多即售罄，二次又印了3,000册，这在同类书中已是很不错的成绩。2017年重新修订后又出了第2版，作为周老九十寿诞的贺礼，同样重印，受到读者的欢迎。

之后，又编辑出版了《跟秦亮甫抄方》。

夏桂成中医妇科诊疗手册

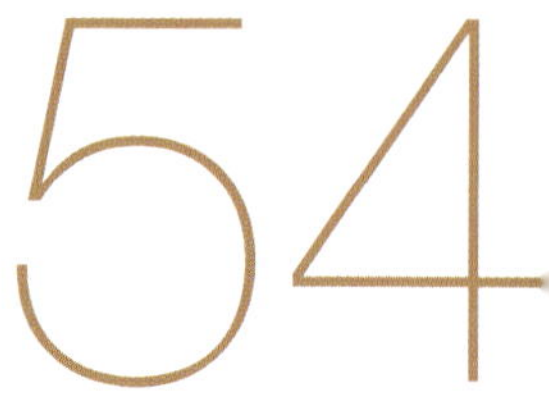

主　　编：夏桂成
开本装帧：大32开平装
出版日期：2017年11月第1版第1次印刷
　　　　　2022年10月第1版第5次印刷
印　　数：10,000
策划编辑：张钢钢　华中健
责任编辑：张钢钢
书籍设计：周伟伟

Ⅳ-54

如果说10多年前策编的《夏桂成实用中医妇科学》是系统全面反映夏老中医妇科学术思想和临证经验的权威专著，那么这本诊疗手册则是着重提炼夏老60余年诊疗经验的临床诊疗指南或规范。该手册中不仅有对传统中医妇科经、带、胎、产病证的独特诊疗经验，还有针对新的疾病谱（LUFS、OHSS、POI 等）拟定的治疗对策，更有其独创的“数律学说”和“调周法”的具体应用，充分展示了夏老对妇科疾患的先进诊治理念、鲜明临床特色，以及独特创新之处，应该同样会受到读者欢迎。

我们除了按编辑要求对文字、内容精心编校外，还根据本书的特点对书籍设计提出了“三突出”的要求。一是突出夏老；二是突出妇科，色调可温暖、清新；三是突出“数律学说”“调周法”的学术创新。并建议封面可选用夏老独创的“3、5、7奇数律”的数字和“调周法”中的体温曲线作为设计元素，既有现代感，又能体现本书特色。设计师据此做了精心设计，封面用了粉红底色和花的图案，体现女性的温馨柔美；特别又巧妙地加上了3、5、7数字和体温曲线，整个设计温暖、清新，简洁、大方，特色鲜明，主题突出。不出所料，此书出版后，深受读者欢迎，迄今先后5次印刷，销售近万册。

夏桂成中医妇科诊疗手册

夏桂成 主编

753

全国百佳图书出版单位
中国中医药出版社

李乾构带徒小课128讲

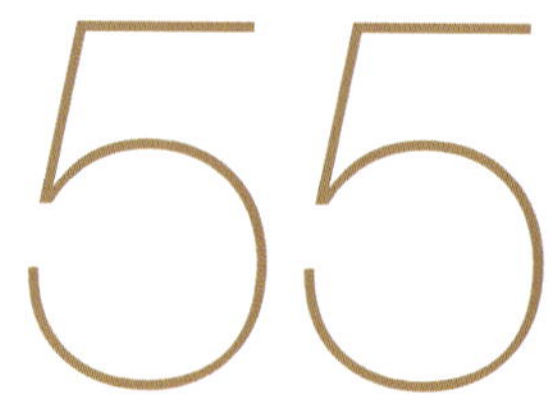

作　　者：李乾构　编　著　张声生　整　理
开本装帧：小16开平装
出版日期：2014年8月第1版第1次印刷
　　　　　2017年3月第1版第2次印刷
印　　数：6,000
策划编辑：华中健　张钢钢
责任编辑：华中健
文字编辑：岑　聪

Ⅳ 55

这是全国著名中医脾胃病专家李乾构教授在临床带教之余，专门给徒弟、研究生们开的小灶，一次就一个小专题，或阐学术观点、或谈辨治思路、或传诊疗经验、或讲用药方法、或教遣方技巧、或答疑解惑。其内容精练，针对性强，形式活泼，虽不成系统，有点散乱，但都是李老本人的看家本领、精华所在、贴近临床，很多都是学院“大课”或书本上学不到的，特别有用。

实践证明，经过了中医院校正规、系统的三基学习的中医学子或初涉临床的低年资中医大夫，都还必须再经历跟师抄方、学习的过程，才能真正领悟中医精髓，掌握临证辨治技巧。从这个意义上讲，李老这种类似于传统师带徒的“小课”教授方式，值得大大提倡。

如果本书能同时记录下李老讲课时与弟子们的互动，那就更加鲜活、生动了。

我们编辑的思路就是尽可能保持原貌，具有现场感和小课的特点，避免教材式的一本正经。

李乾构

带徒小课128讲

李乾构 编著
张声生 整理

中国中医药出版社
全国百佳图书出版单位

孟河医派三十八家

临床特色及验案评析

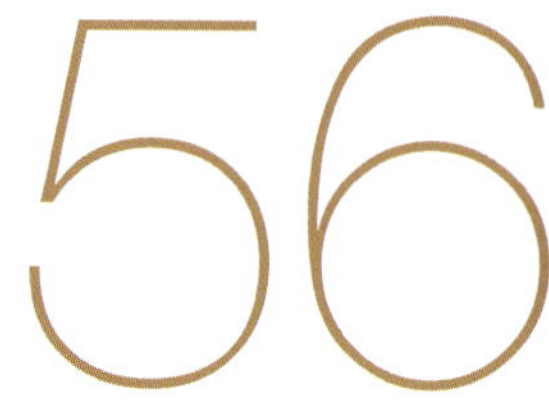

作　　者：李夏亭
开本装帧：16开平装
出版日期：2017年2月第1版第1次印刷
　　　　　2019年4月第1版第2次印刷
印　　数：4,000
策划编辑：张钢钢　华中健
责任编辑：华中健
书籍设计：周伟伟

也许是家乡的情结，我们对吴门医派、孟河医派等江南地域的中医流派一直比较关注。30多年前，江苏科技出版社出版的《孟河四家医集》就给我们留下了深刻的印象，很长时间都想着若有机会一定要做做这方面的选题，也曾去苏州、无锡等地组过稿，都未能如愿。2014年夏，好友、南中医的顾勤教授给我们透露一个信息，常州市中医院原副院长、已退休的李夏亭先生多年热衷于孟河医派研究，手头积累了不少素材，这引发了我们的兴趣。于是，由顾教授牵线，我们专程去常州登门拜访李先生。

交谈中，我们了解到李夏亭先生有着丰富的中西医临床实践，并从事过中西医院的管理工作，早年就对孟河医派怀有浓厚兴趣，参与了《孟河四家医集》的编写；退休后更是全身心投入其中，推动了常州市中医药学会孟河医派研究会的成立并担任会长，自费到全国各地拜访孟河医派名家、传人，广泛收集、整理孟河医派的资料；2010年主编《孟河医派三百年》，填补了国内系统研究孟河医派著作的空白。眼下正在编写一本介绍孟河医派名家学术思想和临床经验的书，我们非常赞许，表示可以全力帮助申报选题，编辑出版。

孟河医派三十八家

临床特色及验案评析

李夏亭 编著

全国百佳图书出版单位

中国中医药出版社

孟河

医派三十八家

临床特色及验案评析

中国中医药出版社

孟河医派三十八家 临床特色及验案评析 李夏亭 编著 中国中医药出版社

孟河

肇始于常州孟河、盛名于晚清和民国时期的孟河医派，以治法灵活多样、用药“轻、灵、巧”、临床疗效明显等为特点，是当今中国最具活力的中医流派。

本书首次汇集了孟河医派具有代表性的医家38位，既有始创期赫赫有名的费、马、巢、丁四大家，也有现今享誉杏林的国医大师、名家，重点总结、提炼了每位医家的学术特色和临证用药特点，并遴选医家的典型医案结合作者自己的临床经验详加评析，从中既可以体会出孟河医派的一脉相承、学术特色，又能学习到每位名家独特的治疗思路与遣方用药技巧。

作者多年致力于孟河医派研究，并有丰富的临床实践。此书是其继《孟河医派三百年》《孟河四家医集》之后的又一部孟河医派力作，视角新颖，取材丰富，评述深入，贴近临床，值得所有中医人及其爱好者研读、参考。

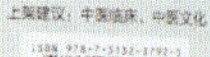

上架建议：中医临床、中医文化

定价：89.00元

前言

常州的中医历史悠久，名医辈出，尤其是发源于常州孟河的以费、马、巢、丁四大家为代表的孟河医派，盛名于晚清和民国时期，影响遍及国内外。《中国医学史》中关于1840～1949年时期的主要著名医家有12人，而属孟河医派的就有费伯雄、马培之、丁甘仁、谢观、恽铁樵5人。现代许多著名的中医学家都是孟河医派的弟子，孟河医派是当今中国最具活力的中医流派。2009年评选出的首届30位国医大师中，属于孟河医派的就有6位。经笔者考证统计，在全国各地有百余位名中医是孟河医派弟子，而弟子的弟子更是上千。

如何将孟河医派各名家的学术经验更广泛地传承下去，更好地为临床服务，是当今中医界开展学术流派研究的一个重要课题，是一件非常有意义的事。十多年来，笔者潜心于孟河医派的发展历史、学术思想、临床经验的研究，剖析名家学术思想的精髓，先后出版了4本关于孟河医派的书籍，2004年《孟河医派研究文集》、2006年《首届中国（常州）孟河医派论坛文萃》、2005年《孟河四家医集》（东南大学出版社）、2010年《孟河医派三百年》（学苑出版社）。

章太炎言：“中医之成绩，医案最著。欲求前人之经验心得，医案最有线索可寻。循此专研，事半功倍。”清代是医案学发展的鼎盛时期，孟河医派的医案，善于化裁古方，理法方药平稳周正，案叙案评精辟简要、恰如其分，其真实性、实用性、创新性更为突出。通过对孟河医派各名家医案的整理和研究，

可以继承发扬孟河医派独到的学术思想，其辨析案例的证治异同发人深思，临床辨证思路和方药配伍技巧对中医工作者有较大的临床参考价值。

本书选择了孟河医派各个时期的38位著名医家，其中晚清和民国时期14人、御医3人、国医大师5人、国家级非物质文化遗产传统医药项目代表性传承人2人、全国老中医药专家学术经验继承工作指导老师14人。按照生平简介、学术特色、用药特点、验案评析体例编写。书中整理收集医案180多则，大部分为临床疑难病、危重病，涉及70多个相关病证，尽量保持原案的风貌，每案后均附有评析按语。这些医案真实地呈现了每位医家的临证思辨特点和处方用药经验，是孟河医派不断传承与发展的见证，是中医学术流派传承和发展的最好教材。千方易得，一效难求，疗效是真正体现一门医术生命力的关键，故本书还收入良验效方多首，供读者临床参考。

由于本人水平有限，书中难免有错误与不妥之处，敬请大家批评指正。感谢同道给予的帮助，感谢中国中医药出版社的大力支持。

李夏亭

2016年10月

在我们的提议下，李先生还特地带我们去孟河镇参观了孟河四大家之一的费伯雄故居及孟河医派陈列馆，亲身感受孟河这座“中国历史文化名镇”的魅力和孟河医派的余韵，收获良多！

不久，李先生发来了《孟河派名老中医临床经验和医案赏析》书稿的基本框架和样稿，可以看出用功不少。所收38位孟河医派的代表性医家，既有始创期赫赫有名的费、马、巢、丁四大家，也有现今享誉杏林的国医大师、名家，一脉相承，又各具特色。其中的用药特色和验案评析部分，很好地融入了作者自己的实践经验，贴近临床，颇具特点，比较实用。我们从编辑和市场的角度提出了比较详细的编写修改意见。

首先是书名，孟河医派名老中医众多，本书仅收了38位代表性医家。而从内容看，每个医家也并不只是赏析医案，其学术思想、临床用药特点也占了较大篇幅。因此，我们建议书名改为《孟河医派三十八家：临床特色及验案评析》。主书名突出“三十八家”，简明而具有分量；副书名则强调“特色”，点明主题。

目录框架，则建议直接以每位医家为篇名，并加最能代表该医家特点的前缀语，如“孟河医派奠基人——费伯雄”“三品御医——马培之”等，画龙点睛。

每位医家则分“生平简介”“学术特色”“用药特点”和“验案评析”四部分。其中生平简介中最好能突出名家与孟河医派的传承关系；学术特色如果能够分段列出小标题，提炼出其学术特色就更好了；用药特点也是这样，并结合病案分析，读者就更加喜欢；验案评析，建议每案以病症命名，这样可能更醒目。

这些建议都得到了李先生的认可，并据此进行了认真的编写、修改，使整个书稿层次清晰，主题明确，内容丰富饱满。书籍设计很好地融入了孟河医派的元素（如版式中的费伯雄故居剪影，封面中的孟河流域等图），尤其是封面巧妙地运用了孟河流域图与38位医家名字的组合，寓意孟河医派源远流长，代有名家，非常切题。当看到最终出来的文雅样书时，非常开心，多年的心愿总算实现。

马大正50年临证验案自选集

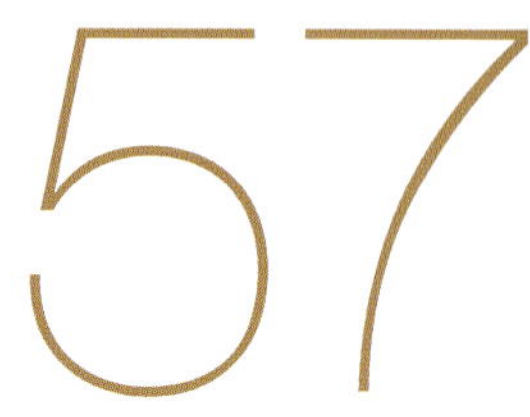

作　　者：马大正
开本装帧：32开平装
出版日期：2022年2月第1版第1次印刷
策划编辑：张钢钢　华中健
责任编辑：华中健
书籍设计：周伟伟

Ⅳ 57

马大正老师来微信说，他想出一本自己的验案集锦，并发来了目录框架，大致分了会诊、难治、少见和巧治四个部分。马老师我们早就认识，他是著名的中医妇科专家，几十年来一直坚持在中医妇科临床第一线，经验丰富，诊疗水平较高，深受患者欢迎，年平均门诊量都在万例以上。这个医案应该是马老师从自己海量的亲诊案例中精挑细选出来的，非常难得。现在每年出版的名医医案类书籍，大都是弟子学生帮助整理，很难真正体现名医的临床精髓，因此马老师的这个自选医案集尤显难能可贵，应该好好策划、编辑，做出特色。

首先想到的是书名，就用“马大正50年临证验案自选集”，既体现大跨度的临证时间，可见经验之丰富，更突出自己遴选这个亮点。其次，在形式上，将原来预估有三四十万字的大厚书，根据内容拆分成四小本，即“疑难重病会诊案”“难治病证案”“少见病证案”和“妙法巧治案”，采用正32开的小开本，既突出了主题，又小巧精致，便于读者阅读、消化。这样的书名和分辑形式在同类书籍中很少见，如果按语也能够精练、画龙点睛，则更加新颖别致，应该能受到欢迎。

马大正50年
临证验案自选集

疑难重病会诊案

马大正 著

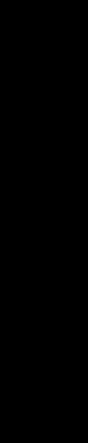

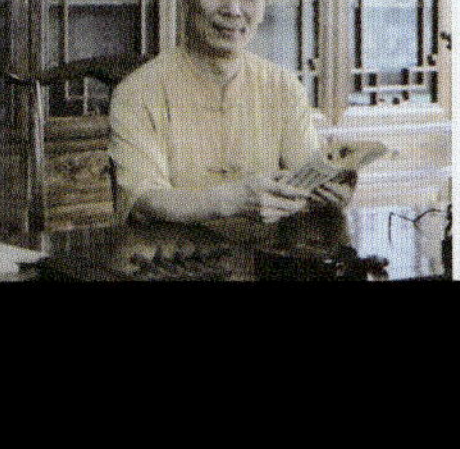

日出读书济苍生
月沉听涛著文章

马大正50年
临证验案自选集

少见病证案

马大正 著

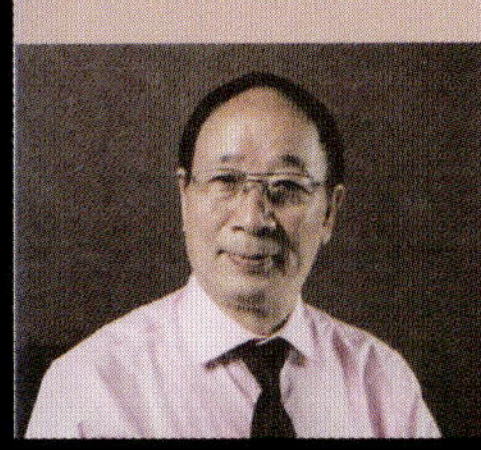

没有对事业的钟爱，便不会有成功
有时对事业的钟爱比聪明和才智更重要

马大正50年
临证验案自选集

难治病证案

马大正 著

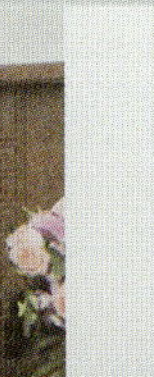

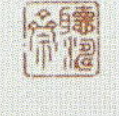

留心处处皆学问
斟酌篇篇是华章

马大正50年
临证验案自选集

妙法巧治案

马大正 著

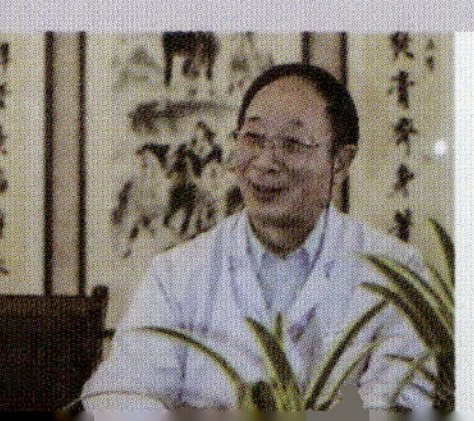

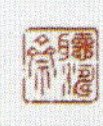

命运的坎坷并非阻碍您成功的大山
越过大山，便是一马平川

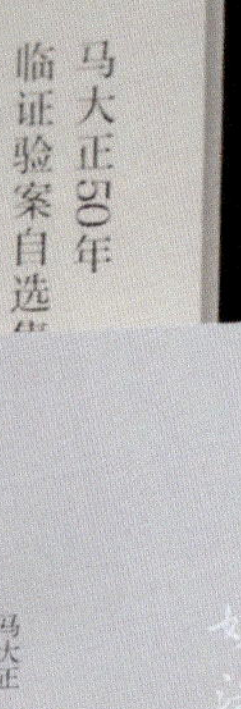
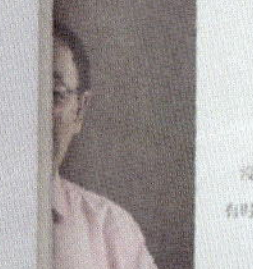
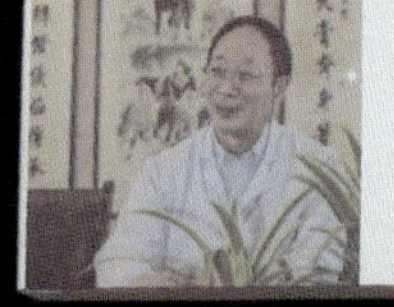
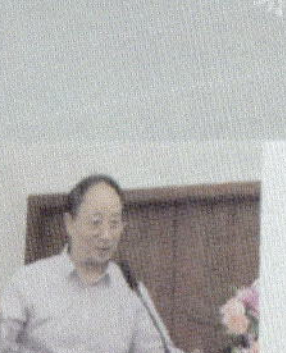
马大正50年临证验案自选集
疑难重病会诊案
马大正 著
马大正50年临证验案自选集
少见病证案
马大正50年临证验案自选集
妙法巧治案
马大正 著
马大正50年临证验案自选集
难治病证案
马大正 著
留心处处皆学问
斟酌篇篇是华章

当我们把这些想法告诉马老师，他起初觉得书太薄了会不会显得分量不足，但听了我们的详细解释后，马老师打消了顾虑，欣然接受，并据此做了认真的编写，尤其是按语，短小精悍，个性十足，非常出彩。设计师也做了精心设计，从而成就了这四本别具一格、文气精巧的小书。马老师非常满意，读者也很喜欢。

燕京名医：张声生论治脾胃病临证经验

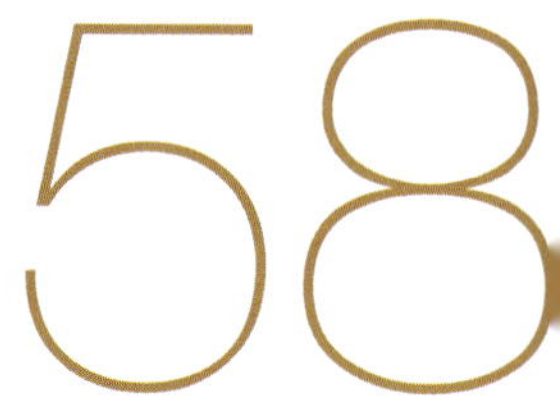

主　　编：张声生　赵鲁卿
开本装帧：小16开平装
出版日期：2020年6月第1版第1次印刷
　　　　　2020年12月第1版第2次印刷
印　　数：4,000
策划编辑：华中健
责任编辑：张　燕
责任印制：朱　梦

Ⅳ 58

张声生教授是我们熟悉的老作者，全国著名中医脾胃病专家，北京中医医院首席专家，国家重点临床专科带头人。他不仅有丰富的诊治脾胃病的临床经验，而且有许多理论创新，可谓学验俱丰，成绩斐然。如何将张声生教授的这些特色经验充分展现出来，这是编辑这本经验集的重点，为此我们动了不少脑筋，对原书稿的框架结构做了较大的变动。将全书内容分成两大部分：第一部分理论出新，分专题阐述张声生教授在理论上的创新；第二部分临床克难，主要介绍张声生教授临床诊治脾胃系统常见病、疑难病的经验。这样层次清晰，特点突出。原本还建议加个主书名《专攻脾胃病三十年：张声生教授论治脾胃病经验集》，以突出张声生教授作为脾胃病专家的“术有专攻”，但因为这本书后来纳入北京中医医院“燕京名医”系列，故未被采纳。

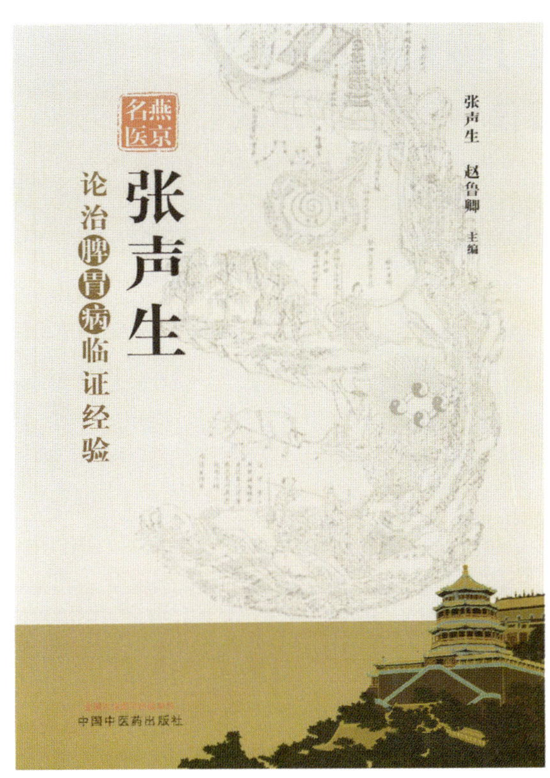
燕京名医
张声生
论治脾胃病临证经验
张声生 赵鲁卿 主编
中国中医药出版社

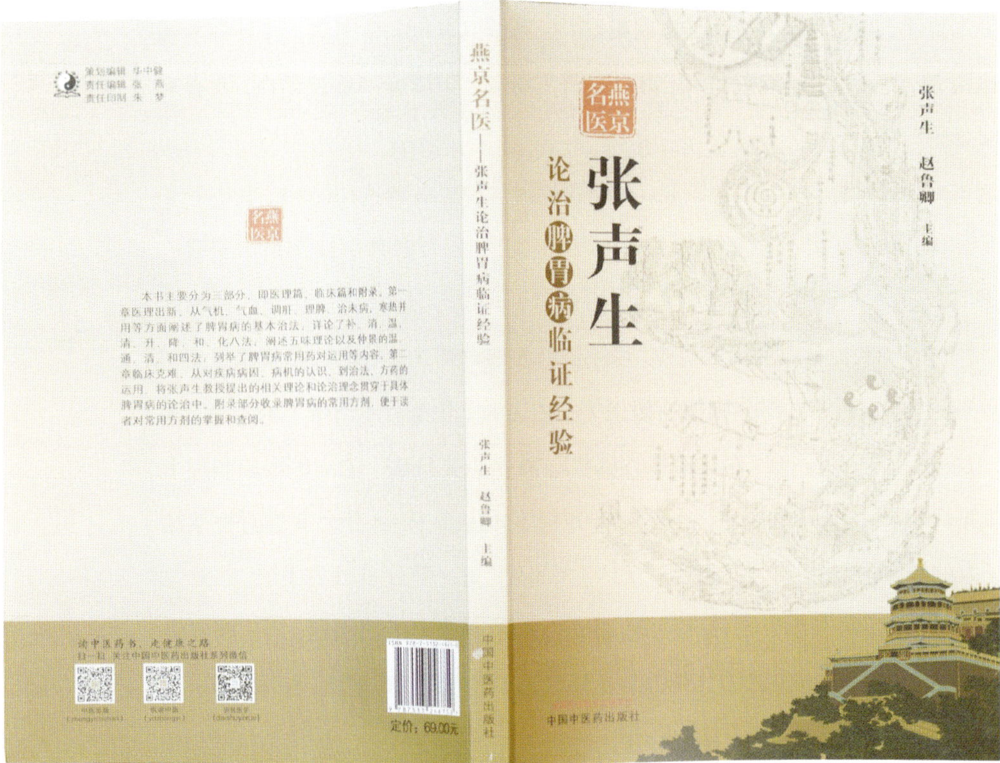
燕京名医——张声生论治脾胃病临证经验
张声生 赵鲁卿 主编
中国中医药出版社
本书主要分为三部分，即医理篇、临床篇和附录。第一章医理出新，从气机、气血、调肝、理脾、治未病、寒热并用等方面阐述了脾胃病的基本治法，详论了补、消、温、清、升、降、和、化八法，阐述五味理论以及仲景的温、通、清、和四法，列举了脾胃病常用药对运用等内容。第二章临床克难，从对疾病病因、病机的认识，到治法、方药的运用，将张声生教授提出的相关理论和论治理念贯穿于具体脾胃病的论治中。附录部分收录脾胃病的常用方剂，便于读者对常用方剂的掌握和查阅。
读中医药书，走健康之路
定价：69.00元

医门传灯
连建伟学术经验传承录

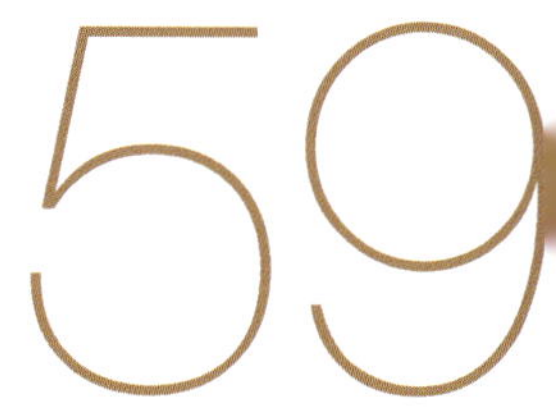

主　　编：胡正刚
开本装帧：大32开平装
出版日期：2021年7月第1版第1次印刷
印　　数：4,000
策划编辑：张钢钢　华中健
责任编辑：张　燕　肖晓琳
书籍设计：周伟伟

一本好书，除了内容要好外，其框架结构，乃至书名也非常重要。如果一本书的层次清楚，亮点突出，特色鲜明，可以提升其价值，让读者一看就明白，就有兴趣去阅读。

这本书初稿名称为《中医传薪录：跟连建伟抄方脾胃病精选100案》，我们看了目录框架和内容后，一下子就被其中的100多例医案所吸引，这些医案都是弟子跟连师抄方所记录的，不仅医案资料完整，还有弟子整理温习后的心悟，更有连师的点评，非常难得，无疑是此书的最大亮点。可原稿前面两章都是大块的连师学术思想、经验等理论内容，而抄方部分则按一般医案放在后面，丝毫看不出本书的特色。多年前，我们曾经策划过一套《跟名医抄方丛书》，就是想要打破一般名医经验整理书籍的框框，体现中医传承的特色，而这本书的内容恰恰比较符合。于是我们对框架结构做了大的调整，从中医传承的角度，分了三大部分：第一部分是抄方手记，主要是弟子抄方的医案；第二部分是师徒问答，是平时连师解答弟子的问题；第三部分是学术传承，则是弟子整理、总结连师的学术经验。这样从实践到理论，层次分明，条

医门传灯

连建伟学术经验传承录

主审 连建伟 主编 胡正刚

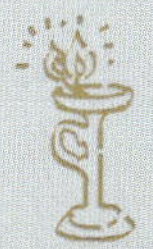

中国中医药出版社

医门传灯

连建伟学术经验传承录

主审 连建伟 主编 胡正刚

中国中医药出版社

医门传灯

连建伟学术经验传承录

主审 连建伟 主编 胡正刚

中国中医药出版社

中医出版
（zhongyichuban）

悦读中医
（ydzhongyi）

上架建议：中医临床 医案医话

定价：45.00元

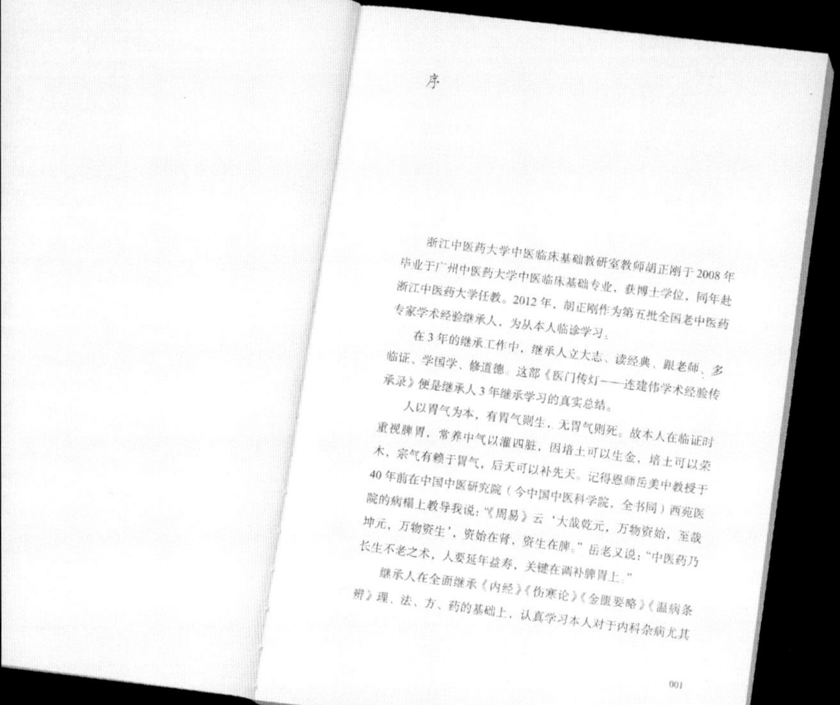

序

浙江中医药大学中医临床基础教研室教师胡正刚于2008年毕业于广州中医药大学中医临床基础专业，获博士学位，同年赴浙江中医药大学任教。2012年，胡正刚作为第五批全国老中医药专家学术经验继承人，为从本人临诊学习。

在3年的继承工作中，继承人立大志、读经典、跟老师、多临证、学国学、修道德。这部《医门传灯——连建伟学术经验传承录》便是继承人3年继承学习的真实总结。

人以胃气为本，有胃气则生，无胃气则死。故本人在临证时重视脾胃，常养中气以灌四脏，因培土可以生金，培土可以荣木，宗气有赖于胃气，后天可以补先天。记得恩师岳美中教授于40年前在中国中医研究院（今中国中医科学院，全书同）西苑医院的病榻上教导我说："《周易》云'大哉乾元，万物资始，至哉坤元，万物资生'，资始在肾，资生在脾。"岳老又说："中医药乃长生不老之术，人要延年益寿，关键在调补脾胃上。"

继承人在全面继承《内经》《伤寒论》《金匮要略》《温病条辨》理、法、方、药的基础上，认真学习本人对于内科杂病尤其

001

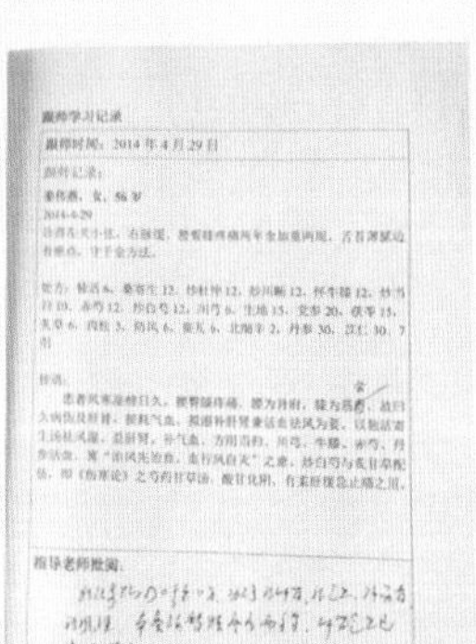

跟师学习记录
跟师时间：2014年4月29日
指导老师批阅：
签字：
日期：

弟子跟连师抄方手记

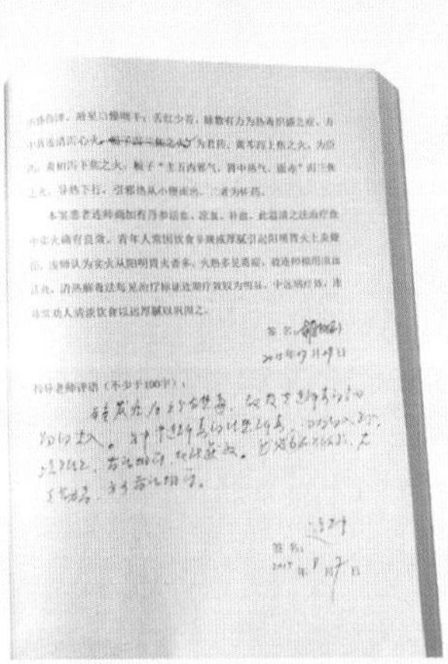

指导老师评语（不少于100字）：
签名：

弟子整理连师医案原稿

理清晰，较好地体现了师徒传承这个主题。同时还建议书名就用《跟连建伟抄方·脾胃病专辑》，作为《跟名医抄方系列丛书》之一，比较新颖、别致，主题突出，容易吸引读者，但最终还是尊重作者的意愿采用了现在的书名，有点遗憾。

这本书的销售并没有预期的好，原因可能是多方面的，但应该与书名比较笼统、平常，缺少亮点也有一定关系。做书也是一项遗憾的工作，有好的创意、想法有时也未必能够实现。

陈瑞春伤寒实践论

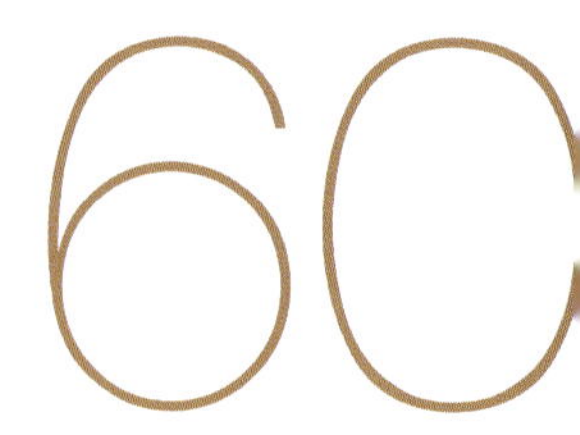

作　　者：陈瑞春
开本装帧：32开平装
出版日期：2020年3月第1版第1次印刷
　　　　　2020年6月第1版第2次印刷
印　　数：10,000
策划编辑：张钢钢　华中健
责任编辑：王　爽
书籍设计：罗　澄

Ⅳ 60

2018年底，我们以前的作者胡正刚老师来信，说他的导师陈瑞春先生的女儿想再版陈老的《伤寒实践论》。我们早就知道陈老是我国著名的伤寒学家，一生致力于《伤寒论》的课堂教学、临床实践和学术研究，求真务实，精勤不倦，学验俱丰，医名远播。多年前我们策划的老书新做《中医药畅销书选粹》中就收有陈老的代表作之一《陈瑞春论伤寒》，颇受欢迎，先后6次印刷，销售10,000多册。这本《伤寒实践论》应该是《陈瑞春论伤寒》的姊妹篇，偏重于临床经验，其价值不言而喻，是求之不得的好选题。于是，我们很快就联系上了陈老的女儿陈豫老师。

在确定了没有版权问题，申报选题通过后，就很快进入了编辑程序。因为是再版，故我们在充分尊重原著、尽量保持原貌的前提下，做了一些修订。一是调整了"中篇医案实录"中的病证分类，使之更加合理、清晰；二是规范了一些药名的用法；三是删去了一些重复；四是附篇增加了标题"学术实见"，以与上下篇统一，名副其实；五是书名改为《陈瑞春伤寒实践论》，以示对陈老的敬意和怀念，也与《陈瑞春论伤寒》呼应，形成系列。

陈瑞春

伤寒实践论

陈瑞春 著

全国百家图书出版单位
中国中医药出版社

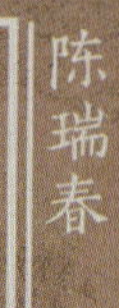

陈瑞春

伤寒实践论

陈瑞春 著

全国百佳图书出版单位
中国中医药出版社

陈瑞春

伤寒实践论

陈瑞春 著

中国中医药出版社

策划编辑 张钢钢
责任编辑 王 琦
书籍设计 罗 澄

上架建议：伤寒论 经方 中医临床

ISBN 978-7-5132-5949-1

定价：69.00元

医坛四十载抒怀：自幼习医峻岭间／悬壶省城四十年／勤咨古训求良法／广采诸家写新篇。

时在一九九三年秋月 洪都故郡 若谷斋 陈瑞春自述

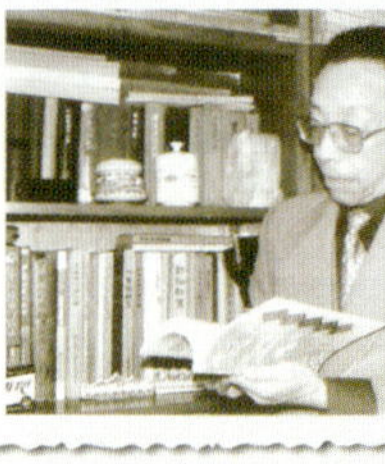

陈老翻阅《伤寒实践论》第一版 照片摄于2004年

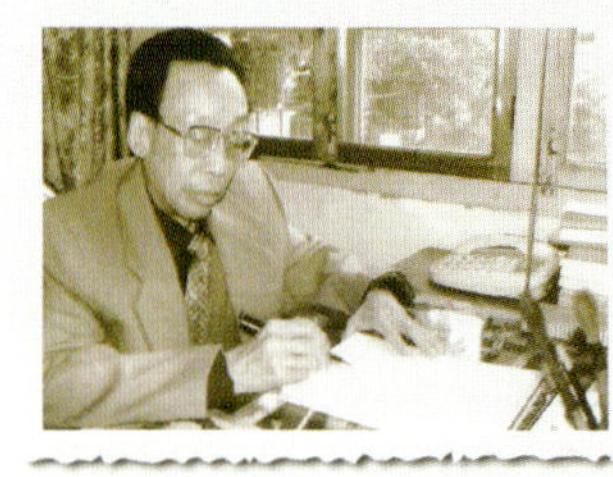

陈老批阅论文 照片摄于2004年

此外，陈豫老师提供了陈老生前的珍贵照片和部分手稿图片放在文前，让我们领略到陈老的大家风范；陈老的外孙女、中国美术学院的罗澄老师主动提出为本书做书籍设计，饱含深情，倾注心血。这些都给本书增色不少。

此书出版后，首印5,000册，不到3个月就售罄，又加印5,000册，迄今已销售8,000多册，还被第八届全国悦读中医活动评为“最受欢迎的十大中医药好书”，足见其受欢迎程度。

我治神经系统疑难病症

天坛医院中医科主任临证实录

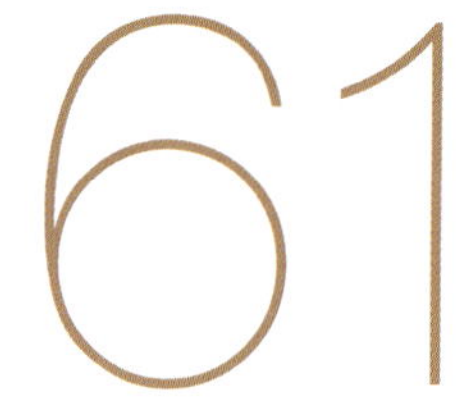

作　　者：樊永平
开本装帧：16开平装
出版日期：2014年4月第1版第1次印刷
印　　数：3,000
策划编辑：华中健
责任编辑：华中健
文字编辑：马　洁
封面设计：兆　远

众所周知，眼下在西医院的中医科大都只是个摆设，不被人重视，中医师的作用常常就是开开中成药，而天坛医院中医科主任樊永平博士偏不信这个邪，他凭着自己扎实的中医功底（他是国医大师王绵之教授的博士生，得意门生），凭着自己的不懈坚持和努力，借助天坛医院神经专科得天独厚的条件，硬是在这一流西医专科大医院的夹缝中闯出了一片中医天地。他在用中医药治疗神经系统疾病尤其是疑难病症方面积累了丰富的经验，取得了令人瞩目的成绩，很好展现了中医药的特色和优势，不仅赢得了患者的信任，每天患者盈门，而且也得到了西医同行的认可与尊重，院内邀请中医科樊主任会诊已成常态。

这本书就真实记录了樊永平主任10余年间临床诊治的病例，有门诊的、会诊的，还有个别面诊后通过邮件指导治疗的。每则医案从病名、主诉、现病史、既往史、刻诊、中西医诊断和中医辨证、治疗、方药、按语等方面书写，力求全面，客观真实。每类病症后还专门总结、归纳了中医辨治的要点、体会、经验，显示了樊主任深厚的临床和科研功底。医案所涉及病种以神经系统疾病为主，尤其在一般中

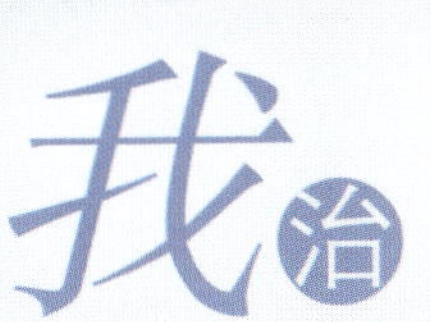

我治神经系统疑难病症

——天坛医院中医科主任临证实录

樊永平 著

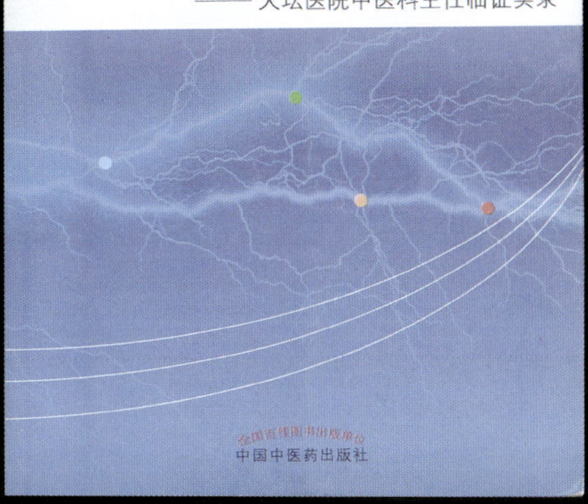

全国百佳图书出版单位

中国中医药出版社

策划编辑 华中健
责任编辑 华中健
文字编辑 马 洁
封面设计 兆 远

我治神经系统疑难病症

——天坛医院中医科主任临证实录

上架建议 中医临床

ISBN 978-7-5132-1707-1

定价：69.00元

我治神经系统疑难病症——天坛医院中医科主任临证实录

中国中医药出版社

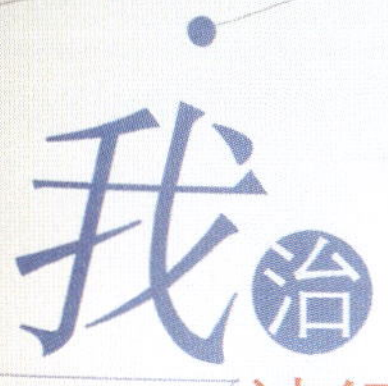

樊永平 著

神经系统疑难病症

——天坛医院中医科主任临证实录

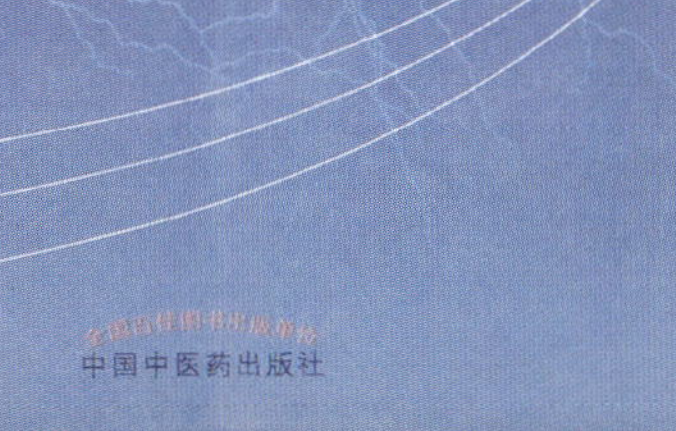

全国百佳图书出版单位

中国中医药出版社

病治）就算我在这片神经疾病的沃土上耕耘
收获。
些医案均为自己诊治的病人，有门诊病人和神
科病房、重症监护室会诊病人，以神经系统疾
具有天坛医院的特色，尤其是一些神经外科
很珍贵。附上少量其他疾病的医案，体现了
科性质。这些医案的整理完成是自觉的实践
实地记载了自己看病的过程，同时也是完
医药125人才、北京市卫生系统215人才
中医临床人才培训的过程，前后历时十余
充满艰辛和挑战，因为要重新走进课堂
起书本念书、重新去跟老师抄方学习、
各样的作业，因此，这本书是跟师学习
床实践与理论参悟、经典阅读与名家
物。不敢说有突破，但求有所体悟。
水平和临床经验所限，书中错误在
朋友提出宝贵意见，以使再版时修

樊永平
年3月4日于天坛医院

contents

目 录

抽动类疾病

帕金森病、帕金森征、肝豆状核变性、小儿抽动症、肢体颤抖或抽动症、面肌痉挛等这些疾病均是以肢体的局部或全身抽动为特点，故称为“抽动类疾病”。从现代医学的角度讲，上述疾病虽然均有抽动，但毕竟抽动的部位、幅度、频次、伴随症状不同，其深层原因就是病理不同。中医虽然均关乎风，但引起动风的原因不同，如肝阳化风、阴虚风动、痰湿化风等。总体而言，这类疾病，目前西药疗效不甚满意，中医在改善症状方面有其优势，有些能得到较好的控制，如小儿抽动症是中医治疗的优势病种。

帕金森病、脑梗死、小脑萎缩、路易体（Lewy）痴呆

李某，男，70岁，北京人，崇文区防疫站职工。初诊时间：2002年10月10日。

主诉： 健忘、幻觉1年半。

现病史： 患者于2001年初因头晕在本院其他科室就诊，予一般药物控制，半年后症状无明显缓解而在我院神经科室查颈动脉超声、脑MRI等，诊断为脑梗死、小脑萎缩。予脉通、川芎嗪等扩血管药物治疗。2002年初，出现发声小，反应迟钝，理解能力减退，时空判断障碍，行动迟缓，双手振颤等症状。西医诊断为智能障碍；Lewy病；帕金森综合征。用金刚烷胺、喜得镇及中药补肾活血之品（中成药）治疗，症状没有明显好转。今来门诊要求中药治疗。

既往史： 高血压病；脑梗死；小脑萎缩；认知损伤。

刻诊： 健忘，反应迟钝，时失眠，有幻觉，行动迟缓，腿软不利，颈项强直，说话声小，口角流涎，语言謇涩或词不达意，双手颤动，大便不通，舌质暗，苔黄微腻，脉细弦。血压140/75mmHg。

西医诊断： 帕金森综合征；脑梗死；小脑萎缩；Lewy病；智能障碍；高血压病。

中医辨证： 喑痱证、痴呆、中风后遗症属肝肾阴虚，痰热内阻证。

治疗方法： 补益肝肾，清热化痰。六味地黄丸和温胆汤出入。

生熟地（各）15g　山萸肉9g　丹　皮9g　石菖蒲9g
酒大黄3g（后下）　广地龙6g　郁　金12g　炒枳实12g
全　蝎3g　炙远志6g　肉　桂3g　制首乌12g
僵　蚕6g　连　翘9g

7剂，水煎服，每日1剂。

二诊（10月17日）：药后自觉腿软，大便通，余症同上，舌质暗，苔薄黄，脉细。上方减炙远志、制首乌、肉桂、连翘、全蝎；加生黄芪30g，当归18g，生磁石30g（先煎），怀牛膝10g，川芎3g。

三诊（10月24日）：偶有腿软和头晕，目视减，睡眠可，声音增，舌质暗，苔中黄腻，脉细。首方减炙远志、制首乌、肉桂、连翘、全蝎；加生黄芪30g，当归18g，怀牛膝10g，川芎3g，炒枣仁12g。

四诊（11月5日）：首方减炙远志、肉桂、连翘、全蝎；加生黄芪35g，当归18g，怀牛膝10g，川芎3g。此后开始中成药治疗。

五诊（2003年2月18日）：诉上述治疗后一般情况可，精神好，声音增大。近日又出现幻觉，但自己清楚。上肢和手颤不明显，记忆力及计算可，睡眠可，舌质暗，苔中黄微腻，脉微弦。中医辨证：肝肾阴虚，风痰化热。治宜补益肝肾，息风化痰。

生熟地（各）12g　山萸肉9g　丹　皮9g　石菖蒲6g
益母草15g　广地龙6g　郁　金9g　琥珀面3g（冲服）
炙远志6g　钩　藤12g　全　蝎3g　珍珠母30g（先煎）
天竺黄15g

六诊（3月25日）：幻觉减轻，有时流口水，大便数日一行，舌苔中黄腻，脉细弦。治疗从上法出入，减琥珀；加酒大黄5g（后下），炒枳实12g。

按语： 患者有帕金森综合征、脑梗死、小脑萎缩、Lewy病、智能障碍、高血压等疾病，但其根本在于年龄大、血管供血不足和神经变性。西医治疗

医很难碰到的脑瘤、脑损伤、多发性硬化、视神经脊髓炎等疾病方面有较多的积累，体现了天坛医院的学科特色，非常难得，值得中医、中西医结合临床者借鉴和参考。

书名动了不少脑筋，一是突出“我治”，以彰显个人的独到经验；二是强调“天坛医院”，其在诊治神经系统疾病方面居于全国领先地位，广为人知；三是点明作者身份“中医科主任”，也即告诉读者是用中医治疗。应该说，书名比较好地提炼出了本书的亮点。

拍案称奇

奇方妙法治验录

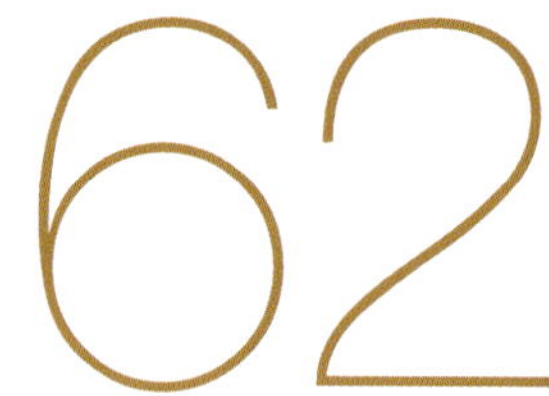

主　　编：张存悌　卓同年
开本装帧：大32开平装
出版日期：2018年2月第1版第1次印刷
　　　　　2018年5月第1版第2次印刷
印　　数：8,000
策划编辑：张钢钢
责任编辑：华中健
书籍设计：周伟伟

Ⅳ 62

2016年底，张存悌老师发来了这个书稿，我们一看就觉得不错，是个好选题。好就好在视角新颖，书中精选古今名医具有深刻启示的奇方妙法案例，以方法独特、用药巧妙、思路新颖为特点。其共同之处是久治不愈，或寻常方药不效之病，经用奇方妙法而愈，令人不禁拍案叫绝，不仅从专业角度有启发、参考价值，而且还有一定的故事戏剧性，可读性强，容易引起读者的兴趣。加之案后作者附有的"按语"，分析该案要义，点明奇妙所在，短小精悍，画龙点睛。还好在书名，主书名"拍案称奇"，简洁醒目，点出了内容之精彩；副书名则补充说明具体内容。整个书名很好地体现了书的内容，非常吸引读者。

尽管此书也属于热门选题，容易撞车，但因角度新、内容精、形式好，故在众多医案类著作中脱颖而出。出版3个月即重印，迄今销售近8,000册。张存悌老师是我们熟悉的多产、老牌作者，不但文笔好，而且懂市场，所编著的书大都有比较好的市场效应，不仅对其他作者，而且对我们编辑也多有启发、借鉴意义。

拍案称奇

奇方妙法治验录

张存悌 卓同年 主编

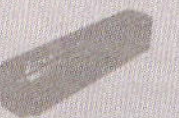

全国百佳图书出版单位
中国中医药出版社

以毒攻毒

名老中医剧毒中药运用经验集萃

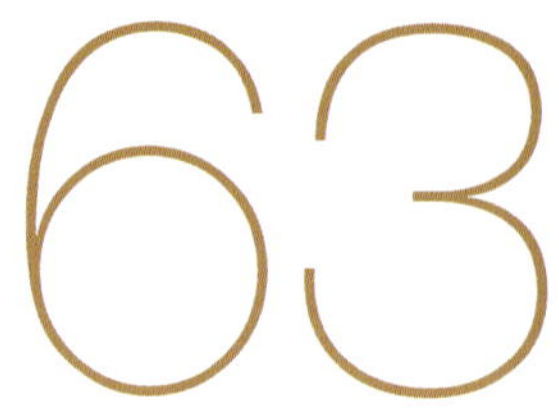

作　　者：孙守华　秦志福
开本装帧：大32开平装
出版日期：2011年1月第1版第1次印刷
　　　　　2023年6月第1版第7次印刷
印　　数：16,000
策划编辑：张钢钢
责任编辑：华中健
文字编辑：原素敏
封面设计：海　马

2009年，我们接到甘肃省镇原县中医院孙守华医生投来的书稿——《极毒中药临证指要丛书》，包括《斑蝥临床运用指要》《蟾酥临床运用指要》《马钱子临床运用指要》《砒石临床运用指要》和《轻粉临床运用指要》5本，着重介绍这5味剧毒中药的临床应用，尤其是名老中医的应用经验。我们看了以后，觉得很有特点。剧毒中药药性强、毒性大，用得好，可以去大病，除顽疾；但用得不好，会中毒、致命。因此，名医的临床经验就显得特别宝贵。虽然书稿都是资料汇编，但目前市场上尚无同类题材，应该还是有一定参考价值的，可以去做。于是，就让作者填了选题表，连同书稿一起提交到社选题会审议。

选题会上多数专家认为，五味剧毒中药现在临床上已很少应用，尤其是轻粉、砒石，基层单位几乎开不到这些毒药，丛书实际应用价值不大，市场有限，很难取得经济效益，不宜出版。但我们始终觉得该选题以前没人做过，是一空白，且内容、文字都还不错，应该有一定的价值和市场，值得尝试一下。于是我们提出，如果丛书不行，那就合为一本。一来突出临床应用内容，增加实用价值；二来可减少

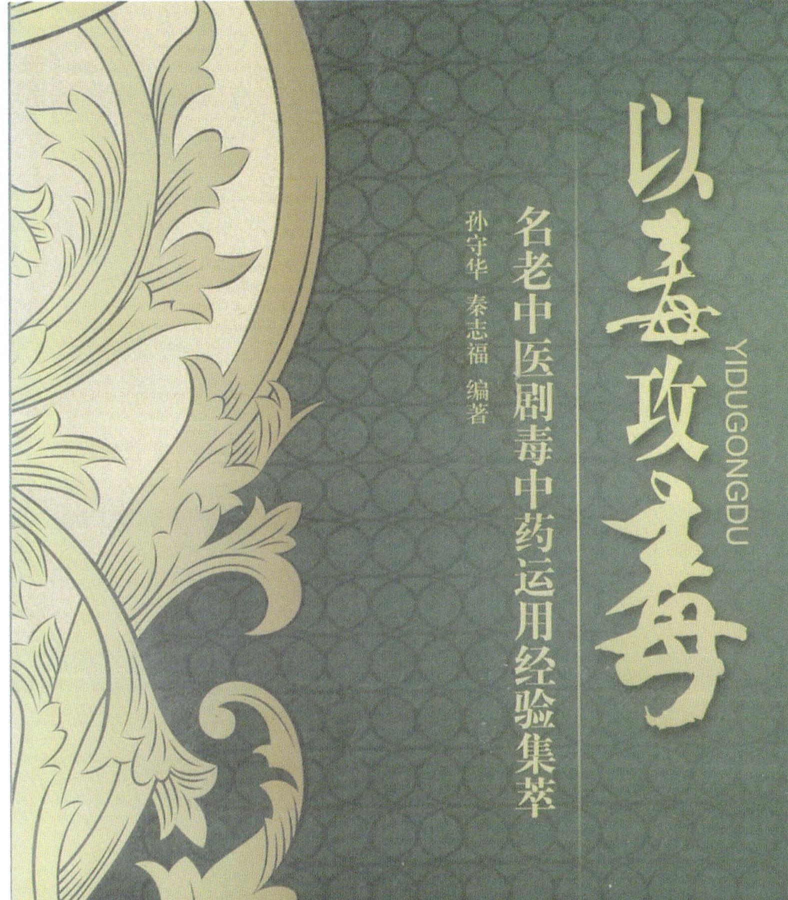
以毒攻毒
YIDUGONGDU
名老中医剧毒中药运用经验集萃
孙守华 秦志福 编著
全国百佳图书出版单位
中国中医药出版社

目 录

使"四法治疗肿瘤之我见［J］．中国医刊，2006，26（1）：189-190.

28. 史宇广，单书健．当代名医临证精华·皮肤病专辑［M］．北京：中医古籍出版社，1988，2.

29. 史宇广，单书健．当代名医临证精华·肿瘤专辑［M］．北京：中医古籍出版社，1988，2.

30. [illegible]．[illegible]教授治疗[illegible]经验［J］．新中医，1980，增刊（1）：4.

31. [illegible]．中国中医秘方大全·肿瘤分卷［M］．上海：文汇出版社，1989，10.

32. [illegible]，[illegible]，[illegible]，等．梅花点舌丹治疗白塞病及实验研究［J］．天津中医，1968，6：14-16.

33. [illegible]．中国中医秘方大全·伤骨科分卷［M］．上海：文汇出版社，1989，10.

34. 秦万章，[illegible]．中国中医秘方大全·外科分卷［M］．上海：文汇出版社，1989，10.

35. 于爱芸，戴瑞鸿，金惟，等．麝香保心丸治疗冠心病心绞痛的临床观察［J］．中国中西医结合杂志，1996，16（12）：717-720.

36. [illegible]，张若英，赵东坡，等．六神丸及其加味抗白血病的实验研究［J］．山东中医学院学报，1989，13（6）：441.

四、斑 蝥

Ban mao（《神农本草经》）

（一）概述

为芫青科昆虫南方大斑蝥 *Mylabris phalerata* Pallas 或黄黑小斑蝥 *M. cichorii* Linnaeus 的全体。全国大部分地区均有，主产于辽宁、河南、广西、江苏等地。夏、秋二季于清晨露水未干时捕捉，闷死或烫死，去头、足、翅，晒干生用或与糯米同炒至黄黑色，去米，研末用。

【性能】辛，热。有极毒。归肝、肾、胃经。

【功效】破血逐瘀，散结消癥，攻毒蚀疮。

【应用】

1. 癥瘕、经闭。本品辛行温通而入血分，能破血通经，消癥散结。常用治疗血瘀经闭，可配伍桃仁、大黄药用，如斑蝥通经丸（《济阴纲目》）；近人用治多种癌肿，尤以肝癌为优，可用斑蝥1～3只置鸡蛋内煮食。

2. 痈疽恶疮、顽癣、瘰疬等。本品为辛散有毒之品，外用有以毒攻毒，消肿散结之功。治痈疽肿硬不破，《仁斋直指出书成本，一定程度上降低出版风险。经过争取，最后社里选题二审会同意将丛书缩编为一本书出版，字数控制在30万字左右；书名另改，突出临床应用及名医经验等内容。

我们把选题会最终的意见转达给了作者，并建议将书名改为《以毒攻毒——名医应用剧毒中药经验集萃》，以突出本书的亮点，有利于发行销售。作者完全同意，并根据要求对书稿做了大量的修改、删减。

说实话，因为此前我们没有做过此类书，市场上也没有可供参考的，所以对此书的市场前景并不是很有底，但凭直觉判断应该不会很差。2011年年初此书出版，首印3,000册，不到3个月就售罄加印，迄今已先后7次印刷，累计销售13,000多册，成为社里的一个畅销、长销品种。总结这本书的畅销原因，首先当然是内容不错，有临床实用价值，又有市场需求，属于填补空白；其次跟书名也有很大关系，“以毒攻毒”耳熟能详，容易吸引眼球，也恰到好处地点明了此书的主题；再加上名医的经验，也是读者非常喜欢的。

2012年，我们又帮孙守华编辑出版了《有毒奇方研究丛书》，包括《紫金锭》《麝香保心丸》《梅花点舌丹》和《小金丹》。其中《梅花点舌丹》先后11次印刷，累计销售达18,000多册。

伍

V

经方专题

由黄煌老师助燃的经方热，也催生了新的、充满活力的经方类图书出版版块，而优质经方图书的编辑出版，又对经方的普及、宣传起到了积极的推动作用。

黄煌经方沙龙（共6期）

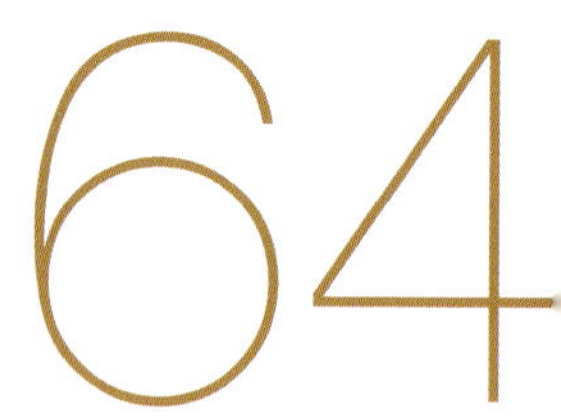

主　　编：黄　煌
开本装帧：小16开平装
出版日期：2007年10月第1版第1次印刷
策划编辑：张钢钢　华中健
责任编辑：华中健

Ⅴ 64

记得2001年年初，我刚到出版社不久，一次与黄煌老师见面，当他得知我进了中国中医药出版社时，非常地不解，从他的神情和话语中可以明显感觉到对这个出版社的不认可，这给了我很大的触动和刺激。此后许多年，我都没有主动出去约过稿，包括向黄煌老师约稿，而是在家苦修内功，努力提高自己的编辑水平和能力。

2007年，我去南京拜见了黄老师并斗胆向他约稿，或许是碍于师生情面，黄老师把“黄煌经方沙龙”书稿给了我。我有点受宠若惊，不敢有丝毫怠慢，马上就全身心地投入到编校中。从文字内容到版式封面，还有印刷制作，每个环节都非常仔细认真，尽心尽责，生怕有误，辜负了黄老师的信任。

这本书是创始于2004年的全球最大的经方医学交流推广网站、中国经方医学专业学术论坛——“黄煌经方沙龙”中所发表的精品帖的汇集、整理。为了体现该书的特色，基本保留了网上论坛的形式，包括网名、时间等，哪怕一些观点、叙述不成熟，有争论，只要不出格，不违背编辑规范，都不删减，力求真实、鲜活、生动。知道黄老师不仅对书的内容要求严格，而且对书的装帧也很在意。因此，对此书的封面我们也是费尽心思。根据该书的内容风格和平时跟黄老师接触所感受的审美趣味，我们提出的设计要求是以白色为主体，简约、文气，有沙龙味和现代感。经过

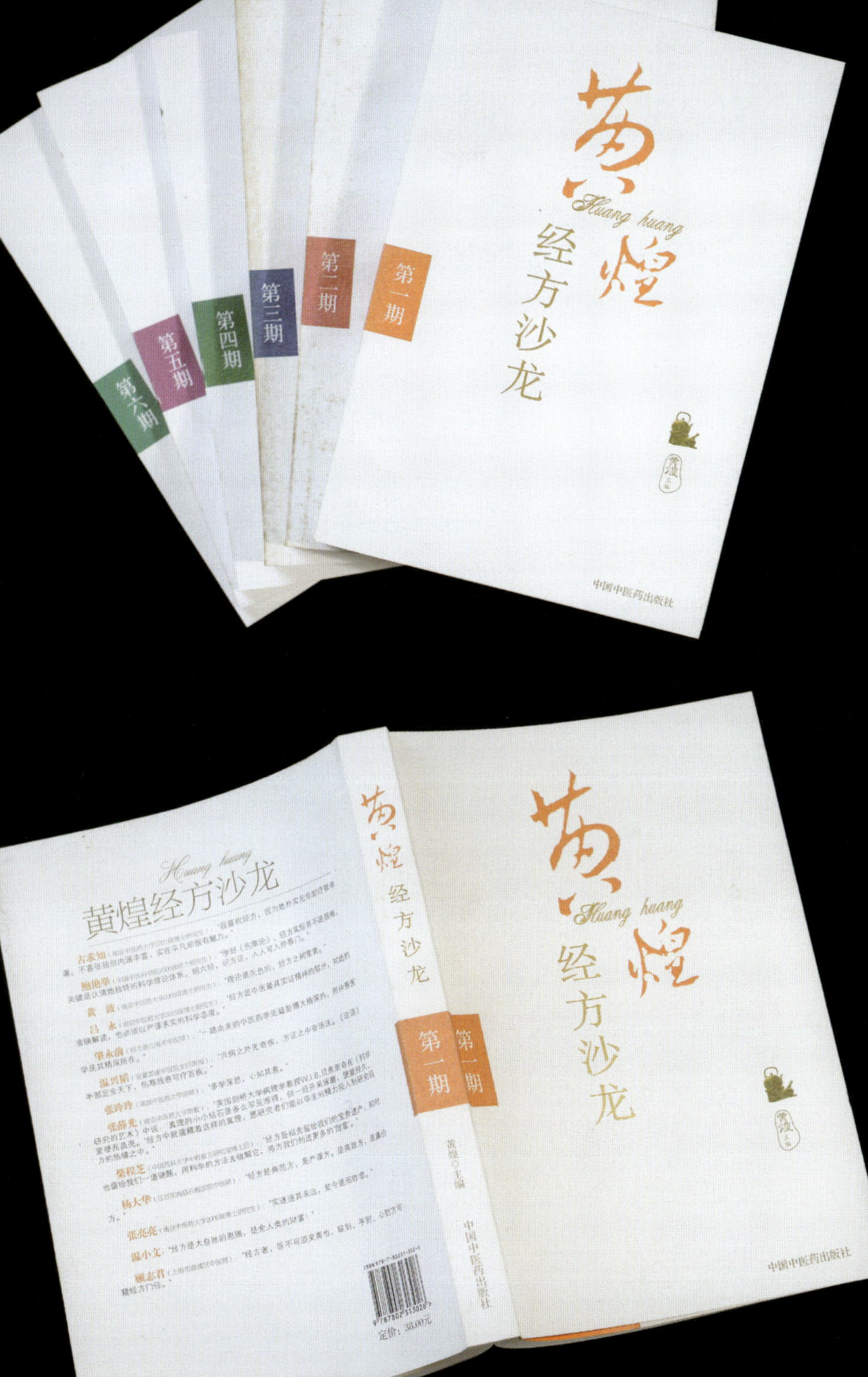
第六期
第五期
第四期
第三期
第二期
第一期
黄煌
Huang huang
经方沙龙
中国中医药出版社
黄煌经方沙龙
黄煌◎主编
定价：38.00元

虽然有许多名医倡导经方，但毕竟曲高和寡，经方的普及远没有到位。而当今的高等中医教育体系中，《伤寒论》、《金匮要略》等教育也不能尽如人意，大多数青年中医还不会正确地使用经方，导致临床疗效的不确定，进而怀疑中医、鄙弃中医，这是令人痛心的！这也是促使我及我的团队致力于普及经方、推广经方的原因所在。

为了更好地发挥“黄煌经方沙龙”的作用，这次，我们在中国中医药出版社华中健编辑的帮助下，选录了“黄煌经方沙龙”论坛上的部分文章汇编成册。文章均保留原貌，原汁原味，为了让读者通过那些从心底流出的朴实的文字，去感受一下当时沙龙论坛上的心灵律动，也为了让许多经方爱好者的经验能够让更多的同道分享。当然，我们也非常希望通过本书的出版，让大家熟悉和关注“黄煌经方沙龙”（http://hhjf.ctzy.net/），欢迎有更多的网友参与沙龙论坛的讨论和交流，通过大家的共同努力，让世界了解经方、应用经方、研究经方，特别是要为广大中医药院校的青年学子们打开一扇窗，让他们看一看，中医的世界原来有“经方”这块芳草地，那里充满着清新的空气和蓬勃的生机，那里是中国医学充满魅力的地方！

黄煌

于南京中医药大学

2007年8月8日

·目 录·
Contents

主题之一 ◉ 我的经方医学

主题之二 ◉ 经方实验录

我毕业后从事中医各家学说的教学，面对的是许多医家。在教学研究过程中，我感觉到中医各家学说的研究必须分类，并进行异同点的比较，否则就难以评价，也难以利用。1989年，我写出《中医临床传统流派》一书。那时，我对中医学的认识才稍微清晰些，思想也渐渐有些成熟，眼光开始盯住经方家了。书中的六经辨证派、经典杂病派、辩证伤寒派、通俗伤寒派就属于经方派中的几个分支。1989年秋天，我受国家教委派遣赴日本京都大学进修老年医学。在京都一年的时间里，我有机会与日本著名的汉方医家坂口弘、中田敬吾及细野八郎接触，向他们学到了不少有关日本汉方的诊疗思想和技术。也在他们的推荐下，翻译了近代日本汉方三巨头之一的细野史郎先生的《汉方医学十讲》，阅读了日本明治年间著名医家浅田宗伯的著作；同时，在其图书馆有机会细细研读了日本古方派泰斗吉益东洞先生的《类聚方》、《药征》及其弟子的著作，如尾台榕堂的《类聚方广义》。在日本研习期间，其中值得一提的是细野诊疗所周四晚上的读书会，我经常向他们介绍中医学的观点和经验。为了让日本医生尽快了解和掌握处方用药的技能，我在讲座中提出了有关方剂家族（类方）以及药人（体质）的观念，比如“桂枝类方”、“麻黄类方”、“黄芪体质”、“柴胡体质”等，并提出了附子脉、桂枝舌等具体药证，力图使抽象的中医辨证具体化、形象化。这种思路和基本内容，成为我后来出版的《中医十大类方》的雏形。

在日本进修一年，思想非常宽松，讲中医中药，不必局限于教科书，可以任意驰骋。这个时期形成的思想观念，为我在20世纪90年代开展的中医研究奠定了良好的基础。回国之后，我的研究方向就以方证研究为主，并且投入了很多的精力。1995年江苏科学技术出版社出版了我的《中医十大类方》，当时我是41岁。写完之后觉得不够过瘾，还想一味药、一味药地写下去，于是在1996年开始写《张仲景50味药证》。写出初稿以后，又在南京中医药大学开设讲座。1997年，首先在日本出版日文版，以后在人民卫生出版社出版了中文版。

由于中医学的经验性，决定了整理和总结老中医经验的重要性。这在我的学徒时期就已经明确了这一点，同时也初步掌握了有关的方法和技巧。在进行方证药证研究的时候，除了文献研究以外，我非常迫切地需要老中医经验的参照。1995年，我受江苏省中医药管理局委托，对1994年省政府认定的113位名中医进行了一次临床经验的问卷调查。调查的关键是抓住名医们常用的药物和方剂，每人限定5张方和5味药，问卷抓住用药的指征和应用范围、最大剂量与最小剂量、禁忌证、体会等，非常实用。我的目的是探讨各个名医眼中的药证和方证。调查的结果编辑成《方药心悟》一书，由江苏科学技术出版社于2000年出版，出版后社会反响热烈，年后就加印了。紧接着，国家中医药管理局交给我对全国名中医进行调查的任务。这可以说是有史以来第一次对全国的名老中医进行统一的系统的问卷调查，是对老中医经验所做的一次规范化的收集整理工作。这任务花了近4年的时间，编辑了130万字的大型著作《方药传真》，已经由江苏科学技术出版社出版。

以上都是我上世纪90年代中末期所做的工作。2000年以后，我的研究方向依然是经方方证与经典药证的研究。经方仍未受到重视，很多人依然认为“古方不能治今病”，不会用经方，不敢用经方，不想用经方。现在，我的工作是在做经方医学的推广。我首先在南京医科大学开设了一门选修课《张仲景药证》，没想到大受欢迎。一开始讲甘草，我就要同学们亲自尝一尝甘草的味道。我说，尝药的目的有二：首先，要知道中药是我们的祖先亲口尝出来的；第二，要打破你们眼里中药是苦的误区，中药也有甜的。同学们觉得挺有趣，课堂上不时发出笑声。选修的学生有医疗系的，有医管的，也有护理及口腔医学专业的，阶梯教室里坐得满满的。有些同学在后来的体会中说，他们第一次尝到了把选修课当成必修课来上的感觉。第二个学期人数爆满，第三学期选课达到500人。除了开课之外，我也到各地进行演讲，主题大抵是中医学魅力、经方药证应用之类。

我曾说过：中医的学习一开始首先要问“是什么”，弄清了“是什么”，才能去思考“为什么”。对经方有一定程度理解之后，开始尝试着思考“为什么”的问题。怎样才能创造出一个完整的经方医学理论的框架？这是一个新的挑战，需要结合现代医学的方法和手段，充实和发展经方医学，使经方医学与时代相映。经方医学可以说是中国传统的“循证医学”，不过，我们不叫“循证”而叫“随证”。《伤寒论》有“观其脉证，知犯何逆，随证治之”的说法。所以，确切地说，经方医学是“随证的医学”。我个人学术思想发展的轨迹，大致如此。

影响我中医之路的五大因素

1. 家乡的一批名老中医

我很庆幸，我生活的家乡江阴，是一个中医之乡。江阴过去有写《风痨臌膈四大证治》的姜礼；近代有温病学家柳宝诒，写过《温热逢源》，其编的《柳选四家医案》也风靡海内；近代经方家曹颖甫更是江阴中医杰大半年时间的努力，《黄煌经方沙龙·第一期》终于问世。黄老师看到样书后对内容和形式都非常满意，赞赏有加，一句“你们社居然还能出这么好的书”让我激动不已，多年的卧薪尝胆终于有了回报。之后，《黄煌经方沙龙》几乎以平均每年一期的速度出版，先后出了6期，累计发行10多万册，深受读者的喜爱，在社会上产生了广泛的影响，成为社里的一个优质品牌。

以此为开端，黄煌老师几乎将他所有的著作都交给我们编辑出版，充分体现出黄老师对中国中医药出版社的信任、肯定，也逐渐形成了我社独具特色的黄煌经方版块，占据了经方出版的高地，给社里带来了很好的社会效益和经济效益，这是我们最感欣慰，也心存感激。

经方梦

南京中医药大学国际经方学院成立纪念文集

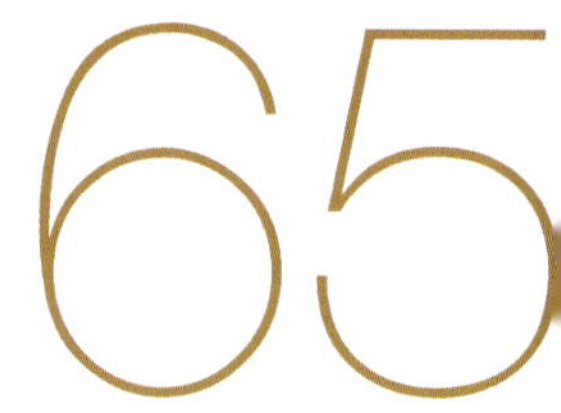

主　　编：吴以岭　黄煌
开本装帧：大16开平装
出版日期：2016年10月第1版第1次印刷
印　　数：3,000
策划编辑：张钢钢　华中健
责任编辑：华中健
书籍设计：周伟伟

V 65

2016年国庆节的前一天，黄煌经方团队的张薛光老师从邮箱发来了"南中医国际经方学院成立纪念册"的部分文稿，并告知10月16日国际经方学院成立时就要用。

几个月前，黄煌老师就告诉我们，今年下半年在南京中医药大学要成立国际经方学院，想让出版社帮助印制200本纪念文集。这对黄老师来说可是件里程碑式的大事，多年的辛勤努力终有收获，而对我们来说当然责无旁贷，义不容辞，王国辰社长也表示全力支持，但没想到会是这么急促。

如果是仅仅按黄老师的本意就单纯印制200本纪念册会上用，赶一赶倒也不是很难，但我们想既然编印程序一样不少，何不做成一本公开出版发行的图书，这样价值和影响更大，更有意义，也可避免资源浪费。经请示王社长，并与出版部肖春河主任沟通（真不好意思，两位领导都在外地休假），得到首肯与支持，很快敲定了此事。这就意味着要在短短不到2周（其中还有7天国庆长假）的时间内，完成从初稿编辑加工到最后印制、装订、发货的整个出版过程，而当时按常规的这个过程至少需要3个月的周期，又是一个极具挑战性、几乎不可能完成的急难活。事已至此，不容回头，再难也得干。

首先是要确定一个好的书名和框架，原来的"纪念册"和论文式框架显然不

經方夢

南京中医药大学国际经方学院成立纪念文集

吴以岭　黄煌　主编

THE DREAM OF JINGFANG

A Collection of Essays in Commemoration of the Inauguration Ceremony of International Jingfang Institute of Nanjing University of Chinese Medicine

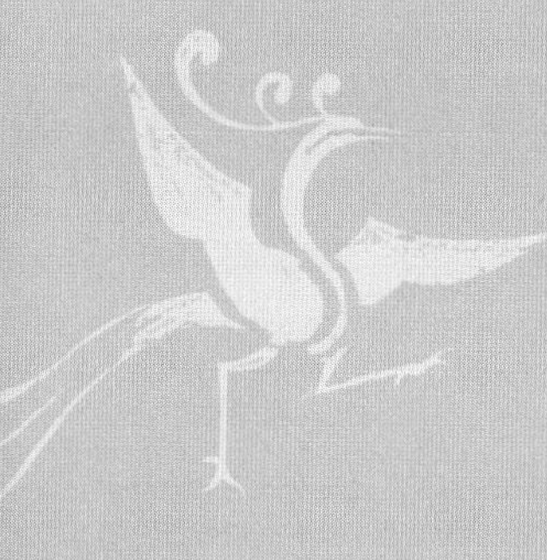

中国中医药出版社

THE DREAM OF JINGFANG

A Collection of Essays in Commemoration of the Inauguration Ceremony of International Jingfang Institute of Nanjing University of Chinese Medicine

經方夢

圆梦　经方之春
筑梦　经方探理
追梦　经方薪传
探梦　经方实验
寻梦　经方心悟

上架建议：中医临床，中医文化

定价：99.00元

經方夢
南京中医药大学国际经方学院成立纪念文集
吴以岭　黄煌　主编
中国中医药出版社

經方夢
南京中医药大学国际经方学院成立纪念文集
吴以岭　黄煌　主编
THE DREAM OF JINGFANG
A Collection of Essays in Commemoration of the Inauguration Ceremony of International Jingfang Institute of Nanjing University of Chinese Medicine

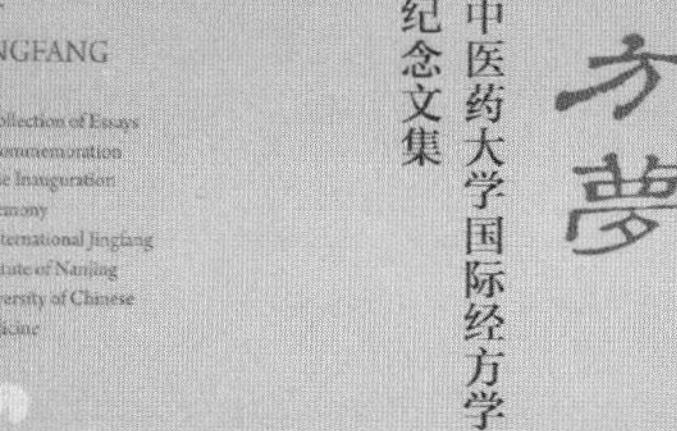

中国中医药出版社

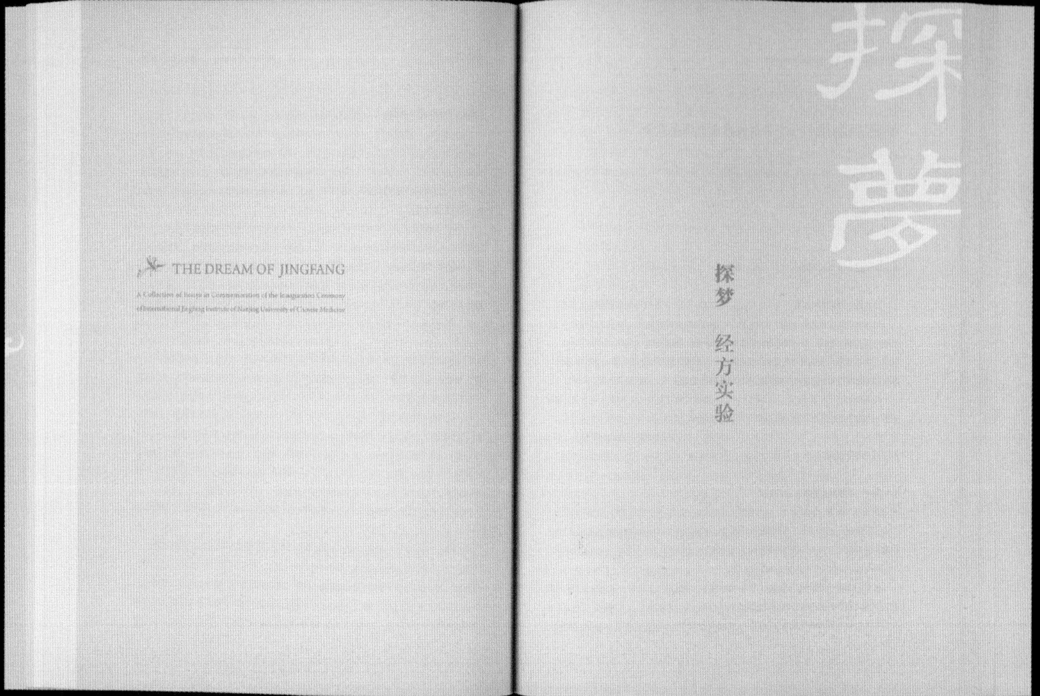

THE DREAM OF JINGFANG

A Collection of Essays in Commemoration of the Inauguration Ceremony of International Jingfang Institute of Nanjing University of Chinese Medicine

探夢

探梦　经方实验

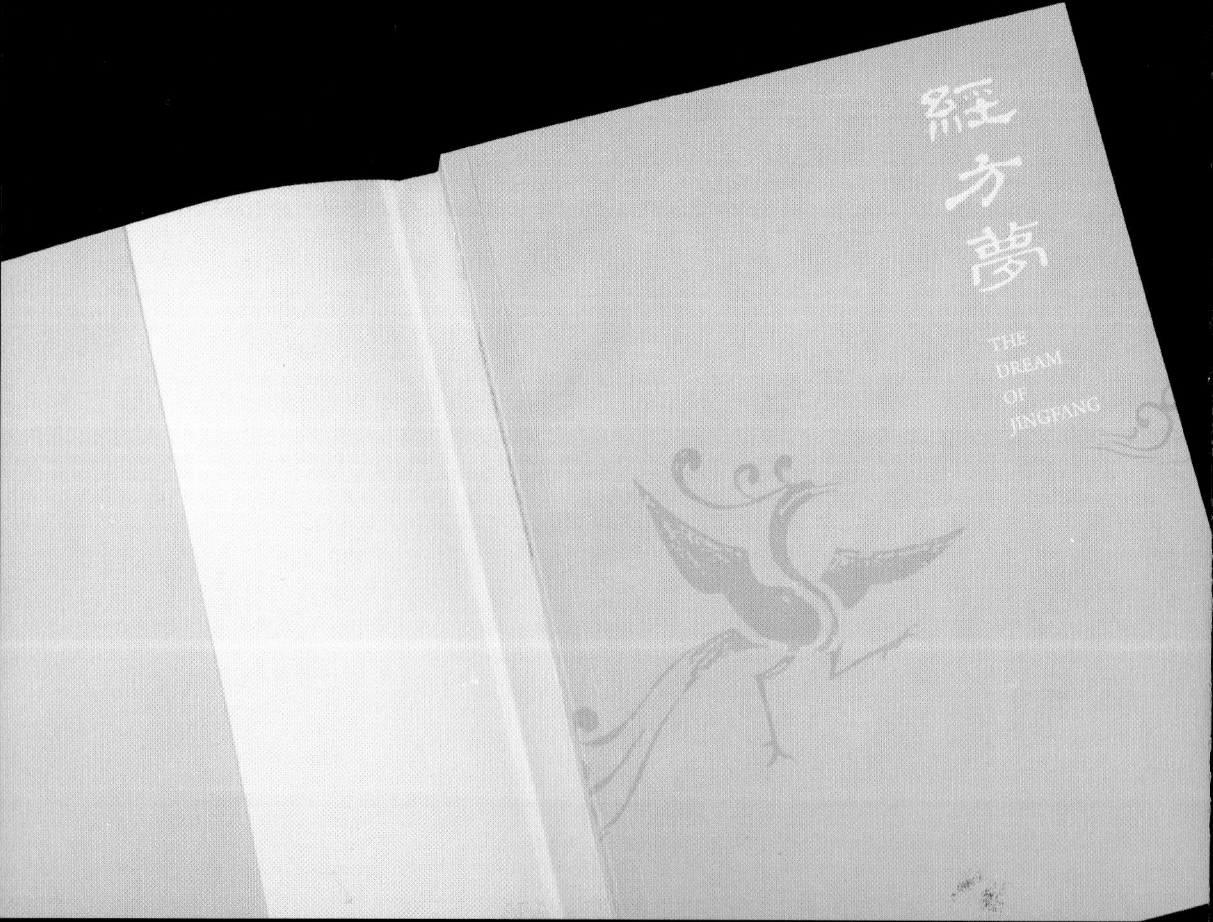

經方夢

THE DREAM OF JINGFANG

贺南京中医药大学国际经方学院成立

望闻问切闯世界

方证相应绣华章

胡刚

2016年9月26日

南京中医药大学校长胡刚教授题词

我的经方梦（代序）

1.

我梦见自己坐在学术报告厅内，观看来自世界各地经方高手的演讲……

我梦见自己走在经方医院的走道里，医护人员搀扶老人走过，产房里婴儿降临人世的啼哭……

我梦见自己参加经方学院的毕业典礼，学生们在鹏述憧憬着他们的经方梦……

我经常做梦，但都是碎片。

……

2.

梦中的经方学院设在综合性大学，绿荫环绕，建筑现代，学院门前屹立一位古代医学家的雕像——那是张仲景。

在校园里，常常可以闻到药香。经方学院有自助煎药室，有学生模拟诊室和模拟药房，还有自助烹调间，学校既有大片的药草园，由校工和学生精心栽培。

经方学院的专业课程有《方证学》《药证学》《疾病与经方》《伤寒论》《金匮要略》《各家经方》及现代医学的必修课程，《医学史》《医学心理学》也是必修课。经方学院的选修课有《世界传统医学》《中国烹饪》《中国民俗》《中国宗教史》《考古学》《美学欣赏》等。学院开设课程班，硕、博士研究生学位班、进修班等系列。经方学院聘请一大批专、兼职教授，他们有丰富的临床经验、良好的科学人文素养及独特的学者视角与语言风格。

经方学院的毕业生必须具备全科医生的知识结构，熟悉现代医学的疾病诊断。学生需要熟悉望闻问切，对必备经方的体质要求了然于心，需要掌握腹诊、舌诊等独特诊法。学院重视案例教学法，教学采用学分制，考试重临床技能考核，还有针对学生望诊技能的方

目 录

行了。受已发来文稿中黄煌老师的代序“我的经方梦”的启发，我们很快就想到了“经方梦”这个主书名，并且整个框架也围绕“梦想”“经方”这两个主题。建立经方学院是黄煌老师乃至许多经方人的一个梦想，并一直为之不懈努力，如今学院成立，梦想成真，“经方梦”之名很好地契合了本书的主题和经方的气质，而且还紧扣习主席提出的、眼下正热的“中国梦”的大主题，给人以无限遐想空间，太棒了！不出意外，这个思路得到了王社长和黄老师的一致肯定。

接下来就是编辑加工和书籍设计了。

尽管稿件未齐，但时间不等人，只能边干边等。正值放假，不好意思麻烦别人，只有我俩自己干。一人一半电子稿，一人一台电脑，7天时间，每天除了3顿饭和睡觉，几乎都被钉在了电脑旁。节日的拥堵、热闹与我们无关，闹心的雾霾对我们影响也不大，倒是中央电视台反复播放的大型专题节目“江山如此多娇”成了美妙的背景音乐，让我们感受到了节日的气氛，并时不时地被祖国美好的河山所感染（忍不住也会瞄上几眼），激动起来还会和着“我爱你中国”的优美旋律吼上几句，自得其乐。想想，这不也是一种很好的度假方式吗？一点不比那些旅途奔波、挤看人海的游客差！

书籍设计，只有求助设计师周伟伟老师了。起初周老师婉拒（正在老家休假），也确实，正值假期，时间又紧，要求还高，碰谁也不乐意。但最终还是被我们的诚意所打动，答应8号一上班就搞。只有一两天功夫就要完成整个设计，而且基本没有什么修改时间，能否达到要求，着实让人担心。可别无选择，只能听天由命！为了能让设计师的设计尽可能完美，我在加紧改稿的同时，也不时在想着设计的事，连睡觉也在想，看能否提供一些素材、思路。我想到了飞天形象，还想到了凤凰，她们那优美的造型、飘逸的线条，如梦如幻，用来表现“经方之梦”非常贴切，太完美了！况且这些又都是中华传统文明的精髓、代表，与中医、经方也很合拍。我还想到了这本书除了要体现出传统经方之美，还应该有现代感、国际范儿，以符合国际经方学院之名。我赶紧从网上寻找、下载了一些比较中意的图案，并记录下我的感觉、想法。

10月8日一上班，我俩就分头行动。一人按程序提交文稿做二三审，以便尽快排版，同时，加急向新闻出版署申请书号（CIP）；一人则马上给设计师发去文稿基本框架和对设计的一些想法和要求。邮件是这样写的：

为了能在短时间内达到黄教授的精美要求，体现经方“大道至简”的简约、大气风格。这些天我也在琢磨，凭我的感觉努力寻找一些素材，期望能帮上一点忙。

整个设计是否可以考虑选用飞天或凤凰的图形元素，用其优美、飘逸的线条和造型来表现经方人的梦想，体现“梦想”这个主题，也增加文集的艺术感染力和精美程度。而内文如果有较多空白的话，是否可以用《我的大学》中的草药线图补白。

主书名“经方梦”是不是可以选用漂亮、潇洒的书法体，副书名则比较严整，并可加上英文，以体现其国际性……

当天傍晚，版式就设计出来了，文雅、大气，温暖、舒心，就是我们想要的效果，黄老师（此时还在欧洲讲学）看后也非常满意，于是让排版公司连夜排版；次日一大早，立即仔细校看、修改，并插进补充发来的文稿，送二三审，同时等封面设计稿；当晚，封面设计稿出来，同样出彩，得到了一致肯定，赶紧让设计师细化、完善，并确定内文及封面用纸，还有印刷工艺；第三天，文稿补充、修改完毕，急送最后质检，出定价，确定书脊厚度，封面打样，出版部落实印厂和纸张；第四天，印厂内文和封面同时开印，加班加点赶制，我们则抓紧联系、落实发货及接货时间、方式。为确保16日上午南京会议用书，最后敲定14日上午200本书印装完毕，下午送到北京南站，交中铁快运，15日上午南京派人去车站查收。整个就跟打仗似的，极度紧张，一环紧扣一环，每项都是加急特办，容不得一点喘息机会。

尽管时间如此紧迫，可对书籍质量并没有因此而有丝毫马虎，相反更加严格。文字内容自不必说，三审一检一项不落，层层把关。版式、封面也一样，严格按设计要求做，精益求精，不容有误。篇章左页英文有一行因为字母多，没有完全对齐，排版方觉得问题不大，我们不答应，坚决要求设法找齐；每篇文稿的作者署名，原设计是位于标题右侧竖排，但因为有的文稿是多位作者，且作者单位名称较长放不下，排版厂为节省时间，直接将其移到标题下横排左对齐，我们也不将就，马上发给设计师，请他审看，最后调整为横排右顶格，尽管只是右移了一下，可效果却大不相同，水平高低立马显现；书名“经方梦”原设计的隶书字体，黄煌老师最后觉得还不够漂亮，希望能够换成古代碑帖中更加潇洒、有力者。此时的封面已经基本定稿，且因为时差的原因（黄老师此刻人还在欧洲），时间已经很晚，但我们还是尊重黄老师的意见，麻烦设计师设法寻找。但因为碑帖都是繁体字，书名不知是否能用，于是又紧急请示王社长，获准后才定了下来。为此，设计师又重新将已经排完的内文页眉和篇章页的相关字体都一一替换。为了确保封面印制质量，开印前，出版部肖主任亲自开车带着我们去远在河北廊坊的印厂监督调色、出样，直到确定、满意为止。唯一遗憾的是，因为时间关系，设计师设计方案中的一些工艺不得不放弃，使得最后封面效果难达完美。

就这样，在各部门、各环节的通力合作、辛勤努力下，10月15日上午张薛光老师按时、顺利地收到200本书，并于第二天上午国际经方学院成立大会上作为纪念品分发给每一位参会嘉宾。黄煌老师会前在贵宾休息室特地向王社长（获邀出席典礼）致谢："这是出版社给大会的最厚重之礼！"

这是对我们两周日夜紧张工作的最好褒奖！所有辛苦、劳累都是值得的。

前言

经方，是中医学的瑰宝，作为国家级的中医药专业出版社，我们非常乐于参与经方的普及和推广工作。而与黄煌教授的不解之缘，则要从《黄煌经方沙龙》一书说起。黄教授多年来一直不遗余力地从事着经方的实践、研究与推广，出版多部著作并创办了"黄煌经方沙龙"学术网站。作为南京中医药大学优秀毕业生，也是我社金牌编辑华中健、张钢钢之缘，黄煌教授将他的《黄煌经方沙龙·第一期》交由我社出版，本书收录了论坛上众多应用经方的医案，通过大众化的通俗易懂的语言将大家学习中医的体会、临床应用经方的经验原汁原味地展现在读者面前，题材新颖、风格活泼、内容丰富而实在，充分展现了经方的魅力，也展示了"黄煌经方沙龙"的魅力。本书一经出版，便受到广大经方学习者的好评，引起广泛的社会反响。从2007年8月出版至今，已重印5次，发行近1万册，掀起经方学习的一股热潮。随后，《黄煌经方沙龙》第二期、第三期、第四期、第五期、第六期陆续出版，每期均实现了多次重印，体现出经方学习的热潮持续不断。

2010年，《黄煌经方使用手册》在我社出版。书不厚，非常精炼实用，十几万字的篇幅浓缩了黄煌教授20年来积累的经方现代应用研究的经验体会，以及常用的经方使用常规。口袋书的设计，更是方便了学习者临床使用经方时检索查考。本书一经出版，备受好评，被广大读者誉为"总结精辟，经验独到，学习、应用经方必备"，仅上架3个月便实现重印，截至目前已重印5次，发行近2万册。本书还被译为英语、德语远播海外。2014年第三版出版，不足两年便重印3次，发行近2万册。与此同时，制约经方推广的社会因素已逐渐得到改观，一股"经方热"正在中国大地涌现。2016年7月，国家卫生计生委副主任、国家中医药管理局党组书记、局长王国强一行来我社就该项调研工作。借此机会，我们将黄煌教授的几部著作赠予他们，希望有助于经方推广。

今年，黄煌教授的回忆录《我的大学——黄煌的经方人生》问世。本书出版后，黄教授给本书的责任编辑华中健主任反馈说："对于本书的编辑，我非常满意！达到了中医书

很少能够达到的艺术境界。"这是从作者角度出发，对出版人至高的赞誉。我们深感欣慰。坦率地说，我从看到样书的那一刻起，也深深地被吸引。一是这本书和文学名著同名，绝对给人阅读的冲动；待到展卷细读，文字优美流畅，充分展示出黄煌教授学研经方的经历，更表现出他在经方之路、中医之路上不断探索的精神境界和追求。这让我们中医人感触良多，也终于明白了黄煌教授取用"我的大学"这一书名的缘由。诚如他书中所言："我没有上过大学，但是，我这一生，都在读大学！"

经方是中医的精华、中医的灵魂。想外面深远，推广经方，使中华民族的优秀文化走及全人类是一项伟大的善举。中医兴，医术有济。中国中医药出版社作为直属于国家中医药管理局的唯一国家级中医药专业出版社，对于中医学术发展和人才培养具有导向作用，并负有不可推卸的责任。

随着"大智移云"时代的来临，我社紧跟时代步伐，坚持以先进技术为支撑、内容建设为根本，将医药卫生、健康科技从内容、渠道、平台、经营、管理等方面进行深度融合，形成新的出版合力。2015年10月，"中医药行业教育云平台"启动，标志着我国中医药行业教育数字化进程正式开始。我们在国家中医药管理局的大力支持下，逐步打造由中医药行业院校教育、继续教育和知识服务三个子平台构成的"三位一体"的行业级互联网平台，从而逐步探索出符合中医药行业特点的全新教育模式，实现优质教育资源流通共享，推动中医药人才培养机制创新，提高从业者专业技能水平。

今日，南京中医药大学国际经方学院正式成立，这是经方推广事业的一座里程碑，标志着经方教育进一步规范化、规模化和国际化。值此机会，我谨代表中国中医药出版社，对南京中医药大学国际经方学院的正式成立表示衷心的祝贺！作为全国中医药行业规划教材唯一出版基地，我社与南京中医药大学，在全国中医药行业高等教育规划教材编写和出版工作中已有良好的合作基础，成绩斐然。现在我们也非常愿意与国际经方学院探索深度的合作模式，在本科教育、研究生教育、面向经方临床培训、面向海外的经方学历教育，以及互联网推广等方面寻求社会及经济效益新的增长点。

衷心祝愿南京中医药大学国际经方学院，前程锦绣、事业昌隆。

中国中医药出版社社长

王国辰

2016年10月16日

临证启示录——中医经典理论与临床实践

于兆祥 香港浸会大学

1. 中医经典的光辉

经典是中医临床的基石。

如何将经典变成临床上解决实际问题的利器，有两点特别重要：一是读透经典，二是活用经典。熟读经典，理解经典的内容及其适用环境；掌握经典，并将其与临床充分结合；活用经典，在临床实践中，依据病人的具体情况，以经典为规矩，将经典变成解决临床问题的指南及其实用手段，可提高临床疗效，并有可能在此基础上创新治法，救治疾患。

经典的例证，是最佳的间接反馈系统，其在临床的验证是最佳的直接反馈系统，两相结合，有助于培养临床自信，提高临床疗效的可重复性。

2. 五苓散治疗案

案一：糖尿病尿失禁并尿潴留案

瞿女士，58岁，2016年2月1日就诊。

患有糖尿病10余年，长期服药，症状控制。近因尿失禁于香港博爱医院治治。检查发现膀胱尿潴留约600mL，伴有血尿。因23日方可到公立医院复诊，故自寻私家医院泌尿科诊治，效不显，求助于香港浸会大学中医诊所。

主诉：小便不能控制，时漏尿，每大便时亦有小便流出，面无肿，双下肢微肿，夜眠差，因担心小便问题不能外出，心情烦闷不舒。纳食少，大便有不自主排便，排便时亦有小便排出。既往有脑梗死及青光眼病史，平素有身困不适疼痛，间断针灸治疗。舌质淡，

苔薄腻，脉细无力。

治疗经过：以五苓散合五皮饮加减治疗，调理膀胱气化不利。

处方：泽泻10g，茯苓30g，猪苓20g，桂枝10g，白术15g，西洋参20g，丹参15g，桑白皮15g，大腹皮12g，陈皮15g，姜皮15g，通草8g，升麻8g，荆芥（炒）12g。

5剂。

二诊（2月29日）：其间服药20剂，尿漏症状改善，仍有少许尿潴留，伴有失眠严重，口干，小便明显增多，下肢水肿好转但未止。苔腻减，微黄。脉如前。守法，以上方加荷叶（后）15g，旱莲草15g。5剂。

三诊（3月21日）：尿漏症状消失，一日尿量2400mL左右，自觉有少许疲乏，膝关节疼痛，以温肾化湿收功。

案二：膀胱癌术后尿崩案

罗某，女，70岁，2002年9月12日就诊。

2002年2月发现膀胱癌，行电灼法治疗，合并用卡介苗灌洗。其后出现尿频，一日15～20次小便，每次尿量不多，无明显小便热痛，小便前检未发现异常，检查尿动力测定亦无发现明显问题。经3～4个月反复西医治疗不效，故求诊于香港浸会大学区树洪中医诊所。

睡眠不宁，疲乏，无腰膝酸软，饮食二便正常，无其他不适症状，舌质淡苔白，脉细无力。处以桑螵蛸散合缩泉丸加减。

处方：桑螵蛸15g，远志10g，石菖蒲15g，煅龙骨30g（先煎），明党参30g，茯神30g，当归6g，制龟甲30g，怀山药30g，益智仁20g，乌药10g，内金10g。

5剂。

二诊（9月19日）：一周后复诊，病人症状无明显变化。心悸胆怯，是心肾不交？膀胱虚寒？肾气不固？是考虑症状的重点，故以膀胱气化为重点，治以五苓散合肾气丸化裁。

处方：泽泻10g，猪苓20g，茯苓10g，桂枝12g，炒白术20g，熟附子10g，熟地15g，怀山药15g，丹皮10g，内金15g。

3剂。

三诊（9月23日）：四日后复诊，病人小便次数减少30%，欣喜无比，但仍有一天10余次。考虑守法再进，同时加用炒枳实15g，5剂。

黄煌经方基层医生读本

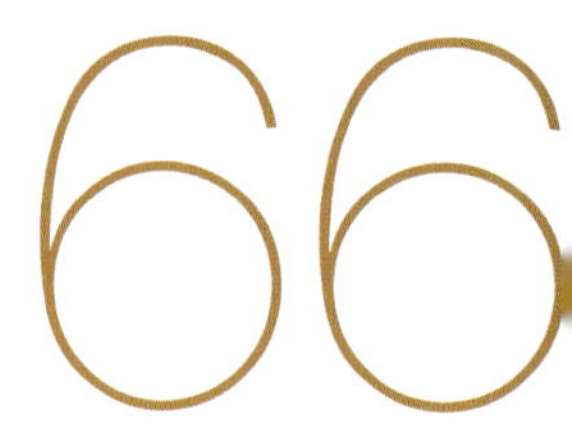

作　　者：黄　煌
开本装帧：大32开精装
出版日期：2020年2月第1版第1次印刷
　　　　　2023年6月第1版第4次印刷
印　　数：40,000
策划编辑：张钢钢　华中健
责任编辑：张　燕
书籍设计：周伟伟

V 66

这是黄煌老师继《黄煌经方使用手册》之后，专门针对广大基层医生及经方爱好者临床应用经方而编写的小册子，是黄老师推广经方的又一力作。书中除介绍了临床常用的30首经方的基本要素外，还专设【黄煌解说】对每张处方的方证识别要点、安全有效应用要点，并结合黄老师自己的经验、体会做进一步的解释和说明。本书还重点介绍了13类基层常见病的常用经方，每首经方下列举临床应用的要点和经验，并附录典型案例，大都是黄老师自己的经验案例，以帮助读者理解和启发用方的思路。《读本》内容延续《黄煌经方使用手册》的风格，紧贴临床，精炼实用，平实无华。书籍设计也依然是简约、清新、文气。

最初黄老师发来的书稿名称是《基层经方推广手册》，我们觉得不是太恰当，经和黄老师商量后，改成了《黄煌经方基层医生读本》，既与《黄煌经方使用手册》有关联，可形成系列，又突出了本书的主要特点和读者对象。

此书出版后，同样受到读者的欢迎，先后4次印刷，发行近40,000册，并在第七届全国悦读中医活动中被评为“最受欢迎的十大中医药好书”，产生了广泛的影响。

黄煌经方

基层医生读本

黄煌◎编著

HUANGHUANG JINGFANG
JICENG YISHENG DUBEN

中国中医药出版社

而安然无恙。(《裘沛然选集》)

7. 炙甘草汤煎煮有两点要求，一是要久煎。原文说本方的煎煮法是“清酒七升，水八升，先煮八味，取三升”，提示本方宜久煎，15 升煎至 3 升，小火煎煮时间在 1～2 小时。二是要加酒入煎。为何要加酒？是为了促进地黄中有效成分的煎出，减轻地黄对胃的刺激。

8. 本方中有地黄、阿胶、麦冬，剂量过大可能导致食欲下降和腹胀腹泻。食欲素差、体质柔弱者，则小剂量即可，采用一剂服用两三天，或用开水将汤液稀释的方法也可行。

下编 从病选方

黄煌经方医话·临床篇
·思想篇
·云游篇

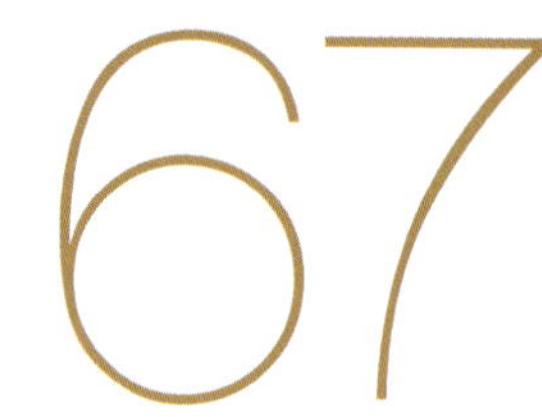

作　　者：黄　煌
开本装帧：大32开平装
出版日期：2017年7月第1版第1次印刷
策划编辑：张钢钢　华中健
责任编辑：张　燕　华中健
书籍设计：周伟伟

V 67

黄煌老师平时无论多忙、多辛苦，只要有触动、有感想、有收获，都随时记录，哪怕是在旅途中候机、乘机，或是吃饭、夜晚，都随时动笔、敲打键盘。因此，形成的文稿都是真情实感，自然流露，鲜活生动，言之有物，加上朴实流畅的文字，特别打动人，非常难能可贵。这次黄老师发来的医话，都是他近些年积累的探究实践经方、宣传推广经方的所做、所思、所想，亦医亦文，内容丰富、精彩，编辑这样的书稿完全是一种享受。

黄老师最初发来的书稿是一整本，我们编辑下来发现，字数偏多，体量有点大，不利于读者阅读、欣赏。于是和黄老师商量，根据内容，拆分成了现在的3本。书籍设计简约、文雅、讲究，让人赏心悦目。书出版后，果如所料，非常受欢迎，3本书都先后多次重印，累计发行60,000多册，其中《黄煌经方医话·思想篇》在第五届全国悦读中医活动中被评为“最受欢迎的十大中医药好书”。

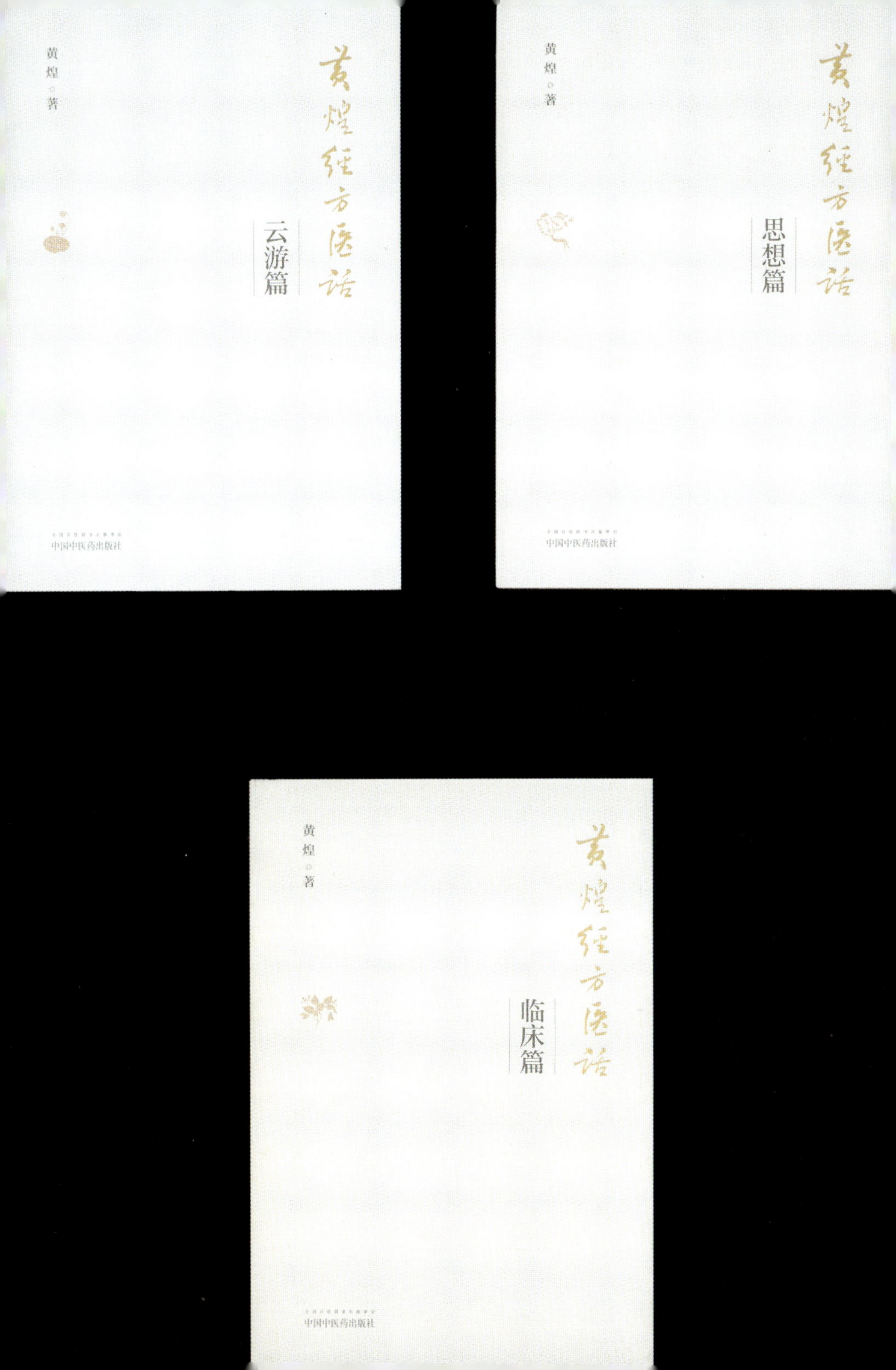

黄煌经方医话

云游篇

黄煌 著

中国中医药出版社

黄煌经方医话

思想篇

黄煌 著

中国中医药出版社

黄煌经方医话

临床篇

黄煌 著

中国中医药出版社

治疗晚期肿瘤要不管旧病

昨天F老的女儿来短信告诉我，他父亲血红蛋白上升至10g/L以上，体重由月前的69kg增加到72kg。我很高兴。

F老今年82岁，一直没啥大病，只是前几年发现血脂高，有冠心病可能。在医生的建议下便开始节食，并服用一些降脂抗凝等药物。去年秋天出现消瘦贫血，经检查确诊是晚期胃癌，未手术，改为中药治疗。春节期间，我接治，见其面色憔悴，下肢浮肿，贫血比较严重，所幸食欲尚可。我觉得尚有生机，用经方炙甘草汤加味，同时，让他食用猪蹄、牛筋。老人欣然接受。他其实非常想吃肉，只是为了保健而刻意吃素。

服用中药一月，体重上升，贫血好转，每次进食也觉可口。后来出现胃酸多，并有唇口疱疹。我说不碍事，原方续服。今年6月住院复查，胃镜下居然胃壁光滑，肿瘤没有转移，肿瘤相关指标也下降。但是，住院后不久，老人的家属来电，告诉我老人贫血又严重了，而且体重开始下降。

经过询问，得知家人为瞒老人，这次住的病房是心血管科。住院后，该科医生还是让其服用心血管病的常规药物，以及吗叮啉等胃动力药、制酸药。我建议停服所有心血管病的药物及胃药，仍以中药治疗为主，适当输血或服用营养药即可。一周后来电，说停用西药后，老人感到舒适，仍每天吃牛筋、猪蹄。这是半月前的事情。

昨天接到短信，我又高兴了好一会儿。

不管旧病，不过度服药，重营养，先留人，这应该是治疗晚期肿瘤患者的一个原则。

2007-07-12

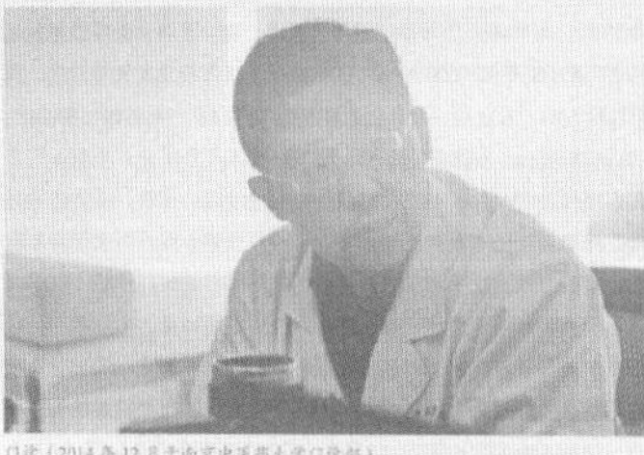

门诊（2014年12月于南京中医药大学门诊部）

第一版前言

我在高中时代就喜欢文学，读小说，写诗歌，主编学校墙报刊物《葵花》，我的梦想是当作家或记者。走上中医之路后，依然喜欢动笔。学徒时代，我整理老中医医案，写实习日记；在读研和执教时代，我写读书笔记，写论文，写论著，写讲稿。10多年前，我主持公益性网站"黄煌经方沙龙"，更是不停地敲打键盘，记录下自己的所见所闻、所思所想，引导大家学习经方、应用经方。写作，让我的思维更加缜密，让我的经验得以保留，让我的思想和心得能与大家分享。这三本小册子，就是我这近10年来临床与读书、讲学与访谈、回忆与思考的实录。

临床篇是医案。整理个案，是中医传统的学习方式与研究方式。从每个案例中总结经验，训练识别方证的能力，可以让思维变得活跃。历史上整理医案的方法很多，大致有实录式与追忆式两种，我采用的是后者。而且多用第一人称叙事，语言也尽量通俗，因为，我知道我文章的读者大多年轻，而且初学者居多。案例多是经方验案，虽然是个案数则，但是以小见大，读者也可以从中了解经方方证以及识别的大法。

思想篇是对经方医学理论与发展问题的思考，以及我接受媒体采访的记录和我的一些讲话稿。20世纪70年代初期，我学习中医以后，曾经困惑、迷茫、焦虑了相当长的时间，直到20世纪90年代初期，才心定气平，认准了经方这条大道。面对同道的质疑和学生

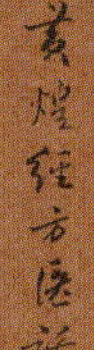

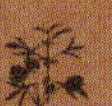

的困惑时，我忍不住敲打键盘，回答诸如“经方是什么”“方证是什么”“为何要读经典”“如何学中医”“如何学经方”“为什么要推广经方”“经方医学如何发展”等问题。经过思考与写作，我更坚定了推广经方的决心，也明确了推广经方的方向与策略。

云游篇是游记，更是有关经方的随想。这些年来，我出国讲学的机会较多。每一处的讲学，经方都受到听众的极大欢迎。经方是经典方的略称，是我国东汉时期著名医学家张仲景所撰《伤寒论》《金匮要略》中的配方。经方是中华民族使用天然药物的结晶，蕴含着前人认识疾病、治疗疾病的思想方法和经验。我在推广经方的过程中，更加体会到经方的宝贵，更能感受到经方的魅力。虽在异国他乡，虽是满目奇景，但眼中唯有经方。云游篇中也有部分我的回忆录，其中大部分是写家乡的食物。我的儿童时代物质极其匮乏，吃，成了最大的快乐，记忆也最深刻。学中医后才明白，中医是一种生活医学，生活常识与生活经验是中医的血与肉，换句话说，中医就是吃出来的医学。所以，作为中医来写这些故乡的普通吃食，就更有感觉。

踏入医门至今43年多了。临床与写作、讲台与电脑，已然成为我生命的一部分。我庆幸此生选择了当中医，更庆幸走进了经方的世界，经方不仅给了我当医生的尊严和乐趣，经方浓郁的生活气息和人文特质更不断给了我写与讲的冲动和题材。这三本小册子里的一篇篇短文，是我在求索医理之路上的点点足迹，更体现着我一个普通中医人的片片情怀。

黄　煌

2017年5月1日

目录

南京中医药大学
国际经方学院特色教材（8种）

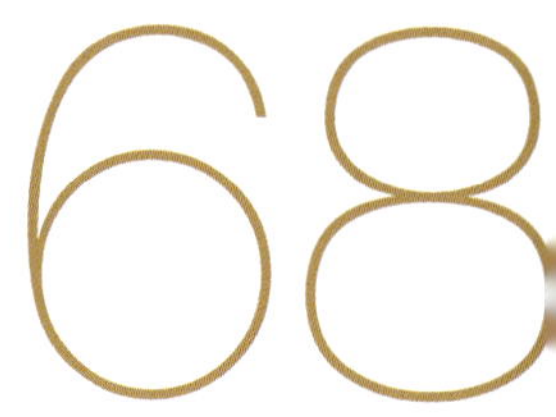

作　　者：黄　煌
开本装帧：小16开平装
策划编辑：张钢钢　华中健
责任编辑：张　燕
书籍设计：周伟伟

V 68

这套特色教材的编写出版，标志着黄煌经方事业又上了一个新台阶，黄煌经方学术已经有了比较完整的体系，经方的教学、培训、学习、推广有了系统的教材。因为是初版、首创，没有现成的东西可参考，黄煌老师及其团队付出了巨大的努力，精心规划，仔细斟酌，广泛征求意见，反复修改，不厌其烦。有的已经交稿了，又拿回去修改，甚至推倒重来，体现了黄老师一贯的认真、严谨的作风，令人钦佩。我们也是按照教材的标准精心策划编辑，以不负黄老师的信任。

虽然名曰教材，但在书籍设计上不想沿袭一般教材的范式，还是要保持黄煌经方简约、文气的风格和品质。开本选择了比较特殊的小16开，版式疏朗、清晰，便于阅读、批注，尽管无形中增加印制成本，但我们觉得品质更重要，值得。先后出版的《经方方证》《经方概论》《经方医案》和《各科经方》4本教材都得到读者热烈的反应，其中《经方方证》已经4次印刷，发行10,000多册，再次彰显了黄煌经方的影响力。相信随着这套教材的出齐及不断地修订完善，黄煌经方事业也将不断向纵深发展，其影响必将越来越广。

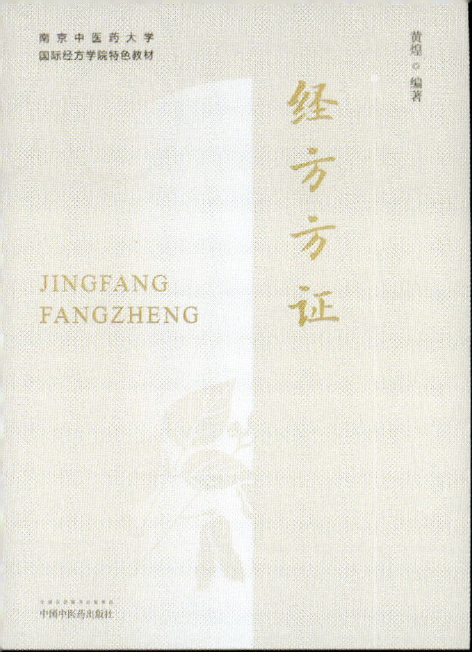

南京中医药大学
国际经方学院特色教材

黄煌 ◎ 编著

经方方证

JINGFANG FANGZHENG

中国中医药出版社

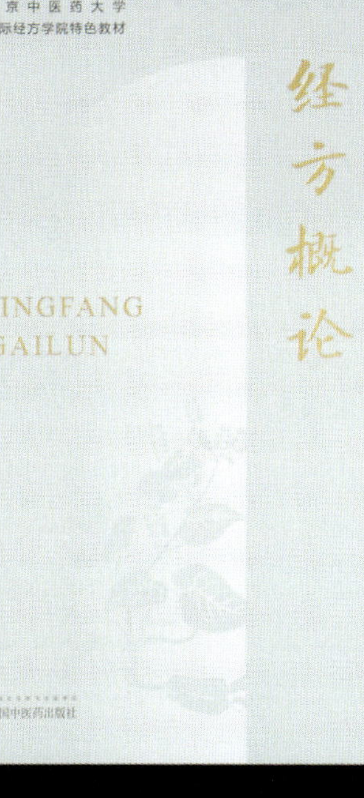

南京中医药大学
国际经方学院特色教材

杨大华 ◎ 编著

经方概论

JINGFANG GAILUN

中国中医药出版社

南京中医药大学
国际经方学院特色教材

黄煌 ◎ 编著

经方医案

JINGFANG YIAN

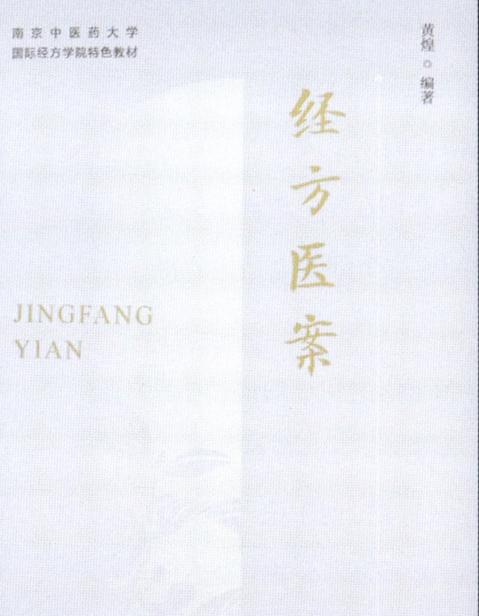

中国中医药出版社

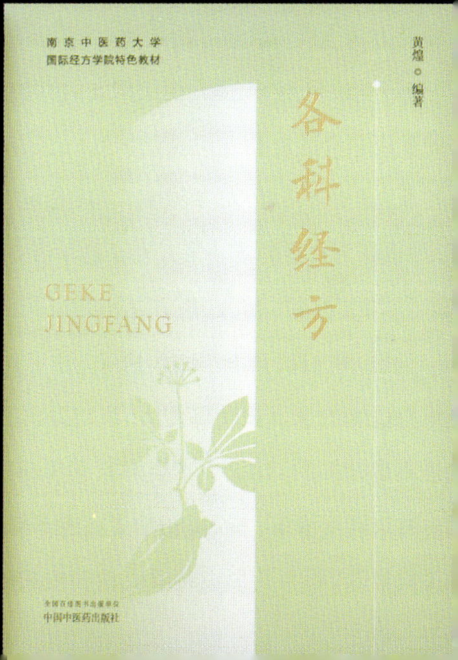

南京中医药大学
国际经方学院特色教材

黄煌 ◎ 编著

各科经方

GEKE JINGFANG

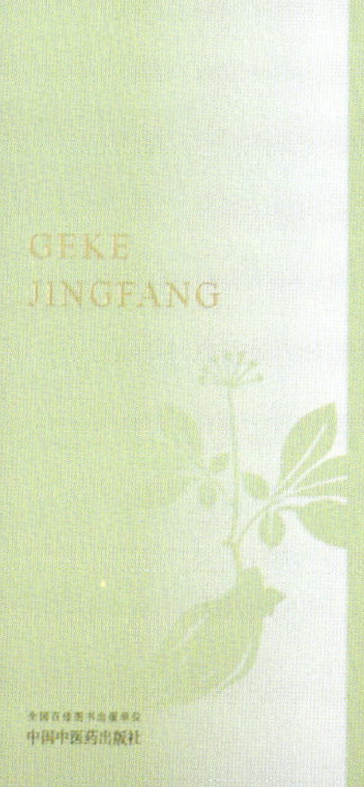

全国百佳图书出版单位
中国中医药出版社

黄煌经方助记手册

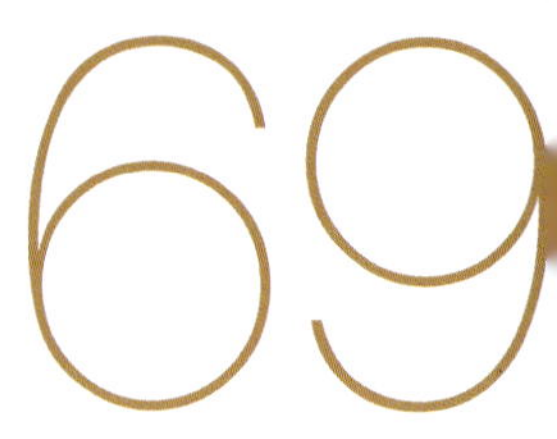

作　　者：王晓军　黄　煌
开本装帧：32开精装
出版日期：2019年3月第1版第1次印刷
　　　　　2023年9月第1版第6次印刷
印　　数：25,000
策划编辑：张钢钢　华中健
责任编辑：张钢钢
书籍设计：周伟伟

Ⅴ 69

"黄煌经方沙龙"论坛，给广大经方爱好者提供了一个很好的学习、交流的平台，也给我们提供了一个发现好的选题线索、好的作者窗口。2018年，我们看到一位经方医生将自己学习黄老师《中医十大类方》《张仲景50味药证》时所编的方证、药证歌诀发到了论坛，受到网友的点赞、好评，马上想到这样短小精悍、朗朗上口的歌诀非常适合经方初学者学习、记忆方证、药证，就像我们刚上大学时必背的药性歌、汤头歌一样，如果结集出版，肯定会受欢迎。为此，我们还专门请教了黄老师，他也认为这样的歌诀形式对于初学者有所帮助，并介绍说这个编者也是他的得意弟子，非常勤勉、努力，经方让他尝到了甜头。

于是，我们联系上王晓军医生，说了我们的想法，得到了他的积极响应。看了晓军发过来的全部歌诀稿件后，我们提出了两点修改、完善意见。一是原歌诀有一些还不是很押韵，建议在不影响原意和理解的前提下，尽量押韵，便于记诵；二是因为歌诀高度浓缩、精简，初学者可能不易理解，最好从黄老师的两本书中提炼出相关内容，以提要的形式对歌诀做简要的解释、说明，便于读者理解、记忆。这些

黄煌经方助记手册

王晓军 黄煌◎编著

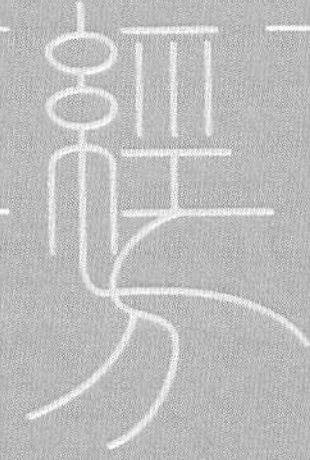

全国百佳图书出版单位
中国中医药出版社

张仲景50味药证歌诀

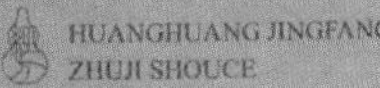

一身尽痛、关节变形肿胀者，则非本方所能治疗，应当在麻黄类方或桂枝类方中选择适合的处方。

②浮肿，自汗，恶风。汗出一症，有白天虽然未活动、或气温亦不高而汗自出者，也有入夜汗出湿衣者，其汗常见色黄。

③舌质暗淡。

06 · 黄芪建中汤方证

【歌诀】

慢性腹痛喜温按，
形寒恶风自盗汗，
身重面萎或浮肿，
脉象虚大舌暗淡。

【提要】

①慢性腹痛，喜温喜按。

②易自汗或盗汗，形寒恶风，面色萎黄，身体重或有轻度浮肿。

③舌质淡红或暗，脉虚大。

07 · 补中益气汤方证

【歌诀】

昔肥今瘦面萎黄，
舌淡质嫩体瘦长，
身倦发热恶寒风，
各种下垂泻脱肛，
头痛昏晕胁微满，
自汗浮肿溲约良。

【提要】

①面色萎黄呈贫血貌，体型瘦长或昔肥今瘦，舌淡红，舌质嫩，苔薄白。

②自觉发热或恶风寒，全身倦怠感明显，有轻微的胸胁苦满感，手足冷，自汗恶风。

③或内脏下垂，或子宫下垂，或脱肛，或腹泻，或便秘，或腹痛，或头痛，或昏晕，或浮肿，或小便不利等。

④本方证与柴胡桂枝汤证区别：其一体力上，补中益气

意见都被采纳了。至于书名，我们想既然此书是帮助经方入门者学习、记忆的，那就作为《黄煌经方使用手册》的配套辅助读物，用《黄煌经方助记手册》，名副其实。书籍设计也仿照了《黄煌经方使用手册》的风格，形成姊妹书关系。该书出版后，果然颇受读者欢迎，先后6次印刷，累计销售24,000多册，成了经方爱好者入门的好帮手。这也是我们自主策划的一本畅销好书。

伤寒论使用手册

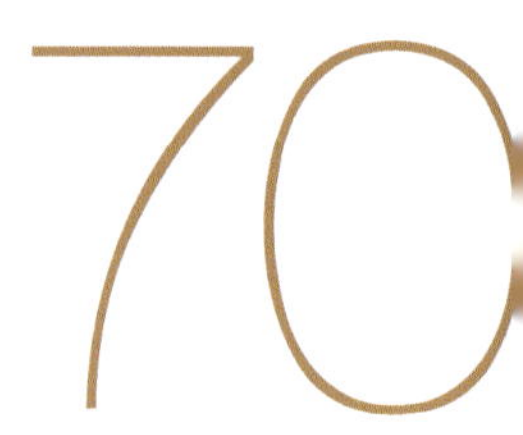

主　　编：王辉武
开本装帧：大32开平装
出版日期：2013年1月第1版第1次印刷
　　　　　2022年3月第1版第5次印刷
印　　数：11,000
策划编辑：华中健
责任编辑：华中健
文字编辑：李宣禹

V 70

一次上网浏览“黄煌经方沙龙”，黄煌老师的一段话引起了我们的注意，“我那时用的工具书是《伤寒论手册》和《金匮要略手册》，这两本书编得非常实用，可以从方、从药、从病症、从经络、从药量等多角度来检索”。我们马上在网上搜索了这两本书的信息，发现是由科学技术文献出版社重庆分社1984年出版的老书，迄今没有重印、再版，除孔夫子旧书网外，市面上已难觅踪影。眼下正大力提倡“学经典”“用经典”，积极推广经方，这两本被黄老师认可的工具书无疑是很好的帮手，不该被湮没。

于是，我们设法联系到两本书的主编王辉武老师和王久源老师，谈了拟重新再版两本手册的想法，得到两位前辈的积极支持和全力配合。他们不顾年迈，不辞辛苦，抽出时间对原书做了认真、仔细的修订，使得两本手册顺利地以全新面貌问世，着实令人感动。因为是再版，故把原书名分别改为了《伤寒论使用手册》《金匮要略使用手册》，更与内容相符。两本书再版后，不出所料，受到了读者的欢迎，尤其是《伤寒论使用手册》先后5次重印，销售近万册。

我们还因此得到了王辉武老师的信任，他主动将其珍贵的文集交由我们编辑出版，从而成就了另一本难得的好书《老医真言》，也算是意外之喜吧。

娄绍昆经方系列（4种）

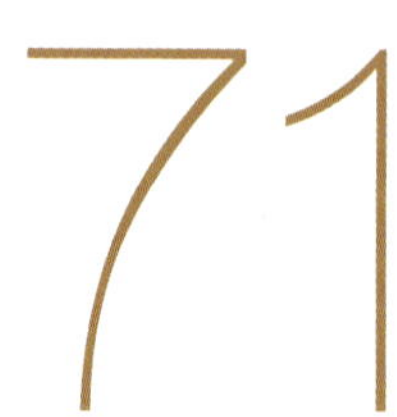

作　　者：娄莘杉

策划编辑：华中健　张钢钢

责任编辑：张钢钢　华中健

封面设计：灵兰中医

Ⅴ-71

自从2012年为娄老编辑出版了他的第一本著作《中医人生：一个老中医的经方奇缘》后，得到了娄老父女俩的信任。10多年间我们又相继策编、出版了《娄绍昆讲经方》《娄绍昆经方医案医话》《娄绍昆一方一针讲〈伤寒〉》和《娄绍昆讲康治本〈伤寒论〉》，形成了“娄绍昆经方系列”。每本都是畅销好书，在读者中产生了广泛的影响，树立了品牌。《娄绍昆讲经方》和《娄绍昆经方医案医话》都先后3次印刷，分别累计发行16,800册；《娄绍昆一方一针讲〈伤寒〉》也3次印刷，累计发行12,000册。

娄老数十年来，不仅自己努力探研、实践《伤寒论》，运用经方，而且不顾年迈、四处奔走，不遗余力地大力宣传、推广经方。他的经方系列著作大都是根据他的演讲、讲座及授课的讲稿或录音整理编辑而成，内容丰富，尤其是后面两部体量都很大，而且是讲课录音整理的，如何既能保持娄老讲课的风格，尽可能还原娄老讲解的本意，又要符合出版规定要求，便于读者阅读、理解，这就对编辑加工提出了极高的要求。加之娄老文史哲知识全面，尤其是对日本汉方医学有精深研究和独到见解，讲稿中旁征博引，更增加了编辑的难度。为此，我们不敢有丝毫马虎，花费了比普通稿件多数倍的时间，对文稿做认真架构，对每个段落、每个字句都反复斟

○娄绍昆经方系列○

娄绍昆

讲经方

娄莘杉◎编著

全国百佳图书出版单位

中国中医药出版社

○娄绍昆经方系列○

娄绍昆

经方医案医话

娄莘杉◎编著

全国百佳图书出版单位

中国中医药出版社

【娄绍昆经方系列】

娄绍昆讲康治本《伤寒论》

——65条学完一本《伤寒论》

娄莘杉◎编著

全国百佳图书出版单位
中国中医药出版社

【娄绍昆经方系列】

娄绍昆一方一针解《伤寒》

娄莘杉◎编著

全国百佳图书出版单位
中国中医药出版社

酌，仔细推敲，不厌其烦地多遍校看、修改，并与娄老爱女杉杉数次沟通，力求保证本书的高质量，以不负娄老父女对我们的信任。

每次的编校过程虽然艰难、漫长，但也充满着乐趣，收获多多，套用一句当下的流行语就是“累并快乐着”。透过字里行间，我们每每被娄老数十年执着探索、不断进取的精神所感染，被他扎实的经方功底及娴熟的临床技能所折服，被他苦口婆心、循循善诱的园丁之情所打动，让我们真切触碰到一颗经方实践者、传播者的赤子之心。能编辑这样的好书，是我们的幸运。

非常遗憾的是，2023年年初，就在我们紧张编辑《娄绍昆讲康治本〈伤寒论〉》的过程中，娄老竟因病溘然去世，没能亲眼看见他生前一直挂念着的这部著作的出版，中医界失去了一位睿智的思想者和卓越的经方实践、传播者，我们也失去了一位可敬可爱的长者。这年年底，在本书正式出版之际，出版社连同“中医书友会”举办了隆重的追思会和新书发布会。新书刚问世没几天，首印的3,000册书就告罄，不得不紧急加印。我们想，这是对娄老在天之灵的最好告慰。

刘志龙经方心得录

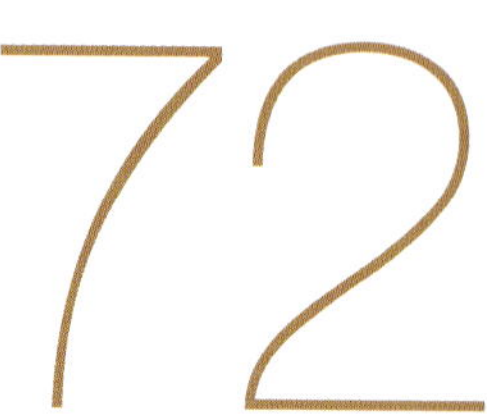

作　　者：刘志龙
开本装帧：大32开平装
出版日期：2022年7月第1版第1次印刷
　　　　　2023年6月第1版第2次印刷
印　　数：5,000
策划编辑：张钢钢　华中健
责任编辑：张钢钢
书籍设计：周伟伟

Ⅴ 72

前些年编辑出版青年中医黎崇裕的两本书，《一个青年中医之路——从经方庙堂到民间江湖》和《三年难得师承录——跟师刘志龙教授》，就得知刘志龙老师早年也追随黄煌老师学习经方，10多年来坚持在临床努力实践、研究经方，形成了自己独特的学术经验。与此同时，还利用各种媒介大力宣传、推广经方，推动岭南经方事业的发展，成为岭南经方学派的领军人物之一。这本书就是刘老师10多年来研究、应用经方的心得体悟。书中刘老师汲取古今中外众多医家的学术精华，融汇贯通，创造性地提出"少阴八法""麻开桂阖""阳明病热证的证治层次""黄芪治水气病为主，非补虚见长"等独到经方理论，让人耳目一新。

万万没有想到，天妒英才，这本书还没出版，刘老师却因病溘然去世，经方事业失去了一位年富力强的得力骨干。悲痛之余，唯有精心编辑好刘老师的这本珍贵遗著，以及编辑出版更多更好的经方图书，为宣传、推广经方尽绵薄之力，以告慰刘老师在天之灵。

刘志龙经方心得录

刘志龙 编著

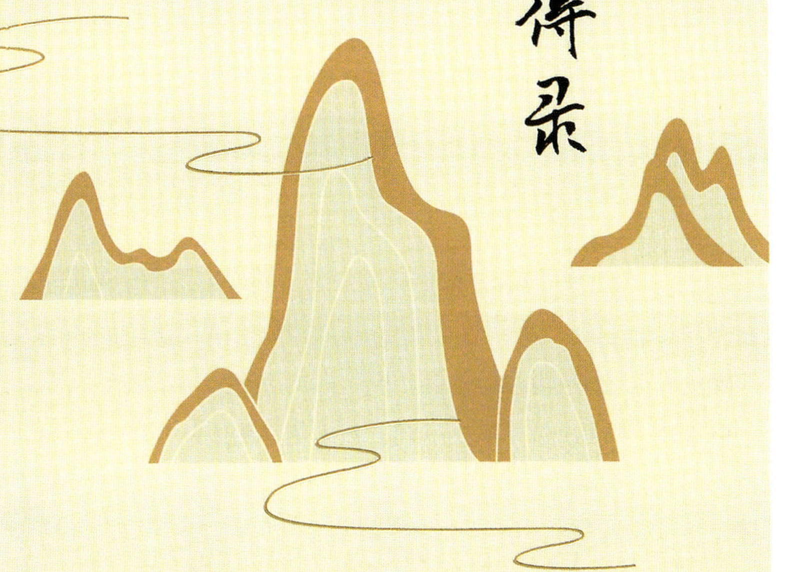

全国百佳图书出版单位
中国中医药出版社

经方实践得失录

跟师黄煌学用经方130案

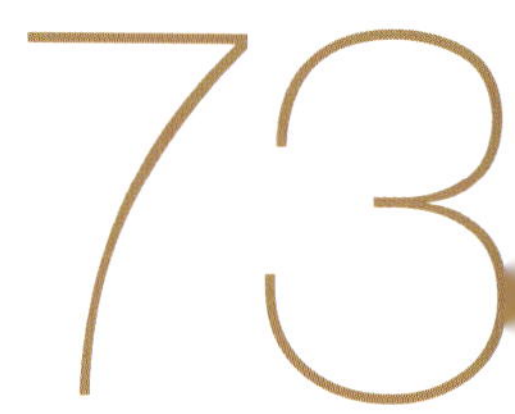

作　　者：何运强
开本装帧：大32开平装
出版日期：2015年1月第1版第1次印刷
　　　　　2021年11月第1版第7次印刷
印　　数：20,100
策划编辑：华中健 张钢钢
责任编辑：华中健
文字编辑：王　捷
封面设计：赵　静

V 73

这是早年策划出版的一本学习黄煌经方心得、体会的书籍，也是影响比较大的一本畅销书。因为是黄煌老师推荐自己弟子的书稿，所以内容质量不用担心，我们主要是在形式上（编排、标题及装帧）动了脑筋，以求更好地体现内容，突出本书亮点。

初稿原本是"黄煌老师的学术思想"在前面，然后才是130则案例，有点本末倒置，且每则医案标题只列了病症名，没有体现学用经方的特色。我们做了如下调整：案例提前，成为全书的主角，每则医案以主用经方加病症名为题，直截了当，一目了然。而"黄煌老师的学术思想"则作为附篇置于最后，并将标题改为"黄煌老师学术思想初探"。

每则医案后的按语应该是本书的精华，真实反映了作者临证过程中学习黄老师学术思想及经验，应用经方的体悟、得失，显然用"临证心得"要比"按语"更加贴切。

| 经方大道 |

经方实践得失录

跟师黄煌学用经方130案

何运强　著

全国百佳图书出版单位
中国中医药出版社

策划编辑　华中健　张钢钢
责任编辑　华中健
文字编辑　王　捷
封面设计　赵　静

经方实践得失录
跟师黄煌学用经方130案

本书作者是著名经方学家黄煌教授的得意弟子。他通过130个鲜活的临床案例，真实、生动地记录了自己学习、应用黄师"方—病—人"方证学说及经验处理复杂病情，实践经方的心得、体悟，其中既有大量对黄师学术思想和经验的重复检验和提升，也有不少自己潜心研究、大胆探索的宝贵经验，有成功的收获，也有失败的教训。行文简洁明快，分析有理有据，让你真切感受到经方的独特魅力。

附篇为对黄煌老师的学术思想探析，作者用精炼的语言概括、总结了黄师经方学术思想体系的精髓，读之多有裨益。

上架建议：中医临床

ISBN 978-7-5132-2128-3

定价：39.00元

| 经方大道 |
经方实践得失录
跟师黄煌学用经方130案
何运强　著
中国中医药出版社

| 经方大道 |
经方实践得失录
跟师黄煌学用经方130案
何运强　著
全国百佳图书出版单位
中国中医药出版社

往来寒热、胸胁苦满、默默不欲饮食、心烦喜呕等症。黄师认为，柴胡证中往来寒热的“往来”有其特殊含义：其一是指有节律性，或无节律性，或周节律，或月节律；其二是指没有明显节律，时发时止。该患者发热日久，西医诊断不明，用清热解毒之时方也未见效。余则据黄师所说，抓住患者往来寒热之特点，并据胸闷、脉弦等症而应用小柴胡汤，最后竟然收到了意想不到的效果。以前本人也用小柴胡汤治疗过发热，但那时的着眼点，却是把往来寒热的方证仅仅认为是一阵冷一阵热、寒热交替的表现，从而大大限制了小柴胡的临床应用。

002 柴胡桂枝干姜汤治低热案

赵某，男，20岁，河间市新华路居民。2013年9月5日初诊。

患者低热40天，体温在37.2℃～37.8℃之间，发作无规律，时有恶寒，服用退热药后方有汗，伴咽干、乏力、纳呆，精神委靡。医院检查无异常。静脉点滴抗生素10天无效。服用清热解表之中药亦无效。患者既往有慢性浅表性胃炎5年，平素胃部喜暖，足底发凉。观患者体形瘦高，面色萎黄无光泽，舌白、苔微黄，脉象左弦、右弱。

处方：柴胡25g，黄芩10g，天花粉20g，桂枝10g，牡蛎30g，干姜10g，附子6g，甘草10g。7剂，水煎服。

4剂药后低热未作，7剂药后所有不适消失。观察一个月，无复发。

临证心得：该患者西医检查无异常，用抗生素十余天无效，用中药疏风散热也无效。在此情况下，笔者根据体质辨

071 附子理中汤治口腔溃疡案

齐某，女，61岁，河间市黑佛头村人。2013年5月17日初诊。

患者患口腔溃疡5年，几乎每月都有发作。疼痛烧灼，痛苦异常，多处诊治皆效果不佳。刻下：唇内侧和舌体上散布多块米粒样大小溃疡，疼痛如烫，无食欲，精神烦躁，睡眠极差，无胃脘胀满等症。舌淡苔水滑，脉象细数。处方：

柴胡12g，黄芩10g，天花粉20g，桂枝10g，附子6g，牡蛎20g，干姜10g，甘草10g。5剂，水煎服。

二诊：溃疡有所减少，疼痛也有减轻。效不更方，再服5剂。

三诊：溃疡依旧，余症依旧，患者言似和未治前一样，而有责备之情。惶恐之余，再观患者体质，发现患者体形瘦弱，肤色黝黑无光泽，问诊得知畏寒喜暖，手足常年觉凉，再看舌质舌苔并无热象，而且患者诉唾液较多。余恍然大悟，毅然

更方：

附子10g，党参20g，白术15g，干姜10g，甘草12g。5剂，水煎服。

四诊：溃疡减轻过半，疼痛大轻，精神振作。原方迭进10剂。后患者告知痊愈，半年未复发。

临证心得：口腔溃疡热证居多，久不愈者多寒热夹杂。临床上甘草泻心汤证不少，且多伴有胃脘不适。笔者对于日久不愈的口腔溃疡无胃病者，常以柴胡桂枝干姜汤加附子治疗，屡收佳效。该病例笔者先入为主，率然以柴胡桂枝干姜汤加附子治疗，结果疗效不佳，后发现患者体形瘦弱，肤黑无光泽，畏寒，无渴感，舌苔水滑，综合分析辨为寒性体质，遂从体治疗，投以附子理中汤，结果收效迅速且疗效稳定。方中甘草剂量大于附子，一为减少附子毒性，二是根据黄师的经验以修复溃疡的黏膜。

原书名为“经方一得”，比较笼统简单，没有体现出本书的特色、亮点，经反复推敲，改成了现在的书名。

在装帧设计上，还是想沿袭《黄煌经方沙龙》的风格，以白底素色为主，简约、文气，且有时代感，以体现“经方医学，大道至简”这一黄煌老师的经方核心理念。同时，我们还由此提炼出了“经方大道”一词，想请设计师设计个logo，成为今后此类系列书的标志。可结果还是差强人意，没有达到想要的效果，好的设计真是可遇不可求啊！

此书出版后，受到读者欢迎，先后7次印刷，销售近20,000册。

悟道张仲景

平脉辨证解读

74

作　　者：徐汝奇
开本装帧：16开平装
出版日期：2013年4月第1版第1次印刷
　　　　　2023年4月第1版第5次印刷
印　　数：10,000
策划编辑：华中健　张钢钢
责任编辑：华中健

V 74

这部书稿最初是黄煌老师推荐的，第一感觉就是挺“神”的，有点玄，黄老师也有同感。随着与作者徐汝奇的接触、交往，发现此君不简单。

他是一个乡村基层医生，也可以说是民间草医，早年拜当地名医学徒，后上光明中医函授大学系统学习，还曾跟随陈瑞春老学习《伤寒杂病论》，之后坚持数年参加“全国经方运用高级研修班”，利用一切机会潜心学习、刻苦钻研仲景学说，执着于仲景平脉辨证的探研和实践，颇有心得。这部书就是他多年探索、研究、实践仲景脉学的心得、体悟。徐汝奇自己在当地开了诊所，据说病人很多，在当地颇有名气。2012年，我们曾经去他的家乡江西泰和，亲自到他的诊所看他出诊，病人不断，跟诊学习者也不少，其看病也是四诊合参，但尤其重视脉诊。病人坐下首先搭脉，非常仔细认真，然后即依据脉象所得主动询问病人，病人往往点头称是，最后综合舌诊等其他临床资料进行辨治处方。其病案中脉象记述特别详细具体，且直接与病机、治法、方药挂钩，给学生弟子讲解也都是仲景理论，头头是道，让人信服，并非想象中的江湖医生那般故弄玄虚。他自2008年起开办了平脉辨证培

张仲景平脉辨证解读

徐汝奇 著

中国中医药出版社
全国百佳图书出版单位

悟道张仲景
——平脉辨证解读

定价：49.00元

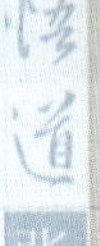

张仲景

——平脉辨证解读

中国中医药出版社

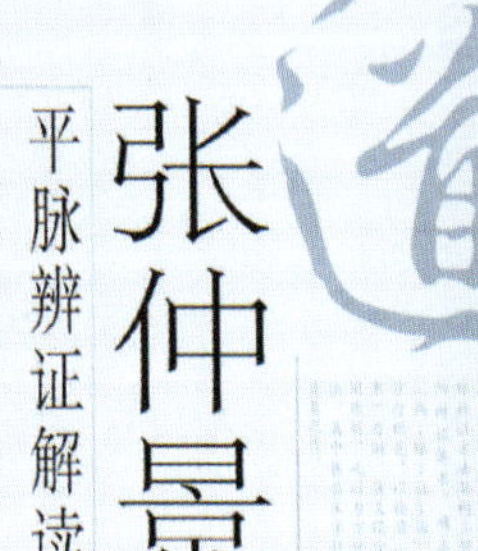

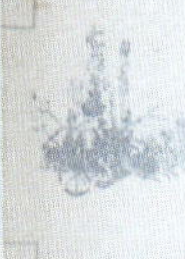

徐汝奇 著

张仲景

平脉辨证解读

中国中医药出版社

"问曰：脉病欲知愈未愈者，何以别之？答曰：寸口、关上、尺中三处，大小浮沉迟数同等，虽寒热不解者，此脉阴阳为和平，虽剧当愈。"

其实三阴三阳的本质反映了疾病过程的虚实，即阴阳多少，所以脉法目的在于辨病机虚实，其运用也在于辨识疾病的三阴三阳。

据脉从阴阳之理，王叔和推衍仲景脉法精义，《伤寒论·伤寒例》中载：

"尺寸俱浮者，太阳受病也，当一二日发。以其脉上连风府，故头项痛，腰脊强。

尺寸俱长者，阳明受病也，当二三日发。以其脉夹鼻，络于目，故身热，目疼，鼻干，不得卧。

尺寸俱弦者，少阳受病也，当三四日发。以其脉循胁，络于耳，故胸胁痛而耳聋。

此三经皆受病，未入于腑者，可汗而已。

尺寸俱沉细者，太阴受病也，当四五日发。以其脉布胃中，络于嗌，故腹满而嗌干。

尺寸俱沉者，少阴受病也，当五六日发。以其脉贯肾，络于肺，系舌本，故口燥舌干而渴。

尺寸俱微缓者，厥阴受病也，当六七日发。以其脉循阴器，络于肝，故烦满而囊缩。

此三经皆受病，已入于腑，可下而已。"

王叔和把六经病主象之脉论定为："太阳病主脉浮，阳明病主脉长（等同于脉洪大），少阳病主脉弦，太阴病主脉沉细，少阴病主脉沉，厥阴病主脉微缓。"

张仲景把三阴三阳病规定为：

1条："太阳之为病，脉浮，头项强痛而恶寒。"

180条："阳明之为病，胃家实是也。"

263条："少阳之为病，口苦，咽干，目眩也。"

273条："太阴之为病，腹满而吐，食不下，自利益甚，时腹自痛。若下之，必胸下结硬。"

281条："少阴之为病，脉微细，但欲寐也。"

326条："厥阴之为病，消渴，气上撞心，心中疼热，饥而不欲食，食则吐蛔，下之利不止。"

历史上有医家把三阴三阳六病提纲认为是王叔和所加，显然忽略了脉法的差异，此六病提纲与《伤寒例》六经病提纲相比，只有太阳病、少阳病提到脉法，且上证描述一从经络证候、一从三焦证候，区别甚大。两相比对，法度严谨。三阳病在表、尚

在腑，证候属实；三阴病在里，已入脏，证候属虚。阴阳脉象、虚实证候各俱特征，由此而辨，三阴三阳六经病证候的病机不言自明，三阴三阳六经病的诊断标准自然成立。

故王叔和对阴阳脉法的总结，三阴三阳六经病主脉之象的规定，类分简便，主属分明，运用强调从主证见主脉、兼证见兼脉，三阴三阳六经病的诊疗规范十分明确。此规范尤其对于鉴别阴阳证候并存、寒热虚实并见等病机复杂的三阴三阳病合病，辨识犹可提纲挈领。

（二）识脉象太过与不及

仲景脉法以阴阳为纲，以相类脉辨证候之阴阳。阴阳类脉的划分则强调脉象的"太过"或"不及"，辨识的方法既有脉位、脉形的相对性，又有脉势、脉度的绝对性。脉象阴阳所属从强弱盛衰而辨，阴中有阳，阳中见阴，主病之候见主脉，兼证之候见兼脉，脉与证候之间丝丝入扣，由此充分体现证候的表、里、虚、实、寒、热病机。

从《脉经》所见，仲景脉法并不仅仅限于阴阳脉法大略，更多则强调了寸口脉法中的左右寸关尺三部的独脉表现。此独脉即《平脉法》中所谓"设有不应，知变所缘，三部不同，病各异端，太过可怪，不及亦然，邪不空见，终必有奸"的表现。

例《伤寒论》128条："问曰：病有结胸，有脏结，其状何如？答曰：按之痛，寸脉浮，关脉沉，名曰结胸也。"129条："何谓脏结？答曰：如结胸状，饮食如故，时时下利，寸脉浮，关脉小细沉紧，名曰脏结。舌上白苔滑者，难治。"此两条文提到寸、关两个独脉表现。对照实例，这两个部位的特殊脉象与早中期胃癌患者的脉象极为相似。

又例154条："心下痞，按之濡，其脉关上浮者，大黄黄连泻心汤主之。"此处只提到了一个关脉，关脉属中焦，与"心下"部位对应，痞胀不舒，按之濡软，故对应的脉为"关上浮"。

再如268条："三阳合病，脉浮大，上关上，但欲眠睡，目合则汗。"此处提到"上关上"的脉象浮大，也是独脉。

诸如以上类似条文在《伤寒杂病论》中并不罕见，但由于互文的缘故，这种独脉的描述常常以阴阳来代替，如《金匮要略·胸痹心痛短气病脉证治》篇："师曰：夫脉当取太过不及，阳微阴弦，即胸痹而痛，所以然者，责其极虚也。今阳虚知在上焦，所以胸痹、心痛者，以其阴弦故也。"阳微阴弦，即寸脉微尺脉弦，微主阳

训、学习班，基本每年1~2期，学员遍布全国，连及海外，并建了网站，网名“江湖医侠”，不遗余力地宣传、推广平脉辨证，弘扬仲景学说。这样一位真心热爱中医，潜心基层临床，实实在在地实践、推广中医，有思想、有临床、有特长的民间草医，值得尊敬、点赞。作为一个中医出版人更应积极扶持、帮助，责无旁贷。

细读本书，作者确实下了很大功夫，对仲景脉学钻得很深，有许多自己独到的见解、观点，尤其难能可贵的是紧密结合实际，贴近临床，而不是空谈理论，玩文字游戏。书是2013年4月出版发行的，当年7月就重印，此后又多次重印，销售近9,000册。作者还将此作为他平脉辨证学习班的教材，很受学员们的欢迎。

十年一觉经方梦

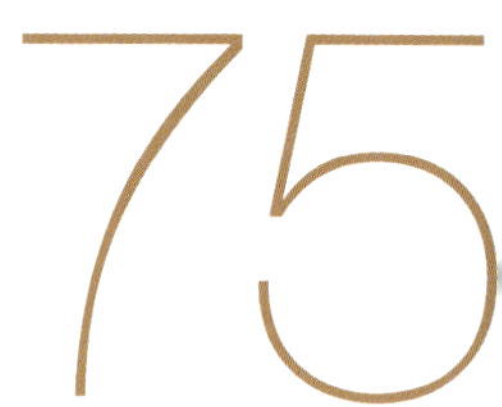

作　　者：杨大华
开本装帧：大32开平装
出版日期：2019年1月第1版第1次印刷
　　　　　2021年6月第1版第3次印刷
印　　数：8,000
策划编辑：张钢钢　华中健
责任编辑：张钢钢
书籍设计：周伟伟

Ⅴ 75

很早就知道杨大华的名字，那是在"黄煌经方沙龙"论坛上。有一段时间，杨大华比较活跃，经常发文参与讨论，而且可以明显看出他的网文观点鲜明，认识深刻，有自己独特的思考，水平要高出一截。后来不知什么原因，他就从网上销声匿迹了。直到2017年年初，黄老师向我推荐大华的书稿《皇汉医学选评》，我才得以和他建立了联系。通过微信交流得知，他觉得现在的网络论坛还处于初级阶段，对于真正的学术交流作用不大，故选择了退出，潜心于经方临床与学术研究。我表示理解，但也提出之前在网上发的那些短文，还是挺有价值的，至少对经方爱好者有启发、帮助，建议也整理结集出版。大华欣然同意，这就有了这本《十年一觉经方梦》。

本书记录了杨大华对经方的所思所行，还有对其他问题的思考，涵盖了经方医学的理论及实践，涉及学习经方的个人理念、对若干经方的深入探讨、对经方常用药物的认识及个人临证治验。特别是他跳出传统中医的思维，结合现代医学的视角来看经方，对于经方的研习来说，无疑提供了一些别样思路。该书先后3次印刷，销售近8,000册，并在第六届全国悦读中医活动中被评为"最受欢迎的十大中医药好书"。

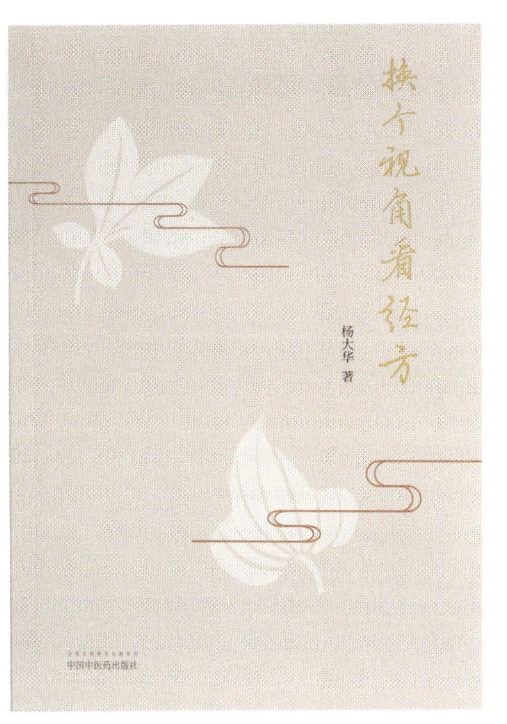
换个视角看经方
杨大华 著
中国中医药出版社

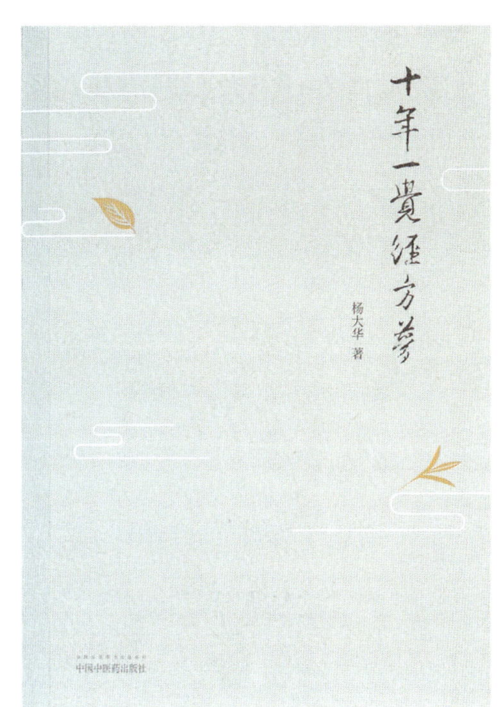
十年一觉经方梦
杨大华 著
中国中医药出版社

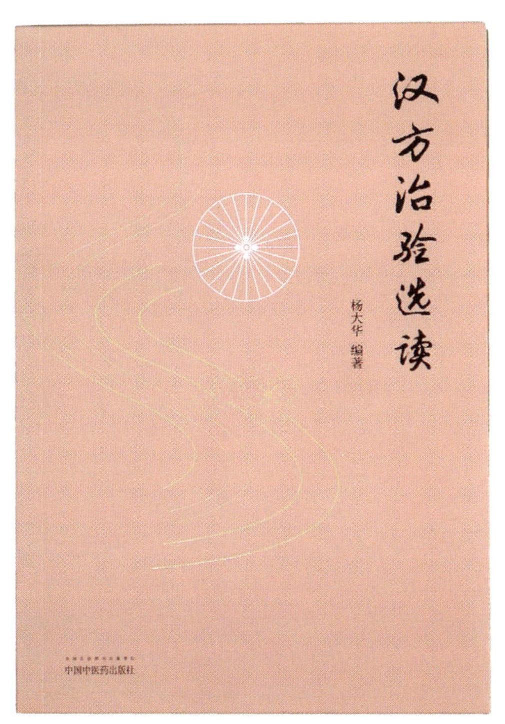
汉方治验选读
杨大华 编著
中国中医药出版社

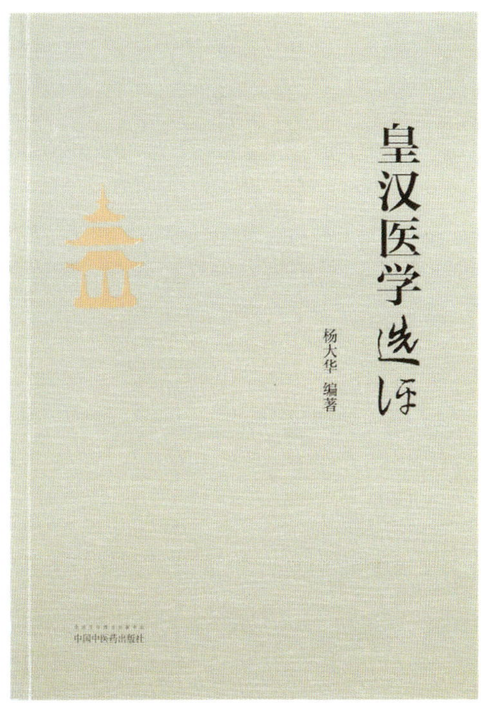
皇汉医学选评
杨大华 编著
中国中医药出版社

杨大华另外编著的《皇汉医学选评》《汉方治验选读》《换个视角看经方》，都是他这种独特视角和研究思路的具体实践，学术水平和参考价值都比较高，在经方类图书中独树一帜，非常难得。

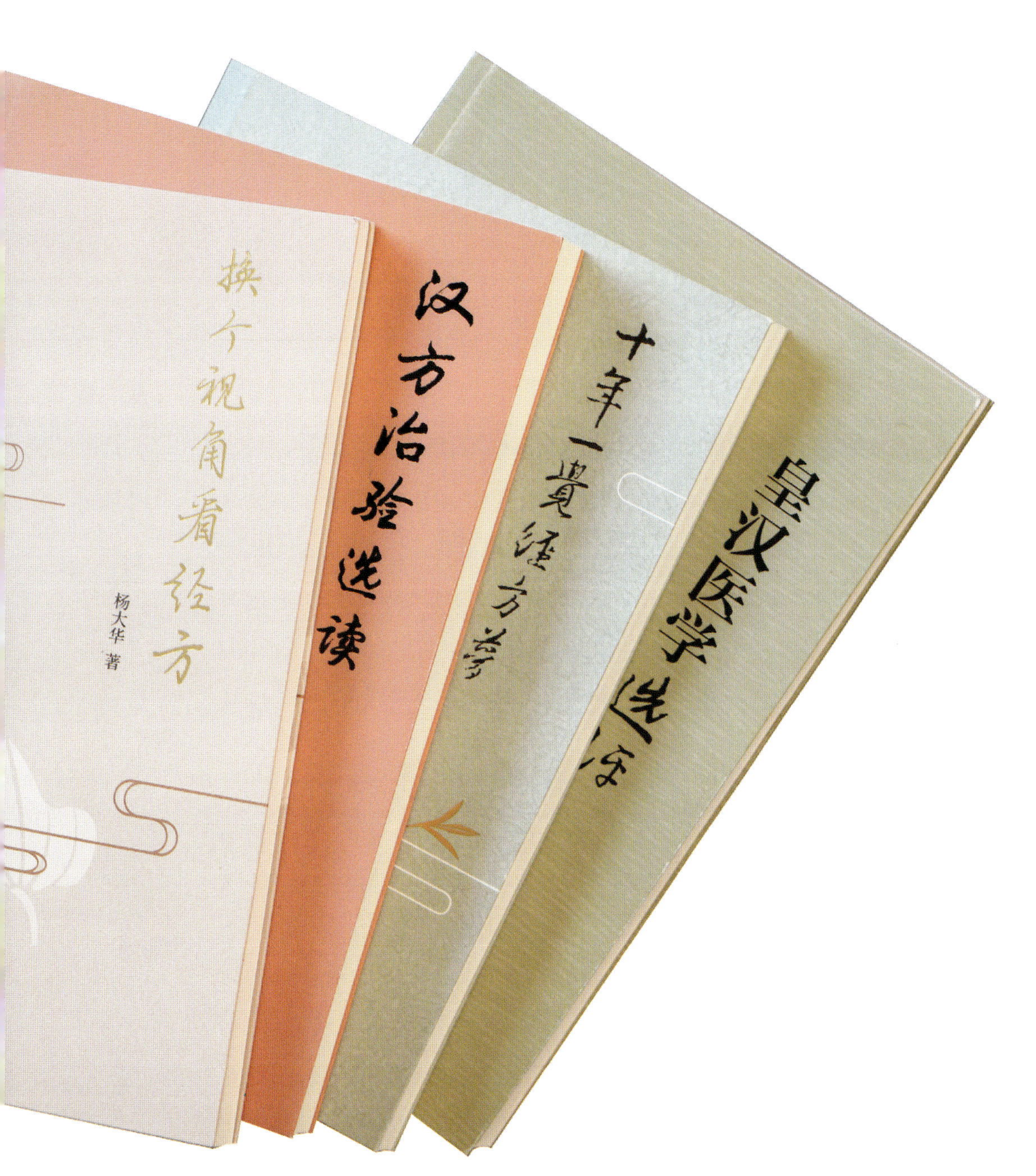
换个视角看经方
杨大华 著
汉方治验选读
十年一贯经方梦
皇汉医学选评

卫生室的经方故事 ·第一辑

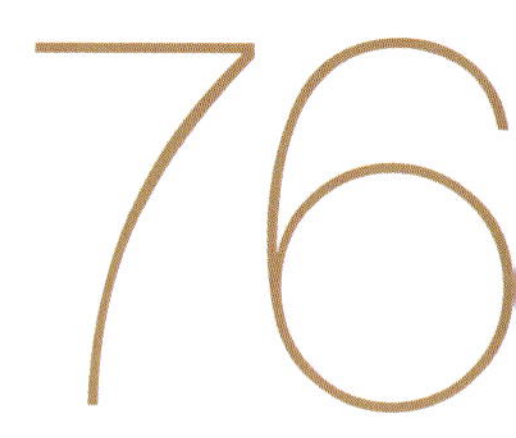

作　　者：王彦权　著　王巨擘　整　理
开本装帧：大32开平装
出版日期：2021年5月第1版第1次印刷
　　　　　2024年5月第1版第8次印刷
印　　数：35,000
策划编辑：张钢钢　华中健
责任编辑：张　燕
书籍设计：周伟伟

V 76

2020年4月21日一早，手机上看见《中医书友会》发的一篇文章，标题为“王彦权卫生室的经方故事”，一下子就被吸引住了，打开阅读，更是被其质朴、平实的内容所打动，而文末也是好评一片。职业敏感让我意识到这是一个难得的好选题，如果能结集出版，让更多中医爱好者、经方爱好者分享，一定会受到欢迎。于是，立即上百度搜到王彦权医生的微博，上有他的手机号，随即在微信中给王医生发了添加邀请，很快就得到响应。我直截了当说了我的想法，王医生欣然同意，由此促成了这本书的问世。

微信沟通中得知，王医生平时就有整理保存每天诊籍的好习惯，由于诊务繁忙，这次书稿将由他正在河南中医药大学上学的女儿帮助整理。我担心他们为了出版又落入大多数医案的俗套，特地发了一条长微信予以提醒：“彦权早！整理文稿时，尽量保持真切、朴实的风格，原汁原味，少一点人工雕琢的痕迹。一些生动、典型的案例就可以用讲故事的形式呈现，夹叙夹议，这样鲜活生动。尤其是按语，不必面面俱到，千篇一律，就把自己最有感触的，或诊治思路的关键，或处方用药的心得，用自己的方式点出来即可。真正做到有感而发，言之有物，言之有据，多则多说，少则少说，没有就不说，让案例说话，用疗效服人。后面，仍然保持这种随时记

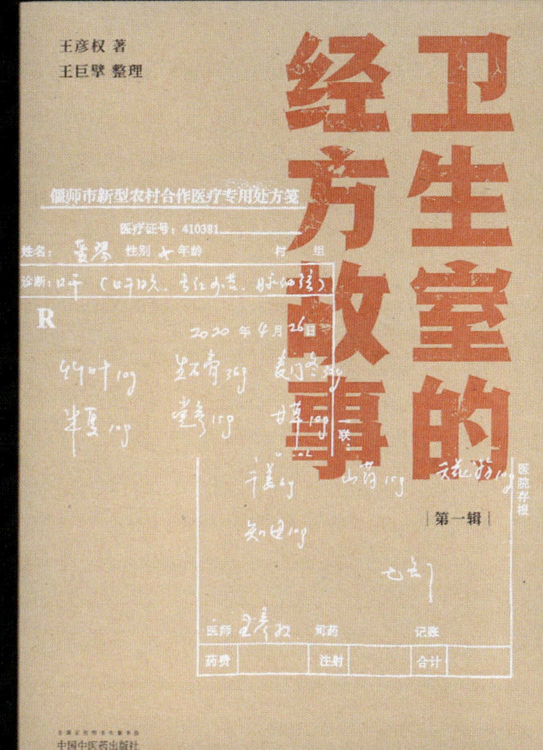
王彦权 著
王巨擘 整理
卫生室的经方故事
偃师市新型农村合作医疗专用处方笺
医疗证号：410381
姓名：
性别
年龄
村
组
诊断：
R
医院存根
第一辑
医师
司药
记账
药费
注射
合计
中国中医药出版社
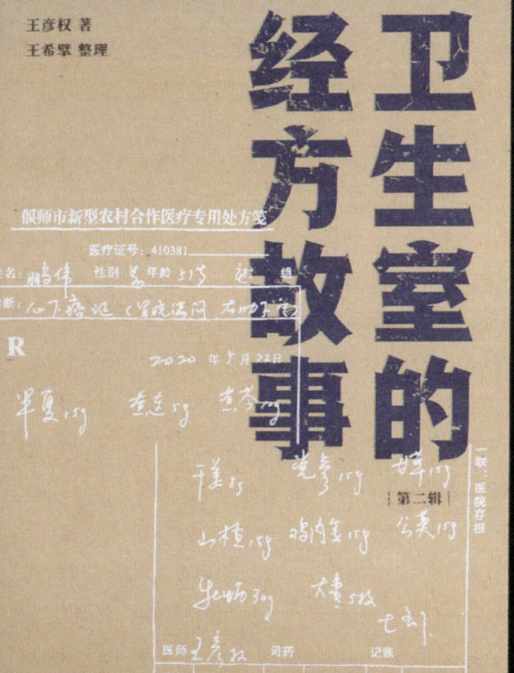
王彦权 著
王希擘 整理
卫生室的经方故事
偃师市新型农村合作医疗专用处方笺
医疗证号：410381
姓名：
性别
年龄
组
诊断：
R
一联：医院存根
第二辑
医师
司药
记账
药费
注射
合计
全国百佳图书出版单位
中国中医药出版社

出院找彦权。彦权用药5剂，大哥便能在人搀扶下，踉跄走路；再用10剂，大哥自己就会走路了，上肢功能也有不同程度的恢复。他们把视频发给我看，大出我所料。难怪广州、成都、西安、深圳的患者，不远千里来找彦权诊治；难怪郑州、洛阳三甲医院的同行，屈尊进入乡村卫生室，同彦权切磋技艺，取经寻宝；难怪小小卫生室，总是车水马龙，七八台煎药机同时工作还难以应付彦权的处方；难怪一年能数十次地在专业报纸杂志上，看到彦权的治病经验；难怪不时地有医院的大咖向我索要彦权的联系方法……

山不在高，有仙则名；水不在深，有龙则灵。庙不在大，有神则名；医不在貌，有效则中。梅奥诊所登现代医学之顶峰，彦权卫生室述《卫生室的经方故事》。中国中医药出版社准备出版《卫生室的经方故事》，谨以之为序。

王俊顺

2020年5月3日

王俊顺，河南省洛阳正骨医院主任中医师，中医基础理论功底深厚，骨科临床实践经验丰富，尤其在中医正骨学方面造诣颇丰，对骨折脱位及其并发症的诊断和处理，不落窠臼，自成一家。发表论文数十篇，完成专著3部，获得国家专利6项以及省部级科技进步奖6项、地厅级科技进步奖5项，学子遍及全国，其学术理论、学术思想被越来越多的同行所接受。

前言

我要当患者心目中能治病的“中医研究生”

回想开卫生室那年，我还未满18岁，刚刚中专毕业，因条件有限，在乡镇卫生院实习了10个月，经偃师市卫生局批准，取得行医资格后就独立开诊。当时的心理真是“没患者着急，见到患者看了之后又害怕；很多病无从下手，又初生牛犊不怕老虎……”也就是在那时，我曾用一剂大承气汤治愈一例高热半个月、痞满燥实证突出、近九十高龄的患者；还曾针哑门穴（此穴有危险性，针刺方向必须朝下巴方向）一次，治愈一例因生气而暴哑的患者。当时因为年龄小，又没名气，村子又小，生存极其艰难，所以无奈之下，打针、输液……西医的手段全都用上，走上了虽说是中医专业毕业，干的却是靠西医生存的路。如今想想，真是“种了别人的地，荒了自己的田”。

随着行医日久，也小有“名气”，患者多了，可问题也越来越多，最主要的就是西医在农村的局限性、风险性越来越突出。西医看病，重视检查，而基层卫生室化验、X光、超声等基本的检查条件均不具备，很多疾病诊断全靠估计。输液、打针的不良反应率极高，对于基层卫生室的医生来说，可谓“步步惊心，天天担心”。说实在话，我这还算“比较坚强”的心脏都有点受不了。另外，最关键的是，我们学中医的都知道，中医的诊治方法在很多方面西医确实无法替代，比如少阳

补虚，加菊花清利头目，加麦冬、熟地增强补肝血之力，去炮姜除其燥热之弊。全方共奏祛瘀养血明目之功，药对其证，故效如桴鼓！

方法比方子更重要：经方加减治疗静脉曲张性腿痛

郝某，女，81岁。左小腿静脉曲张数年，肿胀疼痛2年余，加重半个月。来诊时已无法独立行走，疼痛剧烈，症见膝盖内下方有一直径约3cm大小血管隆起，拒按；小腿内后侧有多处蚯蚓状静脉曲张，小腿及足踝部水肿，局部颜色变暗，有困、重、怕冷感。舌质淡红，苔薄白，脉沉无力。

处方：麻黄8g，附子12g（先煎1小时），细辛8g，白芍40g，甘草10g，当归12g，丹参10g，鸡血藤15g，牛膝10g，桃仁6g，红花6g。

服药1周，诸症大轻，已能独立行走。守方治疗月余，疼痛及膝盖下血管隆起消失，小腿内后侧蚯蚓状静脉曲张基本痊愈。

此病多由于夏天趟冰水，或卧冰地休息，或天冷衣着单薄；或年龄大，阳虚体质，复感外寒引起。总之，“局部受寒，寒凝血瘀”是此病的主要病机，故温通活血为其主要治则。此方乃麻黄附子细辛汤合芍药甘草汤加活血化瘀药组

成。麻黄、附子、细辛三味是温通药中之猛将，麻黄温中兼散（寒邪），又可利水（有水肿）；附子为温阳第一要药，为活血提供动力支持，并可散寒止痛；细辛味辛，有走窜之性，通络之力，无药能敌。三药共奏温（阳）、通（阳）、散（寒）、利（水）、助活（血）之功，故为君药。芍药甘草汤，缓急止痛治标，并可酸甘化阴，防麻、附、辛燥热伤津，为臣药。当归、丹参、鸡血藤、桃仁、红花养血活血以佐助。牛膝引药到下肢，并有补肝肾、强筋骨、祛风湿、止痹痛之用，为使药。全方共奏温阳、散寒、祛瘀、活血、养血、利水、通络、止痛之功。因方对其证，故疗效自佳！

有成方，无成病，临证如病有变化，或兼证不同，或体质差异等变化时，此方可大胆变化加减。我想告诉您的只是一种治病思路而已，并非一个妙方！

单方治大病：一张治癌效方

在民间流传这样一句话——单方治大病！我作为一名乡医，也早有耳闻，但一直不以为然。不过，6年前的一次治病经历，让我彻底相信了“单方”有时确能“治大病”！

2011年初，邻村一岳姓患者（70岁）在女儿陪同下来诊。患者患胃癌（在某三甲医院确诊）数月，因自己知道所患之病

录的好习惯，把自己最有心得、印象深刻的病案，包括失败、误诊的案例，以及对临床有价值、自己有感触的东西，都可以随时记录下来，就像记日记，讲故事一样。积累到一定程度，就可以作为第2集、第3集……这样连续做下去。平时好的积累，要比事后为写而写更加鲜活生动，也省时省力，所谓水到渠成。总之，一定要坚持自己的风格，慢慢树立‘卫生室的经方故事’这个品牌，不要受外界影响。”这实际上也是我这么多年做医案类书籍的真实感受。

最后提交的文稿基本保持了原有可贵的质朴风格，所记录的乡村卫生室一个个真实、鲜活、生动的案例故事，没有过多的理论阐述，更没有什么花哨的噱头、点缀，质朴、平实、真切，干货满满，别开生面，让你耳目一新，不得不由衷地钦佩、点赞。其中他前言中的一句“我要当病人心目中能治病的中医研究生”，朴实无华，掷地有声！

在编辑出版过程中，我也有意识地在关注王彦权医生的微信朋友圈，发现他除了不断讲述他的经方故事外，几乎每天上班或下班途中都会随手拍几张身边美丽的乡村景色并配上微笑的表情，和朋友分享，可以真切感受到一种发自内心的快乐、满足和对生活的热爱。是啊！这些基层的乡村医生，以他们的坚韧执着和勤劳智慧，默默传承着中医，践行着经方，用真实、确切的疗效，护佑着一方百姓的健康，从而赢得尊重，获得赞誉，也得到快乐和满足。从他们身上看到了中医的根，看到了经方复兴的希望，正如黄煌老师所说的：“真正能够传承中医、传承经方的，就是这些基层医生！”

根据这本书的内容特点，我提出了“朴实无华，有浓郁的乡土气息”这一总的书籍设计要求，设计师据此做了精心设计，内文和封面都采用了很土的黄牛皮纸，露脊锁线装，书名则用了大号的老宋体，拙朴醒目，别具一格，与内容完美相配。不出所料，这本内容和形式都出彩的书出版后，受到读者的热烈追捧，首印5,000册，不到一个月就售罄而紧急加印，3年时间先后8次印刷，销售38,000多册，可以说创造了一个不大不小的奇迹。2023年9月又出了第二辑，依然保持了第一辑的风格，也同样畅销，1年时间，已先后7次印刷，销售23,000多册。如所期望的已经开始产生品牌效应。这充分说明，读者是有眼光的，他们喜欢看的是真正有干货、能学到真东西的书籍，而不是看名气、头衔，也让我更加坚信“内容为王”“形式添彩 ”这一编辑的核心理念。

肿瘤经方门径

20首经方治疗肿瘤心悟

77

作　　者：陈滨海

开本装帧：大32开平装

出版日期：2022年10月第1版第1次印刷

2023年8月第1版第3次印刷

印　　数：11,000

策划编辑：张钢钢　华中健

责任编辑：张钢钢

书籍设计：周伟伟

V 77

这是作者的自投稿。看书名，“肿瘤”“经方”都是热门话题，两者结合，视角不错；再看内容，是作者临床应用20首经方治疗肿瘤的心得、体悟，也很实用。因此判断这是一个值得去做的好选题。顺利通过选题申报后，粗览了书稿，发现内容还比较零散，有点琐碎，主题不够突出。于是提出了修改意见：一是要始终围绕“经方”“肿瘤”这两个主题，紧扣临床，与之无关或关系不大的尽量不说或少说，以突出重点；二是建议每篇根据内容提炼出小标题，这样更加清晰明了。还特别提到，要换位思考，多从读者的角度去想，读者需要什么、喜欢什么，就写什么。另外，建议书名加一个副标题，更加明确。作者据此做了认真修改，书稿质量有了很大提高。

设计师根据作者的意愿和所提供的素材做了书籍设计，古朴、简约、文气，书名则采用了作者自己的书法，作者非常满意。此书出版后，颇受欢迎，不到一年时间，先后3次印刷，发行9,000多册，超出了预期。

肿瘤经方门径

20首经方治疗肿瘤心悟

陈滨海 著

全国百佳图书出版单位
中国中医药出版社

经典经方原方原量临证录

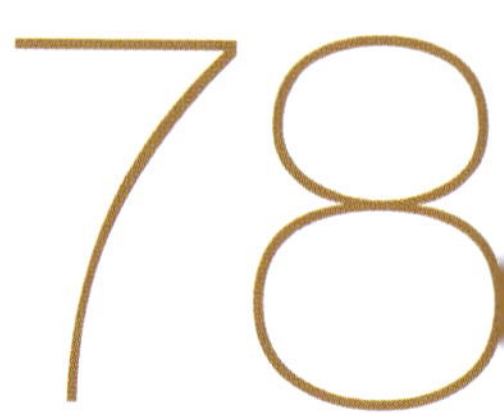

主　　编：曾祥珲　温　姗
开本装帧：大32开平装
出版日期：2022年10月第1版第1次印刷
　　　　　2023年11月第1版第2次印刷
印　　数：6,000
策划编辑：张钢钢　华中健
责任编辑：张钢钢
书籍设计：周伟伟

V 78

这是广东省中医院杨志敏副院长推荐的书稿，可以说是他们医院实施“读经典，跟名师，做临床”人才培养模式的一项成果。作者曾祥珲跟师许家栋名医，系统学习他所创建的别具一格的经典经方学术体系，学成返院后，在经典病房大胆实践，在常见病，尤其是急性热病的经方辨治方面积累了较多的临床心得。这部书稿就是作者学用“经典经方”的心得与经验。我们是第一次听说“经典经方”，似乎感觉主要是在广东省中医院应用，市场如何心里没底。杨院长比较肯定地说，他们很看好这个项目，正在积极地宣传、推广，扩大影响。出于对杨院长的尊重，我们接下了这个书稿。

既然接了，那就必须全力以赴做好。粗览初稿后，发现其框架结构及章节标题设置，还是因袭陈规，设章分节，学术、教材味较浓，没能体现经典经方精炼、简明、实用的特点，没有让读者有眼前一亮的新鲜感。因此，建议作者重新架构、设置，摈弃俗套的章节结构，用鲜明、生动、直白的标题来突出经典经方体系的亮

经典经方原方原量临证录

曾祥珲 温姗 主编
许家栋 杨志敏 主审

习经典理法，从容应对急性热病
执经方利器，析病机方机证伤寒

全国百佳图书出版单位
中国中医药出版社

第一部分

理论体系

进行阐解；所用方剂除宋本《伤寒论》（简称《伤寒》，全书同）、《金匮要略》（简称《金匮》，全书同）所载外，还依仲景理法于《千金方》（简称《千金》，全书同）、《外台秘要》等汉唐医籍中挖掘补充；对仲景遗失理法的挖掘也力求有理有据。例如许师对厥阴法前胡方阵和虚劳法建中方阵等方阵的考证，均有非常详备的经典文献证据支持。

二、临床使用不加减的原方原剂量

经方的原方原剂量使用，就是用方时药物和剂量都不加减，在临床中以方机覆盖病机，去调治疾病。当然，经方的原方原剂量应用于临床，意味着更高的学术要求。一方面，除了《伤寒》《金匮》方外，还需要挖掘、还原、掌握更多的经方，以知经方理法之传变，从而能精准应用相应的经方。如芪芍桂酒汤：若往阳明水热病传时，有芪芍竹叶石膏汤等；往虚劳病传，则有黄芪建中汤、《千金》芪芍桂附归芎汤等。另一方面，需以六经辨证、水火气血的思维驾驭经方，摆脱某方治某病的思维定势，而以方机对治病机。以《千金》前胡桂枝汤为例：它以解表散寒化饮、养益津血、益胃清热为主要功效，治疗以厥阴中风为主，津血虚伴有表寒、水饮、里热的病机状态。许多疾病，如头晕、肺炎咳嗽、颈椎病、肢体麻木、皮肤

病变等，只要符合以上的病机状态，均可使用此方。这就是一方代表一种理法的体现，并不通过加减来达到目的。

三、以方干、方眼、方势、方效解方机

经典经方是通过方干、方眼、方势、方效来解析经方的方机。方机是分析经方的重要方法，与传统的以“药对”“某单味药的药效”来分析经方功效的方法不同。方机里面重视对方干的拆分、对方干功效的整体理解，以及对方势的判断。可以说，一首经方是一个集体，各个方干就是集体中的骨干，集体的功能就是各骨干功能的有机组合，其中的关键骨干决定了这个集体的主要方向（方势）。

如桂枝汤是由桂枝甘草汤、芍药甘草汤和半个生姜甘草汤3个方干组成。桂枝甘草汤用以治疗“发汗过多，其人叉手自冒心，心下悸欲得按者”；病机为发汗过多伤津液，致津液在表不能温煦卫外，胃虚夹水饮上逆；具有“解表祛邪，平冲降逆，补虚温胃，宣通阳气”的功效。而生姜甘草汤为治疗“肺痿咳唾涎沫不止，咽燥而渴”；病机为胃虚津液不能上承，浊水浊气往上冲逆；具有“补益胃气津液，制化水饮”之效。芍药甘草汤能愈津液不足的“两胫拘急”，能濡养里位的津液（营血）。本方的方眼是桂枝甘草汤，其方势以温升宣通为主。

点、特色。经作者修改后，书稿有了很大进步，但层次还不够清晰，内容不够精炼、明白，尤其是一些内容较多的部分，没有提炼出小标题，给人感觉眉毛胡子一把抓。为此，我们专门做了一些梳理、删减，加了一些序号，对标题做了一些调整，供作者参考。经过这样多次的修改、调整，整个书稿看上去层次清楚、条理明晰，比较合理，较好地体现了本书的主题与特色。

原书名是《经典经方原方原剂量践行录》，起初我们觉得太长，建议分成主副书名，改为《经典经方临证录：原方原剂量应用心得》，作者也赞同。但二审编辑提出，虽然原书名有点长，但感觉比分成正副书名更简练，重要元素都体现在了书名里，便于后期宣传和图书检索。我们想想有道理，原方原剂量正是“经典经方”的一大特色，放在主书名里，简单直白，突出了重点，也是“卖点”，最终采用了现在的书名。此书出版后，在一年时间内就重印，迄今销售5,000多册，超出了我们的预期，说明杨院长的眼光是准的，也希望这本书对“经典经方”能起到宣传、推广作用。

我跟黄煌学用经方

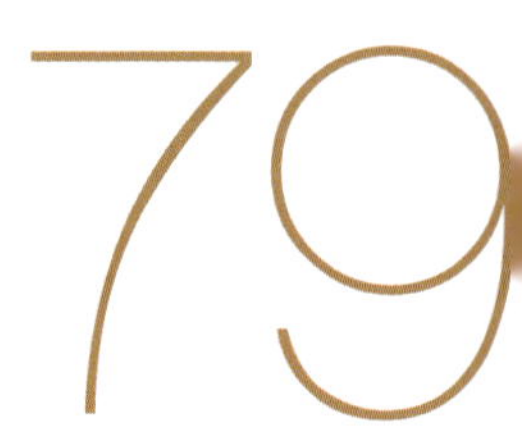

作　　者：包斐丰
开本装帧：大32开平装
出版日期：2023年11月第1版第1次印刷
　　　　　2023年12月第1版第2次印刷
印　　数：8,000
策划编辑：张钢钢　华中健
责任编辑：张钢钢
书籍设计：周伟伟

作者包斐丰是黄煌老师的得意弟子之一。他聪明好学、非常勤勉，早年辞去公职跟黄老师抄方学习，学成后在基层的社区卫生服务中心大胆应用经方，诊疗水平不断提高，病人越来越多，在当地小有名气。这本书就是他多年来跟黄老师学习、应用经方的真实感受，既有学习的体悟，又有实践的心得；既有黄师的最新案例示范，又有他自己的实践案例验证；既有具体文字的叙述，又有实际照片的参照。真实生动，非常有特点，在同类书中比较难得。

但整个书稿还比较粗糙，问题较多。为此，我们提出了修改意见。首先是书名，原书名《黄煌经方跟师实践录》，过于笼统、一般，既没有特点，也不是很确切，建议改为《我跟黄煌学用经方》，这样更加真实、具体、生动，尤其是突出作者"我"。其次是框架结构，建议分为两大部分。第一部分"跟黄煌学经方"，主要是作者对黄煌经方学术思想的认识、理解；第二部分是"跟黄煌用经方"，即黄师的典型示范案例和作者自己的应用验证案例。这样和书名呼应。再就是标题的设置和内容的叙述，尤其是第一部分学术思想，都比较死板、俗套、程式化，缺少自己

我跟黄煌学用经方

包斐丰 编著
黄 煌 审阅

病
人
方

全国百佳图书出版单位
中国中医药出版社

黄 序

在我的学生中，基层医生很多。他们大多有曲折痛苦的学医经历，虽然有美好的憧憬和强烈的中医情结，但复杂迷离的学说和难以把握的经验常常让他们感到困惑和烦闷，是简明、规范、实用的经方为他们打开了一扇窗。他们大多喜欢思考，敢于怀疑，重视临床实践和经验总结，经方的临床应用为他们提供了展示个人才华的新天地。他们大多热爱中华文化，甘于奉献，乐于助人，都在为推广经方、传承发扬中医贡献着自己的光和热。本书作者包斐丰医生就是其中表现突出的一位。

包斐丰医生学经方有一股“狠劲”。因为喜欢经方，他毅然辞去了行政职务，专心致志开方看病。为了来南京跟诊，每周要从杭州来南京待两天，如此整整3年。他学经方又很有灵性。在诊室，他凝神望，专心记，偶尔轻轻地问，将自己的思路与我的判断相对比。他对经典原文的认识深刻，对经方方证的提炼到位，对我也很有启发。让我击掌的是，他对推广经方有极大的热情。这两年，他的诊务极为繁忙，但还是创办了微信公众号，讲他的经方故事，因为内容实用、语言生动，收获粉丝很多。包斐丰，已经成为中医界一颗冉冉升

起的经方新星。

这本小册子是包斐丰医生跟我学习经方，以及应用经方的记录。书中对我的学术思想和临床经验做了比较全面的、精准的介绍，其中不少案例是他跟诊时的实录。更可贵的是，书中附有许多他按我的思路用经方的成功案例，这是我最喜欢看到的内容。开展推广经方的几十年来，我一直希望我的思路被拷贝，我的经验被借鉴，因为这是同道们对我学术研究成果的一次次检验。被大家应用得越多，就越说明我的医学思想是符合临床实际的，我的用方经验是实在的。我多年花在经方上的心血没有白费，我作为一个经方推广者，对此感到无比的欣慰和满足。

经方是中华民族几千年使用天然药物的经验结晶，经方中蕴含着前人认识人体治疗疾病的思想方法，经方的复兴，是中华民族伟大复兴的一部分。经方是小方，用药以植物药、常用药居多，因此价格低廉，有的药物随手可得，有时候不花钱就能治病，或者花小钱治大病，是老百姓期待的医疗服务。经方方证明确，是中医临床的规范，若不继承经方，中医学的人才培养就有缺陷；经方语言质朴，是中医思维的象征和符号，若不研究经方，中医学术就无法进步和发展；经方客观性强，蕴含了中医治病的经验和事实，若不推广经方，中医学与现代科学的融合就缺乏了接口。所以说，推广经方是一件利国利民又利医的大好事。本书的出版，为经方推广事业做了一项很有意义的工作。乐为之序。

黄煌

2023年1月25日

2020年9月23日四诊：食欲渐好，舌暗红水滑，薄白苔少许可见，大便通畅，再次启动靶向药物治疗。原方14剂。

2020年10月8日五诊：声音嘶哑，咽喉疼痛，吞咽困难，检测一侧声带运动功能减弱，口干，大便3~4日一解、偏干。舌红无苔，舌面水滑滴水。

处方：炙甘草汤原方、吴茱萸汤合麦门冬汤，两张处方各7剂，交替服用。

吴茱萸汤合麦门冬汤：吴茱萸20g（开水焯洗3遍后入煎），生晒参15g，生姜10g，红枣30g，麦冬70g，清半夏10g，甘草15g。自备粳米一撮入煎，米熟汤成，小口多次抿服。

患者两方交替服用后，吞咽困难略好转，但整体状态持续恶化，肩膀疼痛加剧，加大止痛药内服效果差。10月底突现舌面腐腻剥苔，并于不久自行消失，持续靶向治疗并服用炙甘草汤，患者于2020年12月底去世。

3.临证实践2——干瘦老奶奶的失眠案

任某，女，86岁。身高155cm，体重40kg。2020年10月8日初诊。

病史：睡眠障碍10年，服用艾司唑仑2片，半夜易醒后难入睡，易心慌心悸，时有胸闷，大便干结、数日一解。平素性格急躁，易腰酸背痛，食欲正常，夜尿2~3次。

既往史：高血压病20年，房颤15年。

体征：体瘦面黄，皮肤干燥，头发枯黄，舌红，苔少，脉参伍不

调，腹软，扁平腹，脐跳。（二维码3）

二维码3 扫码看患者体质特征

处方：炙甘草汤。炙甘草20g，桂枝15g，党参15g，生姜15g，红枣20g，麦冬15g，火麻仁20g，阿胶珠8g，生地黄25g。14剂。

2020年10月29日二诊：反馈中药甜甜的，口感好，半夜早醒减少，早醒后能入睡；大便通畅，腰酸背痛减轻，自觉体重有增加。原方14剂。

2020年11月19日三诊：体重明显增加，体重44kg；睡眠质量好，减量服用安眠药。原方14剂。

2020年12月3日四诊：诸症好转，体重上升，停服持续了10年的艾司唑仑，睡眠质量好，几乎无早醒，脉弱律齐。原方14剂。

2021年1月28日五诊：面色精神好，食欲睡眠正常，大便偶有干结，体重49.9kg，脉弱律齐。原方14剂。

2021年4月8日六诊：自2月起停服中药近2个月，大便偏干，隔日一解；睡眠质量好，未发作心悸胸闷；精力恢复好，往年清明节上山劳累必导致房颤发作，今年登山平安无事。近日体重又有下降趋势，要求再配甜中药服用。

【临证体会】

黄师用炙甘草汤非常重视对体质特征的把握。炙甘草汤人就是《金匮要略·血痹虚劳病脉证并治》条文中的“虚劳不足”。“虚”是体重下降消瘦的客观体征，“劳”则是指疲劳乏力的主观感受，“不足”可以理解为营养不足、气血亏虚的虚弱状态。因此，身体消瘦，甚至骨瘦如柴的羸瘦，伴有毛发枯萎、皮肤干瘪、唇舌暗淡、面色萎

的特色，看上去就跟黄老师讲的一样，建议再斟酌、修改，多一些自己的理解、体会、心得。比如标题“经方的范畴”，是不是用自己的理解来概括，用“经方不仅仅是仲景方”，简单直白，这样可能就比较生动，有个性，否则就和一般的学术书没有区别，读者肯定不喜欢。内容叙述上也是这样，可以把自己以前是怎么理解的，现在又是如何认识的结合进去，这样就生动了。总之，一定要把自己怎么学的、用的这个重点突出出来，充分体现自己的特色。还有就是图片，这也是本书一个特色，要求将所有图片认真整理一遍，一是确保每张图片都清晰，二是图片宜精，不宜太多，只要能说明问题，起到参考、比照作用即可。为了节约成本，图片也将以二维码的形式呈现。

作者据此做了认真、仔细的修改、完善，最后成书基本达到了我们的要求，质量比较高，特色鲜明，干货满满。这样有特点的好书，自然会受到读者的热烈欢迎，首印3,000册，不到一个月就售罄，又紧急加印5,000册，销售6,400多册。

陆

VI

青年佳作

青年中医才俊，思维活跃，知识面广，视野开阔，敢于探索，勇于创新，少有条条框框和陈腐之气，是中医发展的生力军，应该大力发掘、扶持和帮助，为他们提供施展才华的广阔平台。

半日临证半日读书

（中医思想者丛书）

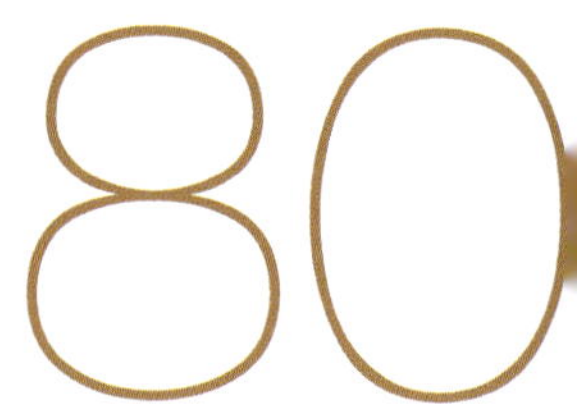

作　　者：邢　斌
开本装帧：大32开平装
出版日期：2012年4月第1版第1次印刷
　　　　　2022年3月第1版第6次印刷
印　　数：15,000
策划编辑：华中健
责任编辑：张钢钢
封面题字：吴柏森
封面设计：印晓烽

Ⅵ 80

2007年，因策划编辑《名医遗珍系列丛书》的开篇之作《祝味菊医学五书评按》，结识了邢斌先生，并成为好朋友。

邢斌，痴迷中医，酷爱读书，善于思考，勤于临床，朱良春老曾赞誉他“喜读书，善读书，勤临床，是青年中医之佼佼者”，用他自己的话来说就是一位“有思想”的中医践行者，而我第一印象则是典型的江南书生，有点民国名医祝味菊的“范儿”。2011年，他毅然辞去了上海中医药大学教师的公职，过起了他向往已久的“半日临证，半日读书”的自由生活。

这部书应该就是他这段生活的真实写照，丰富、充实，鲜活、生动，带着你不知不觉进入一种理想的中医境界，让你由衷地钦佩他的才气。

也是在这一年，邢斌倡办了《中医思想者》杂志书，以“有思想的学术，有思想的临床”为宗旨，给“有思想”的中医者提供一块绿地、净土，而这本《半日临证半日读书》也被他列入《中医思想者丛书》，由此可见邢斌的理想和追求。

这本书的封面是邢斌自己找的设计师并按他自己的愿望而设计的，特别文气，

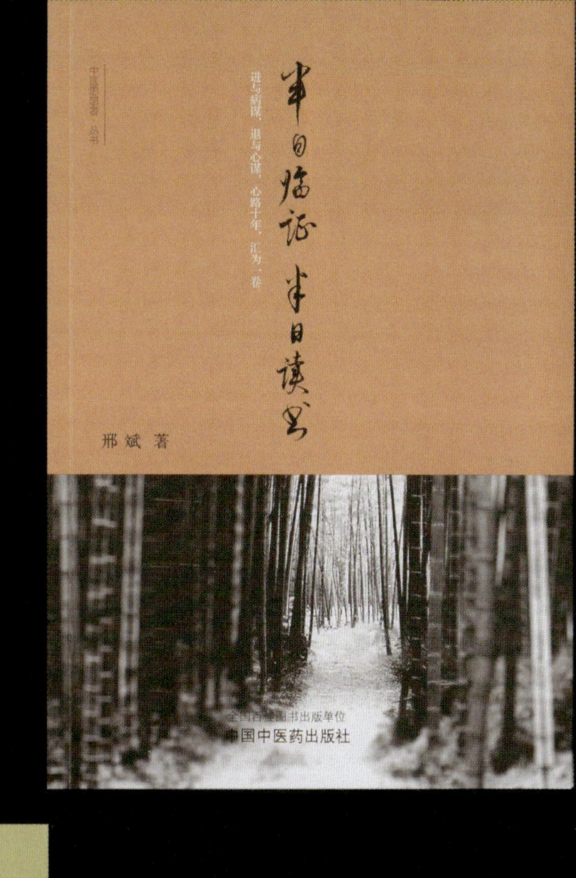
中医思想者·丛书
半日临证 半日读书
进与病谋、退与心谋，心路十年，汇为一卷
邢斌 著
全国百佳图书出版单位
中国中医药出版社

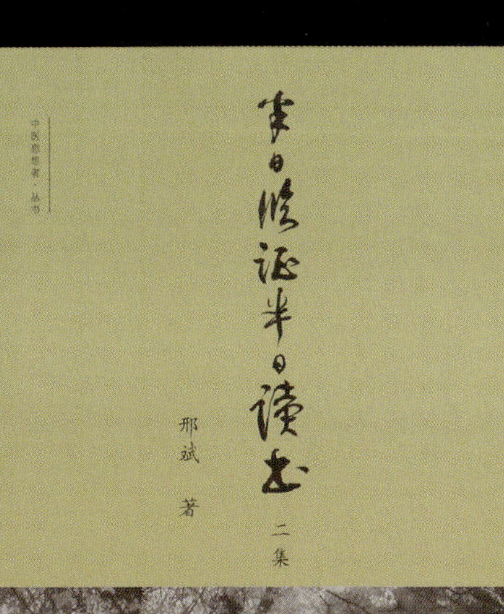
中医思想者·丛书
半日临证半日读书
二集
邢斌 著

内容提要

国医大师朱良春教授曾说："邢斌同志喜读书、善读书，勤临床，是青年中医之佼佼者。"本书为邢斌先生临证、读书、思考有得之作。上篇"与病谋"，载医案115则，不乏疑难病症，皆详为剖析，或阐释辨证眼目，或畅述临证思维，或介绍用药心法，授人以渔，启迪心智；下篇"与心谋"，包括书话、医话及医论35余篇，其纵论古今，解析方药，运思精深，时有新见。故本书是一部体现"有思想的临床，有思想的学术"之精神，医文并茂之佳作。

上架建议：中医临床

定价：48.00元

半日临证半日读书

邢斌 著

中国中医药出版社

半日临证 半日读书

邢斌 著

中国中医药出版社

下篇　与心谋

赏心悦目，与作者的气质和书的内容非常契合。这也是我们多年做书一直想追求的风格，但总难如愿。

此书出版后，如我们所料，受到读者的欢迎，先后6次印刷，销售14,000多册，成为青年中医著作中的佼佼者。

2020年12月，我们又帮他编辑出版了《半日临证半日读书·二集》，依然是那种理想、自由的中医范儿，让人羡慕，也同样得到了读者的喜爱。

原生态的中医“乱弹”
贠克强中医微博录

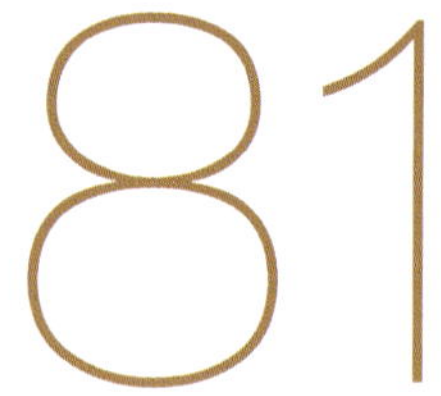

作　　者：贠克强
开本装帧：16开平装
出版日期：2014年3月第1版第1次印刷
印　　数：3,000
策划编辑：华中健
责任编辑：张钢钢
封面设计：赵　静

Ⅵ-81

一年前，大学好友、南京中医药大学的顾勤教授向我们推荐了贠克强先生的微博，并建议结集出版。关注阅览后，感觉确实好。不仅有大量及时、鲜活的临证诊疗实录，而且还有许多研习中医经典的感悟，有对中医学术、现象、问题的探讨，还有对养生保健等的看法，涉猎广泛，视野开阔，角度新颖，体悟深刻，见解独特，且文笔流畅，活泼生动，颇接地气，显示出贠先生扎实的临床功底、深厚的中医根基和较高的传统文化素养。这在当今中青年中医当中非常难得，尤其是对一个身处甘肃这样的边远省份、经济条件相对落后、中医基础比较薄弱的基层中医来讲，更属不易，值得好好学习、大大推广。

我们在编辑加工时，让贠先生根据博文内容做了大致归类并加上小标题，其余基本保持了微博原貌，包括和网友粉丝的互动、交流，尽可能做到原汁原味。书名也采用了贠先生的建议，正如贠先生序中所言：“此书之形成，实‘原生原态’，乃‘东一榔头西一斧头’，随心随意，形式活泼，内容博杂，或无完整严谨之‘面目’，似有灵动轻松之氛围；博文思想亦多本于传统中医之渊源奥旨，皆出于自心之所学

原生态的中医『乱弹』

贠克强中医微博录

"在这儿向大家推荐'贠克强'的微博，深有内涵，中医同仁可以互相学习交流，非医博友也能从中得到有益的知识。"

——国家级名中医、北京中医药大学副校长、终身教授、主任医师、博士研究生导师 王庆国

贠克强 著
武国霞 整理

全国百佳图书出版单位
中国中医药出版社

博友网评

@深圳曾庆明

①有中医功底，而且是扎实的功底；②有中医悟性，而且肯定是艰苦付出后的悟性；③未入门的中医理论似雾里看花，入门后则条条道路通罗马，高低在于找捷径。④克强医生虽年轻于吾辈，然其学之博、之深、之勤，其行之诚、之挚、之善，乃先学后学之楷模，从中看到中医"长江后浪推前浪"，幸哉！

@长衫农夫

关注@贠克强　贠老师的微博不仅仅是因为他这个特别的姓，更是被微博的内容所吸引。看贠老师的微博有一种如沐春风的感觉，同时又能在博主的思考中得到启发。如贠老师在一条微博中对肺癌早期有关节疼痛现象，对《内经》中肺主治节进行了思考，认为节有调节、节气、关节三层含义。这种通过临床对经典的理性思考特别能给人以启发，既丰富了理论又指导了临床。这就是贠老师微博的可亲之处。

@灵猫法师

肺者，相辅之官也，治节出焉。以往从字面上理解，节就是君主之官约束生命活动的"政令"，当引申为调节。至于从天人感应的角度出发，以节外应天象之节气，内应人体之关节，此说值得回味。方知读《内经》一时一个境界，学中医者，当时时参悟，方能不断收获。记得开始"玩"中医时，遇到一反中医人士拿着"脑渗为涕"在中医群挑衅。自学中医两年多，时不时想起这个问题。"古人阐述现象，往往直指根结，对此应试图理解古人，而非批判或玄化，而后二者往往是很多人的通病。"贠老师此解，可算得上是朴实而又合理，让我很有认同感。

@誓为良医

贠老师是一位勤求古训、独立思考的智者，他的微博以传统文化为本，但不故意玄化中医，比如他从《周易》中的土德联系到脾胃为缓毒之脏；他的微博还能紧跟时代节奏，对当代的一些新病、新事物能给出中医的思考，比如对于丝绸之路病，他认为是厥阴狐惑病，给人以启迪；他读经典能细致入微并密切联系临床，言之有物；他的医案更是圆机活法，理法井然。如能结集出版，无论是中医专业人士，还是爱好者，读之必然有所受益。

ISBN 978-7-5132-1773-6

定价：49.00元

原生态的中医『乱弹』
贠克强中医微博录
贠克强 著
武国霞 整理
中国中医药出版社

原生态的中医『乱弹』
贠克强中医微博录
"在这儿向大家推荐'贠克强'的微博，深有内涵，中医同仁可以互相学习交流，非医博友也能从中得到有益的知识。"
——国家级名中医、北京中医药大学副校长、终身教授、主任医师、博士研究生导师 王庆国
贠克强 著
武国霞 整理
全国百佳图书出版单位
中国中医药出版社

毓涵斋中医夜话

读《黎庇留医案》

黎庇留 著案

负克强 读说

毓涵斋

会于心，悟于神，以“方机对应”之学，从案文之“一鳞半爪”而勾勒案底之“全龙”；尤以黎案为贴入点，以我读之视角，引我说之娓娓，纵横捭阖，而倡经方之根本，明经方之道术，读者尤可观也。

毓涵斋中医夜话

诊治有道方有术

负克强 著

武国霞 整理

毓涵斋

天人合一、对立统一、动态平衡、一气周流思想下的辨机论治观——虽想人所未想，言人所未言，然是严谨的逻辑体系，而非经验的一招一式；虽高树一帜，高瞻远瞩，然深入浅出，贴合临床，普适度高。

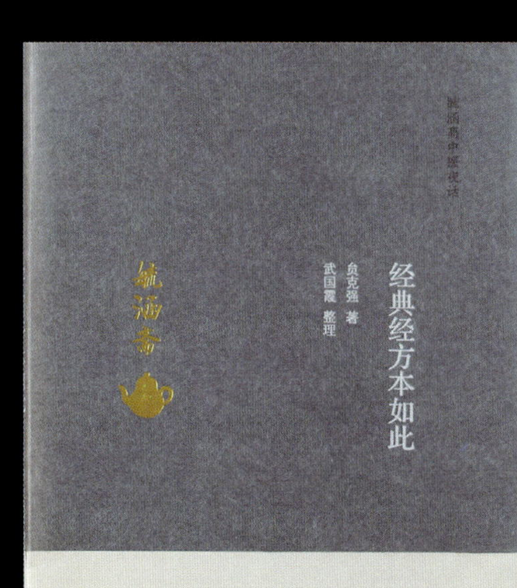

经方医学的根本不是以症对方，不是以体对方，也不是变相的以证对方，而在于挖出病和方之间内在的本质联系，以“机”定方，这便是“方机对应”的经方思想。

所验，毫无学院民间门派之分别，复加博友‘临场’之互动，表面虽无系统‘同调’之学说，细玩当有学理之脉络，故此书又似于我地秦腔之‘乱弹’，故特名书云：原生态的中医‘乱弹’。”

相信这样接地气的精彩博文会受到读者的喜爱、欢迎，期待贠先生更多、更精彩的博文问世。

2017年我们又帮助贠先生策编、出版了《毓涵斋中医夜话》，包括《经典经方本如此》《诊治有道方有术》和《读〈黎庇留医案〉》三本。这是贠先生平时临证、读书、研经的所思所想，心得体悟，亦如第一本书那样，内容短小精悍，活泼生动，观点鲜明，体悟深刻，干货满满。书籍设计文气、雅致，很好地体现了作者的气质和内容特色。

一个青年中医之路

从经方庙堂到民间江湖

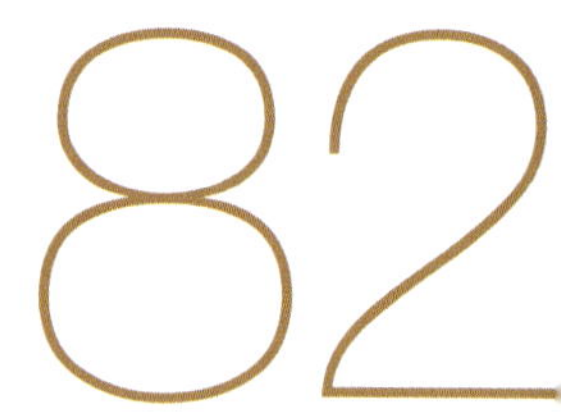

作　　者：黎崇裕
开本装帧：大32开平装
出版日期：2016年9月第1版第1次印刷
　　　　　2018年4月第1版第3次印刷
印　　数：8,000
策划编辑：张钢钢　华中健
责任编辑：华中健
书籍设计：周伟伟

2016年珠海市优秀科普作品奖

2015年年初，一次随意上网浏览，看见网名叫“黎小裕”写的一篇有关跟黄煌老师学经方的博文，语言朴实，内容生动，很有特色，非常接地气。我马上想到可以向他约约稿，就写他跟黄老师学经方的经历，应该是个不错的选题。于是就通过微博与黎小裕取得了联系，知道了85后的他大学毕业就上了临床，曾先后师从多位名医，平时喜欢看书、思考、写东西，现在在珠海，除医院上班、诊所出诊外，还兼着广州中医药大学教学点的讲师，给学子授课，应该说小有所成。我谈了自己的一些思路和想法，小裕完全认同，但他也坦承因为跟黄师的时间不是很长，恐怕难以成书。

没过多久，小裕给我发来了一部书稿《阅读中医》，副标题是“客家中医传承与经方临证师承”。这是他的博文集，分了“客家中医”“中医传承”和“经方临证师承”三部分，内容有百余篇之多。粗看一下，在赞叹他的聪明、勤勉，欣赏他朴实、活泼文风的同时，觉得总体比较杂乱，没有什么特色。我把此稿转发给好友——南京中医药大学的顾勤教授看看，她也有同感。 当我再从头仔细、认真地阅读，发现整个文稿大致包含了五大方面的内容：一是他跟黄煌、刘志龙、欧阳卫权等经方家、名老中医侍诊、抄方的札记、收获；二是他自己临证实践的经验、积

一个青年中医之路

从经方庙堂到民间江湖

黎崇裕 著

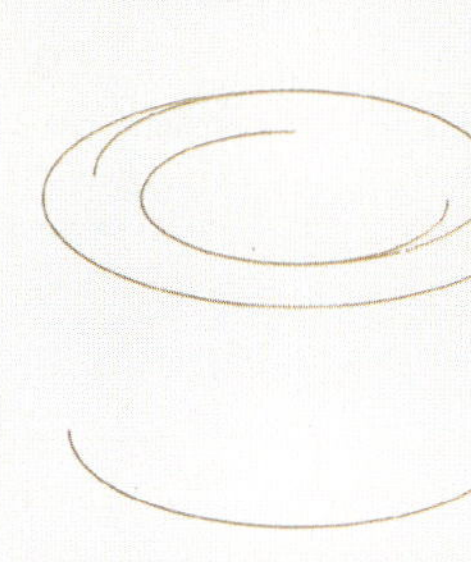

中国中医药出版社

师承与经方

临证与博采

读书与思考

客家与中医

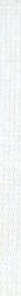

读中医药书，走健康之路

扫一扫 关注中国中医药出版社系列微信

服务号（zgzyycbs）

中医出版（zhongyichuban）

养生正道（yszhengdao）

悦读中医（ydzhongyi）

上架建议：中医临床 中医文化

ISBN 978-7-5132-3221-0

定价：39.00元

·小裕中医·

一个青年中医之路

黎崇裕 著

中国中医药出版社

一个青年中医之路

从经方庙堂到民间江湖

黎崇裕 著

中国中医药出版社

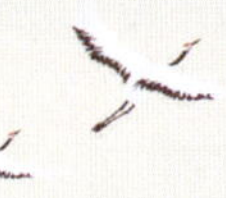

三年难得师承录

跟师经方家刘志龙教授记

黎崇裕 编著

中国中医药出版社

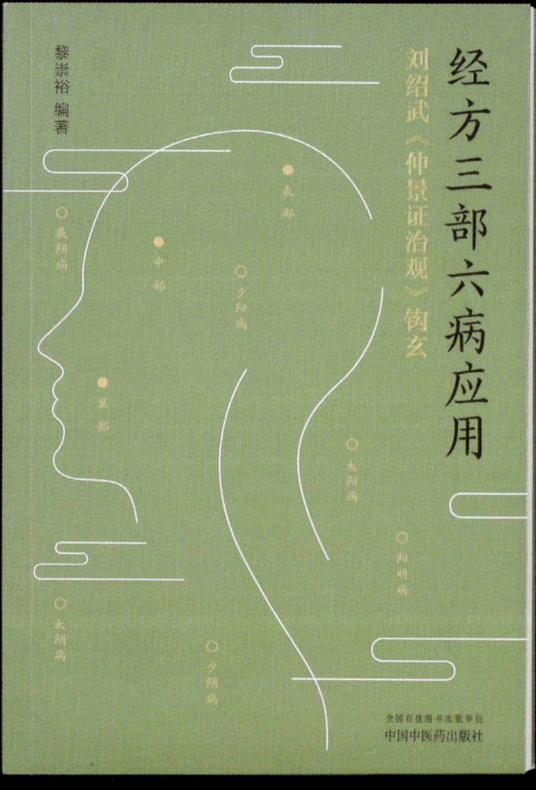

累；三是他广收博采民间验方、诊疗经验的经历、感受，尤其是探究客家中医药的收获；四是读书、学习的心得体会；五是诊余的思考、探索。而这些不正是一个现代中医成长、成才极其重要的环节和过程吗？这也不正是眼下很多青年中医所迷茫、缺失的东西吗？思路一下子被打开，逐渐清晰起来。

循着这个思路，我把整个文稿根据内容重新梳理、编排，分成了五个板块，即：经方传承、民间博采、临床历练、读书滋养和思考求索，一个立体、鲜活的青年中医形象立马凸显，书名也随之自然而然地蹦了出来——《一个青年中医之路——从经方庙堂到民间江湖》。黎小裕和顾教授看了这个新的框架结构都非常认同，社选题会上也得到了一致好评。 我颇有点"化腐朽为神奇"的小得意，这才是一名编辑，尤其是策划编辑的真正价值所在。

最后，尊重小裕的意见，把全书框架调整成了现在的四大板块：师承与经方、临证与博采、读书与思考和客家与中医。因为小裕是土生土长的客家人，对客家中医药情有独钟，用力最多，故将这部分内容单列了一个板块，从而更加突出了黎小裕个人的特色。

起先，小裕对书的封面提出用武侠元素或山水等传统图案，使其具有视觉冲击，被我委婉否定了，跟他解释这又是传统中医书的俗套，不符合你的风格，应该把你客家青年中医的特色体现出来，具有时代气息。小裕表示赞同，于是提供了他老家《寻乌县志》的记载：寻乌客家民居一般"依山傍水，山上水边有果树、竹、木，村庄客家建筑最明显的结构为方形围屋和圆形围屋"。故设计师据此选取了墨竹和围屋的造型图案，青竹还象征着年轻活力，而简约的围屋线条，则暗涵一个客家人的中医人生轨迹，极富创意，与书名、内容非常契合。

此书出版后颇受欢迎，2次重印，销售近7000册，并获得2016年珠海市优秀科普作品奖。2019年，又帮小裕编辑、出版了《三年难得师承录——跟师经方家刘志龙教授记》，文风没变，也是从框架到书名都做了精心策划，同样受到了读者青睐，2次印刷，销售近5,000册。

一个“伤寒天才”的医道求索

从国学到国医

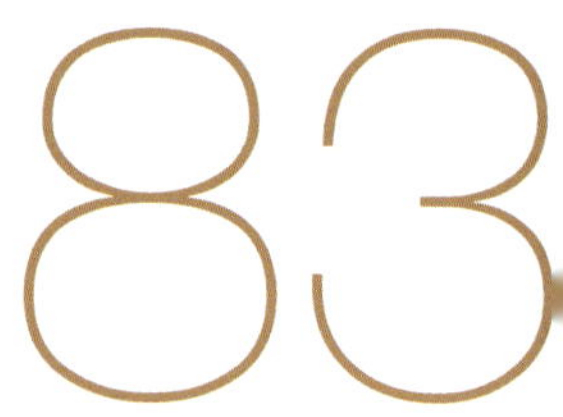

作　　者：文愈龙
开本装帧：大32开平装
出版日期：2018年4月第1版第1次印刷
　　　　　2022年11月第1版第3次印刷
印　　数：7,000
策划编辑：张钢钢　华中健
责任编辑：华中健
书籍设计：周伟伟

Ⅵ 83

2017年年初，收到文愈龙的投稿《文愈龙医学经验集》，浏览下来对正文并没有什么特别的感觉，倒是被文前的一小段作者简介所吸引：“大三在校学生”“16岁自学中医”“善用经方”……尤其是最后一句“誉为‘伤寒天才’”，让我既好奇，又有点疑惑。直觉告诉我，这其中一定有文章可做。

我当即就给小文回复，鼓励的同时，“建议写一个自己从医经历和感悟（便于策划找亮点）”。小文很快就发来了修改稿，前面加了洋洋洒洒万余字的“我的中医之路”，内容很丰富，文笔也好，但感觉“特点没突出，个性没凸显”，就建议“列出小标题更佳，突出对你影响大、印象深刻、与众不同的节点（人、事、书等），这样才具体、生动”。

小文悟性真高，再次修改回来的文稿，就完全不同了，一个异秉特质、经历特殊、个性十足、颇有才气的小中医鲜活形象跃然纸上：自小喜文，杂书乱读，酷爱国学，十七八岁就兼职给人讲国学；上大学阴差阳错读了护理专业，从没看过中医教材，也没正式拜过师傅，却对中医、对经典有着自己的理解、自己的实践；对《伤寒》、经方着力尤深，见解独特；勤于临床实践，大胆探索，对切脉有特别的感觉，周围同学、老师都找他看病，在学校、社区小有名气；甚至一些研究生、博士生都拜他为师……

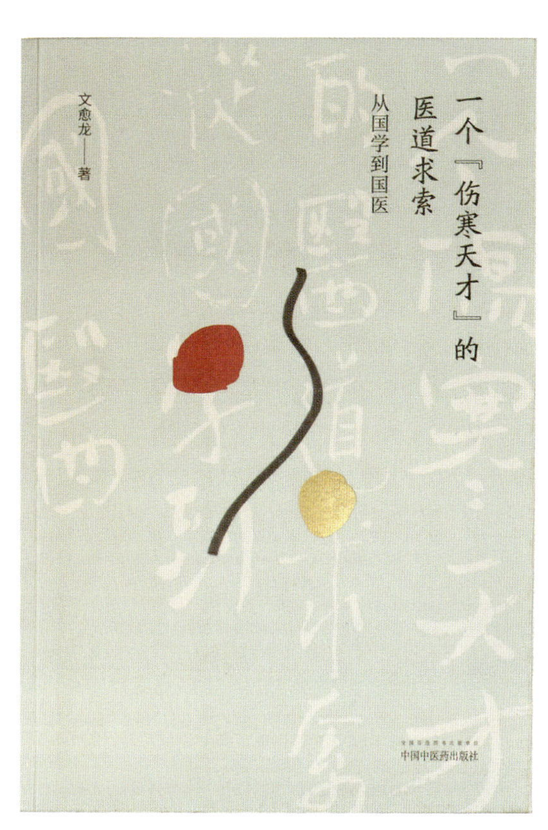
一个『伤寒天才』的医道求索
从国学到国医
文愈龙——著
中国中医药出版社

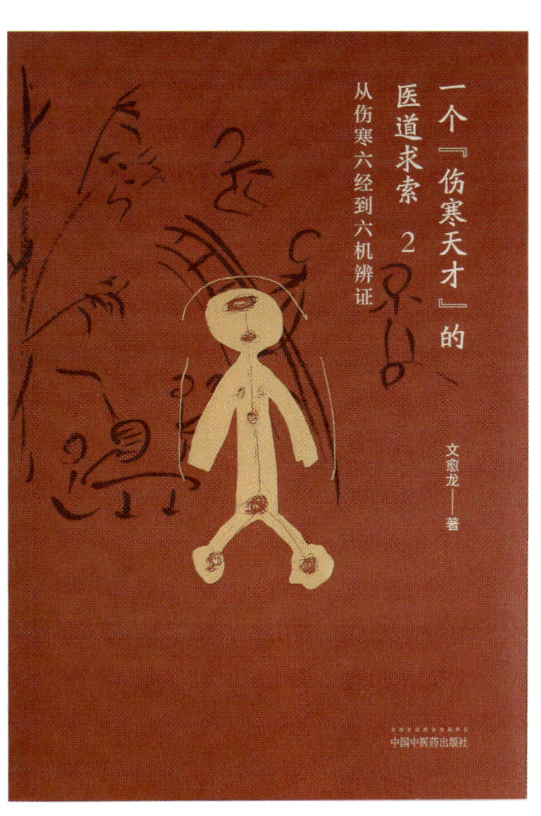
一个『伤寒天才』的医道求索 2
从伤寒六经到六机辨证
文愈龙——著
中国中医药出版社

·让我铭记的一句话

我应该是个听话的人，从小到大，话是认认真真听完了的。听话不从话，言语像洪流截过，主见立在流水中，更像一个旁观者。一路都在听音声，看现象，并且或有意或无意地、投入地跟着走，但跟别人眼中听话的人又似有差别，所以在别人眼中我也常常是一个不听话的人。到接触中医这个东西开始，也是一场演给自己或他人的戏一般，喜怒嗔痴，是情之所起，又是情之所失。最开始的时候，这门学问让我有一些思索的是：除了觉得这门学科作为一门技术、作为一种诊疗疾病的手段外，其理论背后渗透出的各个层面的东西能让你感觉到一个新世界的和谐。这种东西最后能够蔓延到你的性格和灵魂深处，我以为这是我追求的道理。后来发现，这也是一段平常的途路。我曾经跟过的一位老师，他也是一位名医，他对我说："其实搞中医搞到我们这个年纪，从技术上真有多悬殊的差别，那也未必。每个人都有自己的体系和擅长治疗的病种，最后真正要评价差别，就是在思想和气质上。所以，你以后要想当一个好医生，除了技术上的提高，最重要的是真正要知道你是一个医者，而不是一个医匠。"他问我："记住了吗？"我说："好的。"

高手对决确实是这样，招式武功可以各有千秋，气度境界能在双目一对里高下立判。

高中毕业后，还是继续读书。当时我曾憧憬的是，以为18岁以后读的书、上的学，跟18岁以前一定是不一样的，后来发现我错

了。18岁后我学的东西，跟童蒙豆蔻所学所想在内容上相异，在本质上也是等无差别。

没有人会质疑我不是世家出来的中医，但我的确不是。所以从大一开始到大三都一直有同学问我："你一定是中医世家吧！"开始我还很认真地解释说不是，我说我是装得很懂。大一的时候，我刚开始学中医，确实是装得很懂，到后面有能力说自己已经在门内的时候，还是一句话——不懂装懂。真懂的东西，如拈花一笑，别人不懂，你一装懂别人就懂了，人就是这么可爱。

到后面问的人多了，我也懒得一个个答复了，一般就"嗯，嗯"搪塞过去。说到世家、师承这个，我很惭愧的是，既没有世家的熏陶，也缺少机会有真正的师承，所以后来对自己自嘲的说法就是：炎黄子孙也算远代世家了吧，尊奉《伤寒论》也算仲景门徒了吧。这句话有点戏谑成分，但我以为这种态度对于当初一个热情高过水平的学生来说，也算一种学习的鼓励，而如今不是鼓励了，都有点无中凭生的担子和一厢情愿的责任了。这句话说的很巧、很灵，场合下有些话都可以用博大精深的中国文字去矫正修饰，但话出口了就是自己造作的担子。在传承方面，我既是"野孤禅"，又"根红苗正"。

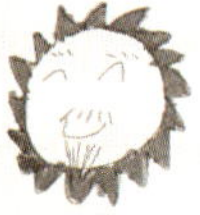

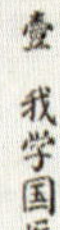

壹　我学国医

再回过头来认真读他的文稿，无论是国学讲谈，亦或是《内经》感言，还是《伤寒》心悟，又或是临证思辨，都有他自己的思考、自己的见解，显示出与他年龄、身份极不相称的成熟、老辣，尤其是《伤寒》注疏，简练精到，别开生面，让人刮目相看，“天才”之名并非浪得虚名。

于是乎，“一个‘伤寒天才’的医道求索——从国学到国医”这样一个好听又贴切的书名就应运而生，“我学国医”“我修国学”“我看《内经》”“我读《伤寒》”“我的临证”极富个性和感染力的篇章结构也水到渠成。出版社开选题会审议时，曾对“伤寒天才”的提法产生了较大的争议，可我们坚持认为，这正是本书的最大亮点和价值所在，看看有多少中医学子，包括我们自己在内，在小文这样的年纪还都在为读不懂中医经典，记不住中药、方剂，考试能不能顺利过关而困惑、发愁，这本书多少可以给我们眼下中医的培养模式、成才途径、学习方法等带来一些有益的启示和借鉴，引发读者的思考。

这样一本内容特别、极有看点的图书，其装帧设计也应该具有特色，要能很好地体现书稿的内容和作者的气质。我想到了曾经给我留下深刻印象的小文最初的微信头像，一个身着大红长裤的少年简笔画形象，极富个性和设计感，作为设计元素应该不错。小文说那是从网上找的，他自己就可以画，此外还写了一些硬笔书法。最终，书籍的封面、篇章页及内文的插图设计，均采用了小文的简笔画和手书，别具一格，特别出彩，效果很好。可以说，这是我们多年来所策划编辑的图书中内容和形式结合得很好、非常满意的一本，相信也会受到读者的喜爱。果然，此书出版后，2次重印，销售6,000多册，并在第八届全国悦读中医活动中被评为“最受欢迎的十大中医药好书”。

值得一提的是，尽管小文天赋极高，才气横溢，且小有成绩，颜值也高，但他丝毫没有年少成名的张扬、轻狂。他非常清醒，清楚自己的身份，“对于精深的中医学也只是偶有心得的小学生”，知道自己的努力方向，正一步一个脚印地踏实前行。这非常难得，我们尤感欣慰，对他的未来也更加充满了期待。

2019年又帮小文策划出版了《一个“伤寒天才”的医道求索2——从伤寒六经到六机辨证》。这是他对伤寒六经辨证体系的思考、认识与创新，以及实践探索，显示出与他年龄不大相称的成熟与老练。书籍设计沿袭了第一本的风格，个性鲜明，充满朝气和活力。出版后，2次印刷，销售4,000多册，反响也不错。

耕铭中医系列（6种）

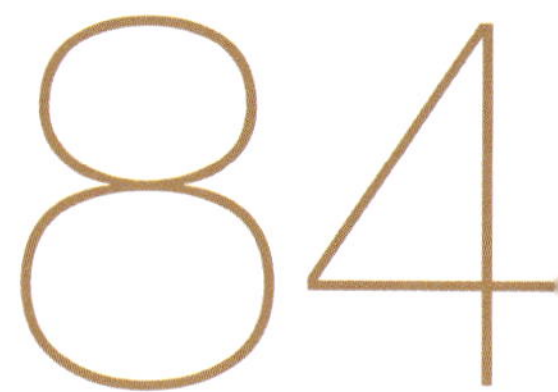

作　　者：张耕铭
开本装帧：大32开平装
策划编辑：张钢钢　华中健
责任编辑：张　燕
书籍设计：周伟伟

Ⅵ 84

2019年年初，同事海鹰编辑推荐了两本书稿。她介绍说，这是她的老作者山东中医药大学刘更生老师推荐的，作者张耕铭也是一个在读的本科生，刚21岁。我大致看了一下，一本《伤寒耕读录》，是他研读《伤寒论》的感悟；一本《医经解惑论注评》，是他校注、评按日本汉方医家的医著。当时的感觉就是真不简单，一个本科生就能有如此著述，真是后生可畏啊！回想我们当初读书时，还整天在忙着死记硬背，应付考试，对中医可以说毫无感觉，可谓天壤之别！这样的青年才俊非常难得，理当积极扶持。我跟海鹰说，让耕铭联系我，我想跟他聊聊，找找感觉。我当时正在南京，耕铭专程由鲁来宁，我俩在玄武湖畔的诗歌书店聊了一个下午。我深深地被他的才气、刻苦和勤奋所打动，他也非常认可我注重品质、追求完美的做书理念。其间，学校领导还曾帮他把书稿推荐给其他出版社，但最终耕铭还是选择了我们社，或许这就是一种缘分。

自此我们开始了愉快、默契的合作，4年多时间我们先后帮他策编出版了《医经解惑论注评》《伤寒耕读录·壹》《伤寒耕读录·贰》《伤寒杂病论类编》《中医儿科临床六经辨治手册》和《中药免疫疗法癌前介入与核心技术单元支持概述（汉英双语版）》等，形成了颇具特色的“耕铭中医”系列，这对于一个20刚出头的青年学子来说，应该不多见。

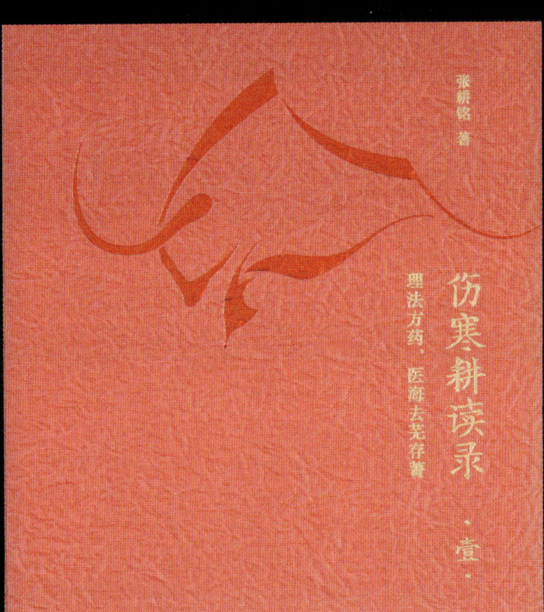
张耕铭 著
伤寒耕读录
理法方药，医海去芜存菁
·壹·
中医界需要像耕铭这样的青年才俊，勤奋、聪明、务实、坚持，善于思考，有胆有识，日后必有大成！
——黄 煌
志存高远，少年老成。真的写得不错！真的很了不起！也有些不可思议！
——李赛美

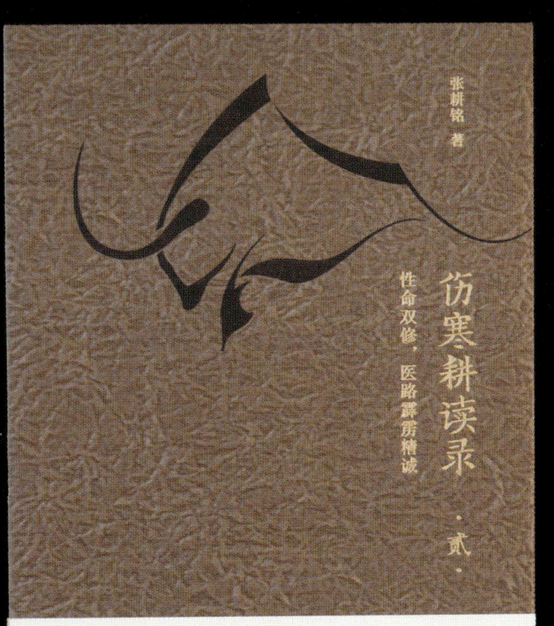
张耕铭 著
伤寒耕读录
性命双修，医路霹雳精诚
·贰·
中医界需要像耕铭这样的青年才俊，勤奋、聪明、务实、坚持，善于思考，有胆有识，日后必有大成！
——黄 煌
志存高远，少年老成。真的写得不错！真的很了不起！也有些不可思议！
——李赛美

医经解惑论 注评

[日]内藤希哲 著
张耕铭 注评

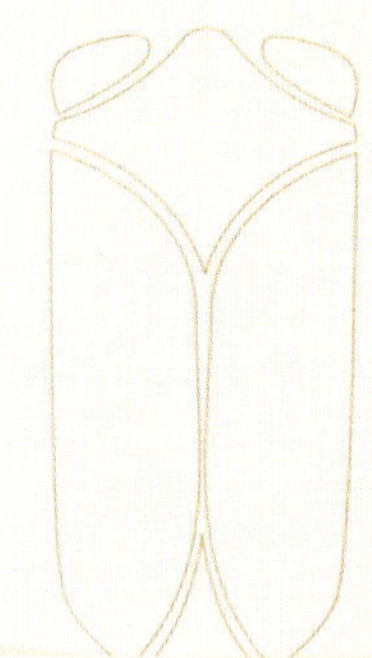

一部让日本汉方巨擘大塚敬节相见恨晚的旷世杰作
一位名盖日本古方派岱宗吉益东洞的医学鬼才

成书288年后首次与中国读者见面

从临床家角度研习《伤寒论》的卓越读本

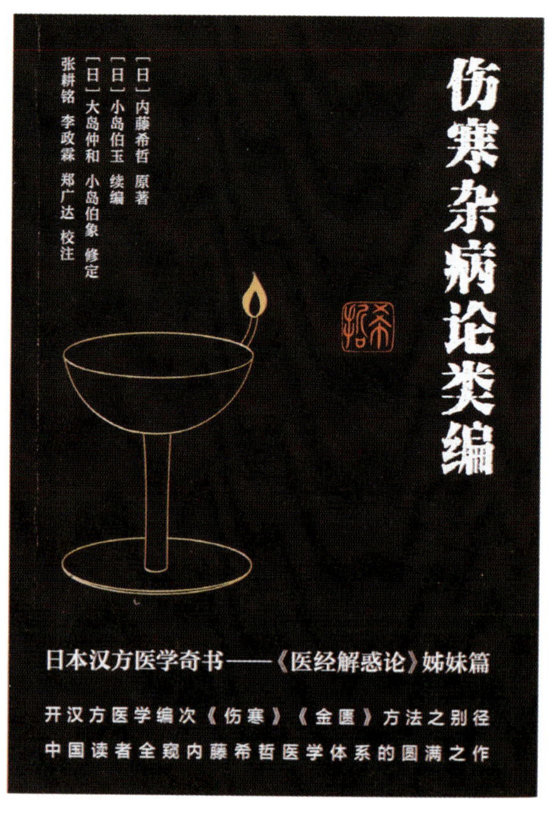

这些著述内容可能还不够成熟，需要更多实践的积累和时间的打磨，但都是他自己努力钻研、勇于探索的成果，都是自己的真情实感，视野开阔，观点鲜明，敢于创新，没有沉闷、俗套之气，给人清新、畅快之感，实属难能可贵。

耕铭专业基础扎实，知识面广，写作能力强，书稿质量都比较高，而且天分很高，颇有主见，对书的设计装帧也都有自己的想法。我们在编辑过程中，都充分尊重他的想法，尽量帮助他实现自己的意愿，同时也从编辑、出版和市场角度提出一些建议。如两本汉方医著，学术价值都很高，但因为是首次引入国内，读者对其人其书都不熟悉，肯定会影响销售，因此建议加个腰封，提炼几句宣传语，让读者一目了然。《伤寒耕读录》一本太厚，市场不讨巧，读者也不喜欢，我们建议分成两本。由于我们之间充分信任、理解，沟通顺畅无碍，故最后的成书无论是内容还是形式质量都很高，个性十足，特点鲜明，自然也受到读者的喜爱。几本书的销售都不错，其中《伤寒耕读录·壹》在第八届全国悦读中医活动中被评为“最受欢迎的十大中医药好书”。

十年扎实中医路

读书·跟师·做临床

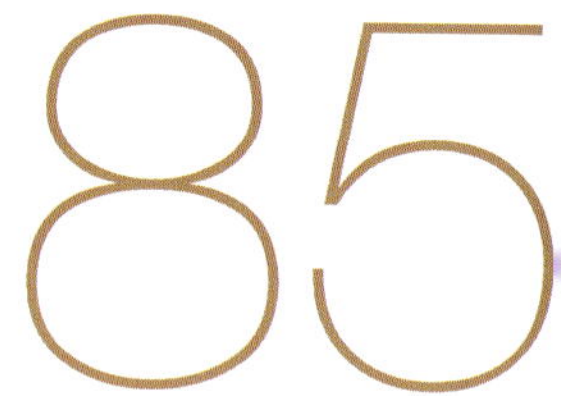

作　　者：廖成荣
开本装帧：大32开平装
出版日期：2019年7月第1版第1次印刷
　　　　　2019年12月第1版第2次印刷
印　　数：8,000
策划编辑：张钢钢
责任编辑：华中健
书籍设计：周伟伟

作者是看了我们编辑出版的几本青年中医的书后，主动联系我们投稿的。他的经历与《一个青年中医之路》作者黎崇裕有相似之处，勤奋、好学，书稿是他10年学医、行医的所学、所思、所做的积累，有读书、学经典的思考、认识，有跟名师的收获、提高，有自己做临床的体会、心悟，内容真切，文字朴实，对中医学子、中医爱好者，以及年轻中医有一定的启迪、学习价值。

仔细阅读书稿后，感觉在形式上还比较一般，特色不显，很难引起读者的兴趣和市场的响应，必须有所改变。于是向作者建议：三部分内容都突出你最有特色、最有价值的东西，也就是尽量都是干货，一些铺垫性的、理论性的东西尽可能删减。如读书篇中突出你最有心得、最有观点、最有经验的部分，标题可直切主题，亮出观点，避免泛泛而论；跟师篇中突出你跟师的独特感受、收获，尤其是名师的独特经验，临证技巧，这是读者最想看的，避免简单、俗套的赞扬、评价，让读者了解一个你眼中生动、鲜活、真实的名师；临证篇更是要突出你独特的临证体会、经验，不在多，而在精，有你独特的东西，避免与第一部分（第一部分着重读书的体悟、思想、观点）重叠、混淆。总之，在现有基础上，挤水分、提精华，突出你的

十年
扎实中医路

读书·跟师·做临床

廖成荣——编著

全国百佳图书出版单位
中国中医药出版社

逍遥散牵线下的师徒传承

一位姚氏医派传承人的从师路

廖成荣——编著
姚济白——主审

姚派

全国百佳图书出版单位
中国中医药出版社

作者中医基本功底扎实，临床思维能力强，年纪虽轻，但在治疗内科等疾病方面疗效显著，赢得患者高度信赖和医院高度评价，已发表论文50余篇，出版专著数部。他的成才印证了优秀中医人才的成长轨迹：读书博学中医理论，跟师学习临证经验，反复临床诊疗实践，这是我校院校教育和师承教育有效结合的培养效果。相信通过本书的阅读，读者必定收获颇多！

——陕西中医药大学第一临床医学院中医系主任　崔晓萍教授

作者以自己10年扎实的中医临床成长经历，剖析读书技巧，分享跟师心得，详解方药的组成、特点、用方心得，更是对每一个医案与疾病的治疗思路和感悟做透彻分析，案案精彩。读完本书的感受可以用八个字概括：励志、豁然、回味无穷。

——湖南中医药大学　肖碧跃教授

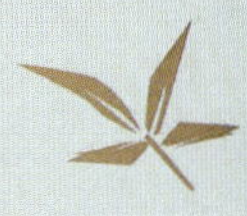

中医出版
（zhongyichuban）

悦读中医
（ydzhongyi）

上架建议：中医临床

ISBN 978-7-5132-5546-2

定价：49.00元

十年扎实中医路　读书·跟师·做临床　廖成荣——编著　中国中医药出版社

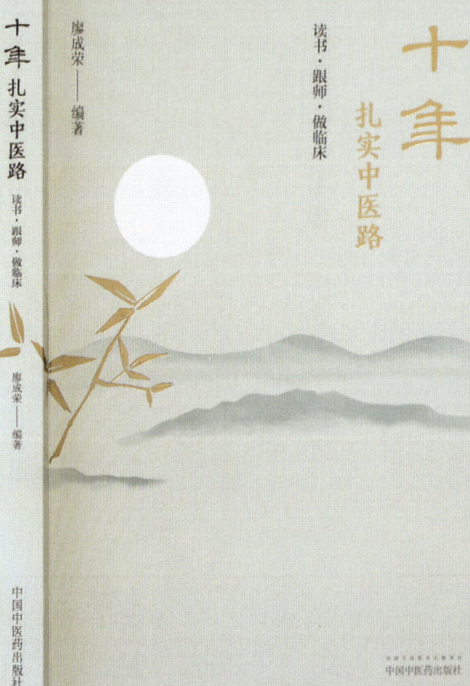

这样的加减？只有这样，随着时间的推移，我们才会从量变到质变。从开始把书读厚到逐步把书读薄！

读书过程中需要注意哪些问题？

首先，经典条文、经典条文的理解、名方甚至是经验方，只要符合您的思路的，都应该记忆背诵；其次，注意诸个细节，比如字词、药物的剂量等等；再次，好记性不如烂笔头，你所理解的、分析的都应该记录下来；最后，反复重复，最终转化为自己的东西。

当然，这仅仅作为参考，每个人学习方式不一样，适合自己的方法才是最好的！

读桂枝汤及临证辨用

在校读书时，由于没有临床实践，对于桂枝汤及相关条文理解甚少，数年后，再翻阅相关条文，似乎对一些临床疾病的治疗带来新的思路。

桂枝汤由桂枝三两、芍药三两、甘草二两、生姜三两、大枣十二枚组成，具有解肌发表、调和营卫之功效，主治外感风寒，营卫不和所致的外感风寒表虚证，表现为恶风发热，汗出头痛，鼻鸣干呕，苔白不渴，脉浮缓或浮弱等。这就是我们读书时所掌握的，如果更深一步，大概就是对方义的理解了吧？！

外感风邪，风性开泄，卫气因之失其固护之性，“阳强而不能密”，不能固护营阴，致令营阴不能内守而外泄，故恶风发热、汗出头痛、脉浮缓等；邪气郁滞，肺胃失和，则鼻鸣干呕。

风寒在表，应辛温发散以解表，但本方证属表虚，腠理不固，故当解肌发表，调和营卫，即祛邪调正兼顾为治。

方中桂枝助卫阳，通经络，解肌发表而祛在表之风邪；芍药益阴敛营，敛固外泄之营阴；桂芍等量合用，一则针对卫强营弱，体现营卫同治，邪正兼顾；二则相辅相成，桂枝得芍药，使汗而有源，芍药得桂枝，则滋而能化；三则相制相成，散中有收，汗中寓补；生姜辛温，既助桂枝辛散表邪，又兼和胃止呕；大枣甘平，既能益气补中，且可滋脾生津。姜枣相配，又为补脾和胃、调和营卫的常用组合；炙甘草调和药性，合桂枝辛甘化阳以实卫，合芍药酸甘化特色。字数控制在15万字以内，最好10万字左右，不要太多，干货最好（现在字数20多万，太多）。此外，篇名分别改为：读经典——厚基础、跟名师——学门道、做临床——积经验，更加具体、丰满；原书名《读书、跟师与临证体悟》比较普通、笼统，体现不出作者的特色，借鉴《一个青年中医之路》的经验，建议改用《十年扎实中医路——读书·跟师·做临床》，比较生动而有特点。

作者经过几次认真的修改，层次更加清晰，内容做了精简，标题也变得生动，整个书稿质量有了明显提高。此书出版后，首印3,000册，不到半年就售罄，又加印5,000册。再次说明，不管作者的资历如何，名气高低，只要你写的东西真实有价值，有自己独特的体悟和经验，不是为写书而写书，都会受到读者欢迎，我们也会大力帮助、扶持。

2022年，我们又帮小廖编辑出版了《逍遥散牵线下的师徒传承：一位姚氏医派传承人的从师路》，是作者整理、总结跟师学习、传承姚氏医派学术经验过程中的所见所闻、所思所悟，以及所获，可以说是这本《十年扎实中医路——读书·跟师·做临床》的延续，也很有特点。

学习中医很简单

我的《四圣心源》习悟记

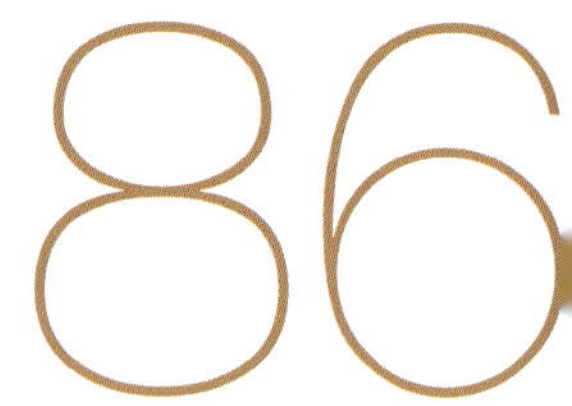

作　　者：陈喜生
开本装帧：大32开平装
出版日期：2020年2月第1版第1次印刷
　　　　　2023年2月第1版第4次印刷
印　　数：20,000
策划编辑：张钢钢　华中健
责任编辑：张　燕
封面设计：刘洪利

此书最初是在其他出版社出的，印象中是比较畅销的，后来这家出版社不出书了，而作者想再版，就四处投稿。我们收到这个书稿后，感觉内容浅显易懂，语言生动有趣，形式新鲜特别，比较适合现代年轻人的胃口，可以做。于是，就联系了作者。得知作者陈喜生也是一个年轻有为的小中医，多才多艺，知识面广，现在热衷于中医知识普及，搞培训，网络人气颇高，粉丝不少。因为是再版书，已经比较成熟，故编辑起来相对比较容易。书籍设计也基本保持原来风格。出版后依然畅销，首印5,000册，2个月就发完了，又先后3次重印，累计发行19,000多册，并在第七届全国悦读中医活动中被评为“最受欢迎的十大中医药好书”。也因了这本书，我们和陈喜生成了好朋友、忘年交。

2021年，又帮他编辑出版了《疯狂伤寒论1:遇见失传的圆运动古伤寒论前传》，风格与前本书一样，用说书、讲故事的形式，诙谐有趣的语言讲解《伤寒论》，形象生动，通俗易懂。原来书名是《圆味伤寒》，我们觉得挺好，与副书名呼应，也与内容吻合，并有点学术味儿。但陈喜生觉得还不够亮眼、醒目，坚持要改为《疯狂伤寒论》，并自己请人设计了特别炫目、冲击力很强的封面。此书也一样受到欢迎，先后2次印刷，发行近万册。这也说明我们的思维已经有点跟不上现在的年轻人了。

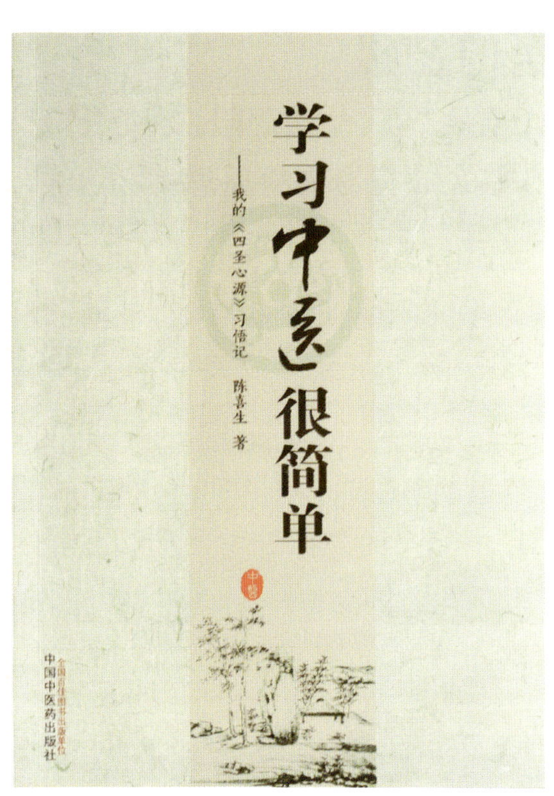
学习中医很简单
——我的《四圣心源》习悟记
陈喜生 著
中国中医药出版社

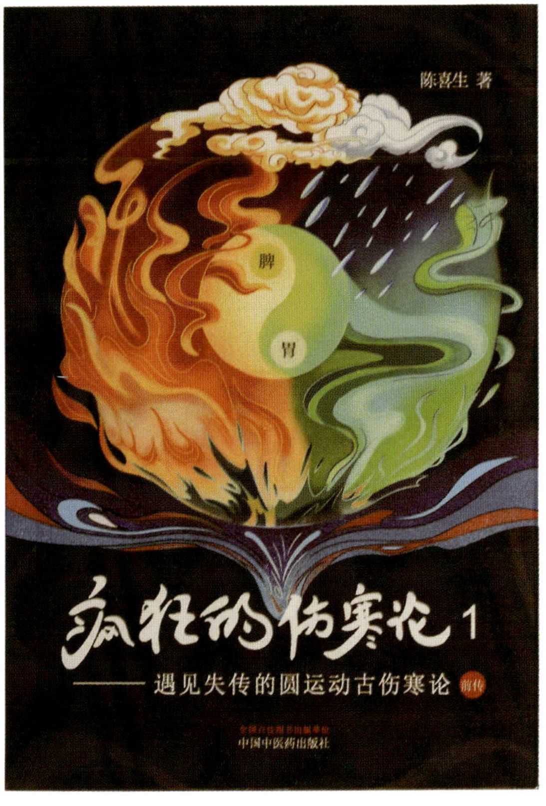
陈喜生 著
脾
胃
疯狂的伤寒论 1
——遇见失传的圆运动古伤寒论 前传
中国中医药出版社

医门初窥

1: 立足“守一、法阴阳、参变升降”的医理参悟

2: 临证心得与失验反思

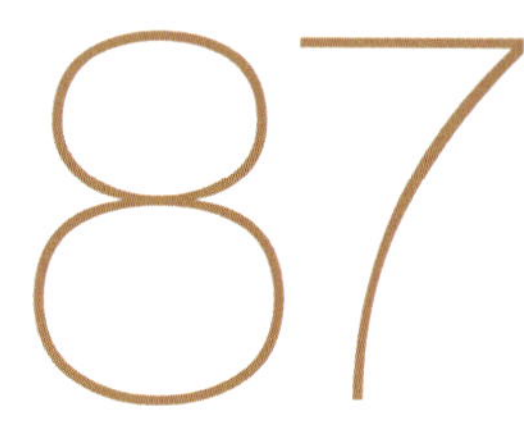

作　　者：曹　毅
开本装帧：大32开平装
出版日期：2019年10月第1版第1次印刷
　　　　　2020年3月第1版第2次印刷
印　　数：11,000
策划编辑：张钢钢
责任编辑：华中健
书籍设计：周伟伟

Ⅳ 87

前同事马洁发来一个书稿——《医门初窥》，是他大学同学写的，让我看看能不能出。我看后感觉这是一部质量较高的书稿。作者知识面较广，旁征博引，说理充分，论述中肯，不人云亦云，有自己的观点、思想，且结合临床实际，不故弄玄虚、玩文字游戏。临证案例客观真实，不光有成功的验案，也有失败的例子和思考，记录、分析朴实、到位，让人回味，非常难得，值得出版。于是申报了选题，顺利通过后，就和作者建立了联系，并提出几点修改建议。一是书名加一副标题：医理参悟与临证得失，以突出本书亮点；二是篇章结构及名称还需调整、修改，取消学术味重的章节，直接用序号，更加清楚明白、生动有看头，引发读者兴趣；三是失验篇每则案例最好提炼一句话概括作为小标题，直截了当，点出主题；四是现在字数近30万字，偏多，酌减。

作者基本采纳了我们的建议，做了认真修改，但字数删减不多。于是，从市场考虑，我们根据内容将全书分成了两本。一本偏于医理，加了《立足“守一，法阴阳，参变升降”的医理参悟》副书名，以指明主题；一本偏于临床，用副书名《临证心得与失验反思》。这样厚薄适中，主题分明，便于读者阅读。

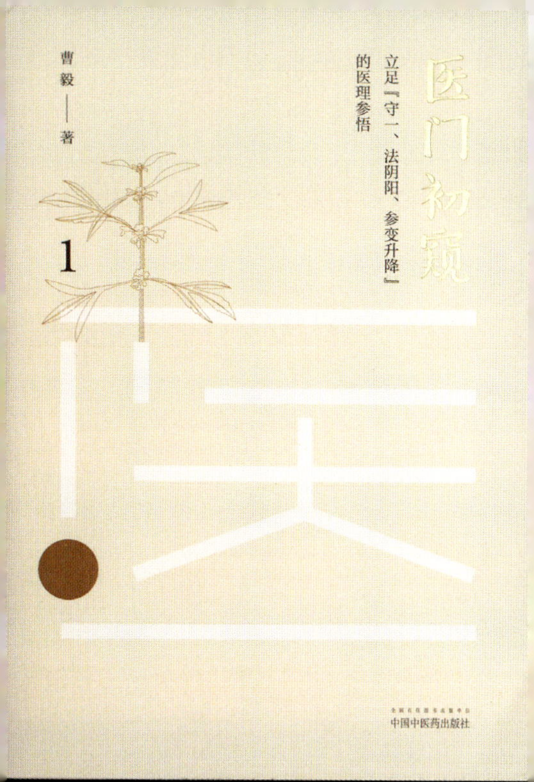

医门初窥

立足『守一、法阴阳、参变升降』的医理参悟

曹毅——著

1

全国百佳图书出版单位
中国中医药出版社

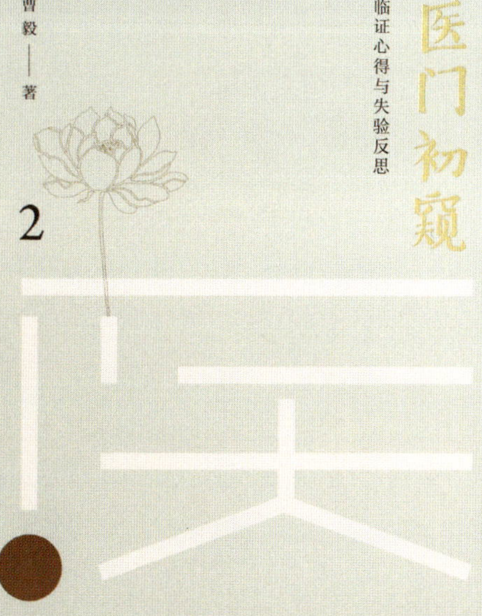

医门初窥

临证心得与失验反思

曹毅——著

2

全国百佳图书出版单位
中国中医药出版社

柴胡 18g，黄芩 10g，半夏 30g，枳实 18g，石决明 30g，麦冬 10g，浙贝 20g，川牛膝 10g，天麻 30g，钩藤 20g，2 剂。该案换用多种治法，始终效果不理想。

●**失验反思：**其间也曾考虑“少阴之为病，脉微细，但欲寐”，但脉象不符。

四、升散太过，浊阴上犯致头痛

2011 年 5 月 25 日，治一患者，肛门坠胀，予：黄连 9g，葛根 40g，木香 12g，乌药 10g，藿香 30g，佩兰 30g，柴胡 12g，桔梗 10g，防风 10g，茯苓 20g，白头翁 10g，车前草 15g。服后头痛如裂。

●**失验分析：**方中柴胡、葛根、桔梗、防风均升发举散之药，升散太过而无监制或反佐，整个方但升不降，恐引动浊阴上扰清窍而致头痛。因为时间较久，笔记中舌脉不详，难以结合当时病机进行分析，但方药一味地升散，或泄降，这种偏于在一处使力的用法，仍当引起注意。升降相因，相反相成，升降出入是一气流转，应当整体看，即使其中一方面表现突出，也不应割裂开来，用药时得留心，曾有医家于补中益气汤中加少许枳壳治中气下陷诸证，使

体现了这样的思路。

五、误于升麻之升散

2011 年 8 月 22 日，治一老年女患者，头面发热，皮肤色红，红疹遍布，瘙痒异常，予麻黄连翘赤小豆汤开卫透热，加生地、丹皮、紫草、水牛角等，凉血泻火，每诊 2 剂，三诊下来，病愈八九；四诊时，去水牛角，加升麻，以冀加强透热，孰料，服后头面发热加剧，瘙痒复作如故。

●**体会：**关于升麻，早前笔者遵信升阳之说，后见不少医家认为升麻并无升举之力，唯清热解毒而已，亦觉颇有道理，故一度趋从后说。但此案，麻黄与升麻合用后，升散之力骤然加强，出现气火上冲的不良反应，单用麻黄或升麻似无此弊。所以，升麻固然可清热解毒，但与药配伍后，其升举之性会得到彰显，实际上，两说并不矛盾，升麻清热解毒之功是通过升透郁热达成，与芩连等苦寒直折的清热解毒不同，明乎此，临证则可资选择。类似误治在前不久（以该案时间算）也曾出现过，患者也是老年女性，病眩晕，脉弦细，有伤阴状，予小柴胡汤，略有好转，复诊时，配伍升麻，则眩晕加剧，亦或升散太过之故。

书籍设计简约、文气、雅致，尤其是封面，用医字变形成门的形状，用圆点代表眼睛，巧妙地与书名呼应，简洁大气，回味无穷。此书也是出版不到半年就重印，两本累计销售6,000多册。

中医随笔

说说看病、养生那些事

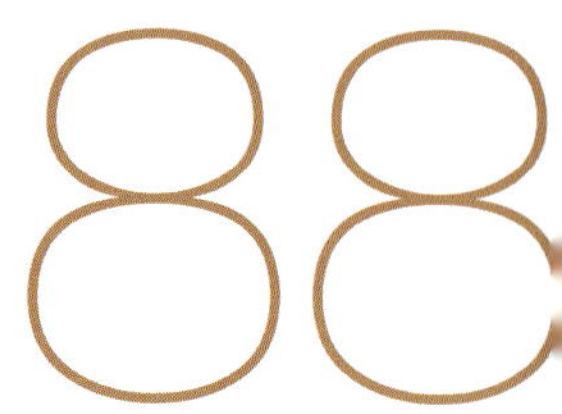

作　　者：姜宏军

开本装帧：大32开平装

出版日期：2023年9月第1版第1次印刷

印　　数：3,000

策划编辑：张钢钢　华中健

责任编辑：张钢钢

书籍设计：周伟伟

这也是我们的老作者邢斌介绍的书稿，是姜宏军近几年利用业余时间在微信公众号上发的随笔、杂文结集。其中有与患者的故事，有对中医养生保健、饮食调摄的理解、认识，有用药的心得，有临证的感悟，亦医亦文，话题宽泛，轻松写意，有感而发，具有一定的可读性和启发参考价值，读者面应该比较广。

从内容和市场看，原来的书名——《与中医结缘》不是很恰当，遂建议改为“姜医生中医夜话——写给当下的医患们”，具体生动，贴近读者。作者表示赞同。可不知为什么，申报书号时迟迟批不下来，根据以往的经验，应该是书名有敏感不宜的地方，询问有关部门也没有明确答复，局部修改了多次，还是不行。最后只好推倒重来，改为《中医随笔——说说看病、养生那些事》，比较轻松随意，又概括了内容特点。这次总算通过。

因为是微信文章，比较随意，有的不很规范，编校时对文稿语句、字词，以及标点做了一些梳理、修改。书籍设计简洁、清新、文雅，很好体现了书的气质，让人赏心悦目。此书出版不到4个月，就发行近3,000册，即将重印，说明读者是喜欢的。

姜宏军 著

中医随笔

说说看病、养生那些事

全国百佳图书出版单位
中国中医药出版社

柒

Ⅶ

人文科普

中医人文类书籍，亦医亦文，充满人文情怀，可读性强，启人心智，是我们比较喜欢的体裁。而好的中医科普书，可以惠及大众，也值得去做。

问中医几度秋凉（增订版）

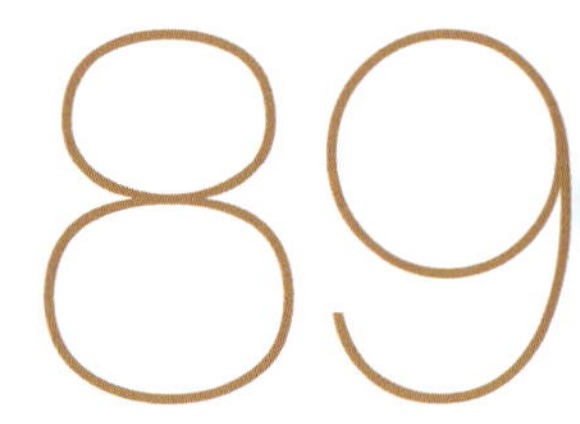

作　　者：艾　宁
开本装帧：小16开平装
出版日期：2018年4月第2版第1次印刷
　　　　　2024年10月第2版第6次印刷
印　　数：32,000
策划编辑：华中健　张钢钢
责任编辑：华中健
书籍设计：周伟伟

● 2009年度全行业优秀畅销品种（中国书刊发行业协会）

● 2018中国医界好书（《医师报》社主办）

Ⅶ 89

2008年，我有幸接到《问中医几度秋凉》书稿，当时就被深深地吸引住了，觉得这是一个非常难得的好选题，便投入了极大的热情进行编辑。书出版后，反响热烈，先后重印12次，销售近50,000册，至今畅销不衰。

10年后重新校看这本书稿，依然是那么的新鲜、有趣，欲罢不能。一鼓作气编辑加工完后，我更加明白了，之所以这样一本看似不够专业、一些表述并非十分准确、某些观点还存有争议的图书，能够受到专业人士和寻常百姓的一致欢迎，引起广泛共鸣，就是因为作者所说的都是我们身边再熟悉不过的事情，所讲的也都是我们日常生活、工作中熟视无睹，或者百思不解、迷糊困惑的问题，十分接地气。艾宁女士就像和我们聊天、唠嗑一样，用自然、朴实、生动的语言从一件件极其普通的日常小事中道出了大道理、展现了大智慧，不只是说中医，还有西医，中西医结合……也不只是说医，还涉生老病死、社会百态……

正如作者所言："我的写作目的，一不是战斗，二不是宣传真理，三不是让读者

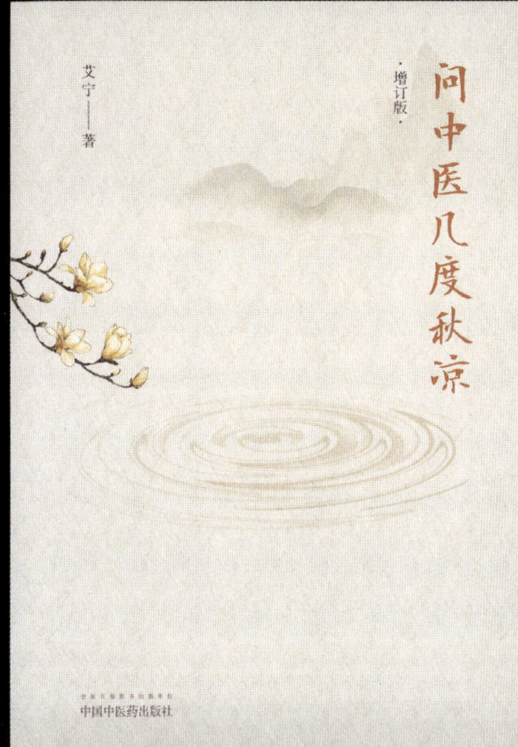

艾宁［著］

问中醫几度秋涼

一个中医世家“叛逆者”的自述

继刘力红《思考中医》之后
又一部思考中医、感悟人生难得的佳作

些作为衡量标准来划分智能高低，来区分理性和非理性，甚至决定留存的问题，那么我与“科学”的斗争就是为了争取生存权的斗争了，就是不愿做奴隶的斗争了。这是捍卫头脑领地，不做精神殖民地的斗争。我从来没有说要取缔西医，可消灭中医的口号却是明目张胆地提出来了。难道我的头脑就不是头脑？这竖脑壳拖还顶到脑瓜门上来了？

看着女儿用自己的方式学习，我想，当年为了不让女儿被纯洁、崇高的科学吓住，我在给她讲科学史时，是不是把科学发展的本来面目呈现出来？我给女儿讲了三年《科学演义》的意外之得竟是使她对科学不迷信，或许她现在正在走一条最本源的科学发展之路？

我在当老师时，曾致力于帮助学生掌握学习方法。但是掌握了这一学习方法的孩子不可能知道这个学习方法仅仅是学课程的方法而不是最本源的学习方法。在学习方法上，我们现在是“倒行逆施”。为什么有那么多孩子厌学，那么多孩子头脑关闭如花岗岩？为什么我们的教学效果不好，合格毕业生与我们的教学投入不成比例？这正如在课堂学种地、在学校学打猎一样，何况“科学”知识还不是种田和打猎而是制绳造箭。

我深知，用学校的学习方法之“渔”去捕捞中医之“鱼”无疑是缘木求鱼。可学生们到哪里去获得学中医的方法，又怎么能认可这一方法呢？

我们本来是应先教孩子本源的学习方法，就像每个人都要从走路学起一样，这是不能省略的步骤。即使你今后的人生是以车代步，你还是要学走路；即使你将来是宇航员，你也要学会走路。可我们把这步省略了，致使孩子们无法与中医接轨。

面对这棵死去的植物，我久久伫立，心中百感交集

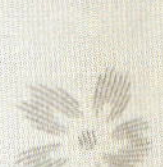

我一位朋友的婆婆听人说起我女儿，便找上门来让女儿给她诊脉。一搭上脉，我就觉得女儿神情不对。等人都走了之后，女儿摇着手说：“她这是什么脉啊，怎么无根呢？”

我说给鲁迅看病的德国医生惊讶说，鲁迅身上这病要是放在欧洲人身上，五年前就死了。于是鲁迅说也就不能指望这个医生给五年前就死了的人治病了。

朋友的婆婆是个无私奉献型的母亲。她心中装满家人，唯独没有她自己。让她活下来的不是求生的欲望，而是对家人生活的极度不放心。她点灯熬油般地熬着，换成是别人，三年前也就死了。这样人的脉怎么能有根呢？

养花的人都知道，有的花性格是“要花不要命”，有的是“要命不要花”。菊花的性格就是前者。几个孩子跳到我的园子里拔了一棵要开的菊花，第二天我在路上捡到这棵已不成样子的菊花，把它又栽回土里，浇上水，这花又开了，开得一如它没有受过摧残一般。花开过后，这棵菊花死了。面对这棵死去的植物，我久久伫立，心中百感交集。这棵死去的植物不是枯黄色，我一直以为枯黄色是死亡的颜色。它的整个植株、茎、叶皆呈深褐色，像大酱的颜色，它让我知道了什么是竭尽生命，什么是真正的死亡。

秋天，我来到田野。大地一片金黄，我知道这不是死，这是止、是收、是藏，生命还在继续……

朋友的婆婆正在走向这种深褐色的死亡。延续她生命的是她的真元，是她的肾精。我们都知道人在特殊情况下会迸发出超常的能力来，会做出他平时做不到的事情，尤其是做母亲的，这种力量更不可思议。那么，这种力量从哪里来？就

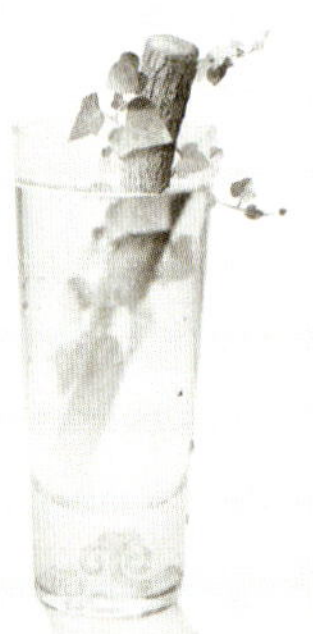

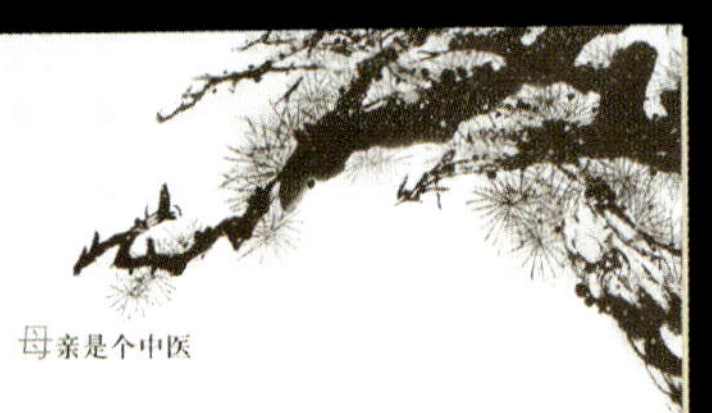

母亲是个中医

母亲是个中医。

从我记事起，母亲总是被一大群病人包围着，来看病的人通常是一声不吭地坐在母亲面前，把手一伸，母亲便诊脉，换了左手脉，又换右手脉，之后看看舌苔……

这像一场考试。估计全世界只有中医看病是病人掌握着看病的主动权。虽说是病人来求助于医生，却由病人先对医生进行能力测试，这个病人可以完全不懂医学，但却是权威的考官，因为他手里掌握着试题的正确答案。

中医的诊室从来都是病人团团围坐在医生周围。医生给一人诊脉，大家全看着。于是，这考官就不是一个人而是全屋的病人，每个人的病都成为大家的趣味考题。

诊完脉，轮到母亲答题了。她一样样说清病人的病症、感觉、起因、病理……病人像主考官一样绷着脸听着，渐渐地露出笑容，最后伸出大拇指赞道：“好脉条，好脉条啊！就你给治了，下药吧！”这时，一屋人也都展露出舒心的笑容。

千百年来，中医就是在这样的检测下生存和发展的，这也是自然生成的法则。

中医的拿手本事是说出病来，说不出来，说的不准，那就没有存在的理由了。

西医的看家本领是拿出病来，拿不出来病，让人看不到，那么西医也就没有存在的理由了。

> 中医的拿手本事是说出病来，说不出来，说的不准，那就没有存在的理由了。
>
> 西医的看家本领是拿出病来，拿不出来病，让人看不到，那么西医也就没有存在的理由了。

来读我，而是想让读者读自己。只有激活了读者自己长久以来的所见、所闻、所感、所想，读者才会感受到阅读的快乐。当读者的思想被激活时，读者很可能并不同意我的思想和观点，甚至会给予全面批判。但我知道，真理是活性的东西，不存在于摆事实讲道理之中，而是存在于作者和读者的灵犀相通之中。只有我所摆的事实和所讲的道理与读者心中的事理有机相联，我的文字才会获得一定的真理性。”

此次修订再版，除了认真仔细校阅原书文字外，尤其增加了九节内容，同时对书籍进行了重新设计，去掉了原有的插图，力求很好地展现书稿文字的本色和气质，让读者阅读更加舒服、愉悦。书出来后，依然受到读者追捧，已先后6次印刷，销售32,000多册。

2019年春天，我们曾去上海看望艾宁。为了外孙女的教育，他们举家迁到了上海。女儿独当一面，把一家中医医馆打理得井井有条，而艾宁则负责照看外孙女，全力做好后勤。艾宁依然是那样的清瘦、干练，谈吐不凡，散发着一种知性女性的魅力。交谈中我们向艾宁提到，有空的时候是不是可以接着再写点什么，艾宁笑而未答……

中国式抗癌纪实

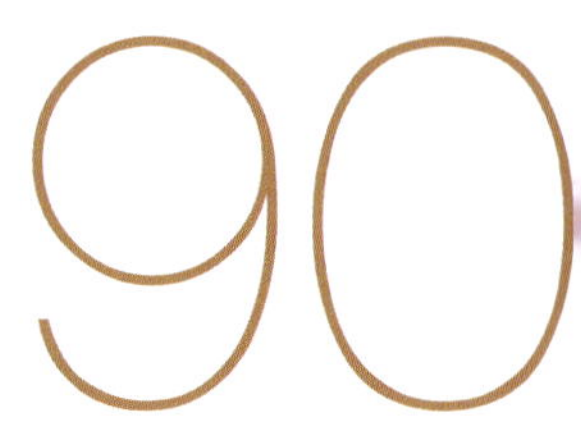

作　　者：丽　晴
开本装帧：小16开平装
出版日期：2014年9月第1版第1次印刷
印　　数：10,000
策划编辑：张钢钢
责任编辑：华中健
封面设计：伍振海

Ⅶ 90

当我第一次看到作者发来的书稿时，眼前为之一亮，直觉告诉我这是一本类似于《问中医几度秋凉》的好文稿，值得去做。尽管作者所提的出版条件比较高，社选题会上不少领导、专家也表示出担心，但我还是执意坚持。

和《问中医几度秋凉》的作者艾宁一样，丽晴也是一位女性，也是业外人士，她凭着一个记者、作家的良知和责任，以惊人的毅力，花了4年多时间，辗转全国各地，一个人独自采访了近百位癌症患者、家属及有关中西医专家，创下了中国记者之最。她用饱蘸激情的文字，站在珍爱生命、挽救生命的高度，客观、真实地记录下数十位癌症患者及康复者中国式抗癌的经历，从一个独特的视角，展现了当下中国抗癌的现状，并通过一个个鲜活的事例告诉人们：如何对待癌症，对待疾病，做个聪明的病人；如何对待生活，善待自己，珍爱生命。字里行间饱含关爱，透着智慧，富于哲理，读后特别温暖，让人感动，发人深思。不仅对千千万万癌症患者是鼓励，是希望，而且对所有健康之人包括相关医药专业人士都有很好的启迪作用。这本应由业内人来做的善事、充满了正能量的好作品，我作为一个专业出版人责无旁贷。

中国式抗癌纪实

KangAi ZhongGuoShi JiShi

丽　晴◎著

女记者独自采访百名癌症患者

数十个中国式抗癌故事讲述生命奇迹

做一个聪明的病人

癌症不复发的方法在中国

目　录 \ *contents*

目（CIP）数据
纪实 / 丽晴著．—北京：中国中医药出版社，2014.9
-5132-1963-1
· Ⅱ．①丽…　Ⅲ．①纪实文学—中国—当代

书馆 CIP 数据核字（2014）第 150758 号

中国中医药出版社出版
北京市朝阳区北三环东路 28 号易亨大厦 16 层
邮政编码　100013
传真　010 64405750
三河市双峰印刷装订有限公司印刷
各地新华书店经销
*
开本 710×1000　1/16　印张 21.25　字数 291 千字
2014 年 9 月第 1 版　2014 年 9 月第 1 次印刷
书号　ISBN 978-7-5132-1963-1
*
定价　49.00 元
网址　www.cptcm.com

如有印装质量问题请与本社出版部调换

社长热线　010 64405720
购书热线　010 64065415　010 64065413
微信服务号　zgzyycbs
书店网址　csln.net/qksd/
官方微博　http://e.weibo.com/cptcm

前　言

你可以不对任何事负责，但你不能不对自己的生命负责。

别说你不懂电脑。你可以不懂，但你的孩子懂。让你的孩子去谷歌，去百度，去查询你的病究竟是怎么回事？病因是什么？都有哪些治疗方案？哪一种方案更适合你？哪一种方案既适合你又适合你现有的经济能力？哪一种方案更稳妥、更不具危险性？要认真细致地了解各种治疗方案的利弊，在适合你的路径上寻找和选择治疗方案。一句话，就是什么方案能使你的生命系数更长久，生存质量更好，就是你确定的对象。知己知彼，才能百战不殆，才能不被忽悠。要万分清醒地认识到，最看重你、最想让你延长生命、最想使你活下来、而且活得幸福的是你身边的亲人。千万不要将最宝贵的生命全权寄托在他人身上。不要拿自己的生命去赌博，去尝试，因为最终输的只有你自己。

生命只有一次，不能纠错，不能重来。

编辑过程并不如想象地那样顺利，可以说是一波三折。由于作者书中所记录、叙述的大都出自被采访的患者及其家属，带有鲜明、强烈的个人色彩，有些看法、认识未必正确、全面；作者尽管力图客观、真实地记录，但也不可避免地掺杂有自己本人的情感、立场和观点，加上作者并非医学专业人士，一些表达、描述及评论可能并不那么专业、规范、严谨，与医学科学会有出入……因此，如何把握分寸，既不破坏原书的纪实风格和行文特色，又要避免出现错误的引导，犯了专业出版禁忌，就成了难点。尤其是怎样说服作者，取得理解和配合，毕竟这是她多年的心血，就像自己的孩子一样，格外疼惜，舍不得删减，哪怕是一个字。为此，我专门去了趟福建，与作者面对面沟通，商讨修改方案，以后又无数次通过邮件、短信，以及电话反复地商讨，一点点地改，一点点地磨。其间有过争论，出现过僵持，甚至一度因为分歧较大，想到过放弃，但最终还是用真诚打动了作者，取得了共识，完成了修改，通过了三审和质检。

原希望这本书的封面能以绿色为主色调，以体现其珍爱生命的主题，设计风格则简约、大气、具有分量，尤其是书名要醒目突出，给人以视觉的冲击，但由于多种原因，最后未能如愿。现在的封面虽也清新、温馨，其中的生命树算是一个亮点，但总觉得作为科普书太过平常，分量不足，缺乏个性，难以吸引读者，加上在营销、宣传方面做得也不够，最终的销售与预期相差较大，比较遗憾，值得总结、反思的东西很多。

在第二届全国悦读中医活动中，本书被评为“最受欢迎的十大中医药好书”。

中医人生

一个老中医的经方奇缘

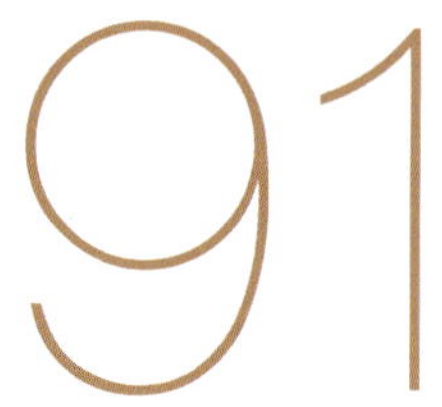

作　　者：娄绍昆　著　娄莘杉　整理
开本装帧：16开平装
出版日期：2012年5月第1版第1次印刷
　　　　　2017年6月第1版第9次印刷
印　　数：30,000
策划编辑：华中健　张钢钢
责任编辑：华中健
封面设计：兆　镜

邢斌是我们的老作者，也是好朋友。他不仅信任我们，把他的佳作都交由我们编辑出版，还不时主动、热情地向我们推荐优秀的作者、书稿和选题线索，让我们获益良多。2000年，邢斌推荐了网上娄绍昆先生的两篇文章，说写得不错，有个性，有思想，可以跟他联系约稿。这是两篇娄老师过去学医经历的文章，朴实生动，真切感人，确实很好，是非常难得的好选题。我们随即设法联系上了娄老师。他说正好马上要参加黄煌老师在南阳召开的一个经方会议，可以在会上见面。可不巧的是，等我赶去南阳，娄老师却因临时有事提前离开了，错过了首次见面的机会。后来还是通过电话说了我们的想法。娄老师非常坦诚，说他只是有感而发，随便写写，自己也不满意，不知道怎么写，还没想好要不要写。我们也就没有再为难娄老师。没想到，几个月后，娄老师主动联系了我们，说在黄煌老师的肯定和鼓励下，他还是动笔一篇一篇往下写了，而且一写就停不下来，竟写了几十万字。好多出版社都来约稿，但你们是最先约的，所以还是给你们出版。我们喜出望外，非常感谢娄老师的信任。当然，娄老师也提出了很高的出版条件和要求。因为非常看好这本书，也出于对娄老师的尊敬，所以我们向社里争取，破例全部予以了满足。

中医人生

——一个老中医的经方奇缘

娄绍昆◎著 娄莘杉◎整理

全国百佳图书出版单位
中国中医药出版社

娄绍昆◎著 娄莘杉◎整理

（增订版）

中医人生

一个老中医的经方奇缘

全国百佳图书出版单位
中国中医药出版社

可以说，校看娄老师的这部书稿，就如同阅读、欣赏一部引人入胜的小说，完全沉浸其中，欲罢不能。我们每每被娄老师曲折、神奇的经历所吸引，被其坚韧不拔、顽强执着的品质所感染，被一个个有血有肉、个性十足的人物所打动，被一个个鲜活生动、让人击掌的案例所叹服。我们除了对个别明显有误的词句、标点做修改外，基本保持了原貌。此外，根据我们的阅读感受，加了一个副书名——一个老中医的经方奇缘。相信这样难得的优秀作品肯定也会吸引广大读者，并受到欢迎。

2012年初夏，我们应邀去温州参加了这本新书的首发式，有幸第一次见到娄老师。娄老师温文尔雅，谈吐不凡，一口绵软的江浙普通话，平和亲切，透着江南文人的气质。说起中医、说起经方，娄老师滔滔不绝，激情澎湃，极具感染力。那天，温州市新华书店首发式现场宾朋满座，欢快热烈，预备的百余本样书很快签售一空，让我们颇感意外，至今印象深刻。

正如我们所预料的，此书出版后受到广大读者的追捧，在社会上引起了较大的反响，掀起了一股购买、阅读《中医人生》的热潮，半年时间3次印刷，发行15,000多册，此后又先后6次印刷，累计发行近30,000册，并在第五届全国悦读中医活动中被评为“最受欢迎的十大中医药好书”。2017年年底，我们又编辑出版了《中医人生（增订版）》，同样受到读者的喜爱，迄今已先后8次印刷，累计发行30,000多册，成为不折不扣的畅销书、长销书。也因为编辑这本书，我们取得了娄老师的充分信任，把他后面的所有著作都交由我们编辑出版，成了我们社的金牌作者之一，这是对我们辛勤付出的最好回报。

奇缘/娄绍昆著，娄莘杉整理—北京：中国中医药出

—临床应用 Ⅳ. ①R289.2

012）第 041813 号

中国中医药出版社出版
区北三环东路 28 号易亨大厦 16 层
邮政编码 100013
传真 010 64405750
京泰锐印刷有限公司印刷
各地新华书店经销
*
2 1/16 印张 31 字数 583 千字
第 1 版 2012 年 6 月第 1 次印刷
ISBN 978-7-5132-0813-0
*
定价 59.00 元
网址 www.cptcm.com

质量问题请与本社出版部调换

社长热线 010 64405720
010 64065415 010 64065413
书店网址 csln.net/qksd/

黄序

我喜欢看娄绍昆先生的文章，每次他在经方沙龙网上发的帖子，都让我读得津津有味。娄先生的文字秀丽，叙事细腻，有现场感，字里行间跳跃着他求真、务实的精神，读来让人深思，有回味，有余音。娄先生的文章是用心写的。

《中医人生——一个老中医的经方奇缘》一书不是一般的回忆录，而是娄绍昆先生思考中医、思考经方的记录。初学中医时的迷茫，百思不得其解时的困惑，遇到良师指点后的豁然开朗，交友切磋学术火花四迸时的激动，都在这本书中娓娓道来。娄先生对经方医学中六经、方证、体质等重要学术范畴的独特视角和观点，对《伤寒论》及其日本汉方的深刻认识，以及对张丰等师友学术观点的阐释发挥，都是本书的亮点。

娄绍昆先生是从基层走来的中医学者。他的从医经历充满艰辛，却活力四射。娄先生的青年时代，生活条件虽然艰苦，但精神是充实的；资料虽然有限，思考却能深入；信息沟通渠道不多，但朋友之间的交往却十分真诚。所以，我觉得娄先生还是幸运的，艰辛环境中磨砺出的学问饱满而有光泽。此书值得细细阅读，需要品味，需要思考，甚至，本书可以当做一本励志书来读。

在我的印象中，娄绍昆先生是位温文尔雅身材单薄的浙南学者。当读了本书后，我才发现娄先生内心的情感是非常炽烈的。他笔下的父子情、师生情，常常催人泪下。

医乃仁术，大凡中医应多情。如果没有对事业的爱，对人类的爱，对民族对祖国的那份爱，是学不好中医的。

值《中医人生——一个老中医的经方奇缘》出版之际，谨以此文表示祝贺。

愿本书拥有更多的读者！

南京中医药大学教授 黄 煌

2012 年 3 月 5 日

注：黄煌，南京中医药大学教授、博士生导师，江苏省名中医。

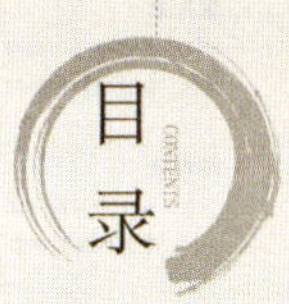

我的大学
黄煌的经方人生

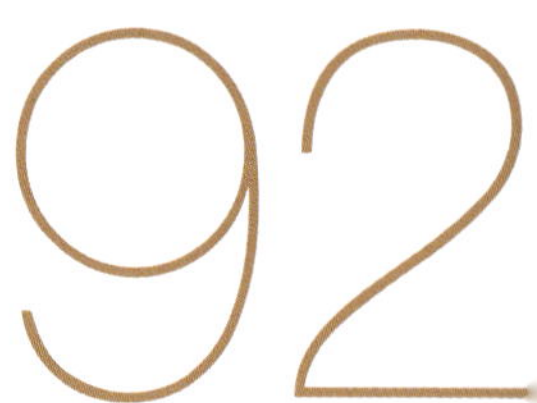

作　　者：黄　煌
开本装帧：大32开平装
出版日期：2016年7月第1版第1次印刷
　　　　　2024年1月第1版第5次印刷
印　　数：17,000
策划编辑：张钢钢　华中健
责任编辑：华中健
书籍设计：周伟伟

Ⅶ 92

2015年5月初，我们收到黄煌老师发来的邮件，大意是：《我的大学》写了34篇，不想再写了，现在发给你们。我不想给其他出版社，这种书要做得素雅，要有文艺味，只有让你们来编辑。我们读罢是既高兴又担心。高兴的是，黄老师把分量这么重的文稿交给我们，足见其对我们的信任，也是对我们这么多年努力付出的最好褒奖；担心的是，黄老师文化素养极高，对自己的书籍从内容到形式都非常讲究，他就曾多次表达过对以往在其他出版社出版的几本书的装帧设计不满意，这让我们感到了不小的压力，生怕万一做不好，辜负了黄老师的信任。

正是在这种矛盾的心情下，我们开始了编辑工作。

黄老师的这部文稿我们虽然跟着网上连载都看过，但再次阅读还是被那质朴平实、饱蘸感情的文字和那鲜活生动、丰富多彩的内容所深深吸引，由衷地欣赏他的聪明、才气，钦佩他的执着、坚持，赞叹他的理想、抱负，也同情他所遭遇的不公，编辑这样的文稿真是一种享受。为了使文稿更加生动、活泼，我们建议黄老师补充、增加一些相关的老照片、图片，与文字内容穿插配合，相得益彰。黄老师非常赞同，并积极配合、支持，花费不少时间、精力，寻找、翻拍照片。

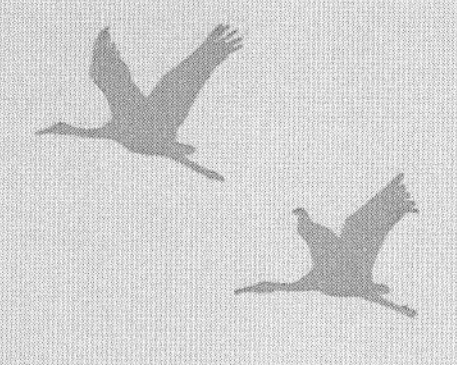

我的大学

黄煌的经方人生

黄煌 著

中国中医药出版社
全国百佳图书出版单位

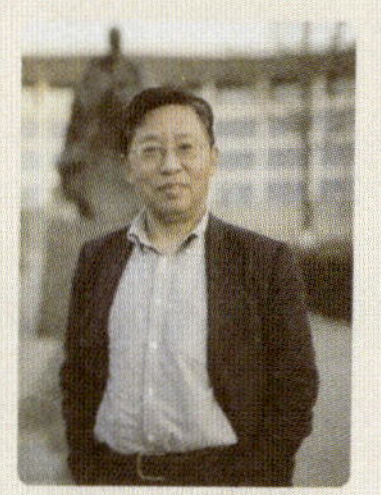

黄煌教授近影

（2016年3月摄于南京中医药大学仲景广场）

目录

依据黄老师对设计的要求和我们对文稿的感觉，我们把整个书籍的风格定位于简约、文雅。由于当时出版社找的美编大都只管封面设计，而版式基本都是排版厂顺带着做，毫无设计可言，更不要说与内容匹配，无奈之下，只好赶鸭子上架，自己动手。为此，没少查看、学习其他优秀图书的版式设计（幸好平时出于兴趣爱好，比较关注这方面，积累了一些资料），字体字号，字距行距，图片的摆放，图注的位置，乃至页眉等，都动足了脑筋，往往一张图片都要反复调试，直到自己觉得满意为止；尤其是章节标题的设计，更是费尽心思，思来想去，还是觉得应该抓住经方这一全书的主线。黄老师曾经出过一本《张仲景52味药证》，非常畅销，由此突发灵感，是不是就找这经方中的52味药的线描图，作为文稿每节标题的题图，既与经方主题吻合，又有很好的装饰、点缀效果。经过反复设计、比较，最后又请设计师修改、把关，所呈现的效果非常不错，就是我们想要的文雅味道，黄老师自然也很满意。后来仔细看看，如果药图旁用小字注上药物名称就更棒了！因为大多数读者可能并不认识这些药图，注明一下，效果大不相同。小小的遗憾，只有等再版时来弥补了！

版式完成，接下来就是更重要的封面设计。幸运的是，此时我们已经对接上了一位优秀的平面设计师——周伟伟先生，他设计的书籍多次获得“最美的书”称号。我们给他提的封面设计要求很简单，也就是简约、文雅，同时特地附上了黄老师后记中“如果说我属于成功者，那这种成功，完全是我不按常规出牌。我喜欢自由飞翔，我有独立的思维方式。当然，我的学医经历，注定了我有‘野种’的基因，而且后来虽然进入高校，也一直处在当今中医高等教育的边缘。但也庆幸命运的如此安排，让我看到了教科书以外的世界，寻觅到了中医学中的瑰宝——经方。我感谢这个大学，那就是社会实践”这段话作为设计参考。我们觉得，这段话彰显了黄老师的个性，也是这本书的精髓所在，设计最好能够体现这种气质。不负所望，封面设计稿出来，让人眼睛一亮，底色依然是黄老师喜欢的白色，纯粹、干净，右上角黄老师手写的“我的大学”率性、文气，个性十足，金色的副书名“黄煌的经方人生”很好体现了本书的价值，尤其是左上角两只展翅高飞的大雁，营造了一种“天高任鸟飞”的意境，完美表现了黄老师“不按常规出牌”“喜欢自由飞翔”“有独立的思维方式”的个性，让人充满遐想，堪称点睛之笔。整个封面简约、文气，可以说与图书内容、气质完美吻合，黄老师非常满意，没有提任何修改意见。我们一直悬着的心总算落了地。在出版印制环节，我们也不敢有半点马虎。内文纸张我们特地选择了略带点木本色的65g书纸，以符合回忆录体裁，也平添几分文气。

黄老师看到样书后，第一时间发来微信：“对本书的编辑、装帧非常满意！达到了中医书很少能达到的艺术境界！”我们异常激动。是啊！作为一个编辑，还有什么比这个更让我们激动、开心的。此书也受到读者的喜爱，先后5次印刷，发行13,000多册。

做自己开心、作者满意、读者喜欢的书，是我们多年来一直追逐的梦想，并始终为之不懈努力。

生

0世纪40年代末，他刚从学校毕业返
流行，踌躇满志的他立即按张锡纯先
丹配制后分发给病员，但收效不理
人很多。后来，又遇流行性脑脊髓膜
汤、葛根汤等治疗，但效果都不如磺
素。这对他的触动很大，自此之后，
医两法治病。最让先生骄傲的，也是他
年代中期参与苏州地区乙型脑炎抢救小
时，他不仅熟练使用酒精擦浴、冬眠灵
疗法，同时，还配制了抗病毒退热的验
汤，并成功地用平胃散解决了患儿的胃液
治疗过高热等。因此，叶先生受到了卫生
，并将他调入县中医院。他常常对我说，
病在疗效，这是先生一生行医经验的总
主张中西医结合的，也是一生进行中西医

身边学了3年。满师的那天，先生笑着说，
要叫你小黄医生了！从此，我开始独立行医。
余医话整理成文，以《杂谈偶记》为题发表
赫的《中医杂志》上，先生十分开心。后来，
中医学院研究生，每年回家，总去先生家看望
，先生不幸被撞，致使股骨颈骨折，从此卧床

不起，经常高热、尿路感染，并开始消瘦。记得1993年春节，我回去看他。先生思维有点乱了，但还能认识我。他喃喃地说要去深圳，还要干番事业。他念念不忘的还是当医生！

这就是我的老师——叶秉仁先生，一位可敬可爱的老医生。

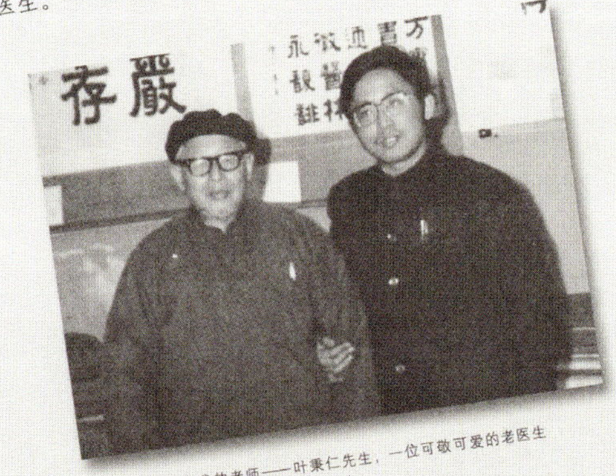

这就是我的老师——叶秉仁先生，一位可敬可爱的老医生
（1987年摄于江阴市中医院）

经方历·2018

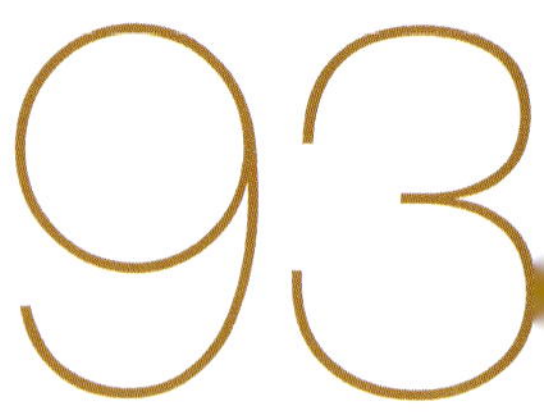

主　　编：南京中医药大学国际经方学院

策　　划：黄　煌　张钢钢

文　　案：黄　煌　张薛光

摄　　影：黄　丰

装帧设计：周伟伟

出 品 人：范吉平

策划编辑：张钢钢

责任编辑：华中健

印　　制：北京雅昌艺术印刷有限公司

开本装帧：大16开平装

出版日期：2018年9月第1版第1次印刷

印　　数：5,000

Ⅶ 93

这些年，承蒙黄煌老师的信任，我们陆续策编、出版了《黄煌经方沙龙》《我的大学——黄煌的经方之路》《黄煌经方医话》《经方梦》等一批颇有分量的经方图书，逐渐形成了特色鲜明的黄煌经方出版板块，影响广泛，对经方的推广、宣传起到了积极的作用。黄老师"还方于民"的理念和实践深深感染着我们，也让我们从心底里想为这项惠民事业尽己所能多做点。

2016年临近年底，又到了辞旧迎新、换日历的日子，我突然蹦出了一个念头，何不做一个有关经方的挂历，用这种大众喜闻乐见的形式，让更多的人感受经方，了解经方！正好春节前和黄老师见面，商量下一步经方出版的事情，我就说了这个想法，得到黄老师的肯定和积极响应，"就把经方和二十四节气结合起来，这两个都是中国传统文化的宝贵遗产！"真不愧是黄老师！"太好了！就叫《经方历》吧！"我脱口而出。一个文创产品创意就这么诞生了。因为挂历时间性强，需早做准备。

立春 雨水 惊蛰 春分 清明 谷雨

立夏 小满 芒种 夏至 小暑 大暑

经方历

立秋 处暑 白露 秋分 寒露 霜降

立冬 小雪 大雪 冬至 小寒 大寒

2018

农历戊戌年

南京中医药大学
国际经方学院

经方历

南京中医药大学国际经方学院

2019

·农历己亥年·

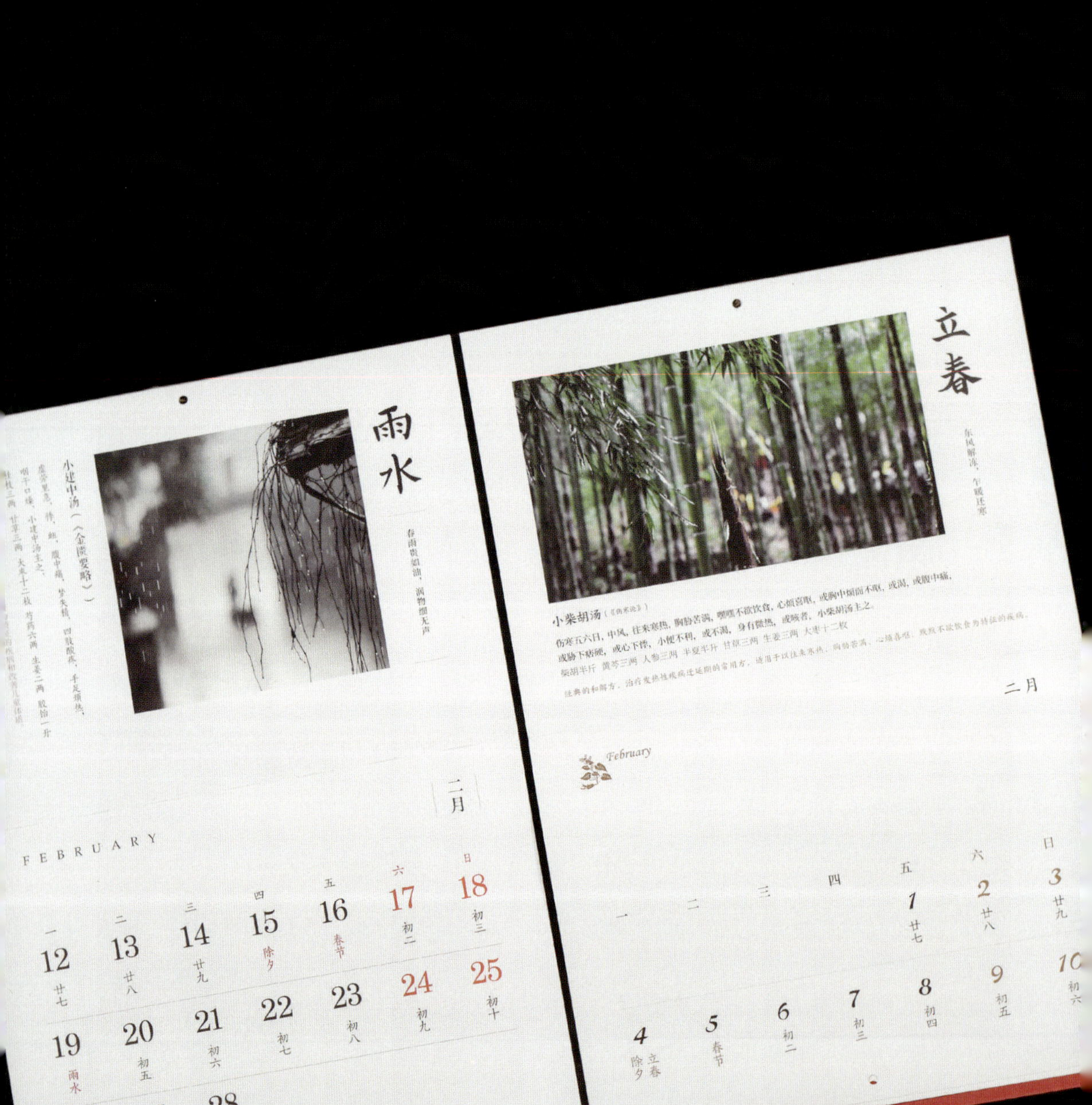
雨水
春雨贵如油，润物细无声
小建中汤（《金匮要略》）
虚劳里急，悸，衄，腹中痛，梦失精，四肢酸疼，手足烦热，
咽干口燥，小建中汤主之。
桂枝三两 甘草三两 大枣十二枚 芍药六两 生姜二两 胶饴一升
二月
FEBRUARY
一 二 三 四 五 六 日
12 廿七 13 廿八 14 廿九 15 除夕 16 春节 17 初二 18 初三
19 雨水 20 初五 21 初六 22 初七 23 初八 24 初九 25 初十
26 27 28 十
立春
东风解冻，乍暖还寒
小柴胡汤（《伤寒论》）
伤寒五六日，中风，往来寒热，胸胁苦满，嘿嘿不欲饮食，心烦喜呕，或胸中烦而不呕，或渴，或腹中痛，
或胁下痞硬，或心下悸，小便不利，或不渴，身有微热，或咳者，小柴胡汤主之。
柴胡半斤 黄芩三两 人参三两 半夏半升 甘草三两 生姜三两 大枣十二枚
二月
February
一 二 三 四 五 六 日
1 廿七 2 廿八 3 廿九
4 除夕 立春 5 春节 6 初二 7 初三 8 初四 9 初五 10 初六

故我和黄老师当场就商定，按二十四节气，选择24首经方，做成二十四页挂历，图片则选用与节气有关的精美风景照。黄老师和张薛光老师负责24首经方的文字编写，我则抓紧跟设计师确定形式。图片开始想从网上找，可涉及到版权，且质量也很难保证。我突然想起黄老师曾经提到过他的堂兄就是一位著名摄影师，其作品还获过大奖，编辑《黄煌经方医话》时，就曾用过他的作品，遂向黄老师建议。黄老师欣然同意，不久黄丰老师就发来了一批非常精美的风景照片，我们优中选优，精心挑选了24张与二十四节气比较吻合者，并与相应的经方文字搭配。

那时，我自己正订有《艺术世界》杂志，每年十二月份，杂志社都会寄一本特制的挂历，大小就和杂志一样，既能放在桌上翻阅，也可挂在墙上欣赏，非常精美、别致。我觉得这种形式非常适合《经方历》。

当把所有的素材和我们的想法、要求发给设计师后，他表示认可，全力以赴，并很快就拿出了设计稿，简约、文气、唯美，就是我们想要的效果。为了确保印制质量，完美呈现设计效果，在设计师的推荐下，我们向社里申请让国内最顶级的印刷企业——雅昌文化艺术公司印制，得到社领导的大力支持。

当我们第一眼看到样品时，非常惊喜，其精美程度超乎想象，黄老师也给予了很高的评价。9月份如期正式出版发行后，也得到了读者的一致好评、点赞，产生了一定的影响，一些中医医疗机构和学术会议将此作为礼品团购，印制的5,000册顺利发完，基本达到预期的效果。我们做的第一个文创产品应该算是成功的。

2018年又做了一本，形式未变，换了图片和文字，封面颜色换成了中国红，印制的6,000册也基本发完。本想一年一年做下去，不断扩大影响，形成品牌。但黄老师觉得再这样做，内容创新就嫌不足，而目前也无时间和精力去做深度研创，宁缺毋滥，故予暂停。虽说有点遗憾，但毕竟做了一次文创产品的大胆尝试，还是获益良多。

中医药院校特色通识教育读本（10种）

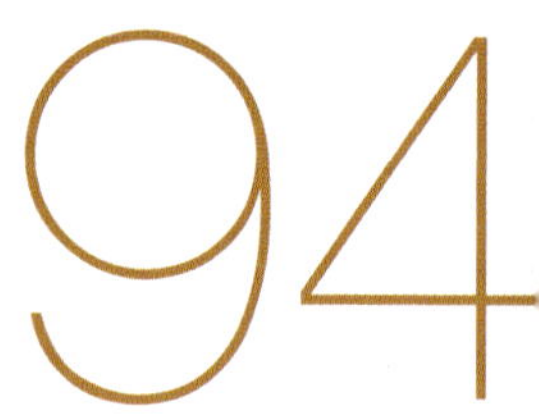

开本装帧：小16开平装
出版日期：2014年11月第1版第1次印刷
印　　数：12,000
策划编辑：华中健
责任编辑：华中健
书籍设计：赵　静

要想真正学好中医，成为名副其实的明医，必须有很好的传统文化底子，有宽厚的人文情怀，这恐怕没有人怀疑。编写这套通识教育读本的目的，也正在于此。但到了大学才开这样的课，似乎有点晚。当然，有总比没有强，多少是一种进步。

由于编写教材和策编学术著作，我和当时的上海中医药大学有关领导和一些骨干教师比较熟悉，并且得到了他们的信任，建立了良好的关系。因此，他们舍近求远，把这套读本交给我们来编辑出版。几次专程去沪参加编写会议，能切身感受到专家们对改变目前中医药高等教育现状的迫切愿望，以及对此套书编写的重视。我也不敢有丝毫懈怠，每个环节都尽心尽责，内容文字质量不用担心，关键是版式装帧，希望能做到尽量与内容相匹配，透出人文气息。书出来后，总体感觉还不错，应该是近几年自己所做为数不多的从内容到形式都还算满意的图书之一。

从经济效益看，这套书很可能不赚钱，但自己作为一名曾经的中医院校教师，现在还能为中医药高等教育的改革做点事，即使赔钱，也是值得的。实际出版后，其发行并不如想象的那么悲观，大部分的品种都有重印，其中《药缘文化》4次印刷，累计发行近5,000册，并在第二届全国悦读中医活动中被评为“最受欢迎的十大中医药好书”。

《经子医读》为始创之作。本书汇集、融合了经子、医学百家的精华要旨，取材远及周、秦，下至汉、晋，遴选原文，进行解读。其内容丰富，不仅为研究中医学术的发生、发展提供了翔实和重要的文献依据，而且能在很大程度上拓展视野，提高广大中医工作者的传统文化和道德思想修养。

本书主要涉及医病、药物，以及医药相关史料、寓言故事等。

读中医药书，走健康之路

扫一扫　关注中国中医药出版社系列微信

服务号　中医出版　养生正道　悦读中医

上架建议：中医文化

ISBN 978-7-5132-5173-C

定价：89.00元

中医药院校特色通识教育读本

经子医读·处世摄生篇

严世芸　朱伟常◎主编

中国中医药出版社

中医药院校特色通识教育读本

经子医读

处世摄生篇

严世芸　朱伟常◎主编

全国百佳图书出版单位

中国中医药出版社

总前言

《中医药院校特色通识教育读本》是由上海中医药大学联合安徽中医药大学发起，以全国中医药高等教育学会教学管理研究会及教育科学研究会为平台，组织相关中医药院校的专家编写。本系列读本首批出版9种，并将陆续推出后续读本。

通识教育（博雅教育）的目的在于造就博学多才、通达共情、眼界开阔、胸襟宽广的人才，属于高层次的文明教育和完备的人性教育。其核心在培养健全的“人”，其实质就是对自由与人文传统的继承。医乃仁术，更是人学。扎实的文化基础、良好的科学素养是培养卓越中医药人才的关键，也是目前院校教育亟待加强的薄弱环节。诸如“夫医者须上知天文，下知地理，中通人事”“博极医源，精勤不倦”“发皇古义，融会新知”“将赡才力，务在博见”等古训所言之意正是如此。因此，有必要从中医药人才职业发展特点出发，以优秀民族文化的独特视角，挖掘中医药文化的内核，帮助学生在成长过程中学会不断反思，唤醒其积极美好的“慧根”，真正静心思考生命的价值，从而最终达到个人发展、人格完善与职业终极目标的有机统一。

本系列读本围绕通识教育特点，以体现中医药院校学科特色为宗旨，立足中医药学科内涵规律及其独特的“审美”维度，在主题选取上既重视传统治学中有价值的瑰宝，又广泛涉及文学、历史、哲学和社会科学、

中西医文化
医学生读经史子集
西医东渐史话
中医古籍与藏书文化
中医药院校特色通识教育读本
名人名医与中医
陆 翔◎主编
中医药院校特色通识教育读本
经子医读
处世摄生篇
严世芸 朱伟常 ◎主编

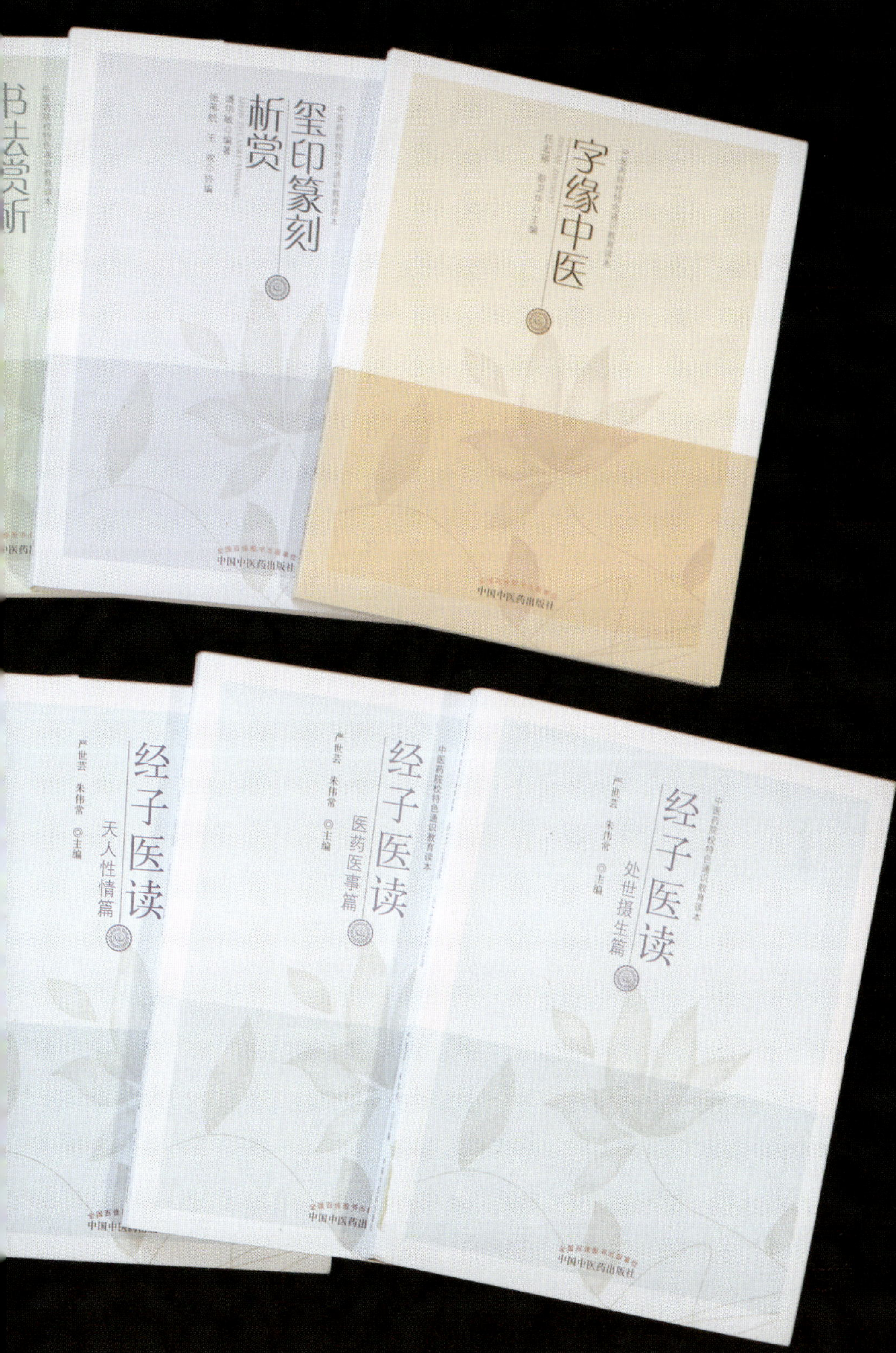

书法赏析
中医药院校特色通识教育读本
玺印篆刻析赏
潘华敏◎编著
张宪航 王欢◎协编
中国中医药出版社
中医药院校特色通识教育读本
字缘中医
任宏丽 彭卫华◎主编
中国中医药出版社
经子医读 天人性情篇
严世芸 朱伟常◎主编
经子医读 医药医事篇
严世芸 朱伟常◎主编
中医药院校特色通识教育读本
经子医读 处世摄生篇
严世芸 朱伟常◎主编
中国中医药出版社

周春才画说中医丛书（6种）

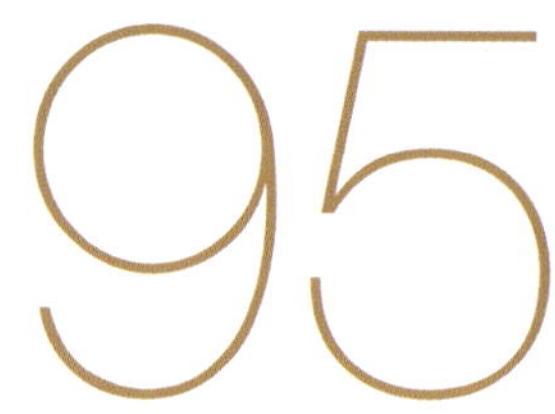

作　　者：周春才
开本装帧：小16开平装
策划编辑：华中健
责任编辑：华中健
封面设计：吴　杰　周　游

2006年下半年，作者周春才先生找到我们，说想编著一套“画说中医”系列丛书。10年前，他曾经编著了一套《中国传统文化图典》，包括《画说易经》《画说论语》《画说老子》《画说庄子》《画说孔子》《黄帝内经养生图典》等，用大众喜闻乐见的漫画形式从哲学、文化、养生等角度对中国传统文化经典及代表人物进行全新的介绍、诠释，很受欢迎，在国内外都有一定影响，如今想把这种形式延伸到中医药。他给我们看了几本已出版的样书，确实形式新颖，视角独特，其漫画卡通形象生动有趣，语言简练、幽默诙谐。尽管我们还没有接触过此类图书，但也被其别具一格的形式所吸引，感觉这种图文并茂、通俗易懂的绘本，读者应该会喜欢，对于普及中医药文化知识一定有益。而且觉得能编绘这样图书的人，肯定不简单。进一步交谈得知，他并非专业人士，而是一个自由职业者，对我国传统文化情有独钟，喜欢钻研，独立思考，有自己的观点和认识，平时也喜好涂涂画画。

我们欣然接受了这个选题，社选题会也顺利通过。因为他有前面编绘的基础，所以创作起来比较顺畅，我们主要是从中医专业和出版角度对取材及语言提一些建议和修改意见。2007年11月出版了第一本《画说中医经穴》，市场反应不错，先后2次印刷，销售7,000多册。之后又陆续出版了《画说中医方药》《画说中医药食》《画说黄帝内经·素问篇》《画说黄帝内经·灵枢篇》及《画说难经》，其中《画说黄帝内经·素问篇》和《画说黄帝内经·灵枢篇》都先后重印，分别销售5,000多册。

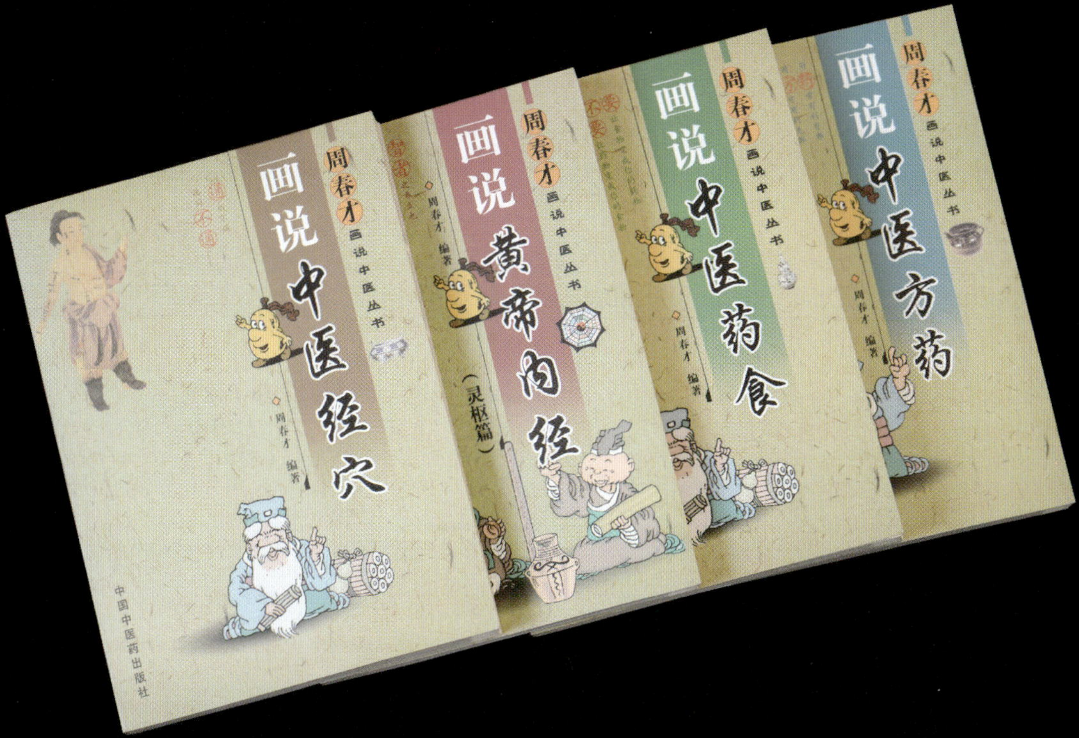

周春才画说中医丛书

画说中医经穴

周春才 编著

中国中医药出版社

周春才画说中医丛书

画说黄帝内经（灵枢篇）

周春才 编著

周春才画说中医丛书

画说中医药食

周春才 编著

周春才画说中医丛书

画说中医方药

周春才 编著

古人在认识药物功效、配伍方剂时，即将象数作为一个重要原则来应用：药物有皮、核、枝、叶等形体，这些特定的部分就可治疗人体相应的病症。
如肺如叶状，又主呼吸，故用桑叶、枇杷叶等植物的叶子治疗肺部的病症。
而植物的种子与精子具有相同的特征，所以有“七子散”、“五子衍宗丸”等种子方用以继嗣。
节与节相仿，故用松节、杉节治疗骨节疼痛。皮与皮相通，故用植物的表皮治疗皮水，即如“五皮散”。

五皮饮又称五皮散，方出多处，如《中藏经》、《麻科活人书》等书，为本方去桑白皮，加五加皮；《太平惠民和剂局方》所载五皮饮，又为本方去陈皮、桑白皮，改用五加皮、地骨皮，三方“五皮散”共用了七“皮”，由于主治差异不大，所以尽管用药不尽相同，但都没有更名，仍然以“五”为限。
五皮散
太平惠民和剂局方
中藏经
麻科活人书

这也说明“五”在方名中绝不仅仅是用了五味药，更重要的是在此用了“运数比类”之说，借“五，土也”的制水之力，以固堤防，治疗水邪外泛作肿。
制水泛者为土，行皮水者为皮，故“五皮饮”之名是以土为制，以皮为用，借皮行水之功，寓土制水之力而名之。所以说“五皮饮”是象数学在制方命名中的典型。

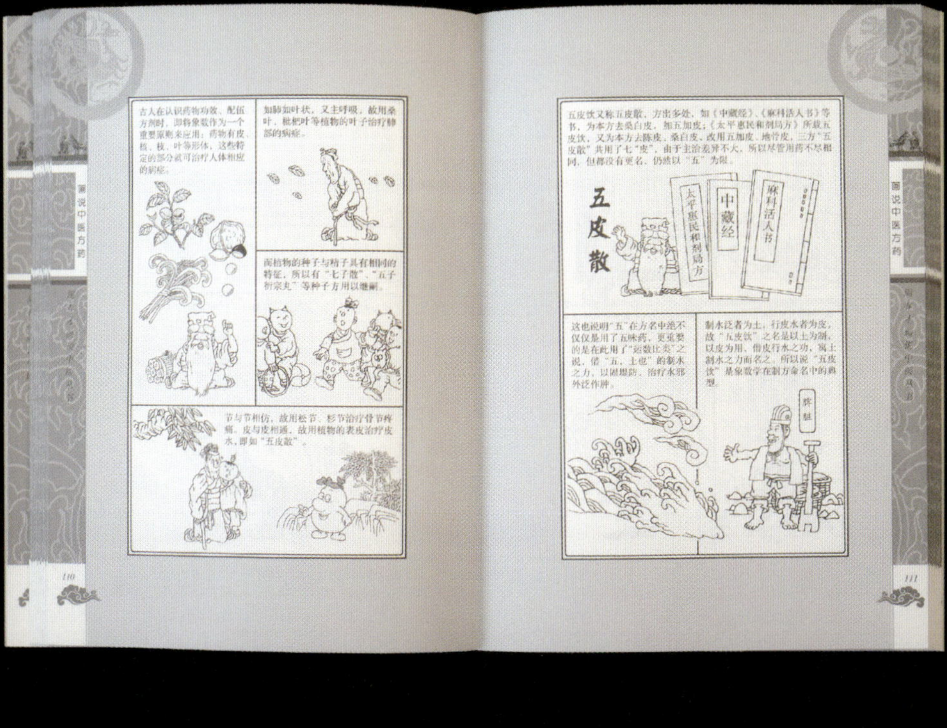

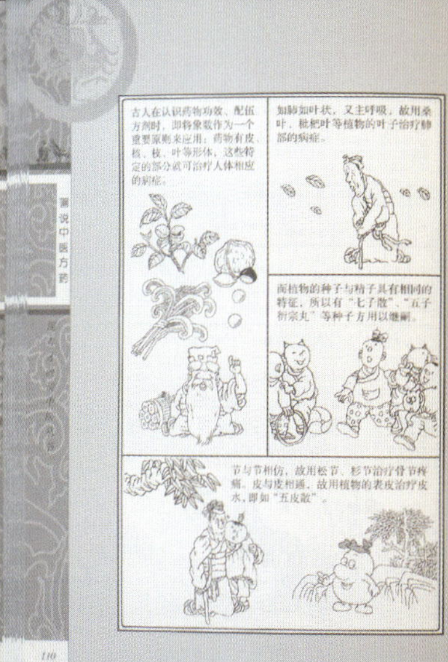

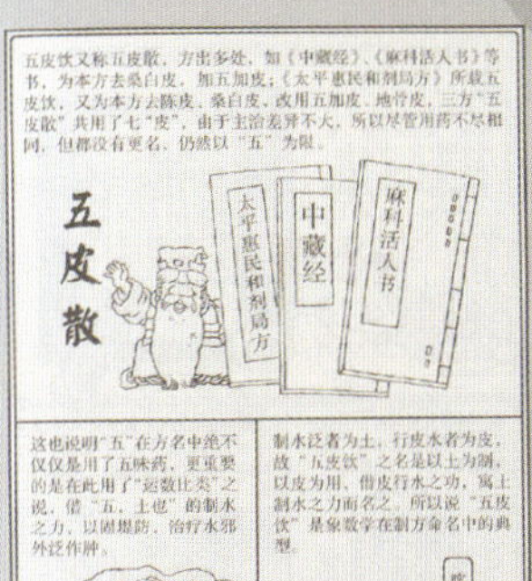

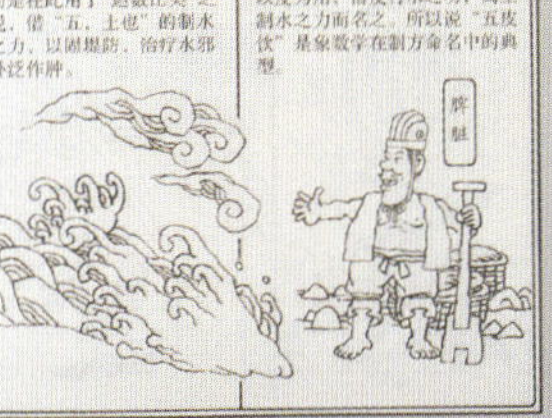

浩如烟海，其中名方亦以数千计。有方必有其理，解方理之书始于宋代成无己《注解伤寒论》。成氏依据仲景之书诠证释方，发明药性，医者依理循人，使方剂之用不失其真，诚开解方义之先河。其后有明人吴昆之《医方考》，溯疏方论，使方理明晰。至清，汪昂撰著《医方集解》，博采诸家之说，精穷奥蕴，使方义明然。

有方亦必有方名。关于方名，历来有以君药命名者，有以功能主治命名者，有以用法命名者，有以著方之人命名者，有以药物组成数字命名者，其中涉及中国文化之天文、地理、音乐、物候，以及儒释道各家思想，内容甚为丰富，名目亦甚为庞杂，但基本以易学——整在华夏文明中具有方法论意义的阴阳五行学说为框架。

与方理一起，历代对方名也每见阐释，这些阐释对启迪后学、学习古方无疑起到了很好的作用。但这些阐释的缺憾是常常遣词古奥，叙述过专，而多数想了解中医方药者苦于无缘得到专家口传亲授，以致广大中医爱好者每有不得其门而入之憾。

为此，本书特选取在中医方药中具有典型意义的一些经方，力图以简明易懂语言和大众喜闻乐见的漫画形式，文图对照，对方药的发生、发展和形成，以及方理与方名之间的内在联系作出尽可能详实的介绍，以解"书不尽言，言不尽意"之憾。相信对中医作为一门科学，普德大众，破解和掌握中医"药罐子里秘密"会有更多帮助。

周春才

2008年6月18日

目录

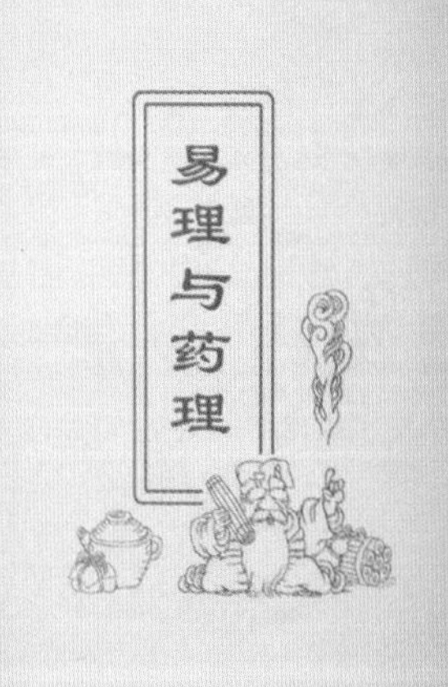

药罐子里的秘密

中药是中医治疗的主要手段，它产生于远古的医疗实践，在文化的选择机制形成之前，尚处于一种零散的、经验的范畴，不具备理性的高度。

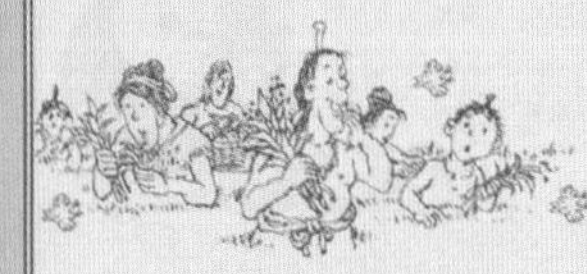

真正使中药升华到体系意义的，则赖于易学理论的介入。当初神农尝百草，将其概括为"寒凉温热"四气和"酸咸甘苦辛"五味，即为易学的阴阳五行学说。

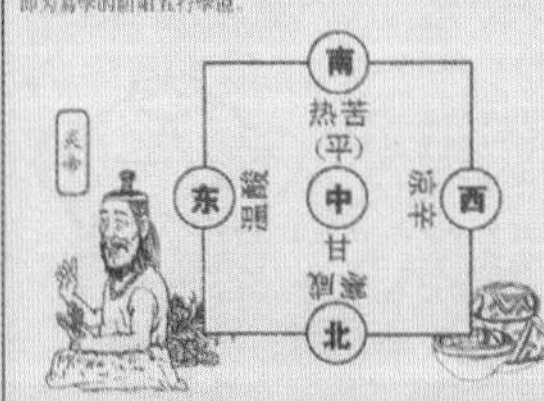

在编辑、出版期间，作者还主动邀请我们去他家坐坐，盛情难却。他是北京人，一个人住在老城区胡同里的一个小杂院，房间不大，很简朴，但透着一股文化气息。从言谈中可以看出他极富个性，有自己的追求，与周围的人有点格格不入，平时就靠写写画画维持生计。我想，这样比较特别的人往往都有才，非常难得。

周春才 画说中医丛书
画说中医方药
周春才 编著
中国中医药出版社

周春才 画说中医丛书
画说中医药食
要 让食物变成你的药物
不要 让药物变成你的食物
周春才 编著
中国中医药出版社

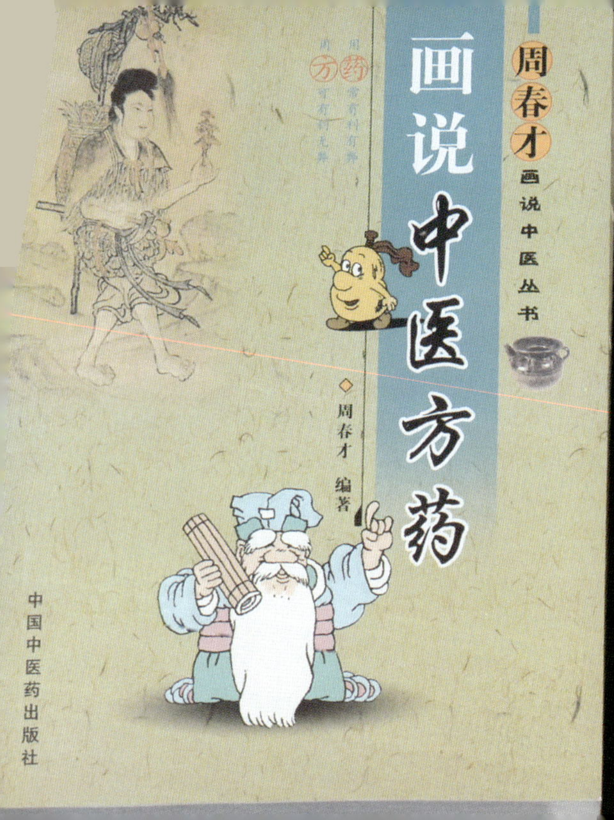

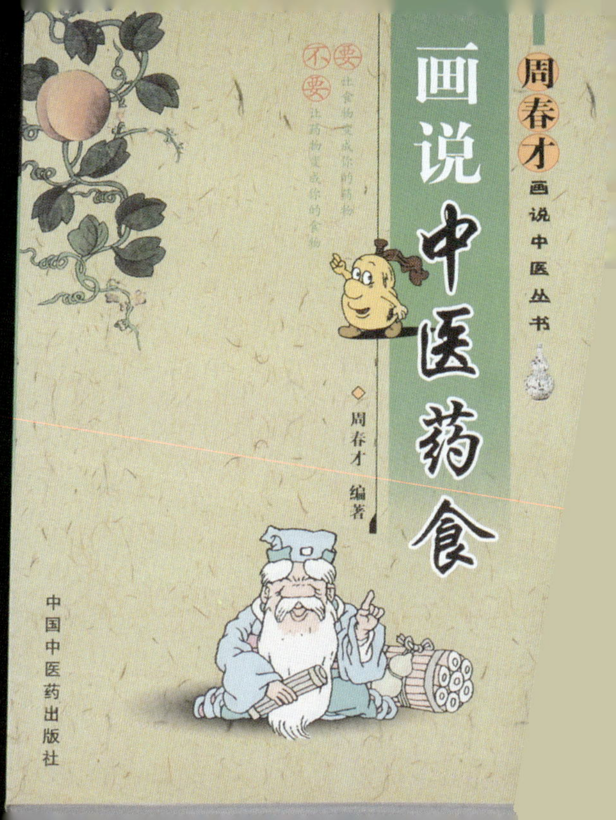

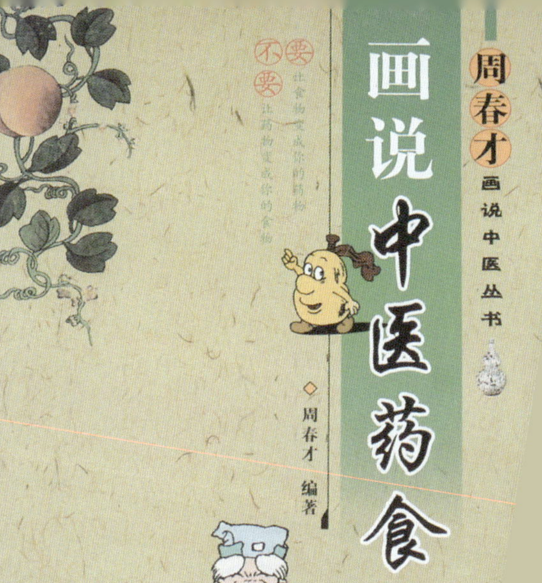

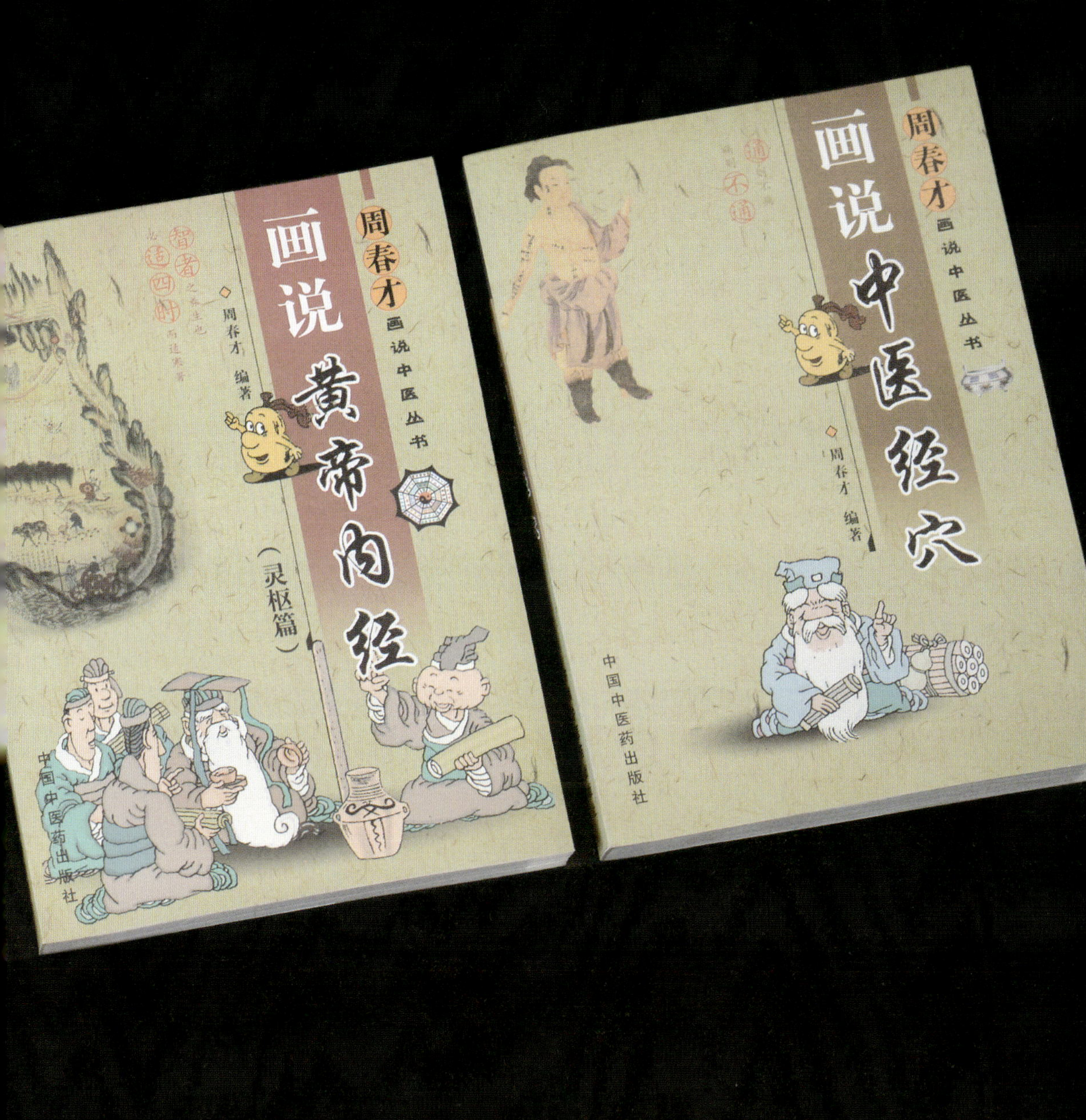
周春才
画说黄帝内经
（灵枢篇）
画说中医丛书
周春才 编著
中国中医药出版社
周春才
画说中医经穴
画说中医丛书
周春才 编著
中国中医药出版社

九种体质使用手册

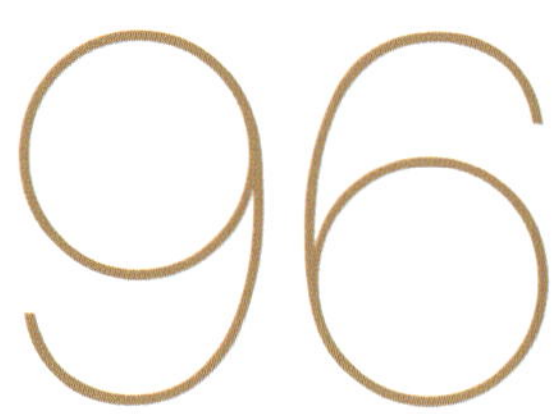

作　　者：王　琦
开本装帧：16开平装
出版日期：2011年12月第1版第1次印刷
　　　　　2022年11月第1版第17次印刷
印　　数：135,000
策划编辑：华中健
责任编辑：华中健

中医体质学是国医大师王琦教授创立的，将中国人群的体质分为九种。这本手册就是王老师对九种体质及其应用的精要解读，对宣传、推广这个新学说意义重大。早先是在一家非医药专业出版社出的，新闻出版署检查发现其编校质量不合格，勒令全部下架，停止发行销售。如果想要重新出版，就必须找有医药科普资质的出版社。于是，王老师就找到我们出版社，而领导则把这个任务交给了我。

自感责任重大，不敢有丝毫马虎，破例先后三遍仔细校看全稿，每遍看完，都要返给王老师审改，以确保质量。此书出版后，成了名副其实的超级畅销书，先后17次印刷，发行127,000多册，畅销不衰，对普及、宣传九种体质理念起到了积极的作用。

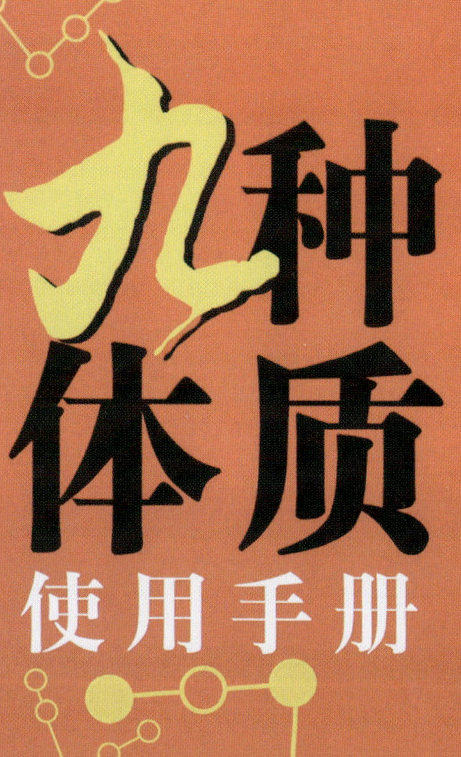

【国家级名老中医】

体质养生手记

书内附实用《中医体质分类与判定》标准

针对每个人的养生方案

JIUZHONG TIZHI
SHIYONG SHOUCE

王琦 著

著名中医学家，北京中医药大学教授，博士生导师。

国家重点基础研究发展计划（"973"计划）"中医原创思维与健康状态辨识方法体系研究"项目首席科学家。

享受国务院特殊津贴的有突出贡献专家。

国家人事部、卫生部、国家中医药管理局遴选的全国五百名著名老中医之一。

中华中医药学会中医体质分会主任委员。

国家中医药管理局"治未病"工作咨询专家。

国家中医药管理局中医药文化建设与科学普及专家委员会委员。

中华中医药学会首席健康科普专家，北京市卫生局北京健康科普专家。

北京电视台卫视节目中心健康节目专家顾问团顾问。

全国百佳图书出版单位
中国中医药出版社

《内经知要》二十七讲

领你轻松步入中医之门

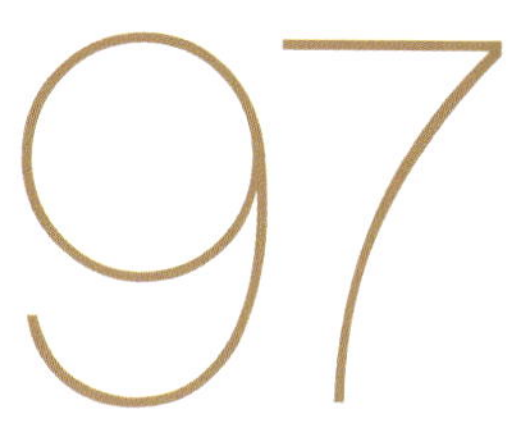

作　　者：樊正伦　主讲　池晓玲　主编
开本装帧：16开平装
出版日期：2023年3月第1版第1次印刷
　　　　　2023年8月第1版第2次印刷
印　　数：5,000
策划编辑：张钢钢　华中健
责任编辑：华中健
书籍设计：周伟伟

早在中西医药书店的时候就认识樊正伦老师，那时他还是中国中医药出版社资深编审，中医功底深厚，尤其是对经典古医籍有很深造诣，我们多次为出书事宜登门拜访。到了出版社之后，更是经常向他请教。樊老师退休后，除了出诊外，还积极地为普及、传播中医知识和养生保健方法不辞辛苦，四处奔波。他的授课、讲座因内容丰富，深入浅出，贴近生活，生动有趣而广受欢迎，成了一位著名的中医科普专家，其编著的《生活处处有中医》更是超级畅销。

这次有机会编辑樊老师的书，是我们的幸运，理当全力以赴。

本书主要根据1999年樊老师在首都医科大学为在校本科生、硕士生、博士生等所做的《内经知要》讲座录音，并结合编者多年来跟樊老师学习所得整理而成。樊老师在对《内经知要》的重点和难点内容进行阐述的同时，还结合日常生活中的实例、道理、临床验案等诠释了《黄帝内经》的主要思想，深入浅出地传授中医学的基本理论及基本方法。他的讲解博古通今、妙语连珠，使深奥的中医道理生动有趣而且通俗易懂。

《内经知要》二十七讲

领你轻松步入中医之门

樊正伦　主讲
池晓玲　主编

NEIJING ZHIYAO ERSHIQI JIANG

全国百佳图书出版单位
中国中医药出版社

引子　中医启蒙之书——《内经知要》

在中医这么多古籍、这么多著作里，要想以最快的速度进入中医大夫的角色，《内经知要》是一本很好的书。它把《黄帝内经》（以下简称《内经》）162篇，包括《灵枢经》的内容高度精选。因为《内经》时代久远，内容又非常繁杂，恐怕很多人学了一辈子中医，真正把《内经》从头到尾都读过的人不多，实际上更多的是临床大夫在临床过程中需要应用《内经》的思想。写这本书的人是明代的一个著名医家李中梓，他为了带学生，就编了这本书，而给这本书做浅解的是我国近代的名医秦伯未，他原来是北京中医学院（今北京中医药大学）的院长，写了一本《内经知要浅解》，他在书中又用了比较通俗的语言，为我们做了解释，所以我觉得这对于中医初学者是一本好书。我自己学中医，也曾反复读这本《内经知要》，我的中医启蒙书也是这本书，所以把这本书推荐给大家。

古人讲的很多东西都不容易懂。如果你读一本书，读了半天而不知所云，不知道它在说什么，那你最好就暂时把它放在一边。这中间不外乎两个原因：一个是你的学识不够，一个是它本来就没讲明白。我想我们中国传统文化以及古代文献中有很多内容都存在这个问题，所以咱们既不要诽谤古人，也不要看轻自己。我为什么给大家选了这本《内经知要浅解》呢？因为我觉得秦老用很通俗的语言把《内经》里边很多基本道理讲给大家听。而我现在想把我认为应该了解的，或

本书主要根据1999年樊正伦先生在北京医科大学为来自北京大学、清华大学、北京医科大学的本科生、硕士生、博士生等所做的《内经知要》讲座录音，并结合编者多年来跟师樊先生学习所得整理而成。内容包括《内经知要》8篇的全文讲解和提问答疑。樊先生在对《内经知要》的重点和难点内容进行阐述的同时，还结合日常生活中的实例、道理、临床验案等诠释了《黄帝内经》的主要思想，深入浅出地传授中医学的基本理论及基本方法，其讲解博古通今、妙语连珠，使深奥的中医道理生动有趣而且通俗易懂，让广大读者深切感受和领悟中医学的独特魅力以及中医文化的博大精深，更容易理解中医、学习中医，更好地学习《黄帝内经》。

本书比较系统地反映出樊正伦先生治《内经》的主要方法、成果和学术观点，最大限度地保留了樊先生的授课思路及语言风格，在一定程度上也可视为充分反映樊先生独特学术思想的专著，适合中医院校师生、中医爱好者、中医初学者、中医及中西医结合临床工作者阅读参考。

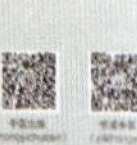

定价：69.00元

《内经知要》二十七讲　领你轻松步入中医之门　樊正伦 主讲　池晓玲 主编　中国中医药出版社

《内经知要》二十七讲

领你轻松步入中医之门

樊正伦 主讲
池晓玲 主编

NEIJING ZHIYAO ERSHIQI JIANG

中国中医药出版社

编辑讲稿类书籍是比较难的，难就难在如何平衡原讲风格和编辑规范。为此我们和编者都尽了最大努力，多次编校、反复修改，力争达到既保持讲的味道，又要通俗易懂，语言简明流畅，避免啰嗦、重复。原稿本来设有篇，我们开始觉得既然是以讲座的形式，就没有必要设篇，一讲一讲，直截了当，建议删除不用。但再审时发现，其内容基本都是按照《内经知要》的篇章顺序来叙述的，且内文也经常提到篇章名，如果去掉篇的话，就可能与内容有些脱节，读者不容易明白，还是应该加上原来的篇名。原先觉得每一讲内的小标题最好能重新提炼、画龙点睛，避免教科书式的死板。但实际上这些标题主要是解释、阐述原文的，如果另用新的标题很难准确概括内容，因此还是选用代表性的原文或者原文加提示语的形式作为标题，这样言简意赅，紧扣主题，比较恰当。就是这样将书稿多次审校、反复修改，力求达到高质量。

对于书籍设计，因为是入门读物，肯定以年轻人为主，所以我们提出的要求是简洁、明快，版式疏朗、清晰，封面书名一目了然，并且能突出讲的特色。最后的设计很好地体现了本书的风格，尤其是封面暖调的大色块，醒目的27数字，清新明快，富有活力，且主题突出，给本书增色不少，作者非常满意。书出版后，不到半年即重印。

跟杨光主任学针灸

20穴轻松防治常见病

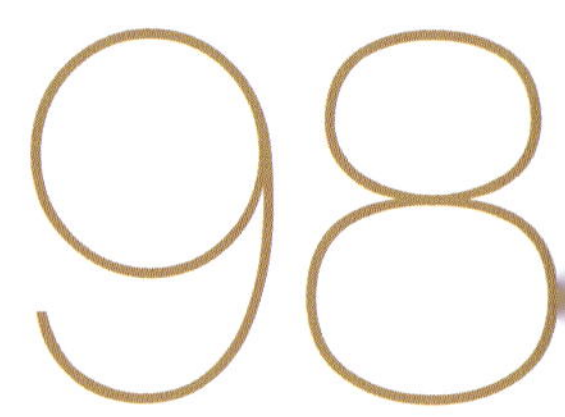

作　　者：杨　光
开本装帧：32开平装
出版日期：2019年9月第1版第1次印刷
2020年9月第1版第2次印刷
印　　数：7,000
策划编辑：张钢钢　华中健
责任编辑：张钢钢
封面设计：赵　静

北京宣武中医院针灸科杨光主任是我们非常要好的大学同学，他长年工作在针灸临床一线，因医德好、技术高、疗效佳而深受患者喜爱，2015年被评为“北京市先进工作者”。每次我们去他诊室，都是人满为患，忙个不停，老患者都主动帮杨主任做助手，或维持秩序，或帮助端递器械、取针。我们无数次跟他提起可以总结总结这几十年的宝贵临床经验，可他临床实在太忙，无暇顾及。

有一次他和我们谈起，临床上经常有患者问他一些用简单穴位处理日常小病的经验和方法，他很乐意传授，而且都反映不错，易学好用，非常灵。因此，他想编一本小册子，介绍一些常用穴位治疗常见病的方法，让普通百姓学会一些简单好用的针灸防治日常疾病的小知识。这个写起来比较轻松，容易实现。

虽然我们不大擅长做科普书，但也表示全力支持，并马上和他一起商量、策划框架结构和编写方法。既然主要是面对大众，那就应该短小精悍，通俗易懂，穴位常

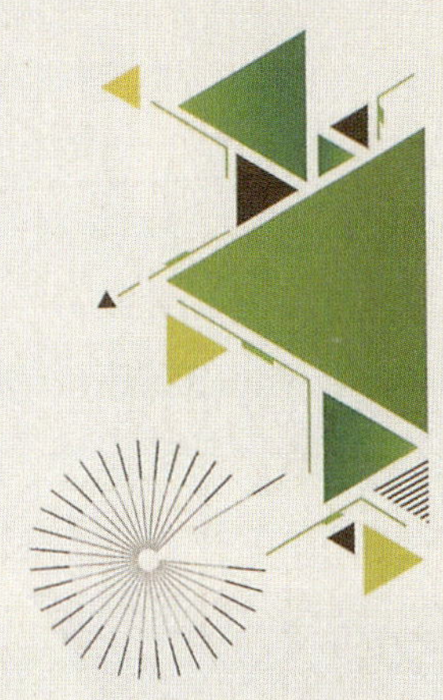

跟杨光主任学针灸

20穴轻松防治常见病

杨　光◎著

全国百佳图书出版单位
中国中医药出版社

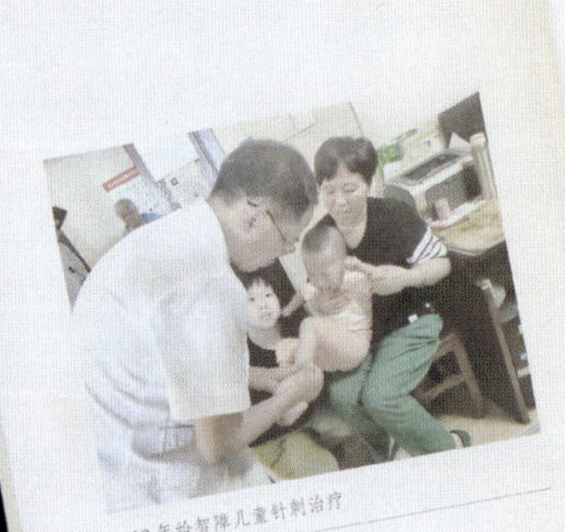

2019 年给智障儿童针刺治疗

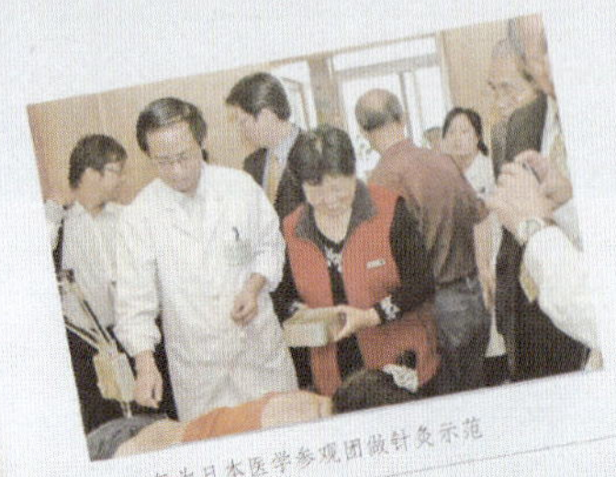

2010 年为日本医学参观团做针灸示范

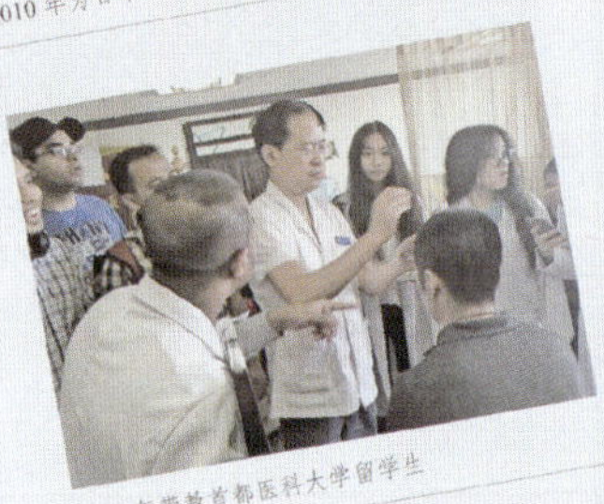

2018 年带教首都医科大学留学生

后再按一定角度进行横刺或斜刺。

度

入人体内的深浅程度，每个腧穴针
一定的范围，后面常用要穴再具体介
据下列情况作一指导性介绍。
年老体衰者、小儿娇嫩之体，不宜深
强体壮者，可适当深刺。
：形瘦体弱者，宜相应浅刺；形胖体强
。
：凡表证、阳证、虚证、新病，宜浅刺；
证、实证、久病，可适当深刺。
位：头面、胸背等皮薄肉少处的腧穴，宜
肢、臀、腹等肌肉丰满处的腧穴，可深刺。
季节：温热季节宜浅刺，寒凉季节相对深刺。
则上讲，浅刺能得气者，不必深刺；浅刺效
者，再适当深刺。要注意某些部位的深刺有
危险。深刺的刺激量大于浅刺。

行针操作为得气

进针后一般要做一定的手法，做手法的目的是为了“得气”，那么什么叫“得气”呢?

1. 什么是“得气”

传统针灸认为：针刺产生疗效的前提是“得气”。所谓得气，是指毫针刺入腧穴后，通过一定的行针手法，针刺部位产生的经气感应。得气与否，可从患者和医者两个方面来判断。当针刺腧穴得气时，患者会感到针下有酸、麻、胀、重，或热、凉、痒、抽搐、蚁行等感觉，部分病人尚有不同程度的针感传导及扩散等循经感应现象。同时，医者会感到针下有徐和或沉紧的感觉。如未得气，则医者感到针下虚滑，患者也没有什么感觉。《标幽赋》说：“轻滑慢而未来，沉涩紧而已至……气之至也，如鱼吞钩饵之沉浮；气未至也，如闲处幽堂之深邃。”这用易取，方法简单易学，操作具体可行，最好能配上操作示范视频，这样更加直观。杨主任很快就拿出了文字稿，并利用周末休息时间亲自操作示范，由专业摄影师拍了高质量的视频。为了节约成本，书价亲民，又将这些视频做成二维码，放在相关内容旁边，让读者随时扫码对照学习。

最后是书名，我们想科普书就要简单直白，让读者一看就明白，于是想到了用《跟杨光主任学针灸：20穴轻松防治常见病》，将本书的主要内容和亮点充分展现出来，应该不错了。此书虽两次印刷，但仅销售了4,500多册，差强人意，没有我们预期的好，主要原因恐怕还是宣传、推广力度不够。“酒香也怕巷子深”，好书还须有好的营销，值得反思。

掐指推算子午流注简便开穴法

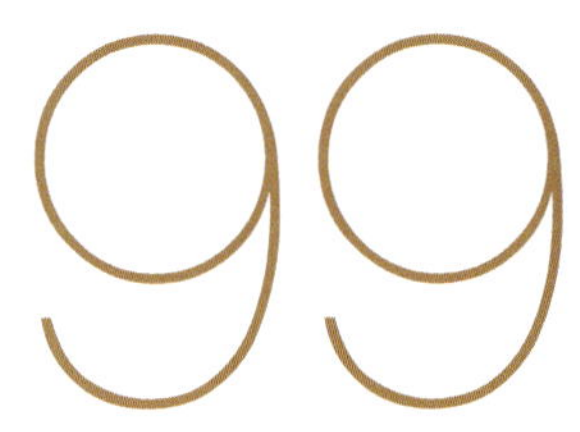

作　　者：刘世琼　鄢卫平　尉建辉

开本装帧：24开平装

出版日期：2007年10月第1版第1次印刷

2013年11月第1版第6次印刷

印　　数：19,000

策划编辑：华中健

责任编辑：田少霞

Ⅶ 99

印象中，上大学时最难听懂的除了五运六气，就是子午流注，每次听都如坠云里雾里，越听越糊涂。相信学中医者，有我这种感受的不在少数。而子午流注又是传统中医的一个特色，具有独特临床应用价值。因此，当我看到这个书稿时，眼前一亮，忍不住叫好。居然掐掐手指就能把异常复杂的子午流注开穴法给推算出来，太神奇了！而且，如何掐指推算，除了简要的文字解说，更是用一幅幅逼真的电脑手掌图标识得清清楚楚，一目了然。如此简便实用的方法肯定受欢迎。

为了能够清晰、完整地展示手掌示意图片，专门选用了比较特殊的近似正方形的24开本。而且在封面上又加了一个腰封，提炼出本书的特色、亮点。此书2007年出版，6年间先后6次印刷，累计发行18,000多册，又是一个比较亮眼的发行数据。2013年6月，作者在原书基础上又加了“灵龟八法”的内容，书名改为《掐指推算子午流注与灵龟八法》，依然畅销，迄今已先后10次印刷，累计发行25,000多册，影响广泛。

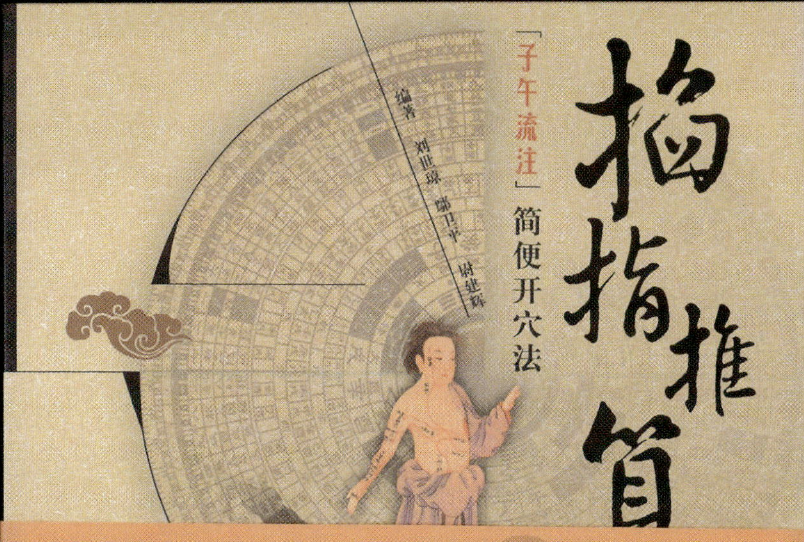

掐指推算"子午流注"简便开穴法

快速、简便

掐掐手指，数秒种内推算出应开的穴位

准确、显效

用所开之穴进行针灸、推拿，疗效显著

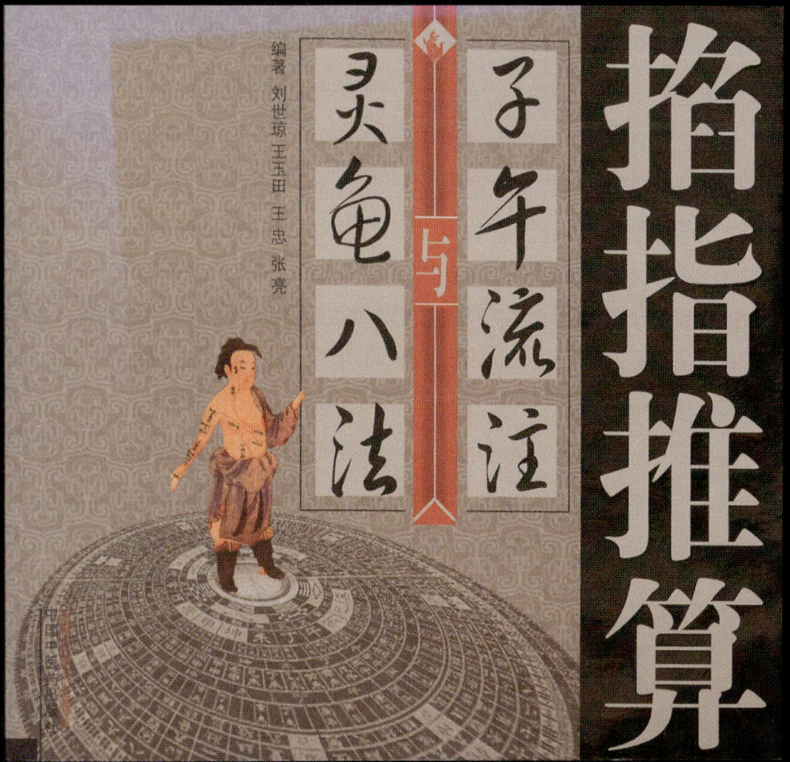

掐指推算

子午流注与灵龟八法

编著 刘世琼 王玉田 王忠 张亮

中国中医药出版社

流注"和"八法流注"针法的推算开
产长期不能发挥其应有的作用，甚至有
学的认识，总结中医时间医学的规律，
是我们中医教育工作者应尽的责任。
开穴也十分繁杂，不利于这种特殊针法
，但携带不太方便，而且往往使使用
的针灸临床和"子午流注"针法的教学
内掐指推算出应开的穴位。这样就能为
大的针灸工作者使用"子午流注"针法
发扬光大做出我们应有的贡献。
的开穴规律，通过掐指在手指上找出对
法流注"的开穴方法和开穴规律而著成
出的"子午流注"和"八法流注"所开
治疗中，用"一指禅"手法对以上穴位
水平有限，错谬之处在所难免，望专

的研究生司小兵、陈淑彦、关东升、李
在此表示衷心的感谢。

编　者
丁亥年甲辰月

目　录

上篇　掐指推算"子午流注"简便开穴法

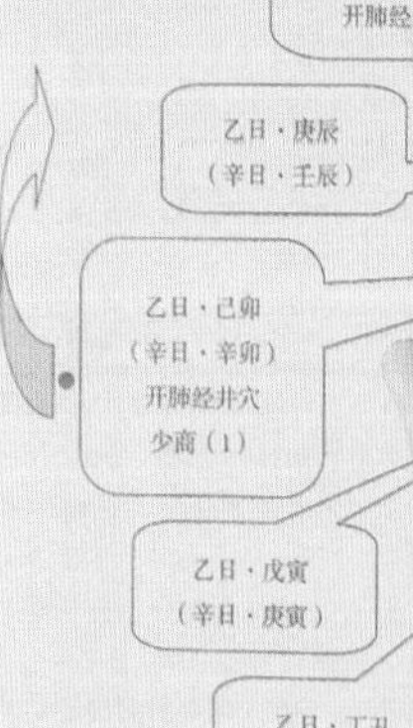

图3-38　掐指推算乙日

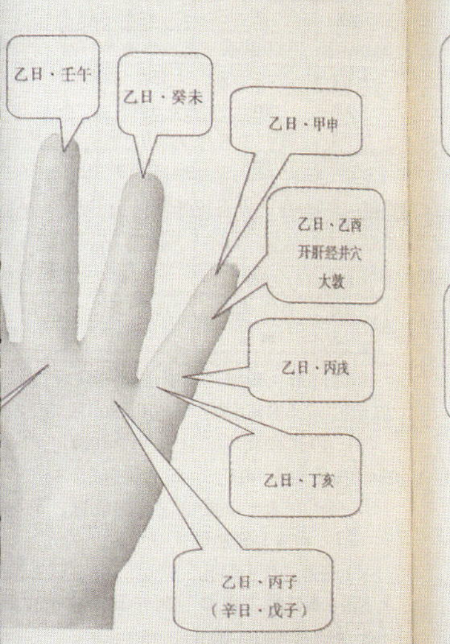

“1、4、2、5、3、0”增补开穴示意图

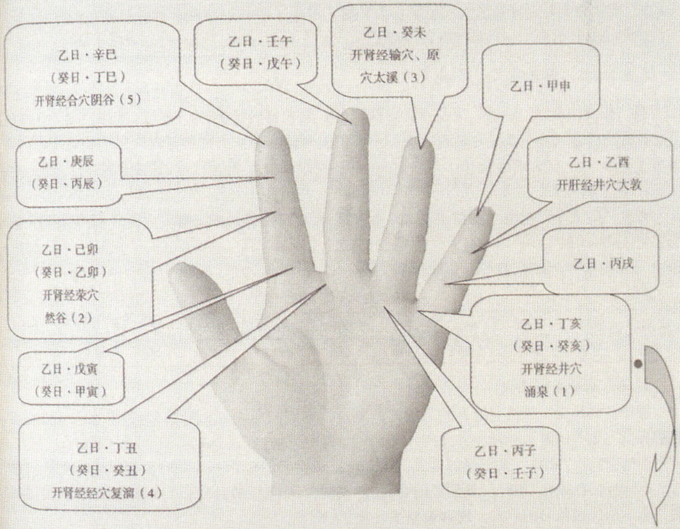

图3-39　掐指推算乙日“癸未”时的“1、4、2、5、3、0”增补开穴示意图

实用小儿推拿穴位图卡

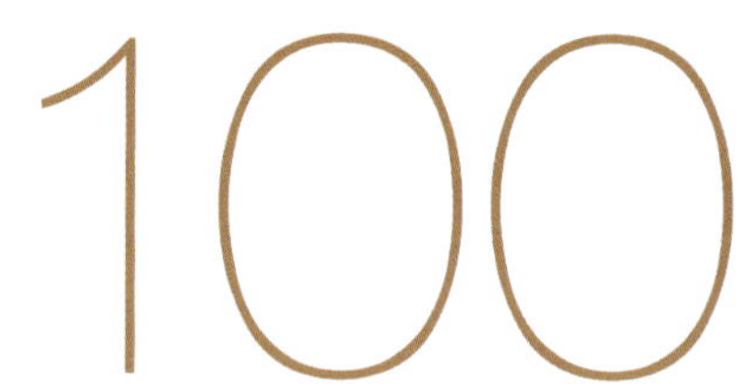

作　　者：张　锐
开本装帧：48开平装
出版日期：2011年11月第1版第1次印刷
　　　　　2017年5月第1版第9次印刷
印　　数：20,000
策划编辑：华中健
责任编辑：华中健　伊丽萦
装帧设计：兰卡设计

在一次骨伤推拿学术会议上，作者找到我，说他编了一本《实用小儿推拿穴位图卡》，看能不能出版。并介绍说，之前曾编过一本《实用小儿推拿图卡》，在其他出版社出的，很受欢迎。我看了一下稿子，其基本形式是一张卡片上讲一个穴位，清晰逼真的实操图片与取穴、操作方法及适应病症等具体、精要的文字相对照，易学易用。小儿推拿类图书一向受大众欢迎，而这种图卡形式新颖，且方便灵活，比较适合现在年轻人用于宝宝日常的调护、保健，应该是个不错的选题，肯定会受欢迎。于是，就欣然接下了这个选题。

实践证明，我的判断没有错。此图卡于2011年出版后，先后9次印刷，发行近18,000册；2018年又出了第2版，增加了实操示范视频，更加直观、易学。

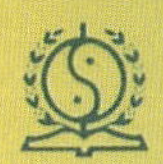

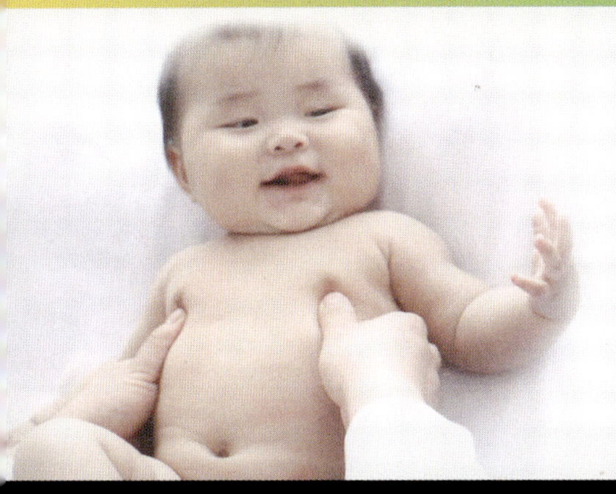

实用小儿
推拿穴位图卡

张　锐　编著

全国百佳图书出版单位
中国中医药出版社

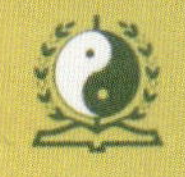

（第二版）

实用小儿
推拿穴位图卡

张　锐　著

全国百佳图书出版单位
中国中医药出版社

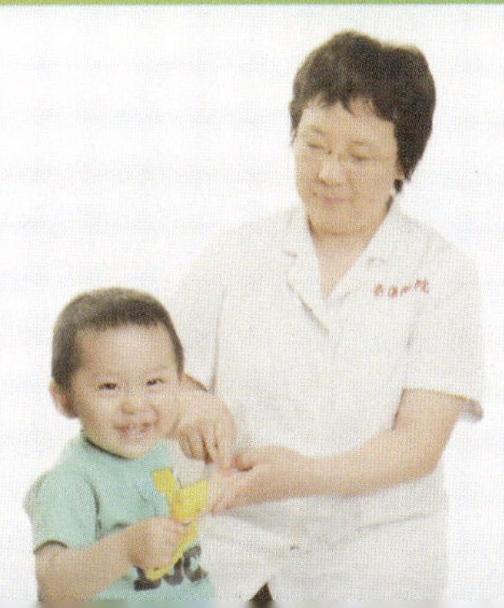

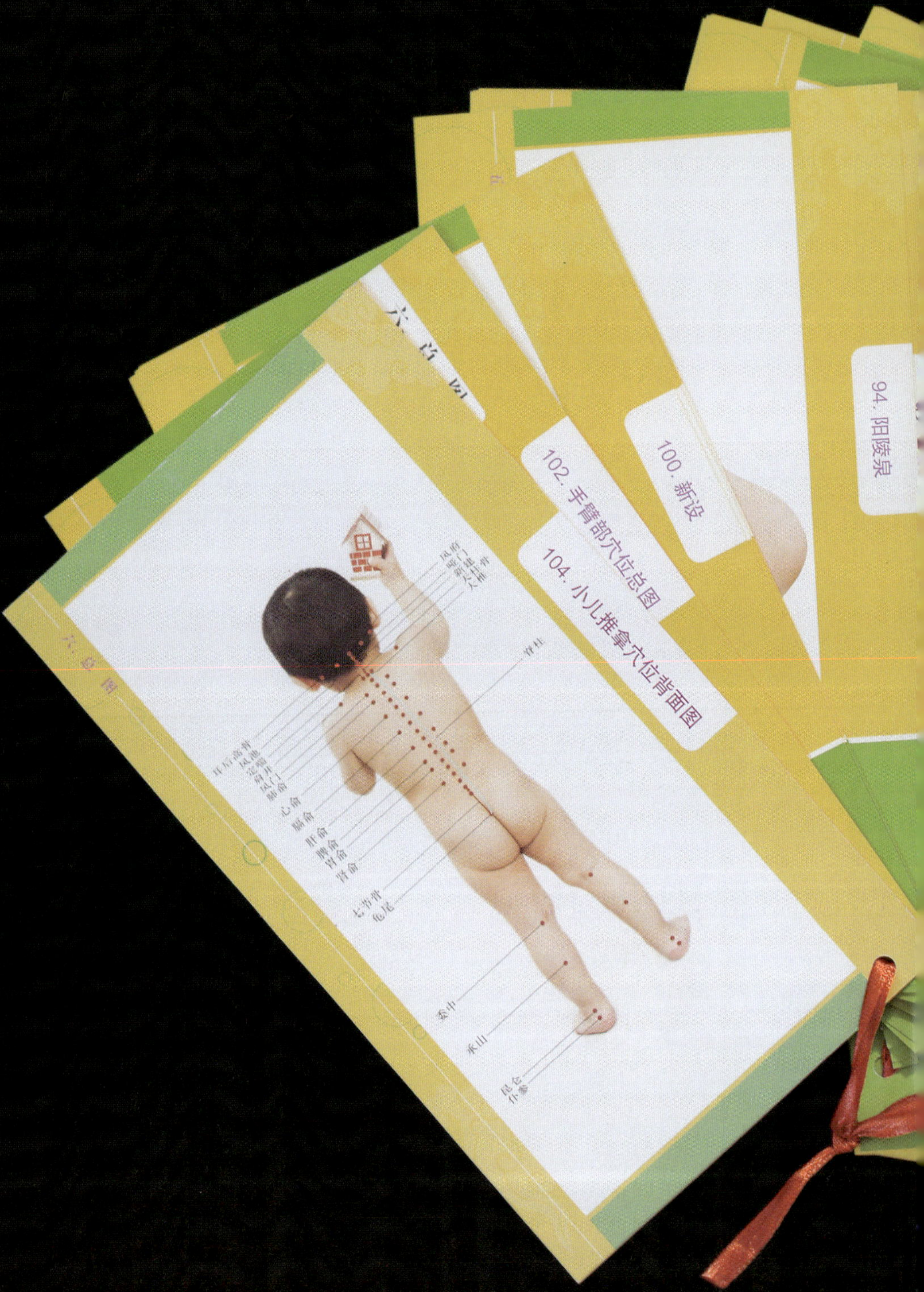

104. 小儿推拿穴位背面图

102. 手臂部穴位总图

100. 新设

94. 阳陵泉

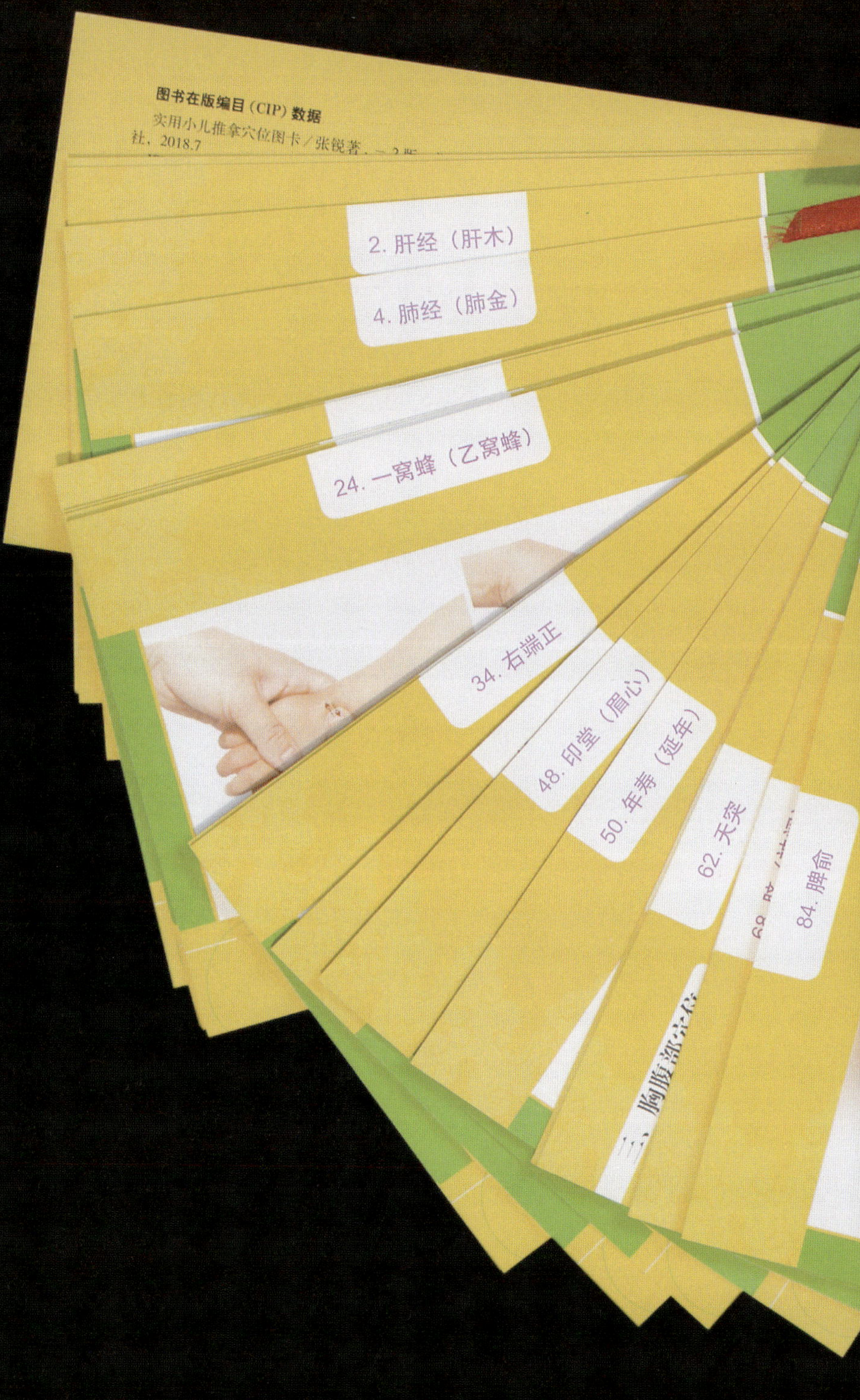
图书在版编目（CIP）数据
实用小儿推拿穴位图卡／张锐著
社，2018.7
2. 肝经（肝木）
4. 肺经（肺金）
24. 一窝蜂（乙窝蜂）
34. 右端正
48. 印堂（眉心）
50. 年寿（延年）
62. 天突
84. 脾俞
三、胸腹部穴位

后记

给自己做件“嫁衣”

做书30年，“为他人作嫁衣裳”无数，如今任性一回——也给自己“做一件”，便有了这本《纸上悬壶：100种中医药好书执手策编记》，算是30年编辑生涯的一份小结。此书辑录了我俩平日做书的手记，从中遴选出100种图书，分为获奖图书、系列丛书、学术专著、名医经验、经方专题、青年佳作和人文科普七类，真实记录策编每一种书的心路历程——有灵光乍现的喜悦，有化腐朽为神奇的满足；有反复打磨的焦灼，有事与愿违的苦闷；有遗憾，更有欣慰。每种书附有书影与相关信息，愿能立体呈现这些好书的模样。

在我们心目中，好书既要内容好，有价值，于读者有益；也要形式美，能与内容气韵相通，让读者赏心悦目。做书人深知，要做成这样一本好书，不是个人所能为，需要诸方面、许多人的协作、配合。

借此书出版之际，感谢出版社领导及同事的大力支持和帮助，尤其是秀明总编积极鼓励，倾注全力，特别关照，以及出版部肖主任的热情相助，让我俩再次感受到中医药出版大家庭的温暖。

感谢三位拨冗写序的师友。黄煌老师的序言如经方般简洁朴实有力，给予我们莫大鼓励；国辰社长的叙述宛若又在身边领着我们做书、做人；府强挚友的文字则带我们重回那同甘共苦、激情燃烧的岁月，为我们之间的深厚友情续写一段华彩乐章。

感谢学术编辑室秋华主任、丽萦副主任的细致审校，聪敏编辑的统筹协调、建言献策，师承编辑室观涛主任的热情鼓励，同窗好友顾勤教授的宝贵意见，二姐张苗和女儿悠悠的关心指点，让书稿愈发完善。张燕编辑不辞辛苦地帮助寻书，书店王世栋经理及员工精心打包寄运，北野老师用专业镜头定格书香，周伟伟老师以完美设计赋予书籍灵魂——这本书的每一页都凝结着众人的心意。

这件“嫁衣”虽已做成，但我俩与书的缘分未了。未来的日子里，仍愿继续为好书执笔“裁衣”。

张钢钢

2025年4月25日